临床医学概论

第2版

主　编：张莉娟　林益川

厦门大学出版社

XIAMEN UNIVERSITY PRESS

国家一级出版社
全国百佳图书出版单位

图书在版编目（CIP）数据

临床医学概论 / 张莉娟，林益川主编. -- 2 版. --
厦门：厦门大学出版社，2022.12
ISBN 978-7-5615-8674-7

Ⅰ. ①临… Ⅱ. ①张… ②林… Ⅲ. ①临床医学－医
学院校－教材 Ⅳ. ①R4

中国版本图书馆CIP数据核字(2022)第118525号

出 版 人　郑文礼
责任编辑　陈进才

出版发行　厦门大学出版社
社　　　址　厦门市软件园二期望海路 39 号
邮政编码　361008
总 编 办　0592-2182177　0592-2181253(传真)
营销中心　0592-2184458　0592-2181365
网　　　址　http://www.xmupress.com
邮　　　箱　xmupress@126.com
印　　　刷　厦门市明亮彩印有限公司

开本　787 mm×1 092 mm　1/16
印张　33.5
插页　2
字数　838 千字
版次　2013 年 12 月第 1 版　2022 年 12 月第 2 版
印次　2022 年 12 月第 1 次印刷
定价　69.00 元

本书如有印装质量问题请直接寄承印厂调换

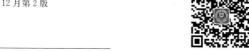

厦门大学出版社
微信二维码

厦门大学出版社
微博二维码

目　录

第六篇 妇产科学常见疾病

第七篇　儿科学常见病

绪　论

临床的英文"clinical"来源于希腊语,是床边的意思,所以临床医学研究的对象就是患者及其疾病。准确地讲,临床医学是研究疾病的发生发展规律、探讨诊断和治疗对策的学科。

一、现代临床医学是一门科学

(一)现代临床医学是一门以现代科学为基础的科学

传统医学只是经验的积累,因此在医学史上,医学在大部分时间里根本谈不上是门科学。不管是发病机理还是诊断治疗,都没有科学的理论依据。

现代医学则是建立在基础科学之上的,基础科学的每一个进步都推动着临床医学向前发展,特别是分子生物学的迅猛发展,使得人们对人体的了解和对疾病的认识都大大深化了。物理学的进展使得诊断技术越来越准确,如 CT、磁共振技术等;化学的进步使得新药合成与筛选成为药物研究的日常工作。

(二)现代临床医学是一门不断发展的科学

传统医学讲究学习经典、尊崇师承,一代名医的理论可能影响几百年甚至上千年,后代医生只去领会、诠释经典理论,所以很难超越前辈,医学也就很难向前发展。而且传统医学强调自身的实践,但人的寿命、精力和接触到的病例都是有限的。

现代临床医学则是不断发展的科学,许多我们现在深信不疑的知识,几十年后可能会被认为是稀奇古怪的东西。医学生所学的知识总结了前人最先进的认识,而且在医学实践中亲身体会,并不断从各种渠道获取最新知识。

二、现代临床医学是一门艺术

(一)疾病不能完全运用科学解释得了

现代临床医学不是纯科学,有人存在的系统,不管人是作为观察者,抑或观察对象,这个系统就不是完全准确的,人体或疾病不可能用数学模型来描述,也就是说人体的复杂性,不能完全用科学解释得了。医学实践是不精确的,就是所谓的测不准原理,有些症状是无法用仪器来测量的,比如疼痛,同样程度的疼痛,不同的个体会有明显不同的描述。治疗也是如此,严重程度一样的一个病变,应用同样的治疗,却会产生明显不同的结果。

(二)现代临床医学不仅仅是一门科学

医学实践远远不只是运用科学理论来纠正存在的生物学异常,而应以患者在生理和心理上的康复作为最终目标。医生容易犯的错误往往是把患者当作一个模型、一个疾病的载体,而忽略了每个患者都是有各种不同思想、不同信仰、不同文化,处于不同知识层次的人,有些问题可能不是真正生物学意义上的病,只需要心理疏导即可;而有些疾病应用药物或手术治疗后,经检查一切正常,但患者仍未觉完全康复,这时也需辅以心理治疗。

三、现代临床医学发展了循证医学

现代临床医学虽然还不是纯科学,但已经摆脱了经验医学的传统模式。传统医学模式讲究个人的临床经验和推论,并以病理生理和临床指标作为疗效的评估标准。但这往往是不可靠的、不可重复的,有些治疗虽然改善了临床指标如降低了升高的血压,但并没有减少甚至增加了死亡率。现代医学强调证据,发展了循证医学(evidence-based medicine)的概念,也就是在临床实践中"慎重、准确和明智地应用目前可获取的最佳研究证据,同时结合临床医师个人的专业技能和长期临床经验,考虑患者的价值观和意愿,完美地将三者结合在一起,制定出具体的治疗方案"。不同的研究有不同的证据水平,前瞻性、大样本、多中心参与、随机分组、安慰剂对照及双盲的研究具有最高的证据水平。

四、现代临床医学的学科分类

传统上临床医学分为内科学、外科学、妇产科学、儿科学、眼科学、耳鼻咽喉科学、皮肤病学和口腔医学等,但随着临床医学的迅速发展,这些学科进一步分化为门类众多的专业学科,如内科学按系统和疾病分为呼吸病学、消化病学、心血管病学、内分泌病学、血液病学、肾脏病学、风湿病学、传染病学、神经病学和精神病学等。

临床医学的专业化有利于对疾病的深入研究,提高医生的诊断和治疗水平,但分科过细也不利于患者就诊和进行综合防治,故又有了全科医学。

五、现代临床医学对医生的要求

人的生命是最为神圣的,因此没有一个职业能比处理人体和生命的医生更为高尚的了,但同时也就要求医生应该具有更高的智慧和责任。面对患者的痛苦,医生必须具有丰富的科学知识、熟练的操作技巧和对人性的深刻理解。

(一)医生首先应该具有渊博的临床知识

要成为一个好医生,首先必须要有专业才能,如果没有专业才能,只有同情心、仁爱精神是起不了什么作用的,而专业才能是以渊博的临床知识为基础的。虽然一个医生不可能掌握所有的专业和各种技术,但他对其专业方面的科学知识应有深刻的理解,并能运用自如。而且应不断从各种渠道获得新知识,更新知识结构,现在要特别强调从互联网上查找资料、学习知识和讨论问题。

一个医生必须具有严密的逻辑推理能力,能够科学地收集和分析资料,提出假设,经过治疗或观察,修正或否定假设。

(二)医生应该富有同情心

医生整天要面对愁眉苦脸的患者,很容易对此麻木不仁,甚至把死亡看成家常便饭,这是很危险的。医生应保持对生命的敬畏,应尽一切努力挽救任何生命。对于需要帮助的人,应该慷慨地伸出援助之手。因为对于一个无助的人,哪怕一句安慰的话,也会使他重新燃起希望之火。

(三)医生应有协作精神

世界上没有一个医生是全能的、样样精通的。现代临床医学知识浩如烟海,一个人绝不可能穷其所有。因此医生之间应该经常交流、沟通,不同专业之间也应经常就一个问题进行讨论或会诊。

(四)医生应该得到尊重

社会平等是我们追求的目标,所以人人都应该得到尊重。要让医生全身心地投入工作中去,并友善而认真地对待每个患者,医生首先应获得社会应有的尊重,否则,他可能很难保持良好的心态。当然医生自己也应该维持足够的尊严,不要做一些不利于自身形象的事情。

(五)医生是社会的一分子

作为医生,上班面对的是患者,但下班离开了医院,就要扮演不同的角色,可能是儿子(女儿)、父亲(母亲)、丈夫(妻子),也有欢乐与苦恼,但最好不要把医院中的烦恼转向家人发泄,也不应把家中或社会上的苦恼和牢骚带到工作中。

医生也要照顾好自己的身体,定期体检。有时会听到这样的话:医生也会生病?这反映了圈外人都以为医生很重视自己,但事实与此差距很大。实际的情况是,因为工作时间长、思想负担重等原因,医生的患病率可能略高于普通人群。

医生应该参加一些有益于身体健康、有利于调节情绪的文体活动,但不宜参加过多的社会活动。

六、现代临床医学如何对待患者和疾病

(一)患者的问题

患者常常带着恐惧而又充满希望的心情来就诊,并希望得到明确的答复。患者来医院向医生求助,往往在心里会问一些问题:我得的是什么病?会碰到什么样的医生?医生会认真给我看病吗?我的病能不能治好?会花很多钱吗?要不要找熟人?这些问题都有可能在就诊的过程中无形中表现出来,并可能影响病情。患者最希望医生能够倾听,最怕的就是话还没有说完,处方已经开好了。

有的患者被痛苦所折磨,会把全部希望寄托在医生身上,有可能产生过高的期望,一旦不能达到期望的结果,可能产生更深的失望。同时患者深恐被抛弃,即使是绝症,也应该给予姑息性治疗、支持治疗和心理安慰,切忌推托辞令,如"回家去,想吃什么就吃什么"此类的话。

(二)患者和疾病是医学研究的对象

无疑患者和疾病是医学研究的对象,临床医学与预防医学不一样,后者的对象则是健康人群。但现代临床医学也越来越重视早期的预防,不仅重视传染病的预防,也越来越重视慢性病的预防。但不管怎样,医学实践的对象仍主要是患者,医学研究即使使用的是细胞培养或动物,也往往模拟疾病的状况进行。

(三)患者首先是作为生物的人

患者作为疾病的载体,首先是一个生物体,可以科学地把患者分为不同的系统、不同的器官。医学可以通过生化的方法研究机体内各种正常和异常的化学反应,通过病理学研究,了解病变脏器的大体和微观变化,从而找出疾病的特征表现、发生规律以及对治疗的反应等。

(四)患者是社会的一分子

患者不只是一个疾病的载体,更是一个人,所以诊治患者时不能千篇一律地依循固定的公式、方法,而应经常考虑其他诸如心理、文化、宗教、家庭背景等影响因素。

患者也不是单纯的一个人,而是整个社会群体中的一个。患者的角色是暂时的,他平常是社会的一分子,与外界有各种各样的直接联系,这种关系可能就是发病因素或者影响着疾病的发展以及治疗的效果。

七、临床医学实践的相关者

(一)律师

随着医疗纠纷的增加,专门处理或主要处理医疗纠纷的律师也不断增加。医疗机构应该聘请常年法律顾问,平常配合医务部门做有关医疗纠纷的预防工作,若发生医疗纠纷,应早期介入。医生也应积极与律师沟通,预料有可能发生纠纷或已有纠纷的预兆时,除了汇报医务部门及主管领导外,最好能要求律师提供法律指导。

(二)记者

有些记者主要报道与医药卫生有关的事情,如医疗纠纷,这种报道应该客观公正,保持中立,尽量避免煽动性的语言。医生或医疗机构应该尽量与其沟通,从专业角度阐述对问题的看法,避免误导群众。

在西方国家,有专门报道科普性的医学新闻的记者,他们具有医学专业知识,其新闻内容有很好的专业性。他们也经常与医疗机构合作,但忌夸大宣传,并避免有偿新闻。医生或医疗机构应积极与他们配合,或通过专业协会进行协作,这对双方以及大众都是有利的。

(三)社会工作者

社会工作者作为政府机构或非政府组织的代表参与到患者的治疗中去,并可帮助患者处理非医疗的相关事务,为了使其更好地开展工作,医生应更给予其帮助和方便。

(四)医药代表

医药代表这个职业是跨国药厂从国外引进的,他们的主要任务是与医生沟通,向医生介绍有关药品的知识,这对于提高医生对药品的认识以及用药安全是有好处的。

作为医生,可以适当与他们合作,以期及时获得有关药物研究和临床应用的新知识,但同时应该与其保持一定的距离,以免受制于人,更不应有经济利益交易。

(林益川)

第一篇　诊断学

第一章　症状学

症状是指患者主观感受到不适或痛苦的感觉或病态改变。体征是指医生或其他人能客观检查到的改变。症状学是研究症状的识别、发生机制、临床表现特点及其在诊断中的作用。这是医生向患者进行疾病调查的第一步,是问诊的主要内容,是诊断和鉴别诊断的重要线索,也是反映病情的重要指标之一。

第一节　发　热

正常人体温因受大脑皮层及下部体温中枢的控制,通过神经、体液因素调节产热与散热过程,而保持相对恒定。在某种情况下,体温中枢兴奋或功能紊乱或产热过多、散热过少,致使体温高出正常范围,即为发热(fever)。正常体温为 36 ℃～37 ℃,24 h 内波动不超过 1 ℃,超过1 ℃也认为发热。

致热因素很多,最常见的是致热原性发热,致热原大致可分为三种。①白细胞致热原:是中性粒细胞和大单核细胞释放的致热物质,又称内源性致热原。②外源性致热源:从病原体提取的能致热物质如内毒素、外毒素和结核菌素。③类固醇致热原:一般与原胆烷醇酮有关。后两种致热原都不能直接作用于体温中枢,最终的致热因素是白细胞致热原。当白细胞吞噬坏死组织或与外源性致热原、类固醇致热原、抗原抗体复合物等接触时则产生和释放致热原,作用于体温调节中枢而引起发热。非致热原性发热主要见于物理、化学因素等直接作用于体温调节中枢引起发热或产热过多、散热过少。

一般来说,发热是人体患病时的一种病理生理反应。

【常见病因】

临床上大致分为两大类:

(一)感染性发热

各种病原体(如病毒、细菌、肺炎支原体、立克次体、螺旋体、原虫、寄生虫、真菌)所致的急、慢性感染均可出现发热。如非典型肺炎、禽流感、大叶性肺炎、结核病等。

（二）非感染性发热

1. 无菌性坏死物质的吸收

（1）各种肿瘤及血液病（如癌、类癌、淋巴肉瘤、急性白血病、急性溶血等）所引起的组织坏死及细胞破坏。

（2）因血管栓塞或血栓形成引起的心、肺、脾等内脏梗死或肢体坏死。

（3）机械性、物理性或化学性的损害，如大面积烧伤、大手术后组织损伤、内出血等。

2. 变态反应　是抗原抗体反应的结果，可见于风湿热、血清病、结缔组织病等。

3. 内分泌与代谢障碍性疾病　如甲状腺功能亢进及大量脱水，前者引起产热过多，后者引起散热减少。

4. 体温调节中枢功能紊乱　由于物理（如中暑）、化学（如重度安眠药中毒）或机械（如脑溢血、硬脑膜下出血、脑震荡、颅骨骨折）等因素直接损害体温调节中枢，使其功能失常而引起发热。

5. 神经官能症　由于植物神经系统功能紊乱而影响正常体温调节，常表现为低热。诊断时应首先排除各类器质性疾病后才能确定。

【分类】

以口腔温度为标准，按体温的高低可分为：低热，37.3 ℃～38 ℃；中等热，38.1 ℃～39 ℃；高热，39.1 ℃～41 ℃；超高热，41 ℃以上。

【热型及临床意义】

发热时不同时间的体温数值点的连接曲线图称为热型。不同病因的发热的热型经常不同。临床常见热型如下：

1. 稽留热　是指体温明显升高在 39 ℃～40 ℃及以上，24 h 内体温波动相差不超过 1 ℃。常见于大叶性肺炎、斑疹伤寒及伤寒高热期。

2. 弛张热　是指 24 h 内体温波动相差超过 2 ℃，但最低点未达正常水平的体温曲线类型。常见于败血症、风湿热、化脓性炎症等。

3. 间歇热　体温骤然升达高峰，持续数小时，又迅速降至正常水平，无热期可持续 1 天至数天，如此高热期与无热期反复交替出现。见于疟疾、急性肾盂肾炎。

4. 回归热　是指急升型高热持续数日后自行骤降，但数日后又再出现的体温曲线类型。见于回归热、霍奇金淋巴瘤等。

5. 波状热　是指体温逐渐上升达 39 ℃或以上，发热数日后逐渐下降，数日后又再发热数日的热型。见于布鲁菌病等。

6. 不规则热　指发热患者体温曲线无一定规律的热型。见于结核病、风湿病、肺炎等。个体反应性不同以及药物干预往往影响热型。

【问诊要点】

（一）发热情况

1. 有何诱因　如受凉、不洁饮食等。

2. 起病缓急　是突然发热（如大叶性肺炎）还是体温逐渐增高（如伤寒）。

3. 发热程度　高热还是低热（常见于结核病、胆道感染等）。

4. 每日温差　波动在 1 ℃以内还是 2 ℃以上。

5. 发热持续及间歇的时间

6. **退热情况**　骤退或渐退,自动退热或用药后退热。

(二)伴随症状

1. **伴有头痛、呕吐或昏迷**　可见于乙型脑炎、流行性脑脊髓膜炎、脑型疟疾、脑溢血、蛛网膜下腔出血、中毒性痢疾。

2. **伴有寒战**　见于疟疾、大叶性肺炎、败血症、急性溶血性疾病、急性胆囊炎等。

3. **伴有关节痛**　常见于风湿热、结核病、结缔组织病。

4. **伴有淋巴结、肝脾肿大**　可见于血液病(白血病、淋巴瘤)、癌症、传染病(布氏杆菌病、黑热病、传染性单核细胞增多症)。

5. **伴有尿痛、尿急、尿频**　常见于尿路感染如肾盂肾炎等。

6. **伴有咳嗽、咳痰、胸痛**　常见于呼吸系统疾病如气管支气管炎、肺炎、胸膜炎、肺结核等。

7. **伴有恶心、呕吐、腹痛、腹泻**　常见于急性胃肠炎、痢疾、伤寒等。

8. **伴有出血现象**　可见于流行性出血热、钩端螺旋体病、急性白血病、再生障碍性贫血、败血症、重症麻疹及病毒性肝炎等。

9. **伴有结合膜充血**　常见于咽结膜热、流行性出血热、斑疹伤寒、恙虫病、钩端螺旋体病等。

10. **伴有口唇疱疹**　常见于风疹、水痘、斑疹伤寒、流行性脑脊髓膜炎、大叶性肺炎等。

11. **伴有咽痛**　可见于白喉、急性扁桃体炎、急性咽峡炎、急性喉炎等。

(三)流行病学情况

是否到过流行病区,有无接触过传染病患者,以及发病季节等,对血吸虫病、流行性出血热、乙型脑炎、流行性脑脊髓膜炎的诊断有重要意义。

第二节　咳嗽与咳痰

咳嗽是一种防御性反射动作,借以将呼吸道的异物或分泌物排出。但频繁的刺激性咳嗽以致影响工作与休息,则失去其保护性意义。当呼吸道黏膜受到炎症、异物或刺激性气体刺激时,可借助迷走神经分支(支气管壁)、三叉神经(鼻腔)及舌咽神经,将刺激冲动传导延髓的咳嗽中枢引起咳嗽动作。咳嗽也受大脑皮层的支配,因此人们可以随意做咳嗽动作,并能在一定程度上抑制咳嗽。

咳痰是呼吸道内许多的分泌物,借助咳嗽经呼吸道由口腔排出体外的动作。正常成人的呼吸道黏膜每日分泌少量的黏液,使呼吸道黏膜保持湿润。

【常见病因】

(一)呼吸道疾病

呼吸道各部位如咽喉、气管、支气管和肺的异物、炎症、肿瘤、出血以及刺激性气体吸入等。

(二)胸膜疾病

胸膜炎或胸膜受刺激。

（三）心血管疾病

如二尖瓣狭窄或其他原因所致左心功能不全引起的肺淤血与肺水肿,肺泡及支气管内有浆液性漏出物,可引起咳嗽。右心或体循环静脉栓子脱落引起肺栓塞时,也可出现咳嗽。

（四）其他原因

皮肤受冷刺激或舌咽神经支配的咽峡部受刺激时,可引起反射性咳嗽。

【问诊要点】

（一）咳嗽的性质

咳嗽而无痰或痰量甚少,称为干性咳嗽,常见于急性咽喉炎、支气管炎的初期,胸膜炎、轻症肺结核等;咳嗽伴有痰液时,称为湿性咳嗽,常见于肺炎、慢性支气管炎、支气管扩张、肺脓肿及空洞型肺结核等疾病。

（二）咳嗽出现的时间与规律

1. 骤然发生的咳嗽　多由于急性呼吸道炎症及气管炎或大支气管内异物等引起。

2. 长期慢性咳嗽　多见于呼吸道慢性病,如慢性支气管炎、支气管扩张和肺结核等。

3. 发作性咳嗽　多见于百日咳、支气管淋巴结结核或肿瘤压迫气管等。

4. 周期性咳嗽　可见于慢性支气管炎或支气管扩张,且往往于清晨起床或晚上卧下(即体位改变)时咳嗽加剧。卧位咳嗽比较明显的可见于慢性左心功能不全;肺结核患者常有夜间咳嗽,可能与夜间迷走神经兴奋性增高有关。

（三）咳嗽的音色

是指咳嗽声音的改变。

1. 咳嗽声音嘶哑　是声带炎症或肿瘤所致,可见于喉炎、喉结核、喉癌等。

2. 咳嗽无声或声音低微　可见于极度衰弱的患者或声带麻痹。

3. 咳嗽声音高亢(金属声咳嗽)　可由于纵隔肿瘤、主动脉瘤或支气管肺癌直接压迫气管所致。

（四）痰的性状与痰量

咳痰为呼吸道疾病的一个症状,问诊时需注意每日痰量的多少,痰量与体位、时间的关系。痰的性质是泡沫痰、黏液痰、脓性痰还是混合痰;痰是白色、黄绿色还是铁锈色、粉红色,有无鲜血混杂等;痰的气味,有无特殊的腐败臭味,如厌氧菌肺部感染有恶臭味。急性支气管炎起初有白色黏液痰,以后为黄色黏稠脓性痰;支气管扩张、肺脓肿患者长期咳脓性痰;肺水肿患者咳粉红色泡沫痰,大叶性肺炎患者咳铁锈色痰。

（五）注意患者的年龄、职业

有无粉尘与有害气体长期吸入史,有无大量吸烟史,有无心、肺疾病史,以及全身情况。

【伴随症状】

1. 伴有发热　常见于呼吸道和肺部有感染,如肺脓肿、支气管扩张并感染。

2. 伴有胸痛及呼吸困难　常见于胸膜炎、肺炎、肺脓肿、自发性气胸。

3. 伴有哮喘　常见于支气管哮喘、心脏性哮喘、气管内异物、痉挛性支气管炎。

4. 伴有发绀　常见于重症心肺疾病,如自发性气胸、肺源性心脏病伴心衰。

5. 伴有杵状指　多见于支气管扩张症、慢性肺脓肿、肺癌。

第三节　咯　血

咯血是指喉部以下的呼吸器官出血,经咳嗽从口腔排出。

【常见病因】

(一)支气管疾病

常见于支气管扩张、支气管肺癌、支气管内膜结核、支气管炎、支气管内结石、支气管内异物。

(二)肺部疾病

常见于肺结核、肺脓肿、肺炎、肺梗死、肺吸虫病。

(三)心血管疾病

最常见于风湿性二尖瓣狭窄及左心衰竭,由于肺淤血而引起的咯血,血量较少。由于支气管黏膜下层静脉曲张破裂引起的咯血,则血量较多。某些先天性心脏病如房间隔缺损、动脉导管未闭等引起肺动脉高压时,也可发生咯血。

(四)全身性疾病

1. 血液病　如血小板减少性紫癜、白血病、血友病等。
2. 急性传染病　常见于钩端螺旋体病、流行性出血热。
3. 其他　如结缔组织病、子宫内膜异位症。

【问诊要点及伴随症状】

应注意咯血的诱因、量、颜色、夹杂物,以及咯血前后情况及伴随症状。

(一)详细询问诱因、生活习惯及既往史

可提供诊断线索。如咯血患者有吃生石蟹史,则应考虑吸虫病的可能。

(二)咯血量

咯血的量可分为痰中带血、少量咯血(每日咯血量少于 100 mL)、中等量咯血(每日咯血量 100～500 mL)、大咯血(每日血量 500 mL 以上)。咯血量的多少往往与呼吸道血管破裂情况有关。痰中带血丝或小血块,多由于黏膜或病灶毛细血管渗透性增高,血液渗出所致;大咯血可由于呼吸道内的小动脉瘤破裂或因肺静脉高压时支气管内静脉曲张破裂所致。

(三)伴随症状

1. 咯血伴发热　可见于肺结核、肺炎、肺出血型钩端螺旋体病、流行性出血热、支气管肺癌等。
2. 咯血伴胸痛　可见于大叶性肺炎、肺梗死、肺结核、支气管肺癌等。
3. 咯脓血痰　可见于肺脓肿、空洞型肺结核、支气管扩张等。支气管扩张也有反复咯血而无咳痰者,此型称为干性支气管扩张。
4. 咯血伴呛咳　可见于支气管肺癌、肺炎支原体肺炎等。
5. 咯血伴有皮肤黏膜出血　可见于流行性出血热、血液病等。
6. 咯血伴黄疸　可见于肺梗死、钩端螺旋体病等。

【鉴别诊断】

咯血须与口腔、咽、鼻出血鉴别。口腔与咽部出血易观察到局部出血灶。鼻腔出血多从

前鼻孔流出,常在鼻中隔前下方发现出血灶,诊断较易。有时鼻腔后部出血量较多,可被误诊为咯血,如用鼻咽镜检查见血液从后鼻孔沿咽壁下流,即可确诊。大量咯血还须与呕血(上消化道出血)相鉴别(见呕血)。

第四节 呼吸困难

呼吸困难是常见症状,也是客观体征,患者主观感觉气不够用或呼吸费力,客观上表现为呼吸频率、深度和节律的异常。严重者可见鼻翕动、端坐呼吸及发绀、辅助肌参与呼吸运动。

【常见病因】

(一)肺源性呼吸困难

由于呼吸器官功能障碍,包括呼吸道、肺、胸膜及呼吸肌的病变,引起肺通气、换气功能降低,使血中二氧化碳浓度增高及缺氧所致。可分为三种类型:

1. 吸气性呼吸困难 由于高位呼吸道炎症、异物、水肿及肿瘤等引起气管、支气管的狭窄或梗阻所致,临床表现为吸气费力。高度阻塞时呼吸肌极度紧张、胸腔内负压增高,并出现三凹征(胸骨上窝、锁骨上窝、肋间隙在吸气时明显凹陷),可伴有高调吸气性哮鸣音。

2. 呼气性呼吸困难 由于肺气肿后肺泡弹性减弱及支气管哮喘时小支气管狭窄与痉挛,患者呼气费力、缓慢而延长,常伴有哮鸣音。

3. 混合性呼吸困难 见于肺呼吸面积减小(如肺炎、肺水肿、气胸、胸腔积液、成人呼吸窘迫综合征等)与胸廓运动受限时,患者表现呼气与吸气均费力,呼吸频率亦增快。

(二)心源性呼吸困难

由循环系统疾病所引起,主要见于左心或右心功能不全。

左心衰竭时呼吸困难的特点是:①存在基础疾病,如风湿性心脏病、冠心病、高血压心脏病;②两肺底或全肺湿啰音;③出现夜间阵发性呼吸困难;④应用强心剂、利尿剂和血管扩张剂病情改善。右心衰竭严重时也会呼吸困难,但较左心衰竭轻,主要见于肺心病。

(三)中毒性呼吸困难

见于酸中毒(尿毒症、糖尿病酮中毒)、某些药物或化学物质中毒等。

(四)血源性呼吸困难

重度贫血、高铁血红蛋白血症、硫化血红蛋白血症或一氧化碳中毒等,使红细胞携氧量减少,血氧含量减低。表现为呼吸浅快,心跳快。

(五)神经精神性呼吸困难

重症颅脑疾病(脑溢血、颅内压增高等),呼吸中枢因血流减少或直接受压力的刺激,使呼吸深而慢,并可出现呼吸节律的改变。癔症患者呼吸困难发作,其特点是频率快且表浅,呈叹息样呼吸,可随注意力转移而好转,也属神经官能症范畴。

【问诊要点】

(一)呼吸困难起病时间、发作的缓急

若为突发,小儿应问问有无异物吸入,成人多考虑气胸。发作多为支气管哮喘或心源性哮喘。

（二）呼吸困难与体位、运动的关系

心源性呼吸困难多在运动后加重，休息或坐位时减轻。

（三）呼吸困难是否伴有呼吸系统、循环系统疾病、肾功能不全、糖尿病症状及有无中毒史

【伴随症状】

1. 伴哮鸣音　常见于支气管哮喘、心源性哮喘等。
2. 伴胸痛　常见于大叶性肺炎、急性胸膜炎、肺梗死、急性心肌梗死、气胸等。
3. 伴咳嗽、咳痰　常见于慢性支气管炎、支气管扩张、急性左心衰竭等。
4. 伴意识障碍　常见于脑出血、脑膜炎、糖尿病酮症酸中毒、肺性脑病、急性中毒等。

第五节　心　悸

心悸是指患者自觉心跳或心慌，常伴有心前区不适感。一般认为与心脏过度活动有关，当心律失常、心搏增强时，都可引起心悸。

【常见病因】

（一）心脏搏动增强

1. 生理性　见于正常人在剧烈体力活动或精神激动之后、饮酒，以及服用麻黄素、咖啡因、肾上腺素等药物也可心搏增强而感心悸。

2. 病理性　见于心室肥大（如风湿性、高血压性、冠状动脉硬化性心脏病等）、贫血高热、甲状腺功能亢进等引起心输出量增加的疾病均可引起心悸。

（二）心律失常

如心动过速或心动过缓（如高度房室传导阻滞等）及心律不规则（如期前收缩、心房纤颤等）均可使患者感到心悸。

（三）心神经官能症

是由于植物神经功能失调，致心脏血管功能紊乱引起的一种临床综合征。患者除感觉心悸外尚有左胸部刺痛或隐痛、呼吸不畅，且常伴有其他神经官能的症状。

【问诊要点及伴随症状】

问诊时要注意心悸发生的时间、与劳动的关系及伴随症状。

（一）心悸伴胸痛

可见于冠状动脉缺血、心肌炎、心神经官能症等。

（二）心悸伴发热

可见于风湿热、甲状腺功能亢进、心包炎、心肌炎、感染性心内膜炎及其他发热疾病等。

（三）心悸伴昏厥、抽搐

可见于高度房室传导阻滞、心室颤动或阵发性室性心动过速、心室颤动引起的心源性脑缺氧综合征。

（四）心悸伴呼吸困难

可见于急性心肌梗死、心功能不全、重症贫血等。

第六节 呕血与便血

一、呕血

消化道出血经口腔呕出,称为呕血,呕血的颜色取决于出血量的多少及血液在胃内停留时间的长短。出血量多并在胃内停留时间较短,则血呈鲜红色或暗红色;出血量少并在胃内停留时间较长,则血液内血红蛋白经胃酸作用,形成正铁血红蛋白,故呈咖啡色或黑褐色。

【病因】

1. 食管疾病 如食管炎、食管黏膜撕裂症、食管癌等。

2. 胃及十二指肠疾病 消化性溃疡合并出血最常见,其次见于急性胃黏膜病变、胃癌及胃黏膜脱垂症等。

3. 肝、胆、胰腺疾病 肝脏疾病中肝硬化所致胃底、食管下段静脉曲张破裂出血最为常见,其次见于胰头癌、胆石症等所致的胆道出血。

4. 血液系统疾病 如再生障碍性贫血、急性白血病等。

5. 其他 如重症肺性脑病、脑出血、重症尿毒症及某些传染病如流行性出血热、钩端螺旋体病等。

呕血的病因虽多,但最常见的原因是:①消化性溃疡;②食道、胃底静脉曲张破裂出血;③胃癌;④急性胃黏膜病变。

【问诊要点】

首先要排除鼻、咽、喉、口腔出血,经吞咽后再行呕出的假性呕血。

(一)呕血与咯血的鉴别

呕血与咯血的鉴别见表 1-1-1。

表 1-1-1 咯血与呕血的鉴别

	咯血	呕血
病因	肺部疾病、心脏病	消化道及肝胆疾病
出血前症状	喉痒、胸闷、咳嗽等	上腹不适、恶心、呕吐等
出血方式	咯出	呕出,可为喷射性
血色	鲜红	暗红、棕色,有时鲜红
血中混合物	痰、泡沫	食物残渣、胃液
酸碱性	碱性	酸性
黑便	无,咽下多时有	有,柏油样,呕血后仍多日

(二)呕血的伴随症状

1. 呕血前有慢性规律性上腹隐痛、泛酸史,出血前有情绪紧张、过度劳累、饮食失调等诱因 多为消化性溃疡病出血。

2. 呕血前曾服用阿司匹林、肾上腺皮质激素、保泰松、利血平等药物史 多为急性胃黏膜病变所致的出血。

3. 呕血发生在 40 岁以上的患者,尤其是男性,既往无胃病史,近来有胃痛,食欲减退、消瘦 首先应考虑胃癌出血。

4. 呕血呈喷射状,血色鲜红,既往有黄疸或血吸虫病史 常为肝硬化、食道静脉或胃底静脉曲张破裂出血。

5. 呕血前有发热、黄疸、胆绞痛,呕血后绞痛缓解 多为胆道出血。

6. 呕血伴有皮肤紫癜及血象改变者 见于血液病。

7. 休克、脑血管意外、大面积烧伤、败血症、颅外伤等之后发生呕血 须考虑应激性胃溃疡。

二、便血

血液经肛门排出,粪便带血呈鲜红、暗红或黑色,称为便血。少量出血不造成粪便颜色改变,须经隐血试验才能确定者称为隐血。

【病因】

(一)上消化道疾病

同上述。

(二)下消化道疾病

1. 肛管疾病 常见于痔、肛裂。

2. 直肠疾病 直肠炎症性疾病如细菌性痢疾、溃疡性结肠直肠炎、直肠结核;直肠肿瘤如直肠息肉、直肠乳头状瘤、直肠癌、邻近恶性肿瘤侵入直肠;直肠损伤如放射性直肠炎;其他如异物、器械检查或活检等导致的损伤出血。

3. 结肠疾病 炎症性病变如急性细菌性痢疾、阿米巴肠病、溃疡性结肠炎、肠结核、结肠克罗恩病、憩室溃疡;肿瘤如结肠癌、结肠息肉病。

4. 小肠疾病 炎症性病变如急性出血坏死性肠炎、憩室炎、肠结核、肠伤寒;肿瘤如淋巴瘤、平滑肌肉瘤、小肠类癌、腺瘤、纤维瘤、血管瘤。

(三)下消化道血管疾病

缺血性肠病常见于肠系膜动脉栓塞或血栓形成、肠系膜静脉血栓形成、肠套叠、肠扭转、血管畸形等。

(四)全身性疾病

同上述。

【问诊要点】

(一)详细询问病史

既往病史、饮食影响、药物影响等,粪便性状、颜色、气味、血液与粪便是否混杂以及是否含黏液等对寻找病因有益。

(二)伴随症状

1. 伴腹痛 常见于消化性溃疡、胆道出血、细菌性痢疾、阿米巴痢疾、溃疡性结肠炎;如有血便主要见于急性出血坏死性小肠炎、肠套叠、肠系膜血栓形成、膈疝等。

2. 伴里急后重 提示为肛门直肠疾病,如痢疾、直肠炎、直肠癌等。

3. 伴发热 常见于传染病或部分恶性肿瘤。

4. 伴全身性出血表现 主要见于血液病和传染病。

5. 伴蜘蛛痣及肝掌 常见于肝硬化门脉高压者。

6. 伴腹部包块 常见于淋巴瘤、结肠癌、肠结核、肠套叠及 Crohn 病等。

第七节 黄 疸

黄疸是因胆红素代谢障碍,血液中胆红素浓度增加,致使巩膜、黏膜、皮肤染成黄色。正常血清胆红素 $8.55\sim17.10\ \mu mol/L(0.5\sim1.0\ mg/dL)$。当血清胆红素浓度为 $17.1\sim34.2\ \mu mol/L$ 时,而肉眼看不出黄疸者称隐性黄疸;如血清胆红素浓度高于 $34.2\ \mu mol/L$ 时则为显性黄疸。

胆红素代谢过程:血清胆红素的主要来源是血红蛋白。正常细胞的平均寿命为 120 d,超寿限的红细胞经网状内皮系统破坏和分解后,形成胆红素、铁和珠蛋白三种成分。此种胆红素呈非结合状态,当非结合胆红素到达肝脏后,被肝细胞微突所摄取,由细胞质载体蛋白 Y 和 Z 携带至肝细胞微粒体内,大部分胆红素经葡萄糖醛酸转移酶的催化,与葡萄糖醛基相结合,形成结合胆红素。结合胆红素由肝细胞排泄入毛细胆管,与其他从肝脏排泄的物质形成胆汁,排入肠道。在肠道经细菌分解成为尿胆素。其中大部分随粪便排出,称粪胆原;小部分经回肠下段或结肠重吸收,通过门静脉回到肝脏,转变为胆红素,再随胆汁排入肠内,这一过程称为胆红素的肠肝循环。被吸收回肝的小部分尿胆原进入体循环,经肾脏排出。

【常见病因】

(一)非结合胆红素增高

1. 红细胞破坏增多 先天性或后天性溶血时,大量红细胞破坏,形成过量的非结合胆红素,超过肝脏的处理而潴留血中形成黄疸。此种黄疸属溶血性黄疸。见于地中海贫血、自身免疫性溶血性贫血、血型不合的输血反应等。

2. 肝细胞摄取与结合能力障碍 如 Y、Z 蛋白和(或)葡萄糖醛酸转移酶活力减低缺如,使正常代谢所产生的非结合胆红素不能转化为结合胆红素,引起血中非结合胆红素增高,出现黄疸,此种黄疸属特发性黄疸。如 Gilbert 综合征、新生儿生理性黄疸等。

(二)结合胆红素增高

因为肝细胞胆汁分泌器原发性代谢性损害,使结合胆红素不能排泄至胆道,或因肝内的毛细胆管、肝外胆管、胆总管或壶腹部阻塞,胆红素反流入血,从而出现黄疸,此种黄疸属梗阻性黄疸。

见于:

1. 肝外胆管阻塞 如胆结石、胰头癌、胆管及胆总管癌、胆道闭锁等。

2. 肝内胆管阻塞 如肝内胆管结石、华支睾吸虫病等。

3. 肝内胆汁淤积 如药物性黄疸、病毒性肝炎、妊娠复发性黄疸。

(三)结合与非结合胆红素均增高

为肝细胞对胆红素的摄取、结合、排泄功能均受损所致的黄疸,又称为肝细胞性黄疸。见于各种肝病如病毒性肝炎、中毒性肝炎、肝硬化、肝癌及钩端螺旋体病等。

【问诊要点】

（一）详细询问病史

有无家族遗传病史、肝炎接触史，有无输血、服药（氯丙嗪、甲睾酮、避孕药物）、中毒（毒蕈、四氯化碳等）史，既往有无胆道手术史。

（二）黄疸发作与年龄的关系

儿童与青少年时出现黄疸，可能与先天性或遗传性因素有关；中年人阻塞性黄疸多见于胆道结石；老年人出现黄疸多为癌症。

（三）黄疸发生与发展情况

黄疸急骤出现，见于急性肝炎、胆囊炎、胆石症及大量溶血；缓慢发生或呈波动性，多为癌性黄疸、特发性黄疸。急性肝细胞性黄疸一般在数周内消退，胆汁性肝硬化可持续数年以上，黄疸进行性加重见于胰头癌。

（四）伴随症状

1. 黄疸伴发热　需追问黄疸与发热的关系。病毒性肝炎在黄疸出现前常有低热，少数为高热，肝胆化脓性感染多与发热、寒战同时出现黄疸，癌性黄疸患者常有晚期发热。

2. 黄疸伴腹痛　持续性隐痛或胀痛见于病毒性肝炎、肝癌等；阵发性绞痛见于胆道结石、胆道蛔虫病；无痛性进行性黄疸见于胰头癌。

3. 黄疸伴贫血　溶血性黄疸常伴有严重贫血；癌症所致黄疸常伴有贫血、恶液质等。

4. 黄疸伴皮肤瘙痒　阻塞性黄疸因胆盐和胆汁成分反流入体循环，刺激皮肤周围神经末梢，故常有皮肤瘙痒；肝细胞性黄疸也可有轻度瘙痒；溶血性黄疸无此症状。

5. 尿、粪颜色的变化　阻塞性黄疸时尿如浓茶，粪色浅灰或陶土色；溶血性黄疸急性发作时，尿可呈酱油色。

第八节　腹　痛

腹痛可为急性或慢性，是临床常见症状。大多数由于腹腔内脏器功能性失常或器质性病变所致。此外，腹外脏器的病变也可引起腹痛。腹痛的性质和程度受到病变情况和刺激程度的影响，同时也受神经和心理因素的影响。

【常见病因】

（一）腹壁疾病

如外伤、感染及剧咳、剧吐或腹肌过度活动。

（二）腹腔内血管梗阻

如肠系膜动脉或静脉栓塞、腹主动脉炎、夹层动脉瘤等。

（三）腹膜病变

如急性腹膜炎、结核性腹膜炎等。

（四）腹腔内脏疾病

1. 炎症或溃疡　如胃炎、消化性溃疡病、阑尾炎、盆腔炎等。

2. 内脏穿孔或破裂　如胃、肠、胆囊穿孔，肝、脾破裂及宫外孕等。

3. 空腔脏器阻塞或脏器扭转　如胆道蛔虫、输尿管结石、嵌顿疝等。脏器扭转见于卵巢、胆囊、肠系膜、大网膜之急性扭转。

4. 肿瘤　如肝癌、胰腺癌、胃癌等。

5. 寄生虫病　如肠钩虫病等。

（五）腹腔外脏器及全身性疾病

1. 胸部疾病　如大叶肺炎、心肌梗死等所致的放射痛。

2. 中毒及代谢障碍　如铅中毒、糖尿病酮症酸中毒及血卟啉病等。

3. 变态反应性疾病　如胃肠型荨麻疹、过敏性紫癜等。

【问诊要点】

（一）腹痛发生的缓急

突然发生的腹痛,常见于急性胃肠穿孔、急性胰腺炎、阑尾炎、尿道结石、内脏出血等。缓慢起病者见于溃疡病、慢性肝胆疾病、肠寄生虫病等。

（二）腹痛的性质与程度

突然发生刀割样痛多见于内脏穿孔;阵发性绞痛多为空腔脏器痉挛或梗阻,如胆绞痛、肾绞痛、肠绞痛及胆道、输尿管结石、机械性肠梗阻等;持续性剧痛多见于炎症性病变,如肝脓肿、腹膜炎,其次为癌中晚期如肝癌、胰腺癌等;持续性钝痛多见于实质性脏器肿胀,如肝淤血及肠寄生虫病;慢性隐痛或烧灼痛多见于消化性质溃疡病。

（三）腹痛的部位

腹痛的部位常为病变的所在,如右上腹痛多为肝、胆、十二指肠疾病,剑突下痛见于胃、胰腺疾患,右下腹痛考虑为回盲部、阑尾、右侧附件等疾患,但应注意腹外脏器的放射痛,如心肌梗死、大叶性肺炎、胸膜炎也可引起上腹部疼痛。

（四）诱发、加剧或缓解疼痛的因素

急性腹膜炎腹痛静卧时减轻,腹壁加压或改变体位时加重。胃黏膜脱垂患者餐后右侧卧位疼痛加剧,而左侧卧位时减轻。十二指肠淤滞症或胰腺癌患者仰卧时疼痛出现或加剧,而前倾坐位时消失或缓解。胆绞痛可因脂肪餐而诱发。暴食是急性胃扩张的诱因。急性胃肠炎多与饮食不洁有关。

（五）腹痛的伴随症状

1. 急性腹痛伴有黄疸　可见于肝及胆道炎症、胆石症、胰头癌、急性溶血等。

2. 腹痛伴发热　高热或弛张热,常提示腹内脏器急性炎症或化脓性病变;低热或不规则热,常提示结核或肿瘤等。

3. 腹痛伴呕吐　常见于食物中毒、肠梗阻、急性胰腺炎等。

4. 腹痛伴有腹泻　常见于肠炎、过敏性疾病、肠结核、结肠肿瘤等。

5. 腹痛伴血便　如阿米巴痢疾、肠癌、肠套叠、急性出血性坏死性肠炎等。

6. 腹痛伴血尿　如泌尿道结石等。

7. 腹痛伴腹部包块　炎症性肿块见于阑尾脓肿、腹腔结核,非炎症性肿块见于蛔虫性肠梗阻、肠扭转、腹腔内肿瘤等。

8. 腹痛伴休克　见于急性内出血（内脏破裂或宫外孕等）、中毒性痢疾、急性心肌梗死等。

第九节 尿频、尿急和尿痛

尿频是指单位时间内排尿次数增多;尿急是指患者一有尿意即迫不及待需要排尿,难以控制;尿痛是指患者排尿时感觉耻骨上区、会阴部和尿道内疼痛或烧灼感。尿频、尿急和尿痛合称膀胱刺激征。

【病因与临床表现】

(一)尿频

1. 生理性尿频 见于饮水过多、精神紧张、气候改变或个人习惯等。

2. 病理性尿频

(1)排尿次数增多,每次尿量正常。见于糖尿病、尿崩症、急性肾衰多尿期。

(2)排尿次数增多,每次尿量减少。见于:①膀胱尿道受刺激,如膀胱、后尿道炎症,膀胱结核或结石;②膀胱容量减少,如膀胱内占位性病变,结核性挛缩膀胱,妊娠子宫、子宫肌瘤压迫膀胱;③下尿路梗阻,见于前列腺增生、尿道狭窄等,通常有排尿困难;④神经源性膀胱。

(二)尿急

见于急性膀胱炎、尿道炎、前列腺炎、输尿管下段结石、膀胱癌、神经源性膀胱,少数与精神因素有关。常伴尿频和尿痛。

(三)尿痛

见于尿道炎、膀胱炎、前列腺炎、膀胱结核或结石、膀胱癌等,表现为刺痛或灼痛。

【伴随症状】

1. 三者同时出现,伴脓尿 见于急性膀胱炎,伴血尿见于膀胱结核。

2. 伴发热、腰痛、肾区叩痛 见于急性肾盂肾炎。

3. 尿频,尿急伴排尿终末尿痛 见于输尿管末段结石。

4. 50岁以上男性尿频伴进行性排尿困难 见于前列腺增生。

5. 40岁以上无痛性血尿或尿频、尿急和尿痛后出现血尿 多见于膀胱癌。

第十节 意识障碍

意识是大脑功能活动的综合表现,即对环境的反应状态。正常人意识清晰、反应敏锐准确、思维合理、语言清晰、表达能力正常;凡影响大脑功能活动的疾病会引起不同程度的意识改变,如兴奋不安、思维紊乱、语言表达能力不佳或失常、情感活动异常、无意识动作增加等,此种状态称为意识障碍。根据意识障碍的程度可分为:嗜睡、意识模糊、昏睡、昏迷。

【病因】

1. 重症急性感染 败血症、肺炎、中毒性菌痢、伤寒、颅脑感染等。

2. 颅脑非感染性疾病 脑血管疾病(脑血管意外、高血压脑病等)、脑内占位(脑肿瘤、脓肿)、颅脑外伤、癫痫。

3. 内分泌与代谢疾病 如尿毒症、肝性脑病、甲状腺危象、糖尿病性昏迷、低血糖昏迷等。

4. 心血管疾病　如休克、心律失常引起 Adams-Stocks 综合征等。

5. 水电解质平衡紊乱　如稀释性低钠血症、低氯性碱中毒、高氯性酸中毒等。

6. 外源性中毒　如安眠药、有机磷农药、一氧化碳、酒精、吗啡等中毒。

7. 物理性和缺氧性损害　如高温中暑、触电、高山病等。

【临床表现】

意识状态根据意识障碍的程度可分为：

（一）嗜睡

是一种病理性的嗜睡，表现为持续的、延长的睡眠状态，轻声呼叫可唤醒，醒后能暂时清醒，回答问题及配合检查，但反应迟钝，动作不协调，一旦刺激去除后，又很快入睡。

（二）意识模糊

是意识轻度障碍的表现，但较嗜睡为深。对自己与周围事物漠不关心，反应迟钝，答话缓慢且多不符合实际，定向力障碍，对时间、人物、地点认识不正确。

（三）昏睡

患者呈深度的睡眠状态，大声呼叫或强刺激方能唤醒，但意识仍模糊，反应迟钝，答非所问，且短时间内又很快入睡，反射一般无显著改变。

（四）昏迷

重度意识障碍，意识完全丧失，根据昏迷程度可分为：

1. 浅昏迷　患者对周围事物无反应，不能回答问题，但眶上压痛、角膜反射、瞳孔对光反射等尚存在。

2. 深昏迷　意识完全丧失，任何刺激均不能使患者醒转，肌肉松弛、感觉与反射消失，大小便失禁。

此外，还有一种以兴奋性增高为主的高级中枢急性活动失调状态，称为谵妄。表现为意识模糊伴知觉障碍（幻觉、错觉）和注意力丧失。如烦躁不安，活动增多，对刺激反应增强，语无伦次，错觉、幻觉及妄想等精神异常表现。

（郑正津）

第二章　体格检查

体格检查是医师运用自己的感官如眼看、手触、耳听、鼻闻,或借助于简单的检查工具如血压计、听诊器、皮尺、叩诊锤等来了解患者身体状况的最基本的检查方法。基本检查方法有5种:视诊、触诊、叩诊、听诊、嗅诊。熟练掌握正确的体格检查方法是临床医师的基本要求,通过体格检查获得有价值的信息,对疾病的诊断有着重要的意义。多数疾病可以通过体格检查再结合病情做出临床诊断。但要想熟练地运用这些方法并使检查结果具有诊断价值,必须具有丰富的医学知识和丰富的临床经验。

体格检查时应注意下列事项:

(1)医师态度端正,有良好的医德素养,获得患者的信赖。

(2)体格检查过程中注意爱护患者,保护患者隐私。男医师检查女患者时要有女护士在场陪同。

(3)体检要求环境安静,光线适当。操作细致轻柔,重点突出,全面而有序,避免反复搬动患者。

(4)注意医师的自我保护意识,做好消毒隔离措施。

第一节　基本检查方法

【视诊】

视诊是医师用视觉来观察患者全身或局部的诊断方法。视诊适用范围很广,能提供重要的诊断资料。视诊能观察到全身一般状况和许多全身或局部的体征,如发育、营养、意识状态、面容、表情、体位、姿势等。局部观诊可了解患者身体各部分的改变,但对特殊部位则需要某些仪器帮助检查。

视诊必须要有丰富的医学知识和临床经验做基础,否则会出现"视而不见"的情况。只有通过深入、细致的观察才能发现具有重要诊断意义的临床征象。

【触诊】

触诊是医师通过手的感觉进行判断的一种诊法。手的感觉以指腹和掌指掌面最为敏感,因此触诊时多用这两个部位。触诊可遍及身体各部,可以进一步明确视诊所不能明确的体征,在腹部体检时尤为重要。

进行触诊时要求医师手部要温暖,动作轻柔,并让患者以适宜的体位配合,尽量减少患者的痛苦。一般先触诊正常部位,后触诊病变的部位。

进行触诊时,由于部位和目的不同,可分为浅部触诊法和深部触诊法。

(一)浅部触诊法

用手轻轻放在被检查的部位,利用掌指关节和腕关节协同动作,轻柔地进行滑动触摸。浅部触诊适用于体表浅在病变、关节、软组织和浅部的动脉、静脉、神经、阴囊和精囊等。

（二）深部触诊法

主要用于腹部检查,需患者以腹式呼吸配合。检查时用一手或两手重叠,由浅入深,逐渐加力以达深部。根据检查目的、手法的不同又可分为以下几种:

1. 深部滑行触诊法　右手并拢以二、三、四指末端逐渐触向脏器或包块,在被触及的脏器或包块上做上下左右的滑动触摸,或可将左手置于被检查脏器或包块的后部,并将检查部位推向右手方向。用于肝、脾、肾和腹腔肿物的检查。

2. 深压触诊法　以左手拇指或右手并拢的 2～3 个手指逐渐深压,用以探测腹腔深在病变的部位或确定腹腔压痛点,如胆囊压痛点、阑尾压痛点等。在检查有压痛的部位深压 1～2 s,迅速抬手,如患者感觉疼痛加剧,是反跳痛的表现。

3. 冲击触诊法　又称浮沉触诊法,检查时右手三、四指并拢,取 70°～90°角,放于腹壁上相应的部位,做数次急速而较有力的冲击动作,在冲击时即会出现腹腔内脏器在指端下浮沉的感觉。这种方法一般只用于大量腹水肝脾难以触及者。该操作可能会使患者感到不适,应避免用力过度。

【叩诊】

是用手指叩击身体表面某部,使之振动而产生声响,根据振动和声响的特点来判断被检查部位的脏器有无异常。

叩诊可分成间接叩诊和直接叩诊法两种。间接叩诊如图 1-2-1 所示,多用于确定肺尖的宽度、肺下缘边界、胸膜的病变及胸膜腔中液体或气体的多少,肺部病变的大小与性质,心界的大小与形态,肝脾的边界,腹水的有无与多少,以及子宫、卵巢、膀胱有无胀大等情况。另外用手指掌面拍击、指端直接叩击或叩诊锤直接叩击被检查的部位属直接叩诊,用于胸腹部面积较广的病变或脊柱的检查。

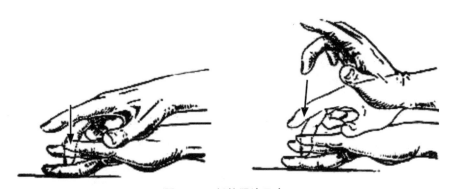

图 1-2-1　间接叩诊示意

被叩击部位的组织或器官因致密度、弹性、含气量以及与体表间距不同,故在叩诊时可发出不同的声响,根据声响的频率和振幅,临床上常分为清音、浊音、鼓音、过清音、实音 5 种。

（一）清音

是正常肺部的叩诊音。其音调较低,音响较强,振动持续时间较长。

（二）浊音

是一种音调较高、音响较弱、振动持续时间较短的声音,见于叩击被少量含气组织覆盖的实质脏器时,如叩击心或肝被肺的边缘所覆盖的部分。

（三）实音

音调更高、音响更弱,振动持续时间更短的声音,如叩击实质脏器心或肝所产生的声响。在病理状态下,见于大量胸腔积液或肺实变等。

（四）鼓音

如同击鼓声,与清音相比音响更强,振动持续时间也较长,在叩击含有大量气体的空腔脏器时出现。正常见于左下胸的胃泡区及腹部。病理情况下,可见于肺内空洞、气胸等。

（五）过清音

介于鼓音与清音之间。临床上常见于肺组织含气量增多,弹性减小时,如肺气肿。

【听诊】

是用耳或借助听诊器听取身体各部发生的声音,判断正常与否的一种诊断方法。听诊分为直接听诊法与间接听诊法两种。直接听诊法是医师用耳郭直接贴附在被检查者的体壁上进行听诊,用这种方法听得的体内声音很弱,目前也只有在某些特殊情况下才采用,如听腹部有无振水音。间接听诊法即用听诊器进行听诊的检查方法,可在任何体位时用。间接听诊法的使用范围很广,除心、肺、腹外,还可听取身体其他部位的血管音、皮下气肿音、肌束颤动音、关节活动音、骨折面摩擦音等。

用听诊器进行听诊是临床医师的一项基本功,是诊断心肺疾病的重要手段,常用以听取胸部正常或病理呼吸音、心脏的心音与杂音及心律。

【嗅诊】

以嗅觉闻发自患者的异常气味的诊断方法为嗅诊。这些异常气味多来自皮肤、黏膜、呼吸道、胃肠道、呕吐物、排泄物、分泌物、脓液与血液等,在临床工作中通过嗅诊往往能够迅速提供具有意义的诊断线索。

（一）汗液

正常人汗液无强烈刺激气味,如闻到酸性汗味见于风湿热或长期服用水杨酸、阿司匹林等解热镇痛药物的患者。特殊的狐臭味见于腋臭等。

（二）呕吐物

单纯饮食性胃内容物略带酸味,如酸味过浓提示食物在胃内滞留时间过长;呕吐物若出现粪便味,则提示可能为幽门梗阻或肠梗阻。

（三）呼气

浓烈的酒味见于饮酒后或醉酒者,刺激性蒜味见于有机磷中毒,烂苹果味见于糖尿病酮症酸中毒,氨味见于尿毒症,臭鸡蛋味见于肝性脑病。

（四）痰液

血腥味见于大量咯血时,恶臭味表示可能支气管扩张或肺脓肿。

第二节　一般检查

一般检查是对患者全身状态的概括性观察,其检查方法以视诊为主,但当视诊不能满意达到检查目的时,也配合使用触诊、听诊和嗅诊等。一般检查的内容包括:性别、年龄、体温、呼吸、脉搏、血压、发育与营养、意识状态、面容表情、体位姿势、步态、皮肤、淋巴结等。

【性别】

正常人的性征明显,性别不难判断。疾病的发生与性别有一定的关系,如甲状腺病和系统性红斑狼疮多发生于女性,而甲型血友病多见于男性。临床某些疾病可使性征发生变化,如肾上腺皮质肿瘤或长期使用肾上腺皮质激素,可使女性患者发生男性化,肝硬化所引起的肝功能损害及某些肾上腺皮质肿瘤可引起男性乳房女性化以及其他第二性征的改变。

【年龄】

疾病的发生与预后和年龄有密切关系。如佝偻病、麻疹、白喉多见于幼儿与儿童;结核病、风湿热多见于少年与青年;动脉硬化、冠状动脉疾患则多见于老年。通过观察皮肤的弹性、皱纹与光泽、毛发的色泽与分布、牙齿的状态可大致判断患者的年龄。

【生命体征】

生命体征是评价生命是否存在及其质量的重要指征,包括脉搏、呼吸频率、体温和血压,是所有检查项目中的必检项目。

（一）体温

体温测量对临床工作十分重要。一般用摄氏单位进行记录。体温测量方法常用的有3种:

1. 口温　将温度计消毒后置于舌下,闭上口腔,测量 5 min 后读数。正常为 36.3 ℃～37.2 ℃。该法不适用于神志不清及儿童不能配合者。

2. 腋温　将汗液擦干后体温计置于腋下,夹紧上臂,测量 10 min 后读数。正常为36 ℃～37 ℃。该法简便安全,不易交叉感染,是目前临床上最常用的方法。

3. 肛温　将肛门体温计涂布润滑剂后缓慢插入肛门内,插入长度约为体温计的一半,5 min后读数。正常为 36.5 ℃～37.7 ℃。该法结果稳定,受外界因素干扰小,适用于婴幼儿及神志不清者。

（二）呼吸

正常呼吸频率成人为 16～18 次/min。呼吸与脉搏的频率比大致为 1:4。呼吸频率＞24 次/min 为呼吸过速,＜12 次/min 为呼吸过缓。健康人呼吸节律均匀。呼吸运动呈波浪状增大或减小,并与呼吸暂停交替出现,是潮式呼吸的特点,是呼吸中枢兴奋性降低的表现;呼吸与呼吸暂停交替出现,比较有规则,呼吸每次深度相等,为间停呼吸,或称 Biots 呼吸,见于脑膜炎、颅内高压、中毒、尿毒症、临终前等情况。特别深且慢的呼吸是酸中毒的特征。呼吸显著加快,见于发热、甲亢、心衰等。在过分兴奋或紧张时也可有呼吸加快并常伴有叹息,多为功能性疾病,应注意排除器质性病因。

（三）脉搏

常用 3 个手指的指腹置于桡动脉上进行触诊。安静状态时的正常脉搏为 60～

100 次/min。<60 次/min 的常称为心动过缓,而>100 次/min 的则称为心动过速。正常人脉率与心率相等,心房颤动时脉率低于心率,称脉搏短绌。除注意脉搏的速率外,还应注意脉搏的节律、紧张度和强弱。心房颤动时脉搏完全无规律。Ⅱ度房室传导阻滞时,心房的激动不能下传至心室,使心搏出现脱漏,脉搏亦相应脱落,称为脱落脉。

（四）血压

动脉血压简称血压,为重要的生命体征,进行体检时,均应测量血压。目前常用袖带加压法以血压计进行测量,血压计常用水银柱式、弹簧式和电子血压计。常以上肢进行测量。测量血压时应注意:患者在安静状态下休息 5～10 min,手臂、血压计与心脏处于同一水平面,袖带下缘距肘弯横纹上 2～3 cm,袖带松紧以能伸进 1 指为适宜,袖带气囊部分对准肱动脉,听诊器体件置于肱动脉上而非塞在袖带内,注气时应均匀,待肱动脉搏动消失再使水银柱升高 20～30 mmHg 即停止注气,缓慢放气,注意听诊音的出现、变化及消失。第一次出现声音时水银柱指示的数值为收缩压,声音突然减弱或消失时的数值为舒张压,以同样的方法测量两次,取低值为血压值,记录方式分子为收缩压,分母为舒张压。测量完毕,将血压计向右倾斜 45°,使水银进入槽内后关闭开头。

【皮肤】

皮肤的检查应注意颜色、湿度、弹性、皮疹、出血点及紫癜、水肿、瘢痕等。一般通过视诊观察,有时配合触诊。

（一）颜色

1. 苍白 可由贫血、末梢毛细血管痉挛或充盈不良引起,如寒冷、惊恐等。

2. 发红 在生理情况下见于饮酒,疾病情况下见于发热性疾病,如大叶性肺炎、肺结核、猩红热以及某些中毒（如阿托品、一氧化碳）等。

3. 发绀 皮肤黏膜呈青紫色,主要为单位容积血液中还原血红蛋白量增高所致。发绀常见的部位为舌、唇、耳郭、面颊、肢端。

4. 黄染 主要见于黄疸,常见于胆道阻塞、肝细胞损害或溶血性疾病。黄疸早期黄染出现于巩膜及软腭,较明显时出于皮肤。此外,大量进食胡萝卜、柑橘等食物,导致高胡萝卜素血症时,也出现皮肤黄染,其部位多见于手掌、足底等角质层厚的地方,而巩膜一般不出现黄染。

（二）皮疹

多为全身性疾病的证候之一,是临床诊断某些疾病的重要依据。常见皮疹有下列几种:

1. 斑疹 只有局部皮肤发红,一般不隆起皮面,见于斑疹伤寒、丹毒、风湿性多形性红斑等。

2. 玫瑰疹 是一种鲜红色的圆形斑疹,直径 2～3 mm,手指按压可使其消退,松开时又出现,对伤寒或副伤寒具有诊断意义。

3. 丘疹 除局部颜色改变外,还隆起皮面,见于药物疹、麻疹、湿疹等。

4. 斑丘疹 在丘疹周围有皮肤发红的底盘称为斑丘疹。见于风疹、猩红热、药物疹。

5. 荨麻疹 为稍隆起皮面苍白色或红色的局限性水肿,是速发的皮肤变态反应,常见于各种异常蛋白性食物或药物过敏。

（三）出血

皮肤或黏膜下出血,根据其大小可分为:瘀点,直径小于 2 mm;紫癜,直径 3～5 mm;瘀斑,直径大于 5 mm。片状出血伴有皮肤显著隆起称为血肿。

（四）蜘蛛痣

是皮肤小动脉末端分支性扩张形成的血管病,形似蜘蛛,故称为蜘蛛痣。蜘蛛痣的发生一般认为与肝对体内雌激素的灭活减弱有关。常见于急、慢性肝炎或肝硬化时。慢性肝病患者手掌大、小鱼际处常发红,加压后褪色,称为肝掌。

【淋巴结】

淋巴结分布于全身,在大多数情况下,可分成五大组:颈与面部、锁骨上、腋下、腹股沟和股区。淋巴结的检查主要通过触诊,并按一定的顺序进行:耳前、耳后、乳突区、枕骨下区、颏下、颌下、颈后三角、颈前三角、锁骨上、腋窝、滑车上、腹股沟、腘窝等。检查淋巴结时多用食指、中指和（或）环指共同触诊,手指紧贴检查部位,并使患者体位配合以使皮肤或肌肉松弛,触诊时由浅至深滑动触诊。发现淋巴结肿大时应描写其部位、大小、压痛、硬度、活动度、有无粘连、局部皮肤有无红肿、瘘管等特征。

局部淋巴结肿大见于非特异性淋巴结炎、淋巴结结核、恶性肿瘤淋巴结转移。全身性淋巴结肿大见于急、慢性淋巴腺炎,传染性单核细胞增多症、淋巴瘤、各型急慢性白血病、系统性红斑狼疮等。

第三节 头颈部

【头部】

1. 头发和头皮 头发检查需注意颜色、疏密度、脱发的类型与特点。头皮的检查需拨开头发观察头皮颜色、头皮屑、头癣、炎症、外伤及瘢痕等。

2. 头颅 头颅的检查应注意大小、外形变化和运动时的异常。

【颜面】

（一）眼

眼的检查包括四部分:外眼、眼前节、内眼和视功能的检查。包括眉毛分布、眼睑、结膜、眼球运动、巩膜、角膜及瞳孔的反应等。

（二）耳

注意耳郭的外形、大小、位置和对称性。对耳道和鼓膜的检查最好使用耳窥镜。注意听力有无减退。

（三）鼻

观察鼻部外形、皮肤颜色,有否鼻翼翕动,鼻中隔有无偏曲,鼻腔内有否血性或脓性分泌物。对鼻内的检查最好借助于鼻窥镜。鼻窦炎时鼻窦区可有压痛。

（四）口

注意口唇色泽,口腔黏膜有无溃疡、斑点、色素沉着等。检查牙齿有无龋齿、残根、缺牙和义齿牙。观察舌质、舌苔。扁桃体位于舌腭弓之间的扁桃体窝中。一般将扁桃体增大分为三度:不超过咽腭弓者为Ⅰ度,超过咽腭弓者为Ⅱ度,达到或超过咽后壁中线者为Ⅲ度。

【颈部】

颈部检查应充分暴露颈部和肩部,观察颈部的外形,甲状腺有无肿大以及气管的情况。

正常人立位或坐位时颈外静脉常不显露,平卧时可稍见充盈,若静脉充盈度超过正常水平,称为颈静脉怒张,提示静脉压增高,见于右心衰竭、缩窄性心包炎、心包积液或上腔静脉阻塞综合征。

正常人甲状腺外观不突出,女性在青春期可略大,吞咽动作时甲状腺可随吞咽上下移动。甲状腺肿大可分三度:不能看出但能触及者为Ⅰ度;能看到肿大又能触及,但在胸锁乳突肌以内者为Ⅱ度;超过胸锁乳突肌外缘者即为Ⅲ度。甲状腺触诊应注意其质地、表面情况,有无震颤感。甲状腺肿大见于甲状腺功能亢进、单纯甲状腺肿、甲状腺癌、慢性淋巴性甲状腺炎等。

第四节　胸　部

胸部的检查包括胸壁、胸廓、乳房、肺和心脏的检查。胸壁检查应注意皮肤、脂肪,胸壁静脉有无曲张,有无皮下气肿和压痛。胸廓的检查主要在于观察胸廓有无畸形,如扁平胸、佝偻病胸或桶状胸等,乳房应注意观察位置、形态、大小和对称性,触诊其弹性、硬度、有无包块及压痛。

一、肺

【视诊】

(一)呼吸运动

正常男性和儿童的呼吸以膈运动为主,胸廓下部及上腹部的动度较大形成腹式呼吸;女性的呼吸则以肋间肌的运动为主,表现为胸式呼吸。正常人安静状态下呼吸运动稳定而有节律。肺炎、重症肺结核和胸膜炎等肺或胸膜疾病,可使胸式呼吸减弱而腹式呼吸增强。腹膜炎、大量腹水、肝脾极度肿大、腹腔内巨大肿瘤及妊娠晚期时,腹式呼吸减弱,代之以胸式呼吸。

(二)呼吸频率及节律

正常成人静息状态下,呼吸频率为16～18次/min。频率及节律变化见生命体征部分。

【触诊】

(一)胸廓扩张度

即呼吸时的胸廓动度。若一侧胸廓扩张受限,见于大量胸腔积液、气胸、胸膜增厚和肺不张等。

(二)语音震颤

被检者发出声音时产生的声波振动,沿气管、支气管及肺泡传至胸壁,检查者可用手触及,又称触觉语颤。语音震颤对检查部位肺组织密度及胸腔的病变有重要价值,其强弱主要取决于气管、支气管是否通畅,胸壁传导是否良好。

1. 语音震颤减弱或消失　主要见于:①肺泡内含气量过多,如肺气肿;②支气管阻塞,如阻塞性肺不张;③大量胸腔积液或气胸;④胸膜高度增厚粘连;⑤胸壁皮下气肿。

2. 语音震颤增强　主要见于:①肺泡内有炎症浸润,因肺组织实变使语颤传导良好,如大叶性肺炎实变期、肺梗死等;②接近胸膜的肺内巨大空腔,使声波在空洞内产生共鸣,如空洞型肺结核、肺脓肿等。

【叩诊】

胸部叩诊有间接和直接叩诊两种方法,以间接叩诊为主。叩诊主要用于确定叩诊部位的气体与实质的比例,确定器官的界线或肺内具有不同密度结构的界线部分。

正常肺部叩诊呈清音。肺部含气量减少或出现不含气的占位性病变,可出现浊音或实音,前者如肺炎、结核、胸腔积液,后者如肺癌、肺不张或梗死等。出现过清音时常见于肺气肿。出现鼓音则说明肺内有空腔性病变,且其腔径大于3～4 cm,如结核空洞、张力性气胸者。

【听诊】

进行听诊时,被检者取坐位或卧位。顺序由肺尖开始,自上而下分别听诊前胸部、侧胸部和背部。注意听诊部位的对称性,即要在上下、左右对称部位进行对比。听诊内容包括正常呼吸音、异常呼吸音和附加音。

（一）正常呼吸音

1. 肺泡呼吸音　为气流经支气管进入肺泡后冲击肺泡壁,使肺泡弹性发生变化,加上气流的振动而产生的一种叹息样的或柔和吹风样的"夫"声。在大部分肺野内可听及。正常人肺泡呼吸音的强弱与性别、年龄、呼吸的深浅、肺组织弹性的大小及胸壁的厚薄等有关。肺泡呼吸音减弱或消失常见原因有：①胸廓活动受限;②呼吸肌疾病;③支气管阻塞;④压迫性肺膨胀不全;⑤腹部疾病。肺泡呼吸音增强常见原因有：①运动、发热等;②缺氧;③酸中毒。

2. 支气管呼吸音　气流在声门、气管或主支气管形成湍流而产生的声音,类似舌头抬高呼出空气时所发出的"哈"音。正常人于喉部、胸骨上窝和背部第6、7颈椎及第1、2胸椎附近均可听到。

3. 支气管肺泡呼吸音　为兼有支气管呼吸音和肺泡呼吸音特点的混合性呼吸,其吸气音的性质与正常肺泡呼吸音相似,其呼气音的性质则与支气管呼吸音相似。正常人于胸骨两侧1、2肋间隙,肩胛间区第3、4胸椎水平以及肺尖前后都可听及支气管肺泡呼吸音;于其他部位听及支气管肺泡呼吸音,均属异常情况。

（二）啰音

啰音是呼吸音以外的附加音,该音正常情况下并不存在,按性质的不同可分为下列两种：

1. 湿啰音　系由于吸气时气体通过呼吸道内的稀薄分泌物所产生的声音,故又称水泡音。肺部局限性湿啰音,仅提示该处的局部病变,如肺炎、肺结核或支气管扩张等;两侧肺底湿啰音,多见于心力衰竭所致的肺淤血和支气管肺炎等;如两肺野满布湿啰音,则多见于急性肺水肿或严重支气管肺炎。

2. 干啰音　系由于气管、支气管或细支气管狭窄或部分阻塞,空气吸入或呼出时产生湍流发出的声音。发生于双侧肺部的干啰音,常见于支气管哮喘,慢性支气管炎气道狭窄,也可见于支气管结核或肿瘤等。

二、心脏

心脏的体检对于初步判定有无心脏病,了解其病因、性质、部位、病变程度等都有很大帮助,特别是动态观察体征的变化更有意义。

【视诊】

心脏收缩时,心尖撞击心前区胸壁,使相应部位肋间组织向外搏动,称为心尖搏动。正常心尖搏动一般位于第 5 肋间左锁骨中线内 0.5～1.0 cm 处,搏动范围直径约 2.0～2.5 cm。体胖者或女性乳房悬垂时不易看见。心尖搏动的位置受心脏大小、形状的影响,搏动的强弱受疾病状态的影响,如心肌病变、心包积液时,心尖搏动减弱,甚或消失。甲状腺功能亢进、发热、严重贫血时,心搏增强,范围较大。

【触诊】

(一)心尖搏动及心前区搏动

触诊能更准确地判断心尖搏动或其他搏动的位置、强弱和范围,是对视诊的补充。

(二)震颤

手触诊时在心前区感觉到的一种细小震动,类似猫喉部所摸到的震颤,故又称猫喘,是器质性心血管病的特征性体征之一。震颤的形成与杂音有类同的机制,常见于某些先天性心脏病和心脏瓣膜狭窄时。

【叩诊】

叩诊可确定心界的大小、形状及其在胸廓内的位置。心脏不被肺掩盖的部分叩诊呈绝对浊音(实音);心脏两侧被肺遮盖的部分叩诊呈相对浊音。叩心界是指叩诊心脏相对浊音界。心界大小、形态和位置的变化可因心脏本身病变所致,也可因心外因素的影响。

正常心脏相对浊音界与前正中线的距离见表 1-2-1。

表 1-2-1 正常心脏相对浊音界与前正中线的距离

右(cm)	肋间	左(cm)
2～3	II	2～3
2～3	III	3.5～4.5
3～4	IV	5～6
	V	7～9

左锁骨中线距前正中线 9 cm。

【听诊】

听诊是心脏检查的重要内容,常可获得极其重要的阳性体征,作为诊断的依据。但是,心脏听诊需要反复实践,细心体验,才能逐步掌握这项较难的临床基本功。

(一)心脏瓣膜听诊区

通常有 5 个听诊区,分别为:

1. 二尖瓣区(心尖部) 位于心尖搏动最强点。

2. 肺动脉瓣区 胸骨左缘第 2 肋间。

3. 主动脉瓣区 胸骨右缘第 2 肋间。

4. 主动脉瓣第二听诊区 胸骨左缘第 3、4 肋间。

5. 三尖瓣区 胸骨体下端左缘或右缘。听诊时常按一定的顺序进行,以免遗漏。一般从心尖区开始,逆时针方向依次听诊:心尖区→肺动脉瓣区→主动脉瓣区→主动脉瓣第二听诊区→三尖瓣区。

（二）听诊内容

听诊内容包括心率、心律、心音、心脏杂音等。

1. 心率　指每分钟心跳的次数。心率低于 60 次/min,称为心动过缓;超过 100 次/min 为心动过速。

2. 心律　指心脏跳动的节律。正常成人心律规整,心率稍慢者及儿童的心律稍有不齐,呼吸也可引起心律稍有不齐,称为窦性心律不齐,一般无临床意义。听诊时可发现的心律失常主要有期前收缩和心房颤动。

心房颤动(简称房颤)的听诊特点为:①心律绝对不齐;②第一心音强弱不等;③心率高于脉率,这种脉搏脱漏现象称为脉搏短绌。

3. 心音　听诊健康心脏时,可以听到两个性质不同的声音交替出现,称之为第一心音和第二心音。某些健康儿童和青少年在第二心音后有时可听到一个较弱的第三心音。

4. 心脏杂音　杂音是指心音之外,在血流加快、瓣膜狭窄或关闭不全、血流通道异常、管径异常等情况下,血流由层流变为湍流,撞击心壁、瓣膜、腱索或大血管壁产生振动而发出的声音。杂音对于某些心脏病的诊断具有重要的价值。

杂音的听诊难度较大,必须仔细、专心、全面的听诊,才能正确地识别。按心动周期可分为收缩期杂音、舒张期杂音和连续性杂音三种。由于振动的频率不同而表现为音色或音调的不同。临床上常以生活中类似的声音来描述,如吹风样、隆隆样(雷鸣样)、叹气样(泼水样、哈气样、灌水样)、机器声样(拉锯样)、乐音样(鸟鸣如鸥鸣、鸽鸣、雁鸣样)等。杂音的强度通常用 Levine 6 级分级法(见表 1-2-2),记录方法为:杂音的级别为分子,6 级为分母。一般认为 1/6 和 2/6 级收缩期杂音多为功能性的,无病理意义;3/6 和 3/6 级以上杂音则多为器质性的,具有病理意义,但应结合杂音的性质、粗糙程度、是否传导等情况综合判断。

表 1-2-2　杂音强度分级

级别	响度	听诊特点	震动
1	最轻	很弱,在安静状态下仔细听诊方可听到,易被忽略	无
2	轻度	较易听到,杂音柔和	无
3	中度	明显的杂音	无
4	响亮	杂音响亮	有
5	很响	杂音很强,向周围甚至背部传导	明显
6	最响	杂音震耳,即使听诊器离开胸壁也可听到	强烈

5. 心包摩擦音　心包因炎症或其他原因发生纤维蛋白沉着而变得粗糙,心脏搏动时两层粗糙的表面相互摩擦可产生振动,即为心包摩擦音。听诊特点是心前区或胸骨左缘第 3、4 肋间最响亮,性质粗糙、高调。当心包腔有一定积液量后,摩擦音可消失。

第五节　腹　部

腹腔内重要脏器较多,如肝、脾、肾、胆囊、膀胱及胃肠等。在其发生病变时,常可体检到相应的体征,对诊断有重要意义。在进行腹部体检时,一般按照视诊、听诊、触诊和叩诊的顺序,以避免触诊和叩诊对肠鸣音听诊的影响。患者一般取仰卧位,双膝关节屈曲并稍分开,双侧手臂自然置于腹两侧,嘱患者配合腹式呼吸。

【视诊】

腹部视诊的主要内容有腹部外形、呼吸运动、腹壁静脉、胃肠型和蠕动波,以及腹部的皮疹、疤痕、腹纹和疝等。视诊要全面、有序并注意视线的方向。

(一)腹部外形

正常人腹部平坦。腹壁平面高于肋缘与耻骨联合连线水平为腹部膨隆,生理状况下见于妊娠、肥胖,病理状态下见于腹腔大量积液、积气或腹腔内巨大肿瘤。腹部局限性膨隆常因脏器肿大、腹内肿瘤或炎性包块、胃肠胀气以及腹壁肿物和疝等。腹壁平面低于肋缘与耻骨联合连线水平为腹部凹陷,见于消瘦、脱水者,慢性消耗性疾病晚期营养状态极差时腹外形可呈舟状,称舟状腹。

(二)腹壁静脉

正常人腹壁静脉不显露。门静脉高压或上、下腔静脉回流受阻时,腹壁静脉侧支循环开放,腹壁静脉可显见或迂曲,称腹壁静脉曲张。

(三)胃肠型和蠕动波

胃肠道发生梗阻时,梗阻近端的胃或肠腔可隆起,显出轮廓,称胃型或肠型,同时该部位常有胃肠蠕动加强,可以看到蠕动波。

【触诊】

触诊是腹部检查的主要方法。主要检查腹部的紧张度、压痛及反跳痛以及腹腔脏器有无肿大和包块。

正常人腹壁柔软,某些病理情况可使腹壁紧张度增加或减弱。急性胃肠道穿孔或脏器破裂时,腹壁明显紧张,甚至呈木板状,称板状腹;腹膜慢性炎症或肿瘤浸润腹膜,使腹壁柔韧而有抵抗力,称揉面感,常见于结核性腹膜炎和腹膜转移癌。慢性消耗性疾病、年老体弱者腹壁常较松弛,可使腹壁紧张度降低。某些疾病常有特定的压痛点,对诊断帮助极大,如急性阑尾炎时,脐与右髂前上棘连线中、外 1/3 交界处的 McBurney 点压痛;急性胆囊炎时,右锁骨中线与肋缘交界处的胆囊点(Murphy 点)压痛。检查者手指在患者腹部有压痛的部位稍停片刻后迅速抬起,患者如感觉腹痛骤然加重,并伴有痛苦表情,称反跳痛,反跳痛是腹膜壁层受累的征象。

脏器触诊:腹腔内重要脏器较多,体检时应注意肝、脾、胆囊等脏器有无肿大或包块。

(一)肝脏触诊

主要用于了解肝脏下缘的位置和肝脏的质地、表面边缘及搏动等。触诊时,被检查者处于仰卧位,两膝关节屈曲,使腹壁放松,并做深呼吸动作以使肝脏上下移位。检查者立于患者右侧用单手或双手触诊(如图 1-2-2)。

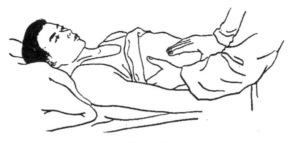

图 1-2-2

正常成人的肝脏,一般在肋缘下触不到,但腹壁松软的瘦人于深吸气时可于肋缘下触及肝下缘,多在 1 cm 以内。在剑突下可触及肝下缘者,多在剑突与脐连线的 1/3 以内。如超出上述标准,但肝脏质地柔软,表面光滑,并无压痛,则首先应考虑肝下移,此时可用叩诊叩出肝上界,如肝上界也相应降低,肝上下径正常(＜11 cm),则为肝下移。肝下移常见于内脏下垂、肺气肿、右侧胸腔大量积液导致膈肌下降。

触及肝脏时,应详细观察并描述肝脏的大小,即距离右肋缘和剑突的距离。表面是否光滑、有无结节、边缘薄厚、是否整齐、有无压痛等。

当右心衰竭引起淤血性肝肿大时,用手压迫右上腹部可使颈静脉怒张更明显,称为肝-颈静脉回流征阳性。

(二)脾脏触诊

脾脏触诊方法如下图所示。检查者右手平放于被检者腹部,与肋弓大致成垂直方向,以手指弯曲的力量下压腹壁,直至触到脾缘或左肋缘(如图 1-2-3 所示)。

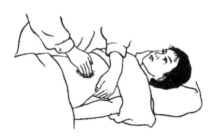

图 1-2-3

正常情况下脾脏不能触及。触到脾脏即提示脾脏肿大。触到脾后除注意大小外,还要注意质地、表面情况、有无压痛及摩擦感等。在临床上,常将脾肿大分为轻、中、高三度。深吸气时,脾缘不超过肋下 2 cm 为轻度肿大;超过 2 cm 至脐水平线以上,为中度肿大;超过脐水平线或前正中线则为高度肿大。

(三)胆囊触诊

正常时胆囊位于肝脏之后,不能触及,胆囊肿大时超过肝缘及肋缘,此时可在右肋下腹直肌外缘处触到。胆囊未肿大但有急性炎症时,可检查有无胆囊触痛:左手掌平放在患者右胸前下部,以拇指指腹勾压于右肋下胆囊点处,嘱患者缓慢深吸气,如患者出现疼痛而屏住呼吸,则为 Murphy 征阳性。胆囊肿大呈囊性感,并有明显压痛,常见于急性胆囊炎;胆囊肿大呈囊性感,无压痛,见于壶腹周围癌;胆囊肿大,有实性感,可见于胆囊结石或胆囊癌。由于胰头癌压迫胆总管导致胆道阻塞、黄疸渐进加深,胆囊也显著肿大,但无压痛,称为 Cour-voisier 征阳性。

【叩诊】

腹部叩诊大部分区域为鼓音,肝脾所在部位、增大的膀胱和子宫叩诊为浊音。腹腔内有大量积液或有巨大肿块,鼓音区域变小,代之浊音或实音,腹腔内大量积气则鼓音范围增大或出现于不应有鼓音的部位。

(一)肝浊音界叩诊

叩诊可确定肝脏的上界,一般沿右锁骨中线、右腋中线和右肩胛线,由肺清音区向下叩向腹部,由清音转为浊音时,即为肝相对浊音界。正常肝上界在右锁骨中线上为第 5 肋间,右腋中线上为第 7 肋间,右肩胛线上为第 9 肋间。肝浊音界消失代之以鼓音者,多由于肝表面覆有气体所致,是急性胃肠穿孔的一个重要征象,但也可见于腹部大手术后数日内、人工气腹后。

(二)移动性浊音叩诊

当腹腔内游离腹水在 1 000 mL 以上时,即可检查出移动性浊音。检查方法如下:仰卧时,腹部中央由于肠内气体而使叩诊呈鼓音,两侧因腹水聚积呈浊音,改变患者体位,使其左侧卧位时,左侧腹部呈更大范围的浊音,而右侧腹转为鼓音;再转向右侧卧位时,左侧腹转为鼓音而浊音移动至下面的右侧腹部,这种因体位不同而出现浊音区变动的现象,称移动性浊音。

【听诊】

腹部听诊主要内容有:肠鸣音、血管杂音和摩擦音等。为减少触诊、叩诊对肠鸣音的干扰,一般于视诊后进行肠鸣音的听诊。

正常情况下肠鸣音约每分钟 4～5 次。肠鸣音大于 10 次/min,声响增强,为肠鸣音活跃,见于急性胃肠炎、使用泻剂或消化道大出血时;如肠鸣音不仅次数增多,而且高亢、响亮,甚至呈金属音,则为肠鸣音亢进,见于机械性肠梗阻。肠鸣音明显少于正常,或数分钟才听到 1 次,为肠鸣音减弱,见于老年、电解质紊乱(低钾)时肠蠕动减慢者;如持续听诊 3～5 min 未听到肠鸣音,为肠鸣音消失,见于急性腹膜炎或肠麻痹。

第六节　脊柱与四肢

一、脊柱

脊柱是支持体重,维持躯体各种姿势的重要支柱,并为躯体活动的枢纽。脊柱的病变主要表现为疼痛、姿势或形态异常以及活动度受限等。检查时应注意其弯曲度、有无畸形、活动范围是否受限及有无压痛、叩击痛等。

【弯曲度】

正常人直立时,脊柱从侧面观察有四个生理弯曲,即颈段稍向前凸,胸段稍向后凸,腰椎明显向前凸,骶椎则明显向后凸,类似"S"形。正常人脊柱无侧弯。病理状态下的弯曲度异常有脊柱后凸、脊柱前凸、脊柱侧凸等。

【活动度】

正常人脊柱有一定活动度,但各部位活动范围明显不同。颈椎段和腰椎段的活动范围最大;胸椎段活动范围较小;骶椎和尾椎基本无活动性。

【压痛与叩击痛】

若某一部位有压痛,提示压痛部位的脊柱或肌肉可能有病变或损伤,常以第 7 颈椎棘突骨性标志计数病变椎体位置。叩击痛阳性见于脊柱结核、脊椎骨折及椎间盘突出等。叩击痛的部位多示病变所在。

二、四肢与关节

四肢及其关节的检查常运用视诊与触诊,两者相互配合,观察四肢及其关节的形态、肢体位置、活动度或运动情况等。正常人四肢与关节左右对称,形态正常,无肿胀及压痛,活动不受限。

【四肢】

(一)匙状甲

匙状甲又称反甲,其特点为指甲中央凹陷,边缘翘起,指甲变薄,表面粗糙有条纹。多见于缺铁性贫血、高原疾病,偶见于风湿热及甲癣等。

(二)杵状指(趾)

手指或足趾末端增生、肥厚,呈杵状膨大称为杵状指或鼓槌指(趾)。杵状指(趾)临床常见于一些慢性缺氧、代谢障碍性疾病,如慢性呼吸系统疾病和某些心血管疾病如发绀型先天性心脏病等。

(三)骨折与关节脱位

骨折可使肢体缩短或变形,局部可有肿胀、压痛、假关节活动,有时可触到骨擦感或听到骨擦音。关节脱位后可有关节弹性固定、畸形,如肩关节脱位后呈方肩畸形,关节有疼痛、肿胀、淤血斑、关节功能丧失等。

(四)肌力与肌张力

肌力是肌肉收缩的力量。一般以关节为中心检查肌群的伸、屈力量,或外展、内收、旋转功能。肌力一般分为 6 级:0 级,完全瘫痪;1 级,肌肉能轻微收缩,但不能产生动作;2 级,肢体能在床面上移动,但不能抬起;3 级,肢体能抬离床面,但不能抵抗阻力;4 级,能抗阻力,但较正常差;5 级,正常肌力。肌张力是肌肉静止状态时肌肉紧张度,通过触诊肌肉的硬度及根据关节被动运动时的阻力来判断。锥体束及锥体外系损害时肌张力增高,下运动神经元病变、小脑病变等可导致肌张力降低。

【关节】

正常情况下,各关节保持其特有的形态及一定范围的活动功能。某些病变可使关节发生不同程度的肿胀、变形、运动受限等。如外伤或急性炎症时可出现关节的红、肿、热、痛,关节明显肿大、变形。正常的凹陷消失,触之有波动感,表示关节腔内有较多积液。检查关节时应注意关节有无肿胀、畸形,关节活动有否受限。

第七节　神经反射检查

神经反射是由反射弧的形成体现的,反射弧包括感受器、传入神经元、神经中枢、传出神经元和效应器。反射弧中任一环节有病变都可影响反射,使其减弱或消失;反射又受高级神经中枢控制,如锥体束以上病变,可使反射活动失去控制而出现反射亢进。

【浅反射】

刺激皮肤或黏膜引起的反应称浅反射,有以下几种:

（一）角膜反射

以细棉签毛由角膜由外向内轻触患者角膜,正常时眼睑迅速闭合,称直接角膜反射。若刺激一侧引起对侧眼睑闭合,则称为间接角膜反射。

（二）腹壁反射

患者仰卧,下肢稍展曲,使腹壁松弛,然后用钝头竹签分别沿肋缘下（胸7～8椎体）、脐平（胸9～10椎体）及腹股沟上（胸11～12椎体）的平行方向,由外向内轻划腹部皮肤。正常反应是局部腹肌收缩。上、中或下部反射消失分别见于上述不同平面的胸髓病损。双侧上、中、下部反射均消失见于昏迷和急性腹膜炎。一侧腹壁反射消失见于同侧锥体束病损。

（三）提睾反射

竹签由下而上轻划股内侧上方皮肤,可引起同侧提睾肌收缩,睾丸上提。双侧反射消失为腰髓1～2节病损。一侧反射减弱或消失见于锥体束损害。

【深反射】

刺激骨膜、肌腱经深部感受器完成的反射称深反射,又称腱反射。检查时患者要合作,肢体应放松,检查者叩击力量要均等。两侧经对比,腱反射不对称是神经损害的重要定位体征。

（一）肱二头肌反射

患者前臂屈曲90°,检查者以左手拇指置于患者肘部肱二头肌腱上,然后右手持叩诊锤叩左手拇指指甲,可使肱二头肌收缩,引出屈肘动作。反射中枢为颈髓5～6节。

（二）肱三头肌反射

患者外展上臂,半屈肘关节,检查者用左手托住其上臂,右手用叩诊锤直接叩击鹰嘴上方肱三头肌腱,可使三头肌收缩,引起前臂伸展。反射中枢为颈髓7～8节。

（三）桡骨膜反射

患者前臂置于半旋前位,医师以左手托住其腕部,并使腕关节自然下垂,随即以叩诊锤叩桡骨茎突,可引起肱桡骨收缩,发生屈肘,前臂旋前动作。反射中枢在颈髓5～6节。

（四）膝反射

坐位检查时,患者小腿完全松弛下垂,卧位检查则患者仰卧,检查者以左手托起其膝关节使之屈曲,用右手持叩诊锤叩击膝盖髌骨下股四头肌腱,可引起小腿伸展。反射中枢在腰髓2～4节。

（五）踝反射

又称跟腱反射。患者仰卧,髋及膝关节稍屈曲,下肢取外旋外展位。检查者左手将患者足部背屈成直角,以叩诊锤叩击跟腱,反应为腓肠肌收缩,足向跖面屈曲。反射中枢为骶髓

1～2节。

【病理反射】

锥体束病损时,大脑失去了对脑干和脊髓的抑制作用而出现的异常反射称为锥体束征。1岁半以内的婴幼儿由于发育未完善,也可出现这种反射,不属于病理性。

(一)Babinski 征

用竹签沿患者足底外侧缘,由后向前至小趾根部转向内侧,阳性反应为跗趾背屈,余趾呈扇形散开。见于锥体束损害。

(二)Oppenheim 征

用拇指及食指沿患者股骨前缘用力由上向下滑压,阳性表现同 Babinski 征。

(三)Gordon 征

检查时用拇指和其他四指分置于腓肠肌部位,然后以适度的力量捏压,阳性表现同 Babinski 征。

(四)Chaddock 征

用竹签在外踝下方由后向前滑至跗趾关节处,阳性表现同 Babinski 征。

以上4种测试,方法虽然不同,但阳性表现一致,临床意义相同,一般情况下,在锥体束疾患时较易引出 Babinshi 征,但在表现可疑时应测试其余几种以协助诊断。

【脑膜刺激征】

为脑膜受激惹的表现,见于各种脑膜炎、蛛网膜下腔出血以及颅内高压时。常见的脑膜刺激征有:

(一)颈项强直

患者仰卧,以手托扶其枕部做被动屈颈动作以测试颈肌抵抗力,抵抗力增强为阳性。

(二)Kernig 征

患者仰卧,先将一侧髋关节屈成直角,再用手抬高小腿,正常人可将膝关节伸达135°以上。阳性表现为伸膝受限,并伴有疼痛与屈肌痉挛。

(三)Brudzinski 征

患者仰卧,下肢自然伸直,检查者一手托住患者枕部,一手置于患者前胸,后使其头部前屈,阳性表现为两侧膝关节和髋关节屈曲。

(张莉娟)

第三章　器械检查

第一节　心电图

一、心电图发生的基本原理

1. 心电活动产生的基本过程

●静息状态：心肌细胞膜外具正电荷，膜内具负电荷，两侧保持平衡，无电位变化。

●除极化：细胞膜受到刺激，离子的通透性发生改变，引起膜内外离子的流动，使膜外变负，膜内变正。

●复极化：心肌细胞完成除极后，经多种离子后续移动及离子泵的耗能调整，使心肌细胞恢复到细胞膜外呈正电荷，膜内呈负电荷状态，恢复到静息电位水平。

心电图是所有参与电活动的心肌细胞电位变化的综合结果。静息期记录等电位线；除极过程：正对除极方向的电极，记录出向上的波形；复极过程：方向与除极方向相反，产生的电流方向与除极相同，电极背离复极方向，记录出向下波形。

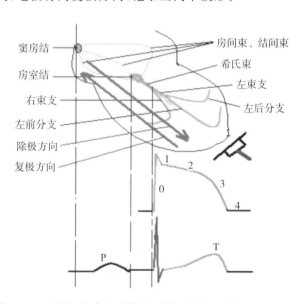

图 1-3-1　心肌细胞电活动传导、动作电位与心电图发生的关系

（0 相为快速去极，是 Na^+ 快速内流所致。1 相为快速复极初期，由 K^+ 短暂外流所致。2 相平台期为缓慢复极，由 Ca^{2+} 及少量 Na^+ 内流与 K^+ 外流所致。3 相为快速复极末期，由 K^+ 外流所致。0 相至 3 相的 AP 时程称动作电位时程。4 相为静息期，非自律细胞的膜电位维持在静息水平，4 相自动去极化是由一种 Na^+ 内向电流所致，在自律性细胞则为自发性舒张期去极化）

2. 心脏电位强度的相关因素

● 与心肌细胞数量成正比。

● 与电极位置和心肌细胞间的距离成反比。

● 与电极的方位和心肌除极的方向所构成的角度有关,夹角越大,电位越弱。

二、心电图导联

将电极置于人体的两点并用导线与心电图机连接,这种连接方式和装置称为心电图导联。Willem Einthoven 发明了国际通用导联体系,称为"标准导联",共包括 12 个导联系统,已在临床广泛应用。他因发现了心电图的机制获得了 1924 年诺贝尔生理学与医学奖。

(1)肢体导联(limb leads)6 个:标准双极导联为Ⅰ、Ⅱ、Ⅲ;单极加压导联为 aVR、aVL、aVF。

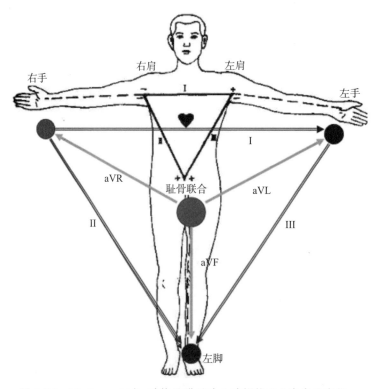

图 1-3-2　Einthoven 三角,肢体导联反映心脏额状面心电电位变化

（2）胸前导联（precordial leads）

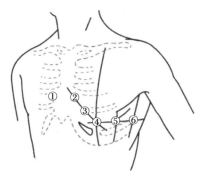

图 1-3-3 胸导联电极放置位置

（V_1 在胸骨右缘第 4 肋间；V_2 在胸骨左缘第 4 肋间；V_3 在 V_2 和 V_4 连接线的中点；V_4 在左锁骨中线与第 5 肋间相交处；V_5 在左腋前线 V_4 水平处；V_6 在左腋中线 V_4 水平处）

三、心脏的传导系统

心脏的传导系统解剖结构如图 1-3-4 所示。

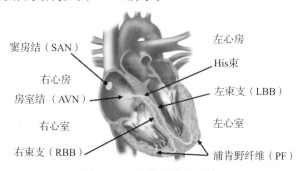

窦房结（SAN）
右心房
房室结（AVN）
右心室
右束支（RBB）
左心房
His束
左束支（LBB）
左心室
浦肯野纤维（PF）

图 1-3-4 心脏的传导系统

正常心电活动始于窦房结，并从此发出冲动，经结间束、房室结、希氏束、左右束支及浦肯野氏纤维下传，先后兴奋心房和心室，使心室收缩。这种序贯的电兴奋的传播，将引起一系列的电位改变，形成心电图上相应的波形。

四、心电图各波段组成、命名和意义

（1）P 波：为左右心房除极波。

（2）PR 间期：为心房激动传导到心室所需时间。

（3）QRS 波群：为左右心室除极波。

（4）ST 段：反映心室缓慢复极过程。

（5）T 波：反映心室快速复极过程。

（6）QT 间期：为心室除极和复极全过程所需时间。

（7）U 波：为心室后继电位变化。

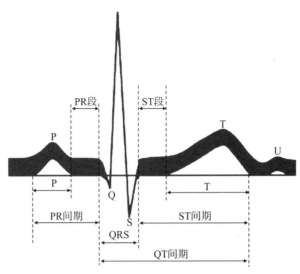

图 1-3-5　心电图各波段组成、命名和意义

五、心电图的临床意义

（1）对于各种心律失常的诊断有不可替代的价值。

（2）特征性心电图动态变化演变是诊断心肌梗死的可靠方法，并可通过不同导联的变化判断心梗的部位。

（3）可提示心脏房室肥大。

（4）有助于药物中毒和电解质紊乱等诊断。

（5）用于监测危重病人、外科手术、麻醉、心导管检查时患者的生理状态。

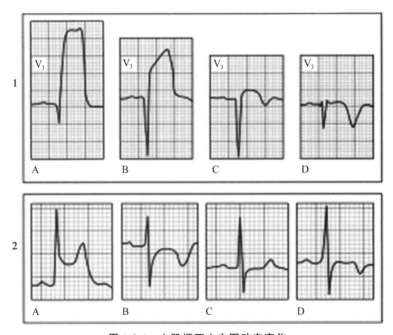

图 1-3-6　心肌梗死心电图动态变化

（急性期 ST 段弓背状抬高，亚急性期 ST 段逐渐回落至基线，T 波倒置）

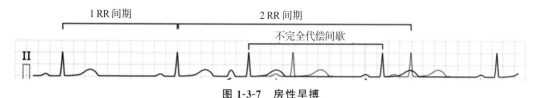

图 1-3-7　房性早搏

（1. 提前出现的 P′波与窦性不同；2. 下传 QRS 波呈室上型；3. 代偿间歇不完全）

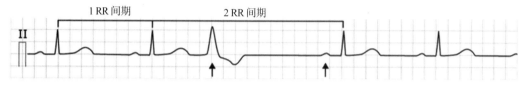

图 1-3-8　室性早搏

（1. 提前出现的 QRS 波宽大畸形；2. 其前无 P 波或无相关 P 波；3.T 波与主波方向相反；4. 代偿间歇完全）

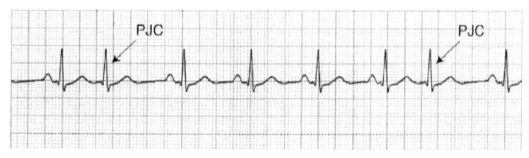

图 1-3-9　交界性早搏

（1. 提前出现的 QRS 波呈室上型；2. 其前无 P 波或无相关 P 波；3. 有时可以看见逆行 P 波（P′波），P′R＜0.12s 或 R-P′＜0.20 s；4. 代偿间歇完全）

第二节　超声检查

一、超声显像(ultrasonograghy)

定义:利用超声波的物理特性和人体组织器官的声学特性相互作用而产生的信息,经处理后形成图像和曲线,借此进行疾病诊断的一种物理检查方法。

超声能在一定方向上传播,而且可以穿透物体,如果碰到障碍,就会产生回声,人们通过仪器将这种回声收集并显示在屏幕上,可以用来了解物体的内部结构,辅助诊断。就像挑西瓜一样,通过敲击后的回声辨别病灶情况。

振动频率＞2 万 Hz 的声波,称为超声波。医用超声频率在 200 万 Hz 到 1300 万 Hz 之间。

二、超声波的发射与接收

超声诊断仪由探头(换能器)和主机构成,超声波的发射与接收均由换能器来完成。

发射:电信号→换能器→超声波(逆效应)

接收:反射波→换能器→电信号(正效应)

三、超声成像的基本原理

1. 声阻抗特性(不同组织声阻抗的差异)

组织阻挡声束传播的特性,称为声阻抗。声阻抗(Z)等于组织密度(ρ)和传播速度(c)的乘积。

$$Z = \rho \times c$$

在声波进入从一种介质到达另一种介质时,会发生反射和折射,两种介质之间的声阻抗差越大,被反射的声波就越多,而进入下一个介质的声波就越少。相反,如果两种介质的声阻抗类似,则大部分的声波都会进入新的介质。

2. 声衰减特性(穿透)

衰减与超声传播距离和频率有关,衰减的原因主要有吸收、散射、声束扩散。蛋白质成分是人体组织衰减的主要因素(占80%)。

衰减规律:骨＞软骨＞肌腱＞肝、肾＞血液＞尿液、胆汁

3. 多普勒效应(血流及组织速度)

多普勒效应在超声医学的应用包括测量通过狭窄瓣膜的流速反映狭窄程度进而计算狭窄瓣口面积,测量三尖瓣反流速度进而推断肺动脉收缩压,测量二尖瓣口舒张早期及舒张中晚期流速判断左室舒张功能,测量室水平,动脉导管水平左至右分流速度进而推断肺动脉收缩压,计算瓣膜反流口面积,反流容积等等。

四、超声成像的基本检查方法

1. B型超声

机理:不同的亮度反映回声强度,用切面显示正常组织与异常组织。

特点:二维断面图像,灰阶/彩阶实时显示,直观。

用途:极其广泛。

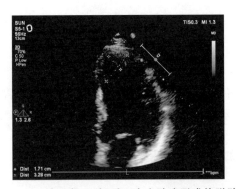

图 1-3-10　心脏 B 超:心梗后心尖室壁瘤形成伴附壁血栓

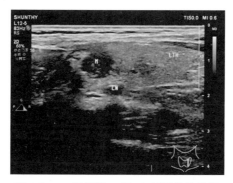

图 1-3-11 甲状腺 B 超:左侧甲状腺纵切

(M:肿瘤,LTH:左侧甲状腺,LN:淋巴结)

2. D 型超声

机理:利用多普勒原理对血流及组织速度进行探测分析。

特点:频谱多普勒以频谱曲线显示,检测血流速度。其中,脉冲多普勒测得的血流速度较低,但具有定位功能;连续多普勒测得的血流速度较高,但不具备定位功能。彩色多普勒血流显像(CDFI)则以彩色编码实时显示血流方向、速度及血流性质。

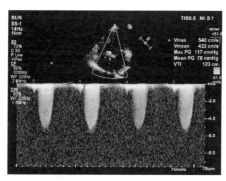

图 1-3-12 连续多普勒

(显示主动脉瓣狭窄患者主动脉瓣口最高流速达 5.4 m/s,达重度狭窄标准,是经导管主动脉瓣置换(TAVI)的适应症)

3. 三维超声

机理:三维超声成像分为静态三维成像和动态三维成像,动态三维成像有时间因素(心动周期)。重建感兴趣区域实时活动的三维图像,亦称四维超声心动图。静态与动态三维超声成像重建的原理基本相同,均系二维图像的三维重建。随着计算机技术的飞速发展,已经进入临床应用阶段。

应用:三维超声目前在心脏及产前检查中应用广泛,如:三维心脏超声在二尖瓣及三尖瓣夹合手术中至关重要,起到导航的作用。胎儿可以通过做出三维表面图像,准确观察胎儿面部、四肢、胸腹、脊柱。

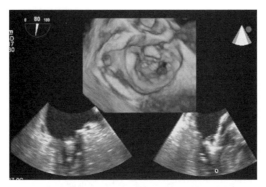

图 1-3-13 三维超声在二尖瓣关闭不全夹合手术中的导航应用

4. 超声造影

机理:超声波遇见散射体(小于人射声波的界面)会发生散射,其散射的强弱与散射体的大小、形状及与周围组织的声阻抗差别相关。血液内尽管含有红细胞、白细胞、血小板等有形物质,但其声阻抗差很小,散射很微弱,所以在普通超声仪上无法显示。如果人为地在血液中加入声阻抗值与血液截然不同的介质(微气泡),则血液内的散射增强,出现云雾状的回声,这就是超声造影的基本原理。

应用:超声造影主要优势在于能清晰显示组织的微循环血流灌注,根据良恶性肿瘤血流灌注的差异可以对肿瘤的良恶性做出更准确的鉴别诊断,同时也极大地提高了早期肿瘤以及恶性肿瘤卫星病灶的检出率。左心声学对比剂可以通过肺循环进入左心系统,增强心内膜边界的显示,评价局部及整体的室壁运动,对心内占位性病变进行初筛。右心声学对比剂可以检出卵圆孔未闭,而卵圆孔未闭目前认为与不明原因的脑卒中及偏头痛有关,是卵圆孔未闭封堵术前重要的确诊手段。

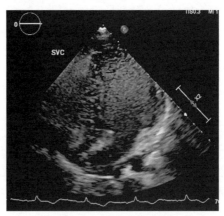

图 1-3-14 右心声学造影
(房水平右向左分流Ⅳ级,提示卵圆孔未闭)

五、超声探头与扫查方式

超声探头的种类与临床应用：

（1）凸阵探头用于腹部、妇产科检查。

（2）线阵探头用于外周血管、小器官检查。

（3）扇形探头用于成人心脏、小儿心脏检查。

（4）腔内探头常用的有：经食管探头，用于心脏检查；经直肠探头，用于直肠及泌尿系检查；经阴道探头，用于妇产科检查。

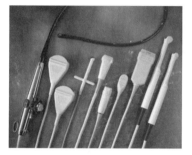

图 1-3-15　体表及腔内探头（食管、直肠、阴道）

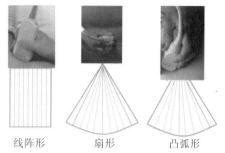

线阵形　　扇形　　凸弧形

图 1-3-16　超声扫查方式示意图

六、图像记录和保存方式

热敏打印记录，移动硬盘及 U 盘、光盘、计算机工作站等。

七、超声检查方法及准备

（1）体位：仰卧位、侧卧位、半卧位、站立位。

（2）途径：体表、腔内、术中（探头表面涂布耦合剂）。

（3）检查前准备：根据检查部位的不同而不同。

1. 腹腔脏器：空腹。

2. 盆腔脏器：膀胱充盈。

3. 心脏：忌服影响心肌收缩力的药物。

4. 表浅器官及外周血管：无须特殊准备。

八、超声成像的临床应用举例

超声检查的临床应用主要包括以下几个方面：

1. 检测心脏大血管及外周血管的结构、功能与血流动力学，例如大多数的先天性心脏病可以通过心脏超声得以确诊。

2. 检测实质性及囊性器官脏器的大小、形态。检测是否存在积液，判断积液量。

3. 识别占位性病灶的大小、形态、回声特征，与周围组织的毗邻关系。

4. 充分发挥超声仪器便携移动的特点行急诊床边超声，及时明确急腹症及急性胸痛的病因。

5.通过超声造影、三维超声及腔内超声增加诊断的准确性。腔内超声包括经阴道超声、经直肠超声、血管内超声、内镜超声等。

6.介入性超声在超声实时引导下对病变进行精准的穿刺和消融,以完成诊断和治疗。介入术中超声心动图在瓣膜病如二尖瓣、三尖瓣及主动脉瓣微创治疗以及先天性心脏病介入治疗中起导航作用。

7.超声随访药物或手术治疗前后病变的变化,指导临床方案的调整。

九、超声检查的特点和优点

特点:对软组织的分辨能力强。

优点:无损伤、无痛苦、无辐射,实时、便携、准确。

第三节 X线、CT和MRI

一、X线

(一)X线的产生和特性

X线是由真空管内高速行进的成束的电子流撞击钨(钼)靶时而产生。X线机的基本构造主要有X线管、支架、操作台、变压器、检查床等。

X线是波长短的电磁波(波长0.008~0.031 nm)。其特性主要有以下几点:

(1)穿透性:成像基础。

(2)荧光效应:透视基础。

(3)摄影效应:摄影成像基础。

(4)电离效应:放疗和防护基础。

(二)X线成像基本原理

具备两个基本条件:

(1)具有穿透力(这是X线检查能够诊断疾病的主要原因)。

(2)被穿透的组织存在密度和厚度的差异。

人体内组织密度由高到低:骨骼>软组织(含液体)>脂肪>气体。

影像密度:受物质密度和被照器官与组织的厚度影响。

由于人体的密度不同,X线穿透人体各种组织结构时,其穿透程度由强到弱的次序依次是:含气组织>脂肪>软组织(包括液体)>骨骼。

(三)X线检查技术

1.普通检查

(1)X光透视:

优点:操作简单、方便、快捷、经济实用;可随意转动体位多角度观察;可了解器官动态变化。

缺点:没有客观记录;对比度、清晰度差,细微结构无法辨认。

(2)X线摄影:

优点:资料可长久保存,对比度、清晰度好。

缺点:不能看动态变化。

　　X线图像是从黑到白不同灰度的影像所组成;是 X 线束穿透某一部位的不同密度和厚度组织后的投影总和;是该穿透路径上各个结构影像相互叠加在一起的影像。

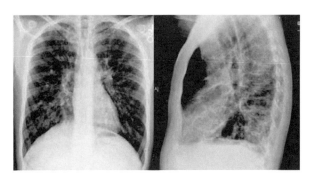

图 1-3-17　胸正侧位片

2. 造影检查

天然对比:人体组织自然存在的密度差别,如骨骼、软组织、脂肪、气体之间存在的差异。

人工对比:为显示某些脏器,必须在该脏器内或其周围注入高或低密度物质,增大其与周围组织的对比。

造影检查就是用人工方法将对比剂引入体内,增大器官与组织间的密度差,造成人工对比的检查方法。

(1)对比剂

高密度对比剂:钡剂、碘剂。

低密度对比剂:二氧化碳、氧气、空气。

(2)造影方式

直接引入:口服法、灌注法、穿刺注入法。

间接引入:口服法、静脉注入后,通过分泌进入泌尿道或胆道。

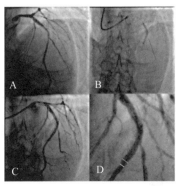

图 1-3-18　心肌梗死患者血运重建术前术后的数字减影血管造影

(图 A 术前,前降支中段重度狭窄;图 B 支架放置图像;图 C 是支架术后;图 D 是支架位置)

　　普通 X 线摄影因速度快,成本低廉,在临床中广泛应用。但 X 线是二维影像,很多部位存在影像重叠,影响医生观察,从而影响对疾病的诊断,并且 X 线对细微病变的显示不够清晰,因此需要通过 CT 和磁共振来进一步检查。

目前 X 线在临床诊疗中的应用主要包括胸腹部平片、骨关节摄影,以及胃肠道造影和乳腺普通 X 线摄影检查,X 线数字减影机是心血管及胃肠道介入手术必备的仪器。

二、CT

CT 成像的原理是利用 X 线束对人体某一部位的断层进行连续扫描,具有扫描时间快、图像清晰的特点,可用于多种疾病的检查。相比 X 线来说,因为它是断层图像,能分层显示组织的各种差异,所显示的组织结构与病变的影像彼此之间没有重叠,更能明显提高病变的检出率,同时进行三维重建,方便医生直观观察,准确定位。Allan M. Cormack 和 Godfrey N. Hounsfield 两位科学家因其对 CT 发展的贡献获得了 1979 年诺贝尔生理学与医学奖。

(一)CT 的基本构造

扫描装置(X 线球管与探测器)——信息输入。

计算机系统——信息处理 CT 图像特点。

图像显示与记录系统——信息输出。

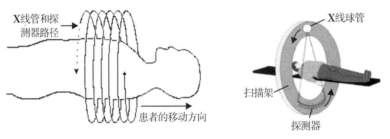

图 1-3-19 CT 的基本构造

(二)CT 图像特点

CT 图像是由一定数目从黑到白不同灰度的像素按矩阵排列所构成的数字化图像。CT 图像是可以量化的灰度影像,CT 值反映组织对 X 线吸收能力差别。

CT 值为相对值,单位是 HU,界限−1000～+1000 HU。水的吸收系数为 1,CT 值为 0 HU;骨皮质的吸收系数最高为 2,CT 值为 1000 HU;空气的吸收系数最低为 0,CT 值为−1000 HU。

CT 图像是断面影像,但可以通过多平面重建和三维重建显示解剖结构。

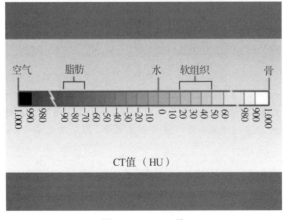

图 1-3-20 CT 值

（三）CT普通检查技术

CT一般分为平扫和对比增强扫描。

1. 平扫（plain CT scan）：是指没有注射对比剂的普通扫描，主要用于肺、骨等对比度高的组织。

2. 对比增强扫描（contrast enhancement，CE）：是指通过高压注射器静脉注射碘化物（如碘帕醇），然后再进行CT扫描的方法。由于各个器官、病灶的血运情况不同，因此各脏器和病灶内的碘浓度会有所不同，形成密度差，从而使病灶更加清晰。

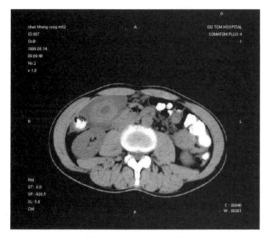

图1-3-21 胆囊平扫

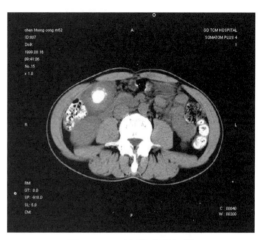

图1-3-22 胆囊造影扫描

（四）适应症

1. 胸部CT检查显示出的结构更加清晰，对于胸部病变的检出敏感性和显示病变的准确性均优于常规X光胸片，特别是对于早期肺癌的确诊，胸部CT具有决定性的意义。通常采用对比增强扫描以明确纵隔和肺门有无肿块或淋巴结增大、支气管有无狭窄或阻塞，对原发和转移性纵隔肿瘤、淋巴结结核、中心型肺癌等的诊断，有较大的帮助。肺内间质、实质性病变也可以得到较好的显示。CT对X线平片检查较难显示的部分，例如与心、大血管重叠病变的显示，更具有优越性。在新冠肺炎临床诊断检查中，CT得到广泛应用。

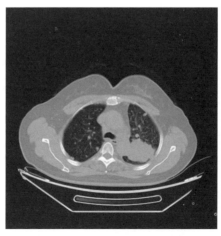

图1-3-23 肺癌伴双肺多发转移

2. 腹部 CT 对于实质性器官肝脏、胆囊、脾脏、胰腺、肾脏、肾上腺等显示清晰,对于肿瘤、感染及创伤能清晰地显示解剖部位及病变程度,对病变分期等有较高价值。

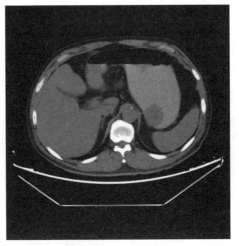

图 1-3-24　胃间质瘤

3. 头颅 CT 是创伤性颅脑急症中最常规和首选的检查方法,可清楚显示脑挫裂伤、急性脑内血肿、硬膜外及硬膜下血肿、颅面骨骨折、颅内金属异物、蛛网膜下腔出血等。但是 CT 检查对软组织肿瘤的诊断效能,特别是定性诊断方面不如磁共振。

4. 心及大血管的 CT 检查

心脏方面主要是心包病变的诊断、心腔及心壁的显示、对血管走行、冠状动脉和心瓣膜的钙化和狭窄、主动脉夹层及壁内血肿等,CT 检查可以很好显示。经导管主动脉瓣置换术(TAVI)术前每一例患者都需要用 CT 造影评估患者左室流出道、主动脉瓣、升主动脉、主动脉弓及弓降部解剖形态,同时需要评估血管入路如股动脉的狭窄情况,冠状动脉 CTA 可以评估冠状动脉的狭窄程度,重度冠状动脉狭窄患者可行经导管 X 线造影,进一步确诊及行血运重建,如支架植入治疗。先天性心脏病患者可行 CTA 造影进一步评估肺动脉发育情况,确诊血管的畸形引流等。

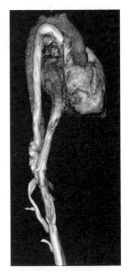

图 1-3-25　CT 三维重建:下腔静脉异常连接至左心房

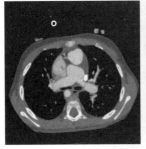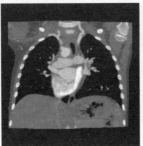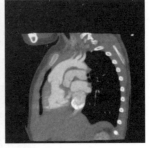

图 1-3-26　CT 造影确诊先天性心脏病大动脉转位

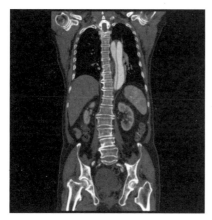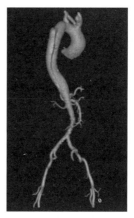

图1-3-27　CT对比增强及三维重建:STANFORD B型主动脉夹层

三、MRI

磁共振检查就相当于打陀螺用棍绳抽打陀螺,让陀螺旋转起来,观察不同力度抽打陀螺使陀螺偏转的角度和旋转的速度,同时也观察不同大小陀螺平静下来的时间,感受陀螺的舞蹈。所以,核磁共振也被比喻为打陀螺的检查。Paul C. Lauterbur和Sir Peter Mansfield两位科学家因其对磁共振的发现获得了2003年诺贝尔生理学与医学奖。

人体组织含有大量水,每个氢原子都含有一个质子,质子带正电荷,并且都会自转,所以带电质子的自转会产生磁场,通常情况下人体所含质子的方向是随机的,自旋时产生磁场的方向也是紊乱的,因此产生的磁场相互抵消,综合磁场强度为零。

磁共振系统中磁体系统的作用就是提供稳定均匀的空间磁场环境,根据磁场强度的大小,可以把磁共振设备分为低场、中场、高场及超高场。患者进入磁共振机中,质子就处于强磁场中。这些氢原子仍按自己的频率震动,但方向为与外界磁场保持一致,整体上会表现出磁性。此时质子兼具自旋和指向磁场方向或反方向的两种运动,其综合运动类似于旋转的陀螺,称之为"进动"。

磁共振系统中射频系统主要作用是发射能够激发成像的射频脉冲。当射频脉冲的频率和质子"进动"频率一致时,就会发生能量的传递,获得能量的质子从低能级跃迁至高能级,纵向磁场强度随之不断减小,横向磁场强度不断增大。

当射频脉冲消失后,这些共振的氢原子会慢慢恢复到原来的方向和幅度,这个过程称之为"弛豫"。弛豫分为纵向弛豫和横向弛豫。纵向磁化的恢复称为纵向弛豫;横向磁化的消失称为横向弛豫。将纵向磁化由0恢复到原来数值的63%所需要的时间定义为T1弛豫时间;横向磁化由最大减小到最大值37%所需要的时间定义为T2弛豫时间。

外加X、Y、Z轴三个方向的梯度磁场使采集到的每个信号都拥有了自己独特的空间位置信号,磁共振信号通过空间相位编码技术形成磁共振图像,最终按照强度转换为黑白灰阶。信号越强,图像越亮;信号越弱,图像越暗。例如T1像中的脑脊液为黑色,而T2像中脑脊液为白色。

（一）MR 成像基础

MR 成像的基础是组织弛豫时间（T1、T2）和质子密度（proton density，Pd）的差别。

1. T1 加权像（T1 weighted image，T1WI）：主要反映组织间 T1 差别的作用，有利于观察解剖结构。

2. T2 加权像（T2 weighted image，T2WI）：主要反映组织间 T2 差别的作用，有利于显示病变组织。

3. 质子密度像（protondensity image，PDI）：主要反映组织间质子密度多少差别。

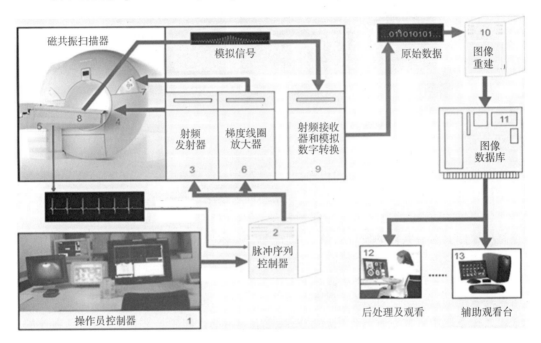

图 1-3-28　磁共振图像的形成

（磁共振仪获得的模拟信号经过射频接收以及模拟数字转换形成原始数据，再经过图像的重建以及后处理，形成图像）

（二）不同组织的 T1、T2 值

不同组织的 T1、T2 值见表 1-3-1、表 1-3-2 和表 1-3-3。

表 1-3-1　人体正常与病变组织的 T1 值（ms）

肝	140～170	脑膜瘤	200～300
胰	180～200	肝癌	300～450
肾	300～340	肝血管瘤	340～370
胆汁	250～300	胰腺癌	275～400
血液	340～370	肾癌	400～450
脂肪	60～80	肺脓肿	400～500
肌肉	120～140	膀胱癌	200～240

表 1-3-2　人体正常与病变组织的 T2 值(ms)

肝	140～170	脑膜瘤	200～300
胰	180～200	肝癌	300～450
肾	300～340	肝血管瘤	340～370
胆汁	250～300	胰腺癌	275～400
血液	340～370	肾癌	400～450
脂肪	60～80	肺脓肿	400～500
肌肉	120～140	膀胱癌	200～240

表 1-3-3　人体不同组织 T1WI 与 T2WI 上的灰度

	脑白质	脑灰质	脑脊液	脂肪	骨皮质	骨髓质	脑膜
T1WI	白	灰	黑	白	黑	白	黑
T2WI	白	灰	白	白灰	黑	灰	黑

(三)磁共振的优缺点

1. 优点

(1)良好的软组织分辨力,对比分辨率高。例如:它可以清楚地分辨肌肉、肌腱、筋膜、脂肪等软组织结构,并可准确区分脑灰质和白质。

(2)具有多方位任意切层的能力(包括横轴位、冠状位、矢状位及任意斜位,而不必变动被检查者的体位)。多平面,多参数成像技术,因此可清楚地显示病变所在的部位、范围以及和周围组织器官的相互关系。故对许多病变的定性、定位和定量诊断有其独特的优越性。

(3)无需造影剂即可清楚地显示心脏和血管,避免患者接受插管和静脉注射造影剂时的风险。

(4)无创性技术,无 X 线辐射损害。

2. 缺点

(1)绝对禁忌:带有心脏起搏器的患者(因干扰可致停搏)。体内有金属(如假肢、止血夹、人工心瓣膜、固定用钢板、螺钉、人工股骨头等),不可进行检查(金属异物的移动可能损害重要脏器和大血管)。

(2)检查持续时间长,扫描速度不如 CT,一般头部扫描需 15 至 30 分钟左右,心脏扫描需 1 小时,甚至更长时间,故重症患者不适合。

(3)对钙化不敏感,不利于诊断和鉴别诊断含钙组织。

(4)扫描仓内噪声大,且易产生幽闭恐惧症,从而导致检查失败。

(5)检查费用昂贵。

(四)检查方法

按照 MRI 检查时造影剂使用与否分为平扫和强化扫描两种。

(1)磁共振对比剂(MRI Contrast Agent)主要是指通过某种途径(一般以静脉注射为主)引入机体后,能使组织之间产生更明显的图像对比,主要以缩短组织或组织周围的弛豫时间,反映在不同的加权像上,则图像的信号强度产生不同变化,从而达到增加组织对比的目的。而CT对比剂主要是通过碘剂提高病变组织与邻近组织之间的密度差来反映病变情况。

(2)磁共振对比剂根据对比剂磁化性质不同,可以把磁共振对比剂分为:顺磁性对比剂、铁磁性对比剂、超顺磁性对比剂。其中顺磁性Gd对比剂是最常见的,这种对比剂主要是一种钆的螯合物,是一种顺磁性很强的金属离子,能显著缩短组织的T1弛豫时间。大剂量注射能够显著缩短周围组织的T2弛豫时间。

(五)MRI的应用

1.神经影像学

MRI是中枢神经系统肿瘤病变的首选研究工具,因为它具有比CT更好的分辨率。脑灰质和白质之间清晰的对比使得MRI成为中枢神经系统许多病症的最佳选择,包括脱髓鞘疾病,痴呆,脑血管疾病,传染病,阿尔茨海默病和癫痫。能够显示大脑如何响应不同的刺激,从而研究心理障碍中的功能和结构性大脑异常。MRI也被用于引导立体定向手术和放射治疗颅内肿瘤,动静脉畸形,以及其他外科手术治疗。

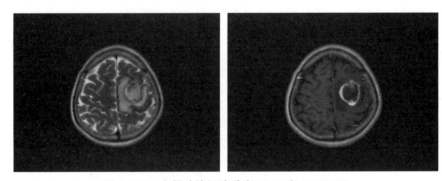

图1-3-29　左额叶神经胶质瘤T2WI和CE-T1WI

2.心血管造影

心脏MRI是其他成像技术的补充,如超声心动图,心脏CT和核医学。其应用包括评估心肌缺血和活力,鉴别不同类型的心肌病。

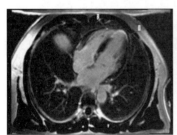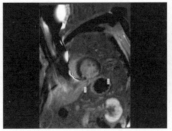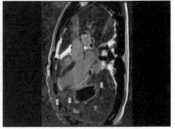

图1-3-30　三个位置的延迟增强扫描示:箭头所指处为延迟强化,提示心肌梗死后疤痕形成

3.肌肉骨骼系统成像

磁共振成像在肌肉骨骼系统中的应用包括脊柱成像,关节疾病评估和软组织肿瘤。

4. 肝脏和肠胃系统成像

肝胆 MRI 用于检测肝脏,胰腺和胆道系统的病变。可以使用扩散加权成像,反相位成像和动态对比增强序列来评估肝脏的局灶性或弥漫性病变,MR 肠造影提供炎症性肠病和小肠肿瘤的非侵入性评估。

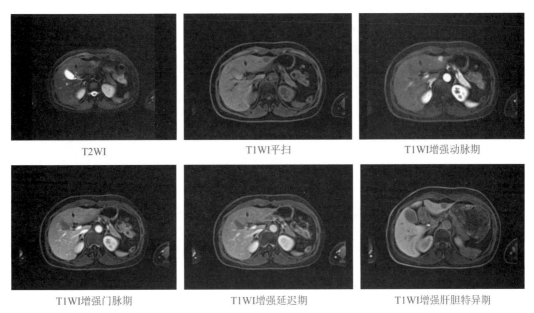

| T2WI | T1WI平扫 | T1WI增强动脉期 |
| T1WI增强门脉期 | T1WI增强延迟期 | T1WI增强肝胆特异期 |

图 1-3-31　肝脏 MRI

5. 磁共振血管造影术

磁共振血管造影术用于评估动脉的狭窄程度及检测动脉瘤。通常用于评估头颈部动脉,胸主动脉和腹主动脉,肾动脉和腿部的主要动脉。

第四节　不同器械检查技术的综合应用

如前所述,器械检查包括心电图、超声、X 线、CT 和 MRI,每种技术又包含多种检查方法。每种技术都有其优势与不足,并非一种成像技术可以适用于人体所有器官的检查和疾病诊断,也不是一种成像技术能全面取代另一种成像技术,不同器械检查技术之间是相辅相成、相互补充和印证的关系。需要权衡利弊加以选择和综合利用。在能正确诊断的前提下,尽量选用对患者安全、痛苦少的非损伤性和检查费用低的技术。

对于神经系统头颅和脊椎疾病,X 线平片仅可解决一般的问题如骨折等,对颅内和椎管内疾病,如肿瘤、脑损伤和脑血管意外等,则需 CT 或 MRI 检查。对心脏大血管疾病,普通X 线检查与超声心动图多可做出初步诊断,但如需观察冠脉是否狭窄、肺动静脉走行及连接、主动脉弓分支畸形,则需用 CT 心血管造影;如需判断心肌活力,则需磁共振钆对比剂显像。鉴于 X 线的缺点,对肺与纵隔的病变可以直接应用 CT。腹内与盆腔内器官 X 线检查价值有限,空腔器官钡剂造影虽是较为广泛应用的诊断方法,空间分辨率高,细节分辨率却较低。因此,对于病变显示的敏感性与特异性较低,为了获得有效而可靠的诊断,更多情况下需借助胃肠镜、超声与CT、磁共振做出更准确的诊断。因此,应该在充分了解、掌握各种影像检查方法的优劣、适用范围、价值与限度的基础上,根据患者症状、体征及其他临床检查中得出的初步诊断,本着有效、安全、经济、简便的原则加以选择。

　　不同的器械诊断方法就是临床医生手中的武器,熟悉每一项武器的优缺点,就能取长补短,综合利用不同的检查手段可以提供每个疾病从诊断到治疗所需的关键信息。例如:可以根据心肌梗死心电图动态变化确诊心肌梗死;通过超声心动图判断心肌梗死的多种并发症;通过X线数字减影机判断狭窄或闭塞的"罪犯"血管,并为血运重建挽救缺血坏死心肌提供清晰的影像支撑;在心肌梗死亚急性及慢性期通过磁共振延迟增强扫描判断是否存在存活心肌,以决定是否需要进行冠状动脉血运重建。

(孙旭东)

第四章　实验室检查

第一节　概　述

一、实验诊断的概念

实验诊断是以实验室检查结果或数据为依据,结合其他临床资料,经过综合分析,应用于临床诊断、鉴别诊断、病情观察、疗效监测和预后判断的一种临床诊断方法。

（一）实验诊断的内容

1. 血液一般检验　血液和造血组织的原发性血液病以及非造血细胞疾病所致的血液学变化的检查,包括红细胞、白细胞和血小板的数量、形态学和细胞化学等的检验,还包括止凝血功能、抗凝和纤溶功能的检验等。

2. 排泄物与体液检验　脑脊液和精液等各种体液以及粪便和尿液等排泄物的常规检验。

3. 临床生物化学检验　对组成机体的生理成分、代谢功能、重要脏器的生化功能、毒物分析及药物浓度监测等的临床生物化学检验;临床酶学检验等。

4. 临床免疫学检验　机体免疫功能检验、感染性免疫、自身性免疫及肿瘤标志物等检验。

5. 临床病原学检验　感染性疾病的常见病原体检验、医院感染常见病原体检验、性传播疾病的病原体检验、细菌耐药性检验等。

6. 临床遗传学检验　包括染色体病、产前诊断和新生儿筛查等检验。

7. 分子生物学检验　通过 PCR 等分子生物学技术,对标本的 DNA 或 RNA 等进行检测,进行基因分析和分子诊断,主要包括感染性疾病分子诊断、遗传性疾病分子诊断、药物代谢相关基因分子诊断、器官移植相关分子诊断等。

（二）实验诊断的应用范围

临床实验室的作用就是为人类疾病的诊断、治疗、预防以及健康状况的评估提供有益的、重要的及科学的信息。随着医学模式由单纯的疾病诊断逐渐向健康保健、疾病预防及遗传筛查等的方向发展,其职能和应用价值均得到了巨大的扩展。

1. 为临床医疗工作服务　为疾病诊断和治疗、分析病情、观察疗效、判断预后等提供科学依据。

2. 为开展预防工作提供依据　能早期发现传染性疾病的传染源及损害人体的各种致病因素,为制定预防措施,控制疾病传播提供重要资料。

3. 进行社会普查　了解社会群体的卫生状况和健康水平,及时发现潜在性疾病、遗传性疾病等,提高防病治病的主动性,为制定卫生政策,规划保健机构设置,保护环境卫生等提供依据。

4.开展健康咨询 通过临床基础检验,为社会群体提供健康咨询,以促进健康,减少疾病,延长寿命,还可以为计划生育、优生优育等提供实验依据。

二、实验诊断的质量体系和影响因素

正确的实验结果离不开检验过程中实验室质量体系的保证和对患者标本检查各环节影响因素的控制。完善的分析过程对提供真实可靠、快速稳定的实验数据至关重要。

(一)完善质量保证体系

采用各种科学的措施保证检查结果的准确性,为临床提供可靠的信息。管理措施包括:

1.室内质量控制 目的是控制本实验室常规工作的精密度,提高常规工作前后的一致性。

2.室间质量评价 各实验室必须参加地区性、全国性或世界性的室间质量评价活动,以便及时了解本实验室检查结果的准确性。

3.实验室质量管理体系 为了实现以患者为中心,为临床提供准确可靠检验结果的目标,临床实验室应建立质量管理体系,质量管理体系包括实施质量管理所需的组织结构(含职责)、程序、过程及资源等。

(二)影响检验结果的因素

1.实验室前因素 实验室前质量管理是国内外共同关注的热点。对检验结果与临床不吻合的案例进行分析后发现,检验结果出错有 60% 以上来自检验前,主要是标本的采集和处理。

2.实验室因素 标本的质量与处理、仪器与试剂、人员的技能与学识、操作技术与方法、质控物与标准品等。

3.实验室后因素 检查记录、信息输入与传输、实验室与临床的沟通等。

三、患者标本的采集和处理

临床需要检查的患者标本一般包括血液、尿液、粪便、各种分泌物、各种生理性和病理性体液、组织细胞等,其中以血液标本最为常见。

(一)血液标本

1.血液标本的种类

(1)全血:主要用于对血细胞成分的检查。

(2)血清:主要用于大部分临床生化检查和免疫学检查。

(3)血浆:主要用于凝血因子测定和游离血红蛋白以及部分临床生化检查。

2.采血部位

(1)毛细血管采血:主要用于床边项目和急诊项目,其结果代表局部的状态。成人常在指端,婴幼儿可用拇指或足跟,烧伤患者可选择皮肤完整处采血。

(2)静脉采血:需血量较多时采用。通常多在肘部静脉、腕部静脉或手背静脉,婴幼儿在颈外静脉采血。

(3)动脉采血:常用于血气分析时。

3.采血时间 常因检查的目的不同对采血时间有不同的要求。

(1)空腹采血:是指在禁食 8 h 后空腹采集的标本,一般是在晨起早餐前采血,常用于临床生化检查。其优点是可避免饮食成分和白天生理活动对检验结果的影响,同时因每次均在固定时间采血也便于对照比较。

(2)特定时间采血:某些项目因人体生物节律在昼夜间有周期性变化,故在一天中不同时间所采的血液标本检验结果也会随着变化。

(3)急诊采血:不受时间限制。

(二)骨髓标本

骨髓标本由骨髓穿刺而获得,标本需要及时送检。

(三)排泄物、体液标本

尿液、脑脊液、粪便、浆膜腔积液等标本采集后均应尽快送检。

四、实验诊断学常用参数

(一)参考值和参考区间

检验的最终目的是衡量受检标本是否异常,因此,各种检验项目都应有判断标准,即所谓的参考值或参考区间。参考值是指在特定条件下对抽样的个体进行某项目检查所得的值;所有抽样组测得平均值加减 2 个标准差即为参考区间。参考区间可能受健康人群的年龄、性别、种族、不同国家等因素影响,也可能受标本采集、实验方法、仪器试剂等影响,所以各实验室应建立自己的参考区间。

(二)医学决定水平

医学决定水平是指不同于参考值的另一些限值,通过观察测定值是否高于或低于这些限值,可在疾病诊断中起排除或确认的作用,或对某些疾病进行分级或分类,或对预后做出估计,以提示医生在临床上采取何种处理方式或决定采取某种治疗措施等。绝大多数项目高于或低于参考值均有临床意义,如内分泌激素检测,增高或减低分别反映功能亢进或减低。而有些项目则仅是高于或低于才有价值,例如细胞内酶存于细胞内,血中仅有少量或无,如检查结果增高显示细胞有损伤;而维生素的含量增高多无临床意义,降低则表示维生素缺乏,属于病态变化。另外危急值也是医学决定水平的内容。

(三)危急值

危急值是指某些检验结果出现异常超过一定界值时,可能危及患者的生命,医生必须紧急处理,称之危急值。危急值的制定各医院不尽相同,需要临床科室和实验室根据患者差异来商讨制定,不同科室的危急值没有统一标准。出现危急值必须立即报告临床并做详细记录。如果临床医生能及时得到检验信息,迅速给予患者有效的干预措施或治疗,即可能挽救患者生命,否则就有可能出现严重后果,失去最佳抢救机会。由于检验样本的分析前阶段影响因素多样,危急值如与病情不符,需立即重新采样检查。

第二节　血液一般检验

血液一般检测是对血液成分的一些基础指标进行测定、形态学描述的实验室检查。血液因为取材方便、测试快捷,能反映患者的生理、病理状态的基本信息,不仅能为临床提供进一步检查的线索,有时还能为某些血液病的诊断提供重要依据。

血液是由血细胞和血浆两部分组成的红色黏稠混悬液。其中血浆约占 55%,血细胞约占 45%。血细胞包括红细胞、白细胞和血小板。

一、红细胞检查

【红细胞计数、血红蛋白检测和红细胞形态检查】

（一）概述

出生后红细胞（red blood cell，RBC）由骨髓产生。红细胞起源于骨髓造血干细胞，在特定调控因子的作用下，经过一系列过程最终分化为成熟红细胞。

成熟红细胞中大约 70% 的蛋白质是血红蛋白。血红蛋白是由 2 条 α 链和 2 条 β 链组成的四聚体，每条珠蛋白链还含有 1 个亚铁血红素分子。红细胞的主要生理功能是携氧或二氧化碳的载体和维持酸碱平衡。

红细胞的平均生存时间约为 120 d。在正常生理情况下，红细胞的破坏和生成维持动态平衡，使循环血液中的红细胞数量能保持相对恒定。在病理情况下，当某些原因导致这种平衡遭到破坏时，我们通过检测红细胞质和量的改变，从而对相关疾病进行诊断或鉴别诊断。

（二）参考区间

(1)成年男性红细胞数$(4.0\sim5.5)\times10^{12}$/L，血红蛋白 120～160 g/L。

(2)成年女性红细胞数$(3.5\sim5.0)\times10^{12}$/L，血红蛋白 110～150 g/L。

(3)新生儿红细胞数$(6.0\sim7.0)\times10^{12}$/L，血红蛋白 170～200 g/L。

（三）临床意义

1. 红细胞及血红蛋白增多　可分为相对性增多和绝对性增多两类。

(1)相对性增多见于严重呕吐、腹泻、大量出汗、大面积烧伤，主要是由于血浆容量减少，血浆中水分丢失，血液浓缩，使红细胞相对增加。

(2)绝对性增多常见于继发性红细胞增多症和真性红细胞增多症。继发性红细胞增多症是非造血系统疾病，发病的主要环节是血中促红细胞生成素增多。真性红细胞增多症是一种原因未明的以红细胞增多为主的骨髓增殖性疾病，目前认为是多能造血干细胞受累所致。

2. 红细胞及血红蛋白减少

(1)生理性减少。

①婴幼儿及 15 岁以前的儿童，因身体生长发育迅速而红细胞生成相对不足。

②妊娠中、后期的孕妇血浆容量增加，使血液稀释。

③老年人骨髓造血能力下降。

(2)病理性减少。见于各种贫血。贫血不是一种独立的疾病而是一种临床综合征，贫血使血液的携氧能力减低导致组织缺氧。按照病因和发病机制不同可将贫血分为三大类：

①红细胞生成减少：见于再生障碍性贫血、巨幼细胞性贫血和缺铁性贫血等。

②红细胞破坏过多：主要见于遗传性球形红细胞增多症和遗传性椭圆形红细胞增多症、地中海贫血、自身免疫性溶血性贫血、疟疾和脾功能亢进等。

③红细胞丢失：急性和慢性失血性贫血。

3. 红细胞形态学改变

贫血患者不仅有红细胞和血红蛋白数量的减少，也常有细胞质的改变，后者可部分地从染色后的血涂片上红细胞的大小、形态、胞质的着色及结构等方面反映出来。这些形态学改变对帮助推断贫血的病因具有一定的意义。因此,在贫血病例的诊断中,不仅要进行红细胞数和血红蛋白量的测定,还必须仔细观察红细胞的形态有无改变。

正常红细胞呈双凹圆盘形,在血涂片中见到为圆形,大小较一致,平均直径 7.2 μm(6.7～7.7 μm)。瑞氏染色后为粉红色或琥珀色,中央呈淡染区,淡染区的大小约相当于细胞直径的 1/3～2/5 左右,胞质内无异常结构(图 1-4-1)。病理情况下外周血中常见的红细胞形态异常有以下几种。

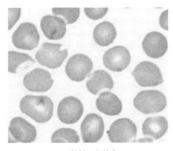 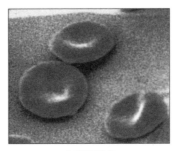

显微镜下形态　　　　　　　电镜下形态

图 1-4-1　显微镜和电镜下正常红细胞形态

(1)大小异常。

①小红细胞:见图 1-4-2,直径小于 6 μm,见于低色素性贫血,主要为缺铁性贫血。

②大红细胞:直径大于 10 μm,见于溶血性贫血、急性失血性贫血,也可见于巨幼细胞性贫血。

③巨红细胞:见图 1-4-2,直径大于 15 μm,常见于叶酸和/或维生素 B$_{12}$ 缺乏所致的巨幼细胞性贫血。巨红细胞常呈椭圆形,内含血红蛋白量高,中央淡染区常消失。

④红细胞大小不均:红细胞大小悬殊,直径可相差一倍以上,这种现象见于病理造血,反映骨髓中红细胞系增生明显旺盛。在增生性贫血如缺铁性贫血、溶血性贫血、失血性贫血等贫血达中度以上时,均可见某种程度的红细胞大小不均,而在巨幼贫血时尤为明显。

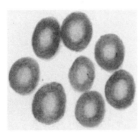 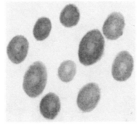 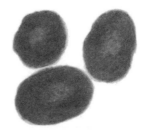

正常红细胞　　　　　　　小红细胞　　　　　　　巨红细胞

图 1-4-2　正常及大小异常红细胞

(2)形态异常。

①球形红细胞:见图 1-4-3,常见于遗传性球形红细胞增多症,也见于自身免疫性溶血性

贫血。涂片中此种细胞约占20％以上时才有诊断参考价值。

②椭圆形红细胞：见图1-4-3，常见于遗传性椭圆形红细胞增多症，涂片中此种细胞高于25％～50％才有诊断价值。

③口形红细胞：正常人血涂片中偶见，如出现较多达10％以上，常见于遗传性口形红细胞增多症。

④靶形红细胞：常见于海洋性贫血、异常血红蛋白病，靶形红细胞常占20％以上。

⑤镰形红细胞：见图1-4-3，常见于镰形红细胞性贫血（HbS病）。

⑥泪滴形红细胞：见于骨髓纤维化，为本病的特点之一。也可见于珠蛋白生成障碍性贫血、溶血性贫血等。

⑦红细胞缗钱状形成：常见于多发性骨髓瘤、原发性巨球蛋白血症等。

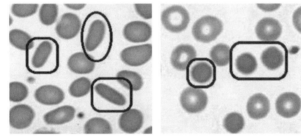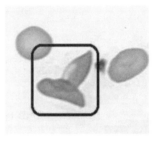

椭圆形红细胞　　　　　球形红细胞　　　　　镰形红细胞

图1-4-3　形态异常红细胞

（3）染色反应的异常。

①低色素性：见图1-4-4，常见于缺铁性贫血、珠蛋白生成障碍性贫血、铁粒幼细胞性贫血，也可见于某些血红蛋白病。

②高色素性：见图1-4-4，常见于巨幼细胞性贫血，球形细胞也呈高色素性。

③嗜多色性（多染色性）：见图1-4-4，其增多反映骨髓造血功能活跃，红细胞系增生旺盛。见于增生性贫血，尤以溶血性贫血时为最多见。

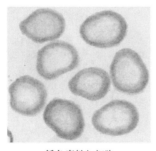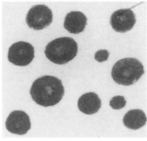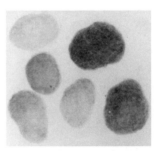

低色素性红细胞　　　　高色素性红细胞　　　　嗜多色性红细胞

图1-4-4　染色反应异常红细胞

（4）结构的异常。这些异常主要包括嗜碱性点彩、Howell-Jolly小体（染色质小体）、Cabot（卡波）环等。

【网织红细胞计数】

(一)概述

网织红细胞是介于晚幼红细胞与成熟红细胞之间尚未完全成熟的红细胞,胞浆中尚残存多少不等的核糖核酸等嗜碱性物质,用煌焦油蓝或新亚甲蓝进行活体染色后嗜碱性物质即被凝聚沉淀并着色,在胞质中呈现蓝色细颗粒状,颗粒间又有细丝状连接构成网状结构,故称网织红细胞。通常网织红细胞较成熟红细胞稍大,在瑞氏染色血涂片中即为所见到的嗜多色性红细胞。

(二)参考区间

成人网织红细胞百分数:0.5%～1.5%,绝对数:(24～84)×10⁹/L。

(三)临床意义

(1)网织红细胞增多:表示骨髓红细胞系增生旺盛。溶血性贫血、急性失血性贫血时网织红细胞可明显增高。缺铁性贫血及巨幼细胞性贫血时,网织红细胞常仅轻度增高,有时可在正常范围或轻度减少。

(2)网织红细胞减少:表示骨髓造血功能减低,见于再生障碍性贫血。在骨髓病性贫血(如急性白血病)时,因骨髓中异常细胞的大量浸润,使红系细胞增生受到抑制,网织红细胞也减少。

(3)可作为贫血治疗的疗效判断和治疗性试验的观察指标。

二、白细胞计数和分类

【概述】

循环血液中的白细胞包括中性粒细胞、嗜酸性粒细胞、嗜碱性粒细胞、淋巴细胞和单核细胞等5种。

【参考区间】

(一)细胞数

成人为(4～10)×10⁹/L,新生儿为(15～20)×10⁹/L,6个月～2岁为(11～12)×10⁹/L。

(二)白细胞分类

中性杆状核粒细胞(0%～5%),中性分叶核粒细胞(50%～70%),嗜酸性粒细胞(0.5%～5%),嗜碱性粒细胞(0%～1%),淋巴细胞(20%～40%),单核细胞(3%～8%)。

【临床意义】

(一)中性粒细胞增多

1. 生理性中性粒细胞增多 在生理情况下,外周血中白细胞数可有个体的差异。一日之间也可有波动,下午较早晨为高。饱餐、情绪激动、剧烈运动、高温或严寒等均能使白细胞(主要是中性粒细胞)暂时性升高。新生儿、月经期、妊娠5个月以上以及分娩时也均可高。生理性增多都是一过性的,通常不伴有白细胞质量的变化。

2. 病理性中性粒细胞增多

常见于:

(1)急性感染:尤其是化脓性球菌所致感染为最常见的原因。

(2)严重的组织损伤及大量血细胞破坏。

(3)急性大出血。

(4)急性中毒:如代谢紊乱所致的代谢性中毒,急性化学药物中毒和生物毒素中毒等。

(5)白血病、骨髓增殖性疾病和恶性肿瘤:非造血系统恶性肿瘤有时可出现持续性白细胞增高,以中性分叶核粒细胞增多为主。

(二)中性粒细胞减少

白细胞总数低于 $4×10^9/L$ 为白细胞减少,主要是中性粒细胞减少。当中性粒细胞低于 $1.5×10^9/L$ 为粒细胞减少症,低于 $0.5×10^9/L$ 为粒细胞缺乏症。

中性粒细胞减少常见于:

1. 感染 特别是革兰阴性杆菌感染,如伤寒、副伤寒杆菌感染时,白细胞总数与中性粒细胞均减少;某些病毒感染(如流感病毒、肝炎病毒、风疹病毒和巨细胞病毒感染等);某些原虫感染(如疟疾和黑热病)。

2. 血液系统疾病 如再生障碍性贫血、恶性组织细胞病和巨幼细胞性贫血等。

3. 物理和化学因素 如放射线、放射性核素、化学物品及化学药物(氯霉素、抗甲状腺药、免疫抑制剂、抗肿瘤药和退热镇痛药等)。

4. 单核-吞噬细胞系统功能亢进 脾功能亢进。

5. 自身免疫性疾病 如系统性红斑狼疮。

(三)中性粒细胞的核象改变

正常时外周血中中性粒细胞的分叶以 3 叶居多,病理情况下,中性粒细胞的核象可发生变化,出现核左移和核右移现象。

1. 核左移 外周血中出现不分叶核粒细胞(包括杆状核粒细胞、晚幼粒、中幼粒或早幼粒细胞等)的百分率超过 5%,称为核左移。常见于感染,尤其是急性化脓性感染,也可见于急性中毒、急性溶血和急性失血等。白血病和类白血病反应可出现极度左移现象。

2. 核右移 外周血中分叶核粒细胞分叶在 5 叶及以上的细胞超过 3% 时,称核右移。主要见于巨幼细胞性贫血及造血功能减退,应用抗代谢化学药物治疗后等。在感染的恢复期,也可出现一过性核右移现象。如在疾病进展期出现中性粒细胞核右移变化则提示预后不良。

(四)中性粒细胞常见的形态异常

1. 中性粒细胞的中毒性改变 在严重的化脓性感染、败血症、恶性肿瘤、中毒、大面积烧伤等病理情况下,中性粒细胞可出现细胞大小不均、中毒性颗粒、空泡形成、杜勒小体和退行性变等改变,观察这些形态变化对判断病情和预测预后有帮助。

2. 棒状小体(Auer 小体) 这种棒状小体对鉴别急性白血病类型有重要意义,它主要见于急性粒细胞白血病和急性单核细胞白血病细胞,不出现在急性淋巴细胞白血病细胞中。

(五)嗜酸性粒细胞增多

1. 变态反应性疾病 如支气管哮喘、药物过敏反应和荨麻疹等,嗜酸性粒细胞呈轻度或中等度增高。

2. 寄生虫病 寄生虫感染时,尤其是寄生在肠道外组织的寄生虫,如血吸虫、肺吸虫和丝虫等,以及寄生在肠道的钩虫感染时,嗜酸性粒细胞增高更为显著。

3. 皮肤病　如湿疹、剥脱性皮炎和银屑病等可有嗜酸性粒细胞呈轻度或中度增高。

4. 血液病　如慢性粒细胞白血病、淋巴瘤可有嗜酸性粒细胞增多。嗜酸性粒细胞白血病时,嗜酸性粒细胞极度增多,但此病在临床上少见。

(六)淋巴细胞增多

1. 儿童期的淋巴细胞生理性增多　初生儿以中性粒细胞为主;到 4～6 d,二者比例相近;以后淋巴细胞逐渐增多,整个婴儿期淋巴细胞均较高;到 2～3 岁,淋巴细胞逐渐下降,中性粒细胞逐渐上升,逐渐达到成人水平。

2. 病理性淋巴细胞增多　常见于感染性疾病(主要为病毒感染)、肿瘤性疾病(淋巴细胞白血病和淋巴瘤)、急性传染病的恢复期和移植排斥反应等。

(七)淋巴细胞减少

常见于流行性感冒、结核病、放射治疗、HIV 感染和一些免疫性疾病等。

三、血小板计数

【概述】

血小板(platelet,PLT)是由骨髓中的巨核细胞产生,具有维持血管内皮完整性以及黏附、聚集、释放、促凝和血块收缩等功能,血小板计数是止血与凝血检查最常见的筛查试验之一。

【参考区间】

$(100～300)\times10^9/L$。

【临床意义】

(一)血小板减少

PLT 低于 $100\times10^9/L$ 称为血小板减少,见于:

1. PLT 的生成障碍　再生障碍性贫血、骨髓纤维化、巨幼细胞性贫血和放射病等。

2. PLT 破坏或消耗增多　原发性血小板减少性紫癜、系统性红斑狼疮、弥散性血管内凝血(DIC)、淋巴瘤、上呼吸道感染和风疹等。

3. PLT 分布异常　脾功能亢进和血液被稀释等。

4. 服用一些药物后　如对乙酰氨基酚和阿司匹林等。

(二)血小板增多

PLT 超过 $400\times10^9/L$ 称为血小板增多。原发性增多见于骨髓增生性疾病,如真性红细胞增多症和原发性血小板增多症等。反应性增多见于急性感染、急性溶血、某些癌症,这种增多是轻度的,多在 $500\times10^9/L$ 以下。

四、血栓与止血常用筛查试验

【概述】

生理状态下,血液凝血系统和抗凝血及纤维蛋白溶解系统处于动态平衡,使血液正常流动,不会在血管内发生凝固从而导致血栓的形成。在病理状态下,止血、抗凝血或纤溶系统发生异常将导致出血或血栓的形成。

【常用筛查试验】

(一)活化部分凝血活酶时间测定

1. 概述　活化部分凝血活酶时间(activated partial thromboplastin time，APTT)测定是在受检血浆中加入 APTT 试剂(接触因子激活剂和部分磷脂即白陶土-脑磷脂悬液)和 Ca^{2+} 后，观察其凝固时间。它是目前推荐的内源凝血系统筛选试验。

2. 参考区间　25～35 s，超过正常对照值 10 s 为异常。

3. 临床意义

(1)APTT 延长：见于因子Ⅻ、Ⅺ、Ⅸ、Ⅷ、Ⅹ、Ⅴ、Ⅱ、PK(激肽释放酶原)、HMWK(高分子量激肽原)和纤维蛋白原缺乏，尤其用于 FⅧ、Ⅸ、Ⅺ 缺乏以及抗凝物质增多的筛查。此外，APTT 是监测肝素治疗和诊断狼疮抗凝物质的常用试验。

(2)APTT 缩短：见于血栓性前状态和血栓性疾病，但灵敏度和特异性差。

(二)血浆凝血酶原时间测定

1. 概述　血浆凝血酶原时间(prothrombin time，PT)测定是在被检血浆中加入 Ca^{2+} 和组织因子，观测血浆的凝固时间。它是外源性凝血系统较为灵敏和最为常用的筛选试验。

2. 参考区间

(1)PT：11～13 s。测定值超过正常对照值 3 s 为异常。

(2)凝血酶原比值(prothrombin ratio，PTR)：被检血浆的凝血酶原时间/正常血浆的凝血酶原时间，成人为 1.0±0.15。

(3)国际标准化比值(international normalized ratio，INR)：PTR^{ISI}。ISI(intenational sensitivity index)为国际敏感度指数，ISI 越小，组织凝血活酶的敏感性越高。

3. 临床意义

(1)PT 延长见于先天性凝血因子Ⅰ、Ⅱ、Ⅴ、Ⅶ、Ⅹ 缺乏；后天性凝血因子缺乏，如严重肝病、维生素 K 缺乏、纤溶亢进、DIC 和口服抗凝剂等。

(2)PT 缩短见于血液高凝状态如 DIC 早期、心肌梗死、脑血栓形成和多发性骨髓瘤等。

(3)INR 是监测口服抗凝剂的首选指标，国人抗凝治疗的合适范围以 INR 维持在 2.0～3.0 为宜。

(三)凝血酶时间测定

1. 概述　在凝血酶作用下，血浆中的纤维蛋白原转变成纤维蛋白，使乏血小板血浆凝固，凝固时间即为凝血酶时间(thrombin time，TT)。

2. 参考区间　16～18 s，测定值超过正常对照值 3 s 为异常。

3. 临床意义

(1)TT 延长主要见于肝素增多或类肝素抗凝物质存在，纤维蛋白(原)降解产物增多以及低(无)纤维蛋白原症等。

(2)TT 缩短常见于血标本有微小凝块或存在钙离子。

(四)血浆纤维蛋白原测定

1. 概述　目前推荐使用 Clauss 法。本法是在受检血浆中加入一定量凝血酶，后者使血浆中的纤维蛋白原(fibrinogen，Fg)转变为纤维蛋白，通过比浊原理计算 Fg 的含量。

2. 参考区间　2～4 g/L。

3. 临床意义

（1）Fg 增高见于糖尿病、急性心肌梗死、急性感染、结缔组织病、急性肾炎、灼伤、多发性骨髓瘤、休克、大手术后、急性感染、恶性肿瘤等以及血栓前状态。

（2）Fg 减低见于 DIC、原发性纤溶症、重症肝炎和肝硬化等。

第三节　排泄物及体液检验

排泄物与体液检测是临床常用的实验室检查之一，包括尿液、粪便、脑脊液、浆膜腔积液等的检测。尿液检测结果可为泌尿系统疾病的诊断、药物治疗监测以及预后判断提供依据。粪便检测可用于判断胃肠道、胰腺和肝胆系统功能状态和疾病情况，也是消化道感染病原生物学、消化道肿瘤普查和寄生虫病防治工作中必不可少的检测项目。

一、尿液一般检验

尿液一般检验可以初步反映泌尿系统病变，也间接反映全身代谢及循环等系统的功能，是实验诊断中最常用的检验项目之一。尿液一般检验包括：①一般性状检查：尿量、颜色、透明度、酸碱度和比重等；②尿液化学检查：尿蛋白、尿糖、尿酮体、尿胆红素和尿胆原等；③尿液沉渣检查：细胞、管型和结晶等。

【一般性状检查】

（一）尿量

1. 概述

尿量主要取决于肾小球的滤过，肾小管的重吸收、浓缩与稀释功能。

2. 参考区间

健康成人尿量 1～2 L/24 h，儿童按体重计算尿量，较成人多 3～4 倍。

3. 临床意义

（1）尿量增多：成人 24 h 尿量超过 2.5 L，称为多尿。病理性多尿多是由于肾小管重吸收障碍和浓缩功能减退，常见于肾脏疾病、代谢性疾病及某些药物治疗后。

（2）尿量减少：成人尿量低于 400 mL/24 h 或 17 mL/h，称为少尿，低于 100 mL/24 h 或 12 h 无尿液排出称为无尿。根据病因分为肾前性少尿、肾性少尿和肾后性少尿。肾前性少尿是由于各种原因引起的有效血容量减少导致的肾小球滤过不足，肾性少尿见于各种肾实质性病变，肾后性少尿见于各种原因引起的尿路梗阻或排尿功能障碍等。

（二）外观

外观包括颜色和透明度。尿液颜色受食物、尿色素和药物等影响，一般呈淡黄色至深黄色。透明度分为清晰透明、微浑、浑浊和明显浑浊等四个等级。常见的尿外观改变包括：

1. 血尿　每升尿含血量超过 1 mL 即可出现淡红色，称为肉眼血尿。镜检尿液红细胞大于 3 个/高倍视野，称为镜下血尿。血尿见于肾结核、肾肿瘤、泌尿系结石、泌尿系统感染、急性肾小球肾炎、血友病和血小板减少性紫癜等。

2. 血红蛋白尿　发生血管内溶血，血红蛋白超过血浆结合珠蛋白的结合能力时，游离的血红蛋白从肾小球滤出，形成不同程度的血红蛋白尿。

3. 胆红素尿　尿中含有大量的结合胆红素，外观深黄色，见于梗阻性黄疸和肝细胞性黄疸等。

4. 脓尿　外观可呈白色浑浊,见于泌尿系感染、前列腺炎和精囊炎等,镜检可见大量白细胞。

(三)酸碱度检查

尿液酸碱度即尿的 pH 值,它反映肾脏调节体液酸碱平衡的能力。正常尿液可呈弱酸性,但因饮食种类不同,尿液 pH 值波动范围为 4.5～8.0。

(四)尿比重

尿比重受尿中可溶性物质的量和尿量影响,可粗略地判断肾小管的浓缩和稀释功能。正常成人随机尿标本比重为 1.003～1.030,晨尿>1.020。

【尿液化学检查】

(一)尿液蛋白质检查

1. 概述

正常情况下,因肾小球滤过膜的孔径屏障及电荷屏障,只有分子量低于 7 万的蛋白质才能滤入原尿中,其中大部分又在近曲小管被重吸收。

2. 参考区间

定性:阴性;定量:0～80 mg/24 h。

3. 临床意义

(1)当尿蛋白定性试验阳性或定量试验超过 150 mg/24 h 时称为蛋白尿。

(2)蛋白尿分为生理性蛋白尿和病理性蛋白尿。前者指的是泌尿系统无器质性病变,尿内暂时出现蛋白质,程度轻,持续时间短,诱因解除后消失。而后者按形成的原因和机制分为肾小球性蛋白尿、肾小管性蛋白尿、混合性蛋白尿、溢出性蛋白尿和组织性蛋白尿等。

(二)尿糖

1. 概述

正常人尿内可有微量葡萄糖。血糖浓度受内分泌激素的调节,胰岛素使血糖浓度下降,生长激素、甲状腺素、肾上腺素、糖皮质激素、胰高血糖素等使其上升,当血糖浓度超过肾糖阈时尿中可出现大量葡萄糖,此为血糖增高性糖尿。如果肾小管对葡萄糖重吸收功能减退,肾糖阈值降低而出现的糖尿称为肾性糖尿。

2. 参考区间

定性:阴性,定量:0.56～5.0 mmol/24 h。

3. 临床意义

(1)血糖增高性糖尿常见于糖尿病和一些内分泌疾病如甲状腺功能亢进和嗜铬细胞瘤等。

(2)肾性糖尿常见于慢性肾炎、肾病综合征和间质性肾炎等。

(3)暂时性糖尿见于大量进食或大量静脉注射葡萄糖和应激性糖尿等。

(三)酮体

1. 概述

酮体是 β-羟丁酸、乙酰乙酸和丙酮的总称。三者是体内脂肪代谢的中间产物。

2. 参考区间

定性:阴性。

3. 临床意义

(1)糖尿病性酮尿:常伴有酮症酸中毒,酮尿是糖尿病性昏迷的前期指标。

(2)非糖尿病性酮尿:常见于高热、呕吐、腹泻、禁食、妊娠呕吐、酒精性肝炎和肝硬化等。

(四)尿胆红素、尿胆原

1. 概述

由于肝胆疾病时胆红素代谢障碍,结合胆红素与非结合胆红素在血中潴留,当血中结合胆红素超过肾阈值,结合胆红素即从尿中排出。结合胆红素排入肠道转化为尿胆原,进入肠肝循环,小部分尿胆原排入尿中。

2. 参考区间

尿胆红素阴性,尿胆原阴性或弱阳性。

3. 临床意义

(1)尿胆红素阳性见于急性黄疸性肝炎、门脉周围炎、胆汁淤积性黄疸和先天性高胆红素血症等。

(2)尿胆原阳性常见于肝细胞性黄疸和溶血性黄疸。

【尿液沉渣检查】

用显微镜或尿沉渣自动分析仪对尿沉淀物进行检查,识别尿中细胞、管型、结晶、细菌和寄生虫等,对泌尿系疾病的诊断、定位、鉴别诊断和预后判断具有重要意义。用于尿沉渣检查的尿液必须新鲜,放置过久细胞和管型等有形成分可被破坏,影响检测结果。

(一)细胞

1. 红细胞

(1)概述:尿沉渣中不染色红细胞典型形状为浅黄色双凹盘状,但受 pH、渗透压和红细胞来源影响,可发生变化。

(2)参考区间:玻片法,0～3 个红细胞/高倍视野;定量检测,0～5 个红细胞/μL。

(3)临床意义:多形性红细胞大于 80％时称为肾小球源性血尿,见于泌尿系炎症如急性肾小球肾炎、慢性肾小球肾炎、紫癜性肾炎、狼疮性肾炎等。多形性红细胞小于 50％时称为非肾小球源性血尿,见于肾盂肾炎、肾结石、肾结核、肿瘤、急性膀胱炎和多囊肾等。

2. 白细胞

(1)概述:新鲜尿中白细胞外形完整,胞质内颗粒清晰可见,胞核清楚,常分散存在。尿中白细胞以中性分叶粒细胞多见。

(2)参考区间:玻片法,0～5 个白细胞/高倍视野;定量检测,0～10 个白细胞/μL。

(3)临床意义:白细胞增多常见于泌尿系炎症,如肾盂肾炎、膀胱炎和尿道炎等。

3. 上皮细胞 尿液中的上皮细胞来自肾脏到尿道口的整个泌尿系统的脱落细胞,根据其来源分别为肾小管上皮细胞、移行上皮细胞和复层扁平上皮细胞,它们在尿液中的有无及多少对泌尿系统病变的定位有重要意义。

(二)管型

1. 定义 管型是尿液中的蛋白质、细胞或碎片在肾小管、集合管内凝固而成的圆柱状蛋白聚体。

2. 管型形成的必要条件

(1)蛋白尿的存在:原尿中的白蛋白和肾小管上皮细胞分泌的 T-H 蛋白是构成管型的

基质。

(2)肾小管具有使尿液浓缩和酸化的能力。

(3)具有可供交替使用的肾单位。肾单位处于休息状态时,尿液在肾小管内有一定的滞留时间,可使蛋白质浓缩凝结,形成管型。

3. 管型的种类和临床意义

(1)透明管型:见图1-4-5,主要由T-H蛋白构成,也有白蛋白与氯化钠参与。在肾病综合征、慢性肾炎、急性肾盂肾炎和心力衰竭时可增多。

(2)细胞管型:主要有以下三种,红细胞管型对诊断肾小球疾病有重要价值。白细胞管型表示肾实质有活动性感染。肾上皮细胞管型表示肾小管有病变,见图1-4-5。

(3)颗粒管型:见图1-4-5。粗颗粒管型见于慢性肾炎、肾盂肾炎、药物中毒等引起的肾小管损伤。细颗粒管型见于慢性肾炎和急性肾小球肾炎后期。

(4)其他管型:除以上类型外,还包括蜡样管型、结晶管型、脂肪管型和细菌管型等。

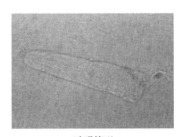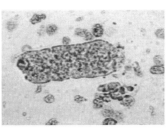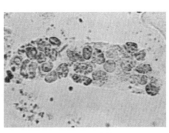

透明管型　　　　　　　颗粒管型　　　　　　　肾上皮细胞管型

图 1-4-5　尿液常见管型

(三)结晶

尿液经离心沉淀后,在显微镜下观察到形态各异的盐类结晶,结晶经常出现在新鲜尿中并伴有较多红细胞应怀疑有肾结石的可能。

二、粪便检验

粪便是食物在体内消化的终产物。粪便检测可了解消化道及通向肠道的肝、胆和胰腺等器官有无病变,间接地判断其功能。

【一般性状检查】

(一)量

健康人粪便量与食物种类、食量及消化器官的功能状态有关。正常人大多每天排便一次,每次100~250 g。当出现消化系统疾病时,排便次数和量均有不同程度变化。

(二)颜色与性状

正常成人粪便为黄褐色、软便;婴儿粪便呈黄色或金黄色糊状便。常见的异常改变包括:

1. 稀糊状或水样便　各种感染性和非感染性腹泻,尤其是急性肠炎和服泻药等,肠蠕动亢进或肠道黏液分泌过多所致。

2. 黏液便　各类肠炎、细菌性痢疾和阿米巴痢疾等。

3. 脓性及脓血便　痢疾、溃疡性结肠炎、结肠或直肠癌等。细菌性痢疾以黏液及脓为主,脓中带血;阿米巴痢疾以血为主,血中带脓。

4. 鲜血便　直肠息肉、直肠癌、肛裂及痔疮等。

5. 黑便及柏油样便　上消化道出血等。

6. 白陶土样便　胆管阻塞等。

7. 米泔样便　霍乱和副霍乱等。

8. 细条状便　直肠癌等。

9. 羊粪样便　习惯性便秘等,多见于老年人及经产妇排便无力者。

【显微镜检查】

(一)细胞

1. 白细胞　正常情况下不见或偶见。小肠炎症一般<15个白细胞/高倍视野;细菌性痢疾时可见大量白细胞。过敏性肠炎和寄生虫病可见较多嗜酸性细胞。

2. 红细胞　正常情况下无红细胞。肠道下段炎症、出血或结、直肠癌时可见。

3. 巨噬细胞　常见于细菌性痢疾或溃疡性结肠炎。

4. 肠黏膜上皮细胞　常见于结肠炎症和伪膜性肠炎等。

5. 肿瘤细胞　常见于结肠癌和直肠癌等。

(二)食物残渣

包括淀粉颗粒、脂肪小滴、肌肉纤维、结缔组织和植物细胞及植物纤维等,粪便中大量出现以上残渣主要见于腹泻、肠蠕动亢进和消化功能减退等。

(三)寄生虫和寄生虫卵

肠道寄生虫病时,从粪便中能见到的相应病原体,主要包括阿米巴、鞭毛虫、孢子虫、纤毛虫、吸虫、绦虫和线虫等成虫虫体或虫卵。

【化学检查——粪便隐血试验】

(一)概述

粪便隐血是指胃肠道少量出血,粪便外观颜色无变化,肉眼及显微镜均不能证实的出血。检查粪便隐血的试验称为粪便隐血试验。

(二)参考区间

阴性。

(三)临床意义

粪便隐血试验阳性可见于消化道出血、药物导致的胃黏膜损伤、消化道肿瘤、肠结核、溃疡性结肠炎、钩虫病及流行性出血热等。另外,粪便隐血试验可用于消化性溃疡与肿瘤出血鉴别。消化道溃疡的阳性诊断率为40%~70%,呈间歇性阳性。而消化道恶性肿瘤阳性诊断率可达95%,呈持续性阳性。

第四节　临床生物化学检验

临床生物化学检验的作用主要涉及两个方面内容,一方面是有助于疾病生物化学机制的阐明,另一方面是通过测定疾病发生及发展过程中的生物化学物质,用于疾病的诊断和治疗。本章节主要介绍与糖代谢、脂代谢、肝功能、肾功能和心肌损伤相关的常见的一些生化指标。

一、血糖及其代谢物检测

【空腹血糖检测】

（一）概述

临床上血液葡萄糖简称血糖,血糖经氧化分解为组织提供能量,血糖过高时可转变为肝糖原和脂肪贮存,需要时脂肪和蛋白质也可转变为糖。肝脏、内分泌激素、神经因素和某些体液调节因子均可影响血糖水平。在正常情况下,体内糖的分解代谢与合成代谢保持动态平衡,故血糖的浓度也相对稳定。检测血糖对于判断糖代谢的情况及其与糖代谢紊乱相关疾病的诊断有重要价值。

（二）参考区间

3.9～6.1 mmol/L（葡萄糖氧化酶法）。

（三）临床意义

1. 增高

（1）生理性血糖升高:如饱食、高糖饮食、剧烈运动后和情绪紧张等。

（2）病理性血糖升高:常见于糖尿病、内分泌疾病（如甲状腺功能亢进、垂体前叶肿瘤、肾上腺皮质功能亢进、嗜铬细胞瘤等）、妊娠呕吐、全麻、脱水和肝硬化等。

2. 降低

（1）生理性血糖降低:见于妊娠期、哺乳期、饥饿及长期剧烈运动或体力劳动等。

（2）病理性血糖降低:

常见于:

①胰岛素增多的疾病,如胰岛细胞瘤或腺瘤、胰岛素注射过量等。

②缺乏拮抗胰岛素的激素,如缺乏生长激素和肾上腺皮质激素等。

③肝糖原贮存缺乏,如急性肝坏死,急性肝炎、肝癌、有机磷中毒和肝淤血等。

④急性酒精中毒抑制糖原异生,胃大部切除术后的营养性低血糖均可在餐后发生。

【口服葡萄糖耐量试验】

（一）概述

正常人口服一定量葡萄糖后,在短时间内暂时升高的血糖即可降至空腹水平,此现象称耐糖现象。当糖代谢紊乱时,口服一定量葡萄糖后,血糖急剧升高,经久不能降至空腹水平,或血糖升高虽不明显,在短时间内不能降至空腹水平,该现象称耐糖异常或糖耐量降低。临床上对空腹血糖正常或稍高,偶有尿糖,但糖尿病症状又不明显的患者,常用口服葡萄糖耐量试验（oral glucose tolerance test ,OGTT）来明确诊断。现多采用 WHO 推荐的 75 g 葡萄糖标准 OGTT,分别测定空腹、30 min、60 min、120 min 和 180 min 的血糖和尿糖。

（二）参考区间

空腹血糖:3.9～6.1 mmol/L;进食后 30～60 min 达高峰,一般在 7.8～9.0 mmol/L,峰值<11.1 mmol/L;2 h<7.8 mmol/L ;3 h 可恢复至空腹水平。各次尿糖均为阴性。

（三）临床意义

1. 诊断糖尿病　糖尿病诊断标准为:具有糖尿病症状加空腹血糖≥7.0 mmol/L 或 OGTT 2 h 血糖≥11.1 mmol/L 或随机血糖≥11.1 mmol/L。以上三种方法都能用来诊断糖尿病,其中任何一种阳性,需要随后用三种方法中的任意一种进行复查才能确诊。

2. 糖耐量异常　空腹血糖<7.0 mmol/L,2 h 血糖在 7.8～11.1 mmol/L 之间,且达到高峰时间大于 1 h,血糖恢复至空腹延至 2～3 h 以后且有尿糖阳性者称为糖耐量异常。糖耐量异常见于 Ⅱ 型糖尿病、痛风、肥胖病、甲亢、肢端肥大症及皮质醇增多症等。

3. 平坦型糖耐量曲线　空腹血糖降低,服糖后血糖上升不明显,2 h 后仍处于低水平。常见于胰岛 β 细胞瘤、腺垂体功能减退症及肾上腺皮质功能减退症等。

4. 储存延迟型糖耐量曲线　口腹葡萄糖后血糖急剧升高,提早出现峰值,且大于 11.1 mmol/L,而 2 h 血糖又低于空腹水平,常见于胃切除和严重肝损伤。

5. 鉴别低血糖　可用于鉴别肝源性低血糖和功能性低血糖。

【糖化血红蛋白检测】

（一）概述

典型的成人血红蛋白(Hb)是由 HbA(占 Hb 总量的 97%)、HbA2 和 HbF 组成。部分 HbA 被 1,6-二磷酸果糖和 6-磷酸葡萄糖、丙酮酸和葡萄糖等糖基化,形成 HbA1a、HbA1b 和 HbA1c 等糖化血红蛋白(GHb)。其中仅 HbA1c 是葡萄糖糖化血红蛋白的产物,且在三者中含量最高,是最常检测的部分。由于糖化血红蛋白的糖化过程缓慢且相对不可逆,不受短时间内血糖水平波动的影响,能直接反映机体内血糖的水平。

（二）参考区间

成人 GHb(用 GHb 占总 Hb 的百分比表示)5.0%～8.0%,HbA1c 为 4.8%～6.0%(DCCT/NGSP 计算方案)。

（三）临床意义

GHb 主要用于监控糖尿病患者血糖水平的控制程度,它反映患者抽血前 6～8 周内血糖的平均水平。GHb 对区别糖尿病性高血糖和应激性高血糖有价值。

二、血清脂质检测

【总胆固醇测定】

（一）概述

胆固醇主要由肝、肾上腺等组织自身合成,其他 10%～20% 来自食物。胆固醇是合成胆汁酸、肾上腺皮质激素、性激素和维生素 D 等的重要原料,也是构成细胞膜的主要成分之一。

（二）参考区间

成人<5.20 mmol/L 为合适水平,5.20～6.20 mmol/L 为边缘水平,>6.20 mmol/L 为升高。

(三)临床意义

(1)血清总胆固醇(TC)受年龄、家族、性别、遗传、饮食和精神等多种因素影响,且男性高于女性,体力劳动者低于脑力劳动者,所以较难制定统一的参考区间。TC 常作为动脉粥样硬化的预防、发病预测和疗效观察的指标。

(2)TC 增高常见于动脉粥样硬化所致的心脑血管疾病、甲状腺功能减退、高脂血症、糖尿病和肾病综合征等。

(3)TC 降低常见于甲状腺功能亢进、严重的肝脏疾病、严重贫血和营养不良等。

【三酰甘油测定】

(一)概述

三酰甘油(TG)由肝、脂肪组织和小肠合成。TG 为细胞提供能量和贮存能量。TG 也是动脉粥样硬化的危险因素之一。

(二)参考区间

0.56～1.70 mmol/L。

(三)临床意义

(1)TG 受生活习惯、饮食和年龄等的影响,在个体内及个体间的波动较大。

(2)TG 增高见于冠心病、原发性高脂血症、动脉硬化症、肥胖症、梗阻性黄疸、糖尿病 脂肪肝、肾病综合征、高脂饮食、酗酒和妊娠等。

(3)TG 降低见于严重的肝脏疾病和肾上腺功能减退等。

三、肝脏功能检测

【血清总蛋白、白蛋白和球蛋白测定】

(一)概述

血清总蛋白包括白蛋白和球蛋白。血清中 90％以上的蛋白质和全部的白蛋白是由肝脏合成。血清总蛋白和白蛋白的测定,是反映肝脏功能的重要指标。纤维蛋白原不包括在血清总蛋白中,因为在从血浆转为血清的过程中已被耗尽。白蛋白是正常人血清中的主要蛋白质组成,半衰期 19～21 d,在维持胶体渗透压、体内代谢物质转运及营养方面起重要作用。血清总蛋白含量减去白蛋白含量即为球蛋白含量。球蛋白包括酶、转运蛋白、抗体和凝血因子等,主要与机体免疫功能与血液黏度密切相关。

(二)参考区间

成人血清总蛋白 60～80 g/L,白蛋白 40～55 g/L,球蛋白 20～30 g/L,白蛋白/球蛋白比值为(1.5～2.5)∶1。

(三)临床意义

(1)血清总蛋白降低常与白蛋白减少相平行,血清总蛋白升高常同时有球蛋白的升高。由于肝脏有很强的代偿能力及白蛋白的半衰期较长,故总蛋白、白蛋白和白蛋白/球蛋白比值的检测用于反映慢性肝损害,并反映肝细胞的储备功能。

(2)血清总蛋白及白蛋白增高常见于急性失水、肾上腺皮质功能减退等。

(3)血清总蛋白及白蛋白同时降低常见于肝细胞损害、营养不良、蛋白丢失过多和消耗增多等。

（4）血清总蛋白及球蛋白增高常与球蛋白某一成分的增高有关。此时应做血清蛋白电泳，以确定是球蛋白的哪一区带异常，最常见的是 γ 球蛋白增高。

（5）血清球蛋白降低主要是合成减少所致。

（6）白蛋白/球蛋白比值倒置主要见于肝功能严重损害及 M 蛋白血症等。

【血清总胆红素、结合胆红素和非结合胆红素测定】

（一）概述

胆红素是血液循环中衰老红细胞在肝、脾及骨髓的单核-吞噬细胞系统中分解和破坏的产物。红细胞破坏释放出血红蛋白，然后代谢生成游离珠蛋白和血红素，血红素经微粒体血红素氧化酶的作用，生成胆绿素，进一步被催化而还原为胆红素，即非结合胆红素。

在血流中，非结合胆红素与白蛋白结合形成的复合体，由于非结合胆红素不溶于水，不能从肾小球滤过，故正常尿液中无非结合胆红素。

非结合胆红素随血流进入肝脏，经过一系列变化，在葡萄糖醛酸转移酶的作用下，形成水溶性强的结合胆红。结合胆红素穿过肝细胞膜，进入胆小管，随胆汁到肠道，在肠道细菌作用下生成尿胆素原、尿胆素和粪胆素，大部分随粪便排出，约 20% 的尿胆原被肠道重吸收，经门脉入肝，重新转变为结合胆红素，再随胆汁入肠，这称胆红素的肠肝循环。

（二）参考区间

成人总胆红素（TBIL）3.4～17.1 μmol/L，结合胆红素 0～6.8 μmol/L，非结合胆红素 1.7～10.2 μmol/L。

（三）临床意义

（1）判断有无黄疸及黄疸程度：总胆红素 17.1～34.2 μmol/L 时为隐性黄疸，34.2～171 μmol/L 时为轻度黄疸，171～342 μmol/L 时为中度黄疸，>342 μmol/L 时为重度黄疸。

（2）根据总胆红素、结合胆红素和非结合胆红素及其他指标判断黄疸类型，见表 1-4-1。

表 1-4-1 正常人及常见黄疸的胆色素代谢检查结果

	血清胆红素定量（μmol/L）			尿内胆色素	
	结合胆红素	非结合胆红素	结合胆红素/非结合胆红素	尿胆红素	尿胆原（μmol/L）
正常人	1.7～10.2	0.2～0.4	阴性	0.84～4.2	0～6.8
梗阻性黄疸	轻度增加	>0.5	强阳性	减少或缺少	明显增加
溶血性黄疸	明显增加	<0.2	阴性	明显增加	轻度增加
肝细胞性黄疸	中度增加	>0.2，<0.5	阳性	正常或轻度增加	中度增加

【血清酶检测】

（一）血清氨基转移酶

1. 概述　血清氨基转移酶，简称转氨酶。用于肝功能检查的转氨酶主要是丙氨酸氨基转移酶（ALT）和天门冬氨酸氨基转移酶（AST）。ALT 主要分布在肝脏，其次是骨骼肌、肾脏和心肌等组织中。AST 主要分布在心肌，其次是肝脏、骨骼肌和肾脏等组织中。在肝细胞中，ALT 主要在非线粒体中，而 AST 约 80% 存在于线粒体内。

在肝细胞受损时，肝细胞通透性增加，胞浆中的 ALT 和 AST 释放入血浆，使血清 ALT

和 AST 酶活性升高,中度肝损害时,ALT 漏出率远大于 AST,ALT 测定反映肝细胞损害的灵敏度较 AST 高。肝严重受损时,线粒体亦受损,导致血清 AST 升高。

2. 参考区间 ALT 5~40 U/L,AST 8~40 U/L(速率法,37 ℃)。

3. 临床意义

(1)急性病毒性肝炎:ALT 和 AST 均显著升高,可达正常上限 20~50 倍,甚至 100 倍以上,是诊断病毒性肝炎重要手段。

(2)慢性病毒性肝炎及酒精性肝炎、药物性肝炎、脂肪肝、肝癌等非病毒性肝脏疾病时 ALT 和 AST 可轻度升高或正常。

(3)其他疾病如心血管疾病和骨骼疾病等也可引起转氨酶轻度增高。

(二)碱性磷酸酶

1. 概述 碱性磷酸酶(ALP)主要分布在肝脏、骨骼、肾、小肠及胎盘中,血清中 ALP 主要来自肝脏和骨骼,肝胆疾病时由于 ALP 生成增加而排泄减少,引起血清 ALP 升高。

2. 参考区间 成年男性:45~125 U/L;女性:20—49 岁,30~150 U/L,50—79 岁,50~135 U/L。

3. 临床意义

(1)肝胆疾病:肝外胆管阻塞如胰头癌和胆管癌等恶性梗阻时,ALP 显著升高;胆道结石和炎症所致的良性梗阻时,增高程度低于恶性梗阻。胆囊炎、胆石症和胆管炎时,虽无黄疸,ALP 可单项增高。肝内胆汁淤积和肝内占位性病变时,ALP 也可增高。

(2)骨骼疾病:如纤维性骨炎、佝偻病和骨转移癌等 ALP 活性增高。

(三)γ-谷氨酰转移酶

1. 概述 γ-谷氨酰转移酶(γ-GT)主要分布在肾、肝和胰腺的细胞膜和微粒体上。在肝脏中广泛分布于肝细胞的毛细胆管一侧和整个胆管系统,因此当肝内合成亢进或胆汁排出受阻时,血清中 γ-GT 增高。

2. 参考区间 成年男性:11~50 U/L,成年女性:7~32 U/L(γ-谷氨酰-3-羧基-对硝基苯胺法,37 ℃)。

3. 临床意义

(1)胆道阻塞性疾病如原发性胆汁性肝硬化和硬化性胆管炎时,血清 γ-GT 活性明显增高。

(2)病毒性肝炎、肝硬化、酒精性肝炎和药物性肝炎时血清 γ-GT 活性也有不同程度增高。

四、肾脏功能检测

【血清肌酐检测】

(一)概述

血清肌酐(creatinine,Cr)由外源性和内源性两部分组成。外源性肌酐来源于食物,内源性肌酐来源于肌肉的代谢。机体每 20 g 肌肉每天代谢产生 1 mg Cr,每天 Cr 的生成量相当恒定。血中 Cr 主要由肾小球滤过,而肾小管则基本上不重吸收且排泌也较少。在外源性 Cr 摄入量稳定的情况下,血 Cr 的浓度取决于肾小球滤过能力。

（二）参考区间

成年男性:62~115 μmol/L,成年女性:53~97 μmol/L(苦味酸速率法)。

（三）临床意义

1. 评价肾小球滤过功能　见于急性、慢性肾小球肾炎等多种原因引起的肾小球滤过功能减退。

2. 鉴别肾前性和肾实质性少尿　肾实质性病变时血 Cr 常>200 μmol/L,而肾前性少尿时血 Cr 浓度常<200 μmol/L。

【血清尿素测定】

（一）概述

血清尿素是蛋白质代谢的终末产物,经肾小球滤过而随尿排出,肾小管也有排泌。当肾实质损害时,肾小球滤过能力降低,致使血中尿素浓度升高,临床上通过测定尿素,可粗略观察肾小球的滤过功能。

（二）参考区间

成人:2.9~8.2 mmol/L。

（三）临床意义

(1)血尿素增高主要见于器质性肾功能损害、肾前性少尿和蛋白质分解或摄入过多。

(2)血尿素可作为肾衰竭透析充分性的判断指标。

(3)血 Cr 和尿素同时测定更有意义,两者同时升高,表示肾功能已严重受损。若仅血尿素升高,血 Cr 在正常范围内,则可能为肾外因素引起。

五、心肌酶和心肌蛋白检测

血清心肌酶和心肌蛋白的测定对心肌损伤的诊断具有重要的意义。心肌内含有多种酶,当心肌损伤时,它可释放入血,使血清中相应酶活性增高。常用于诊断心肌损伤的心肌蛋白主要包括肌钙蛋白 T,肌钙蛋白 I 和肌红蛋白等,心肌损伤时释放入血,使血液中心肌蛋白浓度增加。

【心肌酶检测】

（一）肌酸激酶

1. 概述

肌酸激酶(CK)主要存在于骨骼肌和心肌,其次存在于脑、平滑肌等的胞质和线粒体中。在生理状态下,CK 活性男性高于女性,新生儿、黑人和运动后 CK 活性较高。

2. 参考区间

男性:38~174 U/L,女性:26~140 U/L(酶偶联法,37 ℃)。

3. 临床意义

(1)诊断急性心肌梗死(AMI):发病后 CK 出现时间早(3~8 h),峰值在 10~36 h,它是 AMI 早期诊断敏感指标之一。

(2)心肌炎和肌肉疾病:心肌炎和多发性肌炎、进行性肌营养不良时 CK 明显增高。

（二）肌酸激酶同工酶

1. 概述　血清 CK 有三种不同的同工酶,包括:①脑型同工酶(CK-BB):主要存在于脑、前列腺、肠和肺。②混合型同工酶(CK-MB):主要存在于心肌中。③肌型同工酶(CK-MM):主要存在于骨骼肌和心肌中。正常人血清中以 CK-MM 为主,CK-MB 较少,CK-BB 含量极微。目前用于心肌损伤诊断的为 CK-MB。

2. 参考区间　CK-MB<10 U/L,CK-MB/总 CK<5%(免疫抑制法)。

3. 临床意义

(1)CK-MB 对 AMI 早期诊断的灵敏度明显高于总 CK,且有高度的特异性,在 AMI 发病 3～6 h 即开始升高,是公认的诊断 AMI 和确定有无心肌坏死的重要指标。

(2)在其他心肌损伤如心绞痛和心包炎等和肌肉疾病时也可增高。

【心肌肌钙蛋白检测】

(一)概述

心肌肌钙蛋白(cTn)是心脏的结构蛋白,由三个亚单位组成:心肌肌钙蛋白 I(cTnI)、心肌肌钙蛋白 T(cTnT)和心肌肌钙蛋白 C(cTnC)。cTnC 没有心肌特异性,较少用于诊断心肌损伤。由于 cTnI 和 cTnT 与骨骼肌肌钙蛋白 I 和肌钙蛋白 T 由不同的基因编码,其氨基酸序列存在差异,所以 cTnI 和 cTnT 有心脏特异性,常作为心肌损伤的特异指标。

(二)参考区间

cTnT:0.02～0.13 μg/L;cTnI:<0.2 μg/L。

(三)临床意义

(1)诊断 AMI:cTnI 和 cTnT 都是诊断 AMI 的确定性标志物,特异性优于 CK-MB 和 LDH。AMI 发病 3～6 h 时 cTnI 和 cTnT 即可升高。

(2)cTnI 和 cTnT 可用于判断微小心肌损伤。急性心肌炎时 cTnI 和 cTnT 也会增高,但多为低水平增高。

第五节　临床免疫学检验

随着现代免疫学理论和技术的飞速发展,临床免疫学的检测项目也日趋增多。某些检测项目可为临床诊断、鉴别诊断、疗效观察和预后判断提供特异和敏感的信息。以下就一些常用的免疫学检查作一些介绍。

一、感染免疫检测

病原体(细菌、病毒、立克次体和寄生虫等)及其代谢产物刺激人体免疫系统,产生相应的免疫产物,后者进入血液或其他体液当中,这些产物可利用凝集试验、补体结合试验、ELISA、免疫荧光和放射免疫法等免疫学手段进行检测,从而辅助疾病的诊断和判断机体的免疫状态。

【肝炎标志物检测】

(一)甲型肝炎病毒抗体检测

1. 概述　甲型肝炎病毒(hepatitis A virus,HAV)是甲型肝炎的病原体,属微小 RNA 病毒科。甲型肝炎主要经粪-口途径传播。

2. 参考区间　抗 HAV-IgM 和抗 HAV-IgG 抗体均为阴性(ELISA 法)。

3. 临床意义　抗 HAV-IgM 抗体阳性表明机体正在感染甲肝，它是早期诊断甲肝的特异性指标。而抗 HAV-IgG 抗体阳性提示既往感染，可作为流行病学调查的指标。

（二）乙型肝炎病毒标志物检测

1. 概述　乙型肝炎病毒（hepatitis B virus，HBV）是一种嗜肝 DNA 病毒，主要通过破损的皮肤或黏膜侵入机体，其感染在临床上可引起乙型肝炎。乙型肝炎在我国感染率较高。乙型肝炎的免疫学诊断主要包括乙肝病毒表面抗原（HBsAg）、乙肝病毒表面抗体（抗-HBS 或 HBsAb）、乙肝病毒 e 抗原（HBeAg）、乙肝病毒 e 抗体（抗-HBe 或 HBeAb）、乙肝病毒核心抗体（抗-HBc 或 HBcAb），常称为乙肝两对半检测。

2. 参考区间　乙肝两对半各项指标均为阴性（ELISA 法）。

3. 临床意义　乙肝两对半检测是乙肝诊断及了解 HBV 感染状态的重要指标。常见乙肝两对半模式及临床意义下表 1-4-2。

表 1-4-2　常见乙肝两对半模式以及临床意义

模式	HBsAg	HBsAb	HBeAg	HBeAb	HBcAb	临床意义
1	+	−	−	−	−	携带者
2	+	−	+	−	−	急性感染早期，HBV 复制活跃
3	+	−	+	−	+	急性或慢性感染，复制活跃
4	+	−	−	+	+	急性或慢性感染，复制减弱
5	−	−	−	+	+	既往感染，未出现表抗，窗口期
6	−	−	−	−	+	既往感染，未出现表抗，窗口期
7	−	+	−	+	+	恢复期
8	−	+	−	−	+	恢复期
9	−	+	−	−	−	病后或接种疫苗后获得性免疫
10	+	+	+	−	+	不同亚型的感染

（三）丙型肝炎病毒抗体检测

1. 概述

丙型肝炎病毒（hepatitis C virus，HCV）归类于黄病毒科丙型肝炎病毒属，是一种单正链 RNA 病毒，主要通过血液传播，其感染在临床上可引起丙型肝炎。HCV 感染的特异性血清学标志是抗 HCV 抗体，主要包括 IgM 型和 IgG 型抗体。

2. 参考区间　抗 HCV-IgM 和抗 HCV-IgG 抗体均为阴性（ELISA 法）。

3. 临床意义　抗 HCV-IgM 抗体的检测主要用于丙肝的早期诊断，也可作为 HCV 活动性复制的血清学标志，其持续阳性是转为慢性肝炎的指标。而 IgG 型抗体阳性表明已有 HCV 感染但不能作为感染的早期指标，输血后肝炎中有 $60\% \sim 80\%$ 患者抗-HCV IgG 阳性。

【TORCH 感染的血清学检测】

（一）概述

TORCH 是一组病原微生物英文名称的缩写。TO 即弓形虫（toxoplasma，TOX），R 即风疹病毒（Rubella virus，RV），C 即巨细胞病毒（cytomegalovirus，CMV），H 即单纯疱疹病毒（herpes simplex virus，HSV）。这组病原体常可通过孕妇胎盘传给胎儿，引起围产期感染,导致流产、死胎、早产、先天畸形和智力障碍等各种异常结果,因此受到广泛关注。TORCH 相关抗体(IgM 和 IgG 型)检测在许多地区已作为孕期检查的常规项目。

(二)参考区间

以上病原体抗体(IgM 和 IgG 型)均为阴性(ELISA 法)。

(三)临床意义

(1)抗弓形虫 IgM 抗体阳性提示近期感染,IgG 则提示既往感染,双份血清抗体滴度 4 倍以上增高时,提示近期感染可能性大。

(2)抗风疹病毒 IgM 抗体在发病 2～5 d 即可测出,常用于急性期或新近感染的诊断,IgG 则提示既往感染。

(3)抗巨细胞病毒 IgM 抗体阳性提示现症感染或处于病毒活动期;IgG 阳性则提示既往感染或潜伏感染,人群中有 90% 以上可呈阳性反应;若双份血清效价有 4 倍以上增长则提示近期有感染活动。先天性感染一般由母婴通过胎盘或产道感染,后天性则主要通过接触传播。巨细胞病毒的检测一般对孕妇或新生儿比较有意义。因为巨细胞病毒感染易导致流产、畸胎和死胎,对婴幼儿来说易导致发育不良或弱智。

(4)人群中单纯疱疹病毒感染很普遍,抗疱疹病毒 IgM 抗体常用于急性期或新近感染的诊断,IgG 则提示既往感染。

(5)鉴于技术上的原因和生物学上的交叉反应,对阳性结果的意义应结合临床综合分析,孕妇不能仅以抗体阳性作为终止妊娠的依据。

【性传播疾病免疫检测】

(一)人类免疫缺陷病毒抗体和抗原检测

1. 概述

人类免疫缺陷病毒(human immunodeficiency virus,HIV)是艾滋病的病原体。它是一种逆转录病毒,属于单链 RNA 病毒,可分为 HIV-1 和 HIV-2 型,当机体感染 HIV 数周到半年后绝大多数患者体内可出现抗 HIV 抗体。HIV 主要通过血液、性接触和母婴垂直传播等途径传播。由于 HIV 感染后病毒难以从体内清除,所以检测 HIV 抗原或特异性 HIV 抗体成为最常用的实验室诊断方法。常用的筛选试验有 ELISA 和胶体金法,常用的确认试验有免疫印迹法。

2. 参考区间

HIV 抗原和抗 HIV 抗体均为阴性。

3. 临床意义

HIV 抗体确认试验阳性提示患者感染了 HIV,可作为传染源传播给他人。筛选试验敏感性高,但特异性不高,如果检测对象为高免疫球蛋白血症、自身免疫病和某些肿瘤患者可造成假阳性结果,所以筛选试验阳性时需用确诊试验证实。

(二)梅毒螺旋体抗体检测

1. 概述　梅毒属于性传播疾病,病原体为苍白密螺旋体苍白亚种,又称梅毒螺旋体。梅毒螺旋体主要通过性接触传播,手术、哺乳和输血也可被传染。患梅毒的孕妇可通过胎盘感染胎儿。人体感染梅毒螺旋体后,血清中可产生多种抗体,主要有 IgM、IgG 类两种特异性抗梅毒螺旋体抗体(针对密螺旋体抗原),同时还产生非特异性抗体(针对类脂抗原),这种非特异性抗体也出现在多种急慢性疾病患者的血液中。梅毒的血清学检测试验根据抗原的不同分为非特异性类脂质抗原试验和梅毒螺旋体抗原试验两大类,前者如甲苯胺红不加热血清试验(TRUST),后者如梅毒螺旋体血凝试验(TPHA)和密螺旋体颗粒凝集试验(TPPA)。

2. 参考区间

梅毒螺旋体抗体为阴性。

3. 临床意义

(1)非特异性类脂质抗原试验常用于梅毒的筛选和治疗效果监测,但易出现假阳性反应,见于系统性红斑狼疮、疟疾、结核、瘤型麻风病等,阳性结果需通过梅毒螺旋体抗原试验确认。

(2)梅毒螺旋体抗原试验特异性强,对潜伏期和晚期梅毒敏感性高。

(3)梅毒的血清学试验阳性,只提示所测标本中有抗类脂抗体或抗梅毒螺旋体抗体存在,不能作为患者感染梅毒螺旋体的绝对证据,阴性结果也不能排除梅毒螺旋体感染,检测结果应结合临床综合分析。

【呼吸道感染相关病原体检测】

呼吸道感染是由多种微生物包括细菌、病毒、支原体、真菌、寄生虫等引起的感染性疾病。本部分以新型冠状病毒引起的新型冠状病毒肺炎为例来介绍呼吸道感染相关病原体的检测。

(一)概述

新型冠状病毒属于 β 属冠状病毒,是 2020 年新发现的一种冠状病毒。它对紫外线和热敏感,56 ℃ 30 min、乙醚、75％乙醇、含氯消毒剂、过氧乙酸和氯仿等脂溶剂均可有效灭活病毒。感染新型冠状病毒后可引起新型冠状病毒肺炎,新型冠状病毒肺炎是 2020 年新发现的急性呼吸道传染病,目前已成为全球性重大的公共卫生事件。基于目前的流行病学调查和研究结果,新型冠状病毒肺炎潜伏期为 1～14 d,多为 3～7 d;发病前 1～2 d 和发病初期的传染性相对较强;传染源主要是新型冠状病毒感染的患者和无症状感染者;主要传播途径为经呼吸道飞沫和密切接触传播,接触病毒污染的物品也可造成感染,在相对封闭的环境中长时间暴露于高浓度气溶胶情况下存在经气溶胶传播的可能,人群普遍易感。新型冠状病毒实验室诊断主要包括新型冠状病毒抗体和核酸的检测。

(二)参考区间

新型冠状病毒抗体阴性。

(三)临床意义

(1)检测人血清样本中新型冠状病毒抗体仅用作对新型冠状病毒核酸检测阴性疑似病例的补充检测指标或疑似病例诊断中与核酸检测协同使用。如果新型冠状病毒肺炎疑似病例出现新型冠状病毒特异性 IgM 抗体和 IgG 抗体阳性或者新型冠状病毒特异性 IgG 抗体由阴性转为阳性或恢复期 IgG 抗体滴度较急性期呈 4 倍及以上升高,均可以作为确诊新型冠状病毒肺炎的依据之一。

(2)新型冠状病毒抗体检测不适用于一般人群的筛查。

二、肿瘤标志物检测

肿瘤标志物是指在恶性肿瘤的发生和增殖过程中,由肿瘤细胞本身合成、释放或者是由机体对肿瘤细胞反应而产生的,反映肿瘤存在和生长的一类物质,包括蛋白质、激素、酶(同工酶)及癌基因产物等,存在于患者的血液、细胞、组织或体液中。肿瘤标志物的检测对肿瘤的诊断和鉴别诊断、筛查、预后判断和复发的监测有重要意义。以下就常用的肿瘤标志物进行介绍。

【甲胎蛋白(AFP)】

是一种胎儿早期由肝脏合成的糖蛋白,妊娠2~4个月,孕妇AFP开始升高,7~8个月达到高峰,以后下降。原发性肝癌时可明显升高,在病毒性肝炎、肝硬化时AFP也有不同程度的升高,但升高的程度不如原发性肝癌明显。

【癌胚抗原(CEA)】

是一种含多糖的蛋白复合物,胎儿早期的消化管及某些组织均有合成CEA的能力,但孕后6个月以后含量减少,出生后含量极低。血清CEA浓度>20 ng/mL常提示有恶性肿瘤,如结直肠癌、肺癌、乳腺癌、胰腺癌、卵巢癌和子宫颈癌等。直肠息肉、结肠炎、肝硬化和肺部疾病时也有不同程度的升高,但阳性百分率低。吸烟者中约有3.9%的人CEA>5 ng/mL。

【前列腺特异抗原(PSA)】

PSA是一种由前列腺细胞分泌的单链糖蛋白,它具有前列腺特异性,但不具前列腺癌特异性。前列腺癌时,血清PSA水平明显升高,但一部分前列腺增生的患者也会增高,这时可通过测定游离PSA/总PSA比值进行鉴别诊断。

【糖链抗原19-9(CA19-9)】

是一种糖蛋白,在胰腺癌、胆囊癌、胆管壶腹癌时,血清CA19-9可明显增高。急性胰腺炎、胆囊炎、肝硬化时也有不同程度增高。

【α-L-岩藻糖苷酶(AFU)】

是一种溶酶体酸性水解酶,在原发性肝癌患者血清中常增高,常与AFP联合检测,提高肝癌的检出率。在慢性肝炎、肝硬化部分患者中AFU也会增高,随病情好转后下降。

【神经元特异性烯醇化酶(NSE)】

是烯醇化酶的一种同工酶,是神经母细胞瘤和小细胞肺癌的肿瘤标志物。

【糖链抗原125(CA125)】

卵巢癌时CA125检出率可达70%~90%,适用于浆液性囊腺癌和未分化的卵巢癌,黏液性卵巢癌阳性率低。

【糖链抗原15-3(CA15-3)】

对乳腺癌的治疗效果和病情监测有一定价值,不宜用作乳腺癌的筛查。

【糖链抗原72-4(CA72-4)】

CA72-4是监测胃癌的首选肿瘤标志物,灵敏度优于CA19-9和CEA,卵巢癌时CA72-4也可明显增加。

【前列腺酸性磷酸酶(PAP)】

是前列腺分泌的一种酶,前列腺癌PAP可明显升高。在诊断PAP前列腺癌方面,PAP的特异性优于PSA,但在敏感性方面低于PSA,所以二者的联合监测可提高诊断阳性率。

三、自身抗体检测

在正常情况下,机体的免疫系统对自身的组织细胞成分不产生免疫应答或仅产生微弱的免疫应答,这种现象称为自身免疫耐受,当某些原因消弱或破坏正常的自身耐受时,免疫系统即会对自身组织或成分产生免疫应答,产生自身抗体和/或反应性 T 淋巴细胞,由此而产生的疾病称为自身免疫病。检测针对自身组织器官、细胞及细胞内成分的自身抗体是诊断自身免疫病的重要方法。一种自身免疫病可检出多种自身抗体,而检出一种自身抗体可涉及多种相关自身免疫病,因此,临床往往参考多种免疫指标做出诊断。以下就常见的自身抗体进行介绍。

【类风湿因子检测】

（一）概述

类风湿因子(RF)是由变性 IgG 刺激机体产生的一种自身抗体,主要存在于类风湿性疾病患者的血清或关节液内。以 IgM 型多见,也有 IgG 和 IgA 型。

（二）参考区间

<20 U/mL(免疫比浊法)。

（三）临床意义

在一些类风湿性疾病如类风湿性关节炎时,它的阳性率比较高。但其他自身免疫性疾病如 SLE、多发性硬化、干燥综合征时,也可见 RF 阳性。一些感染性疾病,如结核、传染性单核细胞增多症患者血清当中 RF 也常呈阳性反应。另外,约有 5% 健康人群 RF 阳性,70岁以上的人群阳性率可达 10%～25%,因此 RF 阳性时应结合临床综合分析。

【抗核抗体检测】

（一）概述

抗核抗体(ANA)是最常出现于自身免疫病患者血清中的一组自身抗体的总称,其靶抗原为真核细胞的核成分,但也包括某些细胞质和细胞骨架成分。ANA 的性质主要是 IgG,也有 IgM 和 IgA,它们没有器官和种属特异性。ANA 主要存在于血清中,也可以存在于其他体液如滑膜液、胸水和尿液中。按照细胞内分子理化特性与抗原分布部位将 ANA 分为四大类:抗 DNA 抗体、抗组蛋白抗体、抗非组蛋白抗体和抗核仁抗体,每一大类又因不同的抗原特性再分为许多亚类。目前广泛采用间接免疫荧光法进行总 ANA 的筛查。

（二）参考区间

阴性。

（三）临床意义

(1)ANA 阳性的疾病很多,最多见于系统性红斑狼疮(SLE)(95%),也可见于药物引起的狼疮、类风湿性关节炎(RA)、混合性结缔组织病(MCTD)、干燥综合征(SS)、多发性肌炎(PM)、皮肌炎(DM)、进行性系统性硬化症(PSS)、自身免疫性肝炎和桥本甲状腺炎等。

(2)ANA 核型与疾病的关系在荧光显微镜下观察结果,ANA 可以出现不同的荧光核型(见图 1-4-6),核型的确定对临床诊断有进一步的参考价值。

①均质型:此型主要与抗组蛋白抗体、抗 dsDNA 抗体和抗核小体抗体有关,高滴度的均质型主要见于 SLE 患者,低滴度主要见于 RA、慢性肝脏疾病或传染性单核细胞增多症。

②斑点型:此型主要与抗核糖体核蛋白颗粒抗体有关,高滴度的斑点型主要见于MCTD患者,斑点型也见于SLE和PSS等自身免疫性疾病。

③核膜型:此型主要与抗dsDNA抗体有关,高滴度的核膜型几乎仅见于SLE患者,特别是活动期SLE。

④核仁型:此型主要与针对核内核糖体、U3-RNP和RNA聚合酶抗体有关,高滴度的核仁型主要见于硬皮病患者,核仁型也见于雷诺现象者。

⑤着丝粒型:此型对局限型全身性硬化症具有很高的敏感性和特异性,阳性率可达80%～95%。

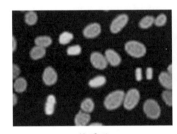 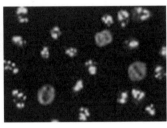 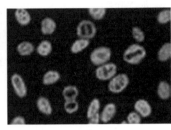

均质型　　　　　　　　　核仁型　　　　　　　　　斑点型

图 1-4-6　ANA 常见荧光核型

（郑培烝　卢娉霞）

第二篇　治疗学

第一章　非药物治疗

目前临床上各种疗法大致可分为：药物疗法、非药物疗法和手术疗法。从广义上讲，凡是不采用药物进行治疗的方法，即为非药物疗法。非药物疗法与药物疗法是相对而言的，临床治疗中往往是多种疗法的综合应用，如大部分手术疗法必须在药物麻醉基础上施行，又如穴位注射、药物敷贴等，都是药物疗法与非药物疗法相结合的产物。

在我国目前存在的西医、中医、中西医结合三个医学体系中，均蕴藏着丰富的非药物疗法内容。在这些疗法中，除个别疗法，如放射疗法，具有一定的副反应，大部分非药物疗法都具有以下特点：①副反应少；②运用方便；③具有治疗、预防、保健、康复等作用；④多为非创伤性疗法；⑤一法多用，即适应证多，应用范围广泛。

第一节　合理饮食与运动

一、合理饮食

近年来我国城乡居民的膳食状况明显改善，儿童青少年平均身高增加，营养不良患病率下降。但在贫困农村，仍存在着营养不足的问题。同时，我国居民膳食结构及生活方式也发生了重要变化，与之相关的慢性非传染性疾病，如肥胖、高血压、糖尿病、血脂异常等患病率增加，已成为威胁国民健康的突出问题。

早在3 000年前，《黄帝内经》就记载了食物的核心："五谷为养，五果为助，五畜为益，五菜为充，气味和而服之，以补精益气。"饮食是人体最重要的一种行为，但能按科学方式合理饮食的人，至今仍属少数。一部分人对饮食抱无所谓的态度，早饭不吃或马马虎虎，晚饭吃得很多很杂等；一部分人则过分讲究，太理论化、模式化，结果生搬硬套，弄得事与愿违。要优化饮食，必须了解食物的营养结构与合理的饮食行为。

（一）食物的营养成分及功能

食物的营养成分一般分为五类，即糖类、脂类、蛋白质、无机盐和维生素。糖类、脂类和蛋白质是传统所指的"三大营养素"，可供给人体能量和构成组织的原料；无机盐既是人体的组成成分又是机体代谢过程必不可少的;维生素是物质代谢中许多酶的辅酶,是维持人体生理、生化所必需的。

1. 糖类 又称碳水化合物,可分为单糖、多糖和双糖。食物中糖的主要来源为淀粉,淀粉属于多糖。糖类的主要功能为供给能量;构成人体组成成分,如神经组织和 DNA;增加肝脏和肌肉的糖原储备。

2. 脂类 包括脂肪和类脂。类脂包括磷脂和胆固醇。脂类的主要生理功能是储存能量和提供能量;构成机体组织;维持体温恒定、保护脏器、促进脂溶性维生素和其他脂溶性物质的吸收。一般认为成人每日摄取 50 g 即可满足每日需要量。

3. 蛋白质 组成蛋白质的基本单位是氨基酸。蛋白质具有极为重要的生理功能,蛋白质的存在以及蛋白质的新陈代谢是生长、发育、繁殖、感应、运动、分泌、吸收等生命现象的基础。蛋白质也是一种能源。蛋白质的需要量成人约为每日 1.4 kg。

4. 无机盐 无机盐是人体重要的组成成分,可分为主要元素和微量元素两类,有钙、磷、铜、锰、锌、钴、钼、碘、氟、硒、铬、硅、镍、锡、氯、硫、钒等。无机盐需要经常从饮食中摄入。

5. 维生素 分为水溶性和脂溶性两大类。水溶性维生素主要有维生素 B_1、维生素 B_2、维生素 B_{12}、维生素 PP、维生素 C 等。脂溶性维生素主要有维生素 A、维生素 D、维生素 E、维生素 K 等。大多维生素人体不能制造,必须经常从食物中得到补充。

(二)合理饮食

健康依赖于多种因素,如遗传基因、生活方式、个性、精神状态、行为以及环境再加上饮食。各种各样的食物所含的营养成分不尽相同,没有一种食物能供给人体需要的全部营养素,每日膳食必须由多种食物适当搭配,才能满足人体对各种营养素的需要。

合理营养是健康的物质基础,而平衡膳食又是合理营养的根本途径。

1. 一般人群膳食指南 适合于 6 岁以上的正常人群。

(1)食物多样,谷类为主,粗细搭配。

(2)多吃蔬菜、水果和薯类。

(3)每天吃奶类、大豆或其制品。

(4)常吃适量的鱼、禽、蛋、瘦肉。

(5)减少烹调油用量,吃清淡少盐膳食。

(6)食不过量,天天运动,保持健康体重。

(7)三餐分配要合理,零食要适当。

(8)每天足量饮水,合理选择饮料。

(9)如饮酒应限量。

(10)吃新鲜卫生的食物。

2. 平衡膳食宝塔 膳食宝塔共分 5 层,包含每天应摄入的主要食物种类。膳食宝塔利用各层位置和面积的不同反映了各类食物在膳食中的地位和应占的比重,如图 2-1-1 所示。谷类食物位居底层,每人每天应摄入 250～400 g;蔬菜和水果居第二层,每天应分别摄入 300～500 g 和 200～400 g;鱼、禽、肉、蛋等动物性食物位于第三层,鱼虾类 75～100 g,畜、禽肉 50～75 g,蛋类 25～50 g;奶类和豆类、坚果合居第四层,每天应吃相当于鲜奶 300 g 的奶类及奶制品和 30～50 g 的大豆及其制品与坚果。第五层塔顶是烹调油和食盐,每天烹调油不超过 25 g 或 30 g,食盐不超过 6 g。由于我国居民现在平均糖摄入量不多,对健康的影响不大,故膳食宝塔没有建议糖的摄入量,但多吃糖有增加龋齿的危险,儿童、青少年不应吃太多的糖和含糖高的食品及饮料。

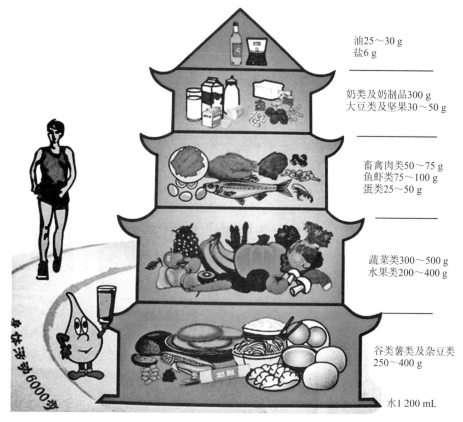

油25～30 g
盐6 g

奶类及奶制品300 g
大豆类及坚果30～50 g

畜禽肉类50～75 g
鱼虾类75～100 g
蛋类25～50 g

蔬菜类300～500 g
水果类200～400 g

谷类薯类及杂豆类
250～400 g

水1 200 mL

图 2-1 中国居民平衡膳食宝塔

新膳食宝塔增加了水和身体活动的形象,强调足量饮水和增加身体活动的重要性。水是膳食的重要组成部分,是一切生命必需的物质,其需要量主要受年龄、环境温度、身体活动等因素影响。在温和气候条件下生活的轻体力活动成年人每日至少饮水 1 200 mL(约6 杯);在高温或强体力劳动条件下应适当增加。饮水不足或过多都会对人体健康带来危害。饮水应少量多次,要主动,不应感到口渴时再喝水。目前我国大多数成年人身体活动不足或缺乏体育锻炼,应改变久坐少动的不良生活方式,养成天天运动的习惯,坚持每天多做一些消耗体力的活动。建议成年人每天进行累计相当于步行 6 000 步以上的身体活动,如果身体条件允许,最好进行 30 min 中等度的运动。

3. 常见的不良饮食习惯 有的人过分讲究,盲目追求高蛋白、高脂肪饮食,大量食用奶油、汉堡、油炸食品;有的人早饭不吃或马马虎虎,晚饭吃得很多很杂;有的人三餐饭不好好吃,整天吃零食,等等,都易造成消化不良或营养失衡。营养过剩易引起心血管疾病、糖尿病、结肠癌、胆石症、肥胖症等。营养不足又会引起缺铁、缺钙、维生素缺乏等症。

4. 现代肿瘤医学及流行病学调查 研究证明,不良的饮食与癌症发生有密切关系,其中 35％～50％的癌症的发生与饮食有直接关系。目前认为可能与以下食物有关。

(1)食物中诱变剂含量增高,如烤饼、烤鱼、烤肉等。

(2)食物中污染物质增高,如蔬菜、瓜果中的杀虫剂,食品中某些对人体有害的添加剂等。

(3)油炸、熏烤食品如油条、炸鱼、烤羊肉串、烤鸡、烤鸭等,在此类食品制作过程中,不仅破坏维生素 A、维生素 E 等,还产生具有较强致癌作用的有害物质。

(4)高脂肪膳食,导致西方国家近年结肠癌死亡率呈直线上升。另外,脂肪含量过高,也是乳腺癌的发病因素之一。

二、运动

运动是生命的一种形式,反过来又能促进生命活动。运动有 3 种类型:一种是本能性运动,如行走、跑跳、取食等;第二种是劳务性运动,如耕田、开车、操作机器等;第三种是锻炼性运动,即体育运动。体育运动以增强体质、祛病延年为目的,体育运动的开展标志着人类文明的进步。经常体育锻炼的人,反应的灵敏性、准确性、协调性明显提高;睡眠更好;工作更有效率;精力更充沛;更有自信和自尊。体育锻炼可使青少年更聪明,运动可提升儿童的学习能力。体育运动还可帮助摆脱心理挫折,减轻心理压力,解除焦虑和抑郁。

(一)体育运动的形式

体育运动分为有氧运动、无氧运动和关节柔韧性练习。

1. 有氧运动　是一种使吸入氧气增多、心率增快、增加能量消耗与提高人体代谢的适宜运动,如快走、慢跑、健身操、游泳、骑自行车、跳绳、球类运动、爬山等,有氧运动强度较弱,所需时间较长,能够提高心肺功能和肌肉工作的耐力性,还能降低血压、血脂和血糖水平,增加胰岛素敏感性,改善糖、脂代谢和调节内分泌系统,提高骨密度,减少体内脂肪蓄积。

2. 无氧运动(肌肉力量训练)　主要针对身体的大肌肉群,训练中肌肉对抗阻力产生收缩。能增强肌肉的力量、围度,改善人体形态,增强各机体的功能。如短距离跑、举重、健身器械等。肌肉训练可使骨骼、关节和肌肉更加强壮,有助于延缓身体运动功能衰退。能促进心血管健康和血糖控制。

3. 关节柔韧性练习　主要通过关节的屈曲、伸展和旋转,保持或增加关节的生理活动范围和关节活动稳定性。改善关节功能对预防运动外伤、提高老年人的生存质量也有帮助。

各种运动应有机结合,让身体全方位发展。

(二)运动量与常用运动处方

运动最重要的是持之以恒,如不能每天做,至少应每周运动 3 次。运动量要以身体能负荷为主,逐渐加大,量力而为,以免造成肌肉关节受伤,或心肺负荷不了。

运动量以每分钟心率达到(170－自己的年龄)次为宜。

1. 步行　是世界公认的一种简便易行的有氧训练方法。它能减肥,还是防治糖尿病的有效措施,还可延缓和防止骨质疏松,有助于休息和睡眠等。

一般每日或隔日 1 次,每次 20～30 min,最好 1 h。要求躯干略前倾,大步,微出汗。适应于老年、体弱、身体肥胖和慢性患者的康复锻炼。

2. 健身跑　运动强度大于步行。一般每日或隔日 1 次。适用于中老年或慢性疾病患者长期锻炼。

要求躯干略前倾,跑起来要轻松自如,不应该是气喘步伐。呼吸时多用鼻和半张口同时呼吸,一般主张"两步一吸,两步一呼"的方法。

开始应走跑交替,或先走后跑各 1 min,或先跑 30 s,再走 60 s,然后逐渐增加慢跑时间,慢慢过渡到常规健身跑(初期跑 1 000 m,约 6~8 min;半个月后再增加 500~1 000 m,速度不变;最后达到 3 000~5 000 m 即可)。

3. 骑自行车

(1)有氧骑车法:以中速骑车,一般要连续骑行 30 min 左右,同时注意加深呼吸,对心肺功能的提高很有好处,对减肥也有特效。

(2)力量型骑车法:根据不同条件用力骑行,如上坡、下坡,可有效提高双腿的力量或耐力,还可预防大腿骨骼疾患。

(3)间歇型骑车法:先慢骑几分钟,再快骑几分钟,然后再慢,再快,如此交替循环。可有效锻炼心脏功能。

(4)脚心骑车法:用一只脚的脚心蹬踩踏板前进,每次一只脚蹬车 30~50 次。可按摩足底穴位。

第二节　物理疗法

应用自然界和人工的各种物理因子(如电、光、声、磁、温热等)作用于机体,达到预防、治疗和康复的目的,称为物理疗法。现代理疗的方法很多,本节主要介绍电疗、光疗和高压氧疗法。

一、理疗的适应证

理疗的适应证是:①炎症;②各类损伤(软组织损伤、神经损伤);③粘连及瘢痕(术后粘连、瘢痕增生);④溃疡(皮肤溃疡、胃溃疡、伤口未愈合);⑤功能障碍性疾病(肌肉、关节、血管、内脏、代谢、内分泌功能障碍及神经官能症)。

二、理疗的禁忌证

严重的心脏病,动脉瘤,出血倾向,高热,恶液质,活动性肺结核,癌症。

三、理疗常用的方法

【电疗】

(一)低频电疗法

电流脉冲频率在 1 000 Hz 以下。

1. 直流电疗法　是使用较低电压(约 50~80 V)的直流电通过机体治疗疾病,是电疗中最早的一种,也是离子导入疗法的基础。

(1)治疗作用:直流电作用于机体,可刺激皮肤感觉神经末梢产生针刺样感觉,阳极下组织兴奋性降低,阴极下组织兴奋性升高。直流电可引起血管扩张,促进局部血液循环;对周围神经的再生和骨折愈合都有良好的促进作用;对自主神经和内脏功能具有调节作用。

(2)适应证:周围神经炎、神经衰弱、偏头痛、三叉神经痛、坐骨神经痛、末梢神经炎;慢性胃炎、慢性结肠炎、高血压病;骨性关节炎、软组织感染、慢性前列腺炎;慢性咽炎、过敏性鼻炎、中耳炎、牙周炎;慢性附件炎;慢性溃疡,等等。

(3)禁忌证:急性湿疹、恶性肿瘤、出血倾向性疾病、心力衰竭、对直流电不能耐受者。

2. 直流电离子导入疗法

(1)治疗作用:根据同性电荷相斥、异性电荷相吸的原理,应用直流电将药物直接导入皮内,形成"离子堆",然后通过渗透作用逐渐进入淋巴和血液从而起到治疗作用。具有直流电和药物的综合作用,还有神经反射作用。

(2)适应证:周围神经性麻痹或损伤、自主神经失调性疾病、软组织、关节性疼痛等疾病,以及深部脏器性疾病,如肠炎、慢性鼻炎、中耳炎、咽炎、附件炎等。

(3)禁忌证同前。

3. 感应电疗法　是最古老的一种低频电疗法。

(1)治疗作用:感应电疗法能兴奋神经和肌肉,引起肌肉收缩,提高肌张力;能促进局部血液循环;还可镇痛。

(2)适应证:失用性肌萎缩、神经失用症、肌无力、术后知觉缺损、表皮神经痛、癔症、急慢性腰扭伤、声带麻痹、胃下垂。

(3)禁忌证:痉挛性麻痹产生的功能衰竭、心脏植有起搏器者。

(二)中频电疗法

电流脉冲频率为 $1\sim100\ kHz$。治疗作用为消炎、镇痛,促进局部血液循环,兴奋骨骼肌,软化瘢痕、松解粘连等。

1. 音频电疗法　常用电流频率为 $2\ 000\ Hz$。适应于肾绞痛及尿路结石所致的疼痛,术后粘连、瘢痕、盆腔炎、术后尿潴留、肠麻痹等。禁忌证同低频电疗法。

2. 干扰电疗法

(1)适应证:关节和软组织损伤、颈椎病、腰突症、肩周炎、周围神经麻痹、肌肉萎缩、内脏平滑肌张力低下(胃下垂、弛缓性便秘、子宫脱垂等)。

(2)禁忌证:急性炎症、出血倾向、局部有金属、严重心脏病及植有心脏起搏器者。

3. 电脑中频电疗仪(FK998-T)

具有两路中频电流疗法输出,两路直流药物导入输出,一路干扰电流疗法输出,并具有热电同步治疗和各种显示功能。机内存储 90 个特定的多步程序处方。

(1)适应证:腰痛、肩周炎、网球肘、颈椎病、膝关节肿痛、踝关节扭伤;喉炎、声带麻痹;附件炎、盆腔炎、股四头肌萎缩、胃下垂;减肥,术后粘连、瘢痕疙瘩;注射后硬结,等等。

(2)禁忌证:同干扰电疗法,另结核病灶、孕妇下腹部、癌症、破伤风、血栓性静脉炎。

(三)高频电疗法

电流脉冲频率超过 $100\ 000\ Hz$。高频电流分为长波、中波、短波、超短波及微波。

1. 短波电疗法　有扩张血管、改善血液循环,镇静、止痛、解痉等作用。

(1)适应证:扭挫伤、腰背肌筋膜炎、关节炎、颈椎病、肩周炎、肺炎、胃炎、坐骨神经痛等。

(2)禁忌证:恶性肿瘤、妊娠、出血倾向、心肺功能衰竭、植有心脏起搏器、金属异物者。

2. 超短波疗法　有消炎,扩张血管,镇痛等作用。

(1)适应证:皮肤皮下软组织、骨关节、胸腔、盆腔内脏器官的急慢性炎症,首选超短波治疗。对扭挫伤、神经炎、神经痛等也有良效。

(2)禁忌证:同短波疗法。

3.微波电疗法　其治疗机理是热及热外作用。大功率的微波可对癌细胞产生破坏作用。

【光疗法】

(一)红外线疗法

红外线是一种不可见光线,波长 $0.76\sim400~\mu m$,因位于可见光谱红色光线之外而得名。

1.治疗作用　红外线的治疗作用基础是温热效应。有改善局部血液循环,促进炎症消散;降低神经兴奋性,镇痛,解痉;减轻术后粘连,软化瘢痕,缓解肌痉挛等作用。

2.适应证　常用于亚急性及慢性损伤、炎症。如扭挫伤、肌肉劳损、肌纤维组织炎、关节炎、神经炎、腱鞘炎、静脉炎、非炎创面等。

3.禁忌证　有出血倾向、心血管代偿功能不全、活动性肺结核、高热患者。

临床常用的"神灯"也即 TDP,属频谱范围较宽的红外线。

(二)紫外线疗法

紫外线也是不可见光,因位于可见光谱紫色光线的外侧而得名。

1.治疗作用　抗炎、镇痛,加速组织再生、促进伤口愈合,脱敏、色素沉着,促进维生素 D 的生成,加强免疫功能等。

2.适应证　各种类型的炎症(毛囊炎、甲沟炎、疖肿、痈、褥疮等),过敏性疾病,骨质软化性疾病(佝偻病),白癜风、银屑病等。

3.禁忌证　红斑狼疮、急性泛发性湿疹、日光性荨麻疹、皮肤癌变、着色性干皮病;活动性肺结核、心力衰竭、心肌炎、肾炎、尿毒症等。

(三)可见光疗法

可见光的热效应比红外线低,光化作用比紫外线弱,因此应用范围较窄。目前应用较多的是蓝紫光治疗新生儿黄疸。

(四)激光疗法

1.氦-氖激光　属低强度激光,临床应用最广。治疗作用是增强组织代谢、促进上皮生长、组织修复、增强机体免疫功能、镇痛等。其适应证有面神经炎、遗尿症、慢性溃疡、伤口久治不愈、甲沟炎、慢性鼻炎、过敏性鼻炎、湿疹、皮炎、口腔溃疡、颞颌关节功能紊乱等。出血疾患及高热患者慎用。

2.二氧化碳激光　属高功率激光器。主要作为光刀,以供手术切割和烧灼等。

【高压氧疗法】

将患者暴露于高压(2.5 个大气压)环境中,使其呼吸高压氧,达到治疗疾病的目的,称为高压氧疗法。

1.作用机制

(1)提高机体氧含量。

(2)对血管的收缩作用,导致灌注范围内血流减少;促成侧支循环的形成。

(3)抑制厌氧菌的生长繁殖。

(4)增强放疗和化疗对恶性肿瘤的疗效。

(5)加速体内气泡的吸收和排除。

2. 适应证

(1)绝对适应证:放射性坏死、减压病、急性一氧化碳中毒、急性气栓症、气性坏疽、顽固性骨髓炎、需氧菌和厌氧菌引起的软组织混合感染、急性缺血性挤压伤、放线菌病、烧伤、急性失血性贫血等。

(2)急救适应证:急性一氧化碳中毒及气体中毒、心肺复苏后急性脑功能障碍、窒息复苏后缺氧性脑病、气性坏疽、空气栓塞和减压病、急性末梢血管损伤(重度烧伤和冻伤)、休克等。

(3)辅助性适应证:

①脑血栓、脑供血不足、病毒性脑炎及后遗症、周围神经炎、重度神经衰弱、小儿脑瘫、新生儿窒息等。

②颅脑外伤、脊髓损伤、脑震荡等。

③突发性耳聋、急性眼外伤、早期视神经萎缩、糖尿病性眼底病变、视网膜静脉血栓形成等。

④周围血管病(脉管炎、雷诺氏病、血栓性静脉炎)、骨折及愈合不良、麻痹性肠梗阻、破伤风等。

⑤心梗和冠脉供血不足、支气管哮喘、快速心律失常等。

⑥慢性皮肤溃疡、恶性肿瘤(放疗与化疗并用)等。

3. 禁忌证

(1)绝对禁忌证:

①多发性肋骨骨折,严重而广泛的胸壁挫伤及开放性胸壁挫伤而未经处理者。

②张力性气胸及自发性气胸未经处理者。

③严重的肺气肿,活动性肺结核,有空洞形成或仍在咯血者。

④化脓性中耳炎,视网膜剥离,有内出血或出血性疾病尚未得到控制者,未加处理的癌症患者。

⑤Ⅱ度以上心脏传导阻滞者。

⑥氧过敏者。

(2)相对禁忌证:高血压(BP 160/100 mmHg 以上)、重度鼻窦炎、甲亢、全身极度衰弱及疲劳、高热、癫痫、精神失常、月经期和妊娠期等。

第三节　介入治疗

一、概念与范畴

介入诊疗学是指在医学影像的导向下,经特别的穿刺针将导管插入人体病变部位,通过药物、物理、化学等手段直接消除或减轻局部病变,从而达到治疗目的。

1. 据其涉及的临床范围分类

①肿瘤的介入诊疗学;②非肿瘤病变的介入诊疗学;③心脏及大血管疾病的介入诊疗学;④神经系统疾病的介入诊疗学。

2. 根据介入技术不同分类　血管性介入技术与非血管性介入技术。

二、介入治疗的特点

1. 具有微创性　只经过皮肤穿刺、插管,生理或手术孔道插管即可完成诊断和治疗。

2. 可重复性强　在一次性治疗不彻底或病变复发时,可经同样的途径重复多次治疗。

3. 定位准确　由于所有的操作都是在医学影像设备引导下进行,使穿刺和插管准确到位,诊断和治疗具有较少的盲目性。

4. 疗效高、见效快　对于出血性疾病,血管狭窄和其他管腔狭窄等病变,一旦介入技术成功,疗效立即可见。如出血立即停止,管腔即刻开通,伴随症状立刻消失。对于一些内外科棘手的疾病如动静脉畸形、肝癌等中晚期癌症,介入治疗的疗效优于传统治疗。

5. 并发症发生率低　不仅并发症少,而且致命和致残的严重并发症更是少见。

6. 多种技术可协同应用　如出血病例,介入技术先行止血,再切除原发病变,可使风险较高的急诊手术变成较为安全的择期手术。

三、常用技术及适应证、禁忌证

(一)选择性和超选择性血管插管技术

1. 适应证　各种病变的动脉造影、动脉内化疗灌注和动脉栓塞术均采用本技术,特别是肝动脉亚段栓塞术等。

2. 禁忌证　欲插入的动脉管径小于所用导管直径或已经闭塞;当手边的器材难以完成超选择性血管插管技术时,切忌硬性操作。

(二)动脉内化疗术

1. 适应证　脑原发性和转移性恶性肿瘤、肺癌、乳腺癌、肝癌、肾癌、膀胱癌、卵巢癌、子宫癌和盆腔转移等。

2. 禁忌证　严重出血倾向,通过适当的治疗难以逆转的肝、肾功能障碍,严重恶液质。

(三)经导管动脉栓塞术(TAE)

1. 适应证　可用于各种实体性富血管性肿瘤的术前和姑息性治疗,内科性内脏切除,如脾大和脾功能亢进、肾性高血压;各种动静脉畸形、外伤性动静脉瘘及难以控制的小动脉出血等。

2. 禁忌证　有重要器官附属支者;栓塞后可能造成某重要器官功能衰竭者;体质弱难以承受术后反应者。

(四)经皮腔内血管成形术(PTA)

1. 适应证　影响器官功能的血管狭窄(闭塞)。目前 PTA 技术常与血管内支架术配合治疗血管狭窄。

2. 禁忌证　严重出血倾向、缺血器官功能已丧失、大动脉炎活动期、导丝和导管不能通过血管狭窄(闭塞)段。

另外,常用的技术有:经皮血管内导管药盒系统植入术、经颈静脉肝内门腔支架分流术、经皮内外引流术等。

第四节　放射治疗

目前恶性肿瘤的主要治疗手段是手术、放射治疗和药物治疗,其中约有 70％的患者需要不同程度的放射治疗。放射治疗已成为治疗肿瘤的常用方法之一。

一、放射治疗的原理

(1)辐射生物效应的作用机制结果就是组织受到直接或间接的放射损伤。

(2)射线对不同周期细胞的损伤作用结果提示分次放疗,有利于正常细胞的修复。

二、放射治疗的原则

(1)明确诊断。

(2)制订综合治疗方案。

(3)选择放疗方法(根治性或姑息性治疗)。

(4)确定照射野,做好保护。

(5)放射前的辅助工作。

(6)放疗过程中应对患者做定期检查。

三、放射治疗的适应证

(1)头面部肿瘤:早期的鼻咽癌、喉癌、口咽部癌以及早期的鼻腔、扁桃体及舌根癌可获根治。

(2)妇科肿瘤:早期宫颈癌可获根治。

(3)血液淋巴系统肿瘤:Ⅰ、Ⅱ期的恶性淋巴瘤,尤其是霍奇金病,以大面积放疗的效果较好。

(4)泌尿生殖系统肿瘤。

(5)皮肤肿瘤:皮肤癌、蕈样真菌病。

(6)消化道肿瘤:食道癌、直肠癌的术前放疗等。

(7)呼吸系统肿瘤:不能手术的肺和纵隔肿瘤。

(8)神经系统肿瘤:神经母细胞瘤等。

(9)其他肿瘤。

(10)非肿瘤性疾患:作为免疫抑制的全淋巴照射,如再障做骨髓移植时。

四、放射治疗的禁忌证

(1)肿瘤晚期患者,尤其是有广泛转移或恶病质者或出现严重合并症者。

(2)肿瘤患者伴发急性炎症时。

(3)肿瘤患者有明显心、肺、肝、肾功能衰竭者。

(4)放疗前已有明显血象降低和(或)骨髓造血细胞增生低下者,尤其不宜做大面积或大剂量放疗。

(5)伴有内脏穿孔或大量出血时。

(6)浆膜腔有大量积液时。

五、放射治疗的副作用

(1)血液系统表现：主要为白细胞、血小板降低。

(2)胃肠系统表现：食欲减退、厌食、恶心、呕吐等。

(3)神经系统症状：乏力、嗜睡或失眠等。

第五节　针灸与按摩

一、针灸疗法

针灸学是以中医基本理论为指导，经络腧穴理论为基础，运用针刺、艾灸及其他作用于腧穴的方法，用以防治疾病的一门临床学科。针灸的作用机理是疏通经络、扶正祛邪、调和阴阳。它是中医学的重要组成部分，其内容包括经络腧穴、刺灸方法及临床治疗等部分。本章节重点介绍经络和腧穴的基本概念和针灸的常用方法及临床适应证。

(一)经络

1. 经络的含义

经络是经脉和络脉的总称，是联络脏腑肢节，沟通上下内外，运行气血，协调阴阳，调节人体各部的通路。经络之相贯，如环无端。

经脉是经络系统的主干，大多循行于深部，有一定的循行径路。络脉是经脉的分支，纵横交错，网络全身，循行于较浅的部位，有的还显现于体表，如网状一样密布全身。

经络把人体所有的五脏六腑、四肢百骸、五官九窍、皮肉筋脉等组织器官联结成一个统一的有机整体，使人体内的功能活动保持相对的协调和平衡。

2. 经络学说的主要内容

经络系统由经脉和络脉组成。经脉包括十二经脉、奇经八脉、十二经别、十二经筋、十二皮部。络脉包括十五别络以及许多孙络、浮络。

3. 经络的命名和脏腑属络关系

经络系统大都以阴阳来命名，分布于四肢内侧的为阴，分布于四肢外侧的为阳。

脏为阴，腑为阳。阴经属于脏而络于腑，阳经属于腑而络于脏。这构成了阴与阳、脏与腑之间的表里相合关系。

4. 经络的分布及作用

(1)十二经脉在体表的分布规律。

①在四肢部：太阴(内侧前缘)、阳明(外侧前缘)、厥阴(内侧中间)、少阳(外侧中间)、少阴(内侧后缘)、太阳(外侧后缘)。

手太阴肺：上肢内侧前缘；手阳明大肠：上肢外侧前缘；手厥阴心包：上肢内侧中间；手少阳三焦：上肢外侧中间；手少阴心：上肢内侧后缘；手太阳小肠：上肢外侧后缘；足太阴脾：下肢内侧前缘；足阳明胃：下肢外侧前缘；足厥阴肝：下肢内侧中间；足少阳胆：下肢外侧中间；足少阴肾：下肢内侧后缘；足太阳膀胱：下肢外侧后缘。

内踝上8寸以下肝经在脾经之前。

②在头面部：阳明经行于面部、额部；太阳经行于面颊、头顶及头后部；少阳经行于头侧

部。头为诸阳之会。

③在躯干部：手三阳经行于肩胛部；足三阳经，阳明经行于胸腹部、太阳经行于背腰部、少阳经行于侧部；手三阴经均从腋下走出；足三阴经均行于腹部。

督脉循行于背部正中线，任脉循行于腹部正中线。

（2）十二经脉的走向和交接规律。

《灵枢·逆顺肥瘦》载："手之三阴，从脏走手；手之三阳，从手走头；足之三阳，从头走足；足之三阴，从足走腹。"

交接规律：阴经与阳经（相表里经）在四肢部交接，阳经与阳经（同名经）在头面部交接，阴经与阴经在胸部交接。

（3）十二经脉的流注顺序：阴阳相贯，如环无端。

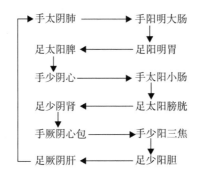

（4）经络的作用：①联系内外，网络全身；②运行气血，协调阴阳；③抗御病邪，反映病症；④传导感应，调整虚实。

（二）腧穴

1. 腧穴的含义

腧穴是人体脏腑经络气血输注于体表的特殊部位。它是疾病的反应点，亦是针灸和其他疗法施术的部位。

2. 腧穴的分类

（1）十四经穴：共有 361 穴名。经穴是人体最重要的穴位，各穴都能主治所属经络的病症，为临床常用。

（2）经外奇穴：为后世新发现，与经络系统有一定联系，可做经穴的补充。

（3）阿是穴：又称天应穴、压痛点，临床多用于疼痛性疾病。

3. 腧穴的主治规律（腧穴的治疗作用）　根据"经脉所通，主治所及"的原则总结而成。凡属同一经脉的腧穴，均有其共同性。

（1）近治作用：全身所有的腧穴，均能治疗所在部位及其邻近器官的病症。如迎香、中脘、耳门等，这是所有穴位的共同点。

（2）远治作用：在十四经腧穴中，尤其是十二经在四肢肘膝关节以下穴位，不仅能治疗局部病症，还可以治疗本经循行所及的远隔部位的脏腑、器官的病症，有的还具有全身性的作用。如合谷、列缺、委中等。

（3）特殊作用。

①具有相对的特异性：如大椎能退热，至阴矫正胎位。

②有良性的双向调节作用。当机体功能状态增高时,针灸可使之降低;当机体功能状态降低时,针灸可使之增高;不平衡时,针灸可使之趋于相对的平衡。

如泄泻时,针天枢穴能止泻;便秘时针天枢穴又能通便。又如:心动过速时,针刺内关能减慢心率;心动过缓时,针刺内关能使之恢复正常。当恶心呕吐时取内关穴,又不会导致心率改变。再如:三阴交穴,广泛用于妇科各种疾病,无论经量多或量少,经期超前与错后,崩漏与闭经,等等。三阴交有兴奋与抑制子宫的两种作用,可根据病理状态而发挥双向自控调节。

腧穴—经络—脏腑间相互联系,内通外达。脏腑病症可以通过经络反映到体表腧穴,而体表腧穴施以针灸,也能通过经络作用于脏腑。

（三）针灸的常用方法

1. 针刺法（毫针）　是采用不同的针具,刺激人体的一定穴位,来调整机体功能,进行治病的一种方法。主要分为针刺操作基本手法（提插法、捻转法）,针刺常用补泻手法（迎随补泻、徐疾补泻、提插补泻、捻转补泻、呼吸补泻、开阖补泻）以及针刺传感等三方面。

2. 灸法　是采用燃着的艾炷或艾卷,对准穴位直接或间接地烧灼或熏熨,通过温热刺激进行治病的一种方法。临床适应广泛,尤其对慢性虚弱性疾病及风寒湿邪所致病证均可应用,如阳虚、气虚、久泻、肢冷、痹证和痰饮等。凡实证、热证及阴虚发热证,一般不宜灸。

（1）艾炷灸（又分为直接灸和间接灸,分别如化脓灸、非化脓灸;隔姜灸、隔蒜灸、隔盐灸等）。

（2）艾条灸（温和灸、雀啄灸、雷火灸等）。

（3）温针灸。

（4）温灸器。

（5）灯火灸。

（6）天灸（用药物敷贴,发疱如灸疮等）。

3. 拔罐法　分为单罐、多罐、闪罐、留罐、走罐、药罐、针罐、刺络拔罐等。

4. 电针　分为连续波、疏密波、断续波等。

（1）连续波。

①密波:频率高于 30 Hz 的连续波。能降低神经应激功能,常用于止痛、镇静、缓解肌肉和血管痉挛,也用于针刺麻醉等。

②疏波:频率低于 30 Hz 的连续波。刺激作用较强,能引起肌肉收缩,提高肌肉韧带张力。

连续波常用于治疗痿证,各种肌肉、关节及韧带的损伤。

（2）疏密波:能促进代谢、血液循环,改善组织营养,消除炎症水肿等,常用于外伤、关节炎、痛症、面瘫、肌肉无力等。

（3）断续波:对横纹肌有良好的刺激收缩作用,常用于治疗痿证、瘫痪。

5. 头针　是针刺疗法与现代医学关于大脑皮层功能定位理论相结合,在头皮相应区域针刺以治疗疾病的一种方法。常用于神经系统疾病的治疗,如中风偏瘫、小儿脑瘫、震颤麻痹、癫痫、老年性痴呆等。

6. 耳针　是用针刺或其他方法刺激耳穴的一种疗法。治疗适应范围较广:①各种疼痛性病症（如头痛、手术后伤口痛）;②各种炎症性病症（如急性结膜炎、面神经炎）;③一些功能紊乱性病症(如神经衰弱、心律不齐)；④过敏与变态反应性病症(如过敏性鼻炎)；⑤内分泌代谢性病症(如更年期综合征)；⑥各种慢性病症(如高血压)；⑦还可用于戒烟、戒毒、减肥等。

7. 皮肤针　可分为梅花针、七星针、罗汉针、皮内针(又分为麦粒型和图钉型)。可治疗头痛、偏头痛、失眠、腰扭伤、面瘫、痹证、斑秃、肌肤麻木、近视、斜视等。

8. 火针　可治疗胃下垂、胃脘痛、风寒湿痹、腱鞘囊肿等。

9. 三棱针用于各种实证、热证、瘀血和经络瘀滞、疼痛等。分为：①点刺法(多用于十宣、十二井穴)；②散刺法(多用于局部瘀血、血肿、水肿或顽癣)；③泻血法(如耳尖放血治疗麦粒肿、红眼病等)。

10. 腕踝针　是在腕部或踝部的相应点用毫针进行皮下针刺以治疗疾病的一种简易方法。腕踝针疗法的适应证有肩痛、肘关节痛、腰痛、肾绞痛、失眠、心悸等。

11. 穴位埋线

12. 穴位磁疗

13. 激光穴位照射

二、推拿与按摩疗法

推拿与按摩是中医学中的一门重要学科。按摩是推拿的一种，又称保健按摩，通过对体表某些部位进行按摩，以达到调和气血，顺达经脉，润泽肌肤的目的。

(一)推拿按摩的中医理论

通过疏通经络，促进气血运行，调整脏腑功能，恢复筋骨关节功能，增强人体体质，最终达到调和阴阳的目的。

(二)推拿、按摩的现代医学理论

1. 改善循环系统　①改善心脏功能；②扩张毛细血管；③恢复血管壁的弹性；④促进血管网重建；⑤加速血液流动；⑥降低血液黏稠度。

2. 调节内脏功能　轻手法刺激有兴奋周围神经的作用，对中枢神经有抑制作用，此时副交感神经处于优势；重手法刺激可兴奋中枢神经，抑制周围神经，此时交感神经占优势。

3. 心理调节作用　推拿按摩能使患者的感觉和注意力从疼痛转移到舒适或欣快感上。同时，还能提高患者对刺激的耐受性。

(三)常用手法

推、滚、揉、摩、擦、搓、振、抖、按、拿、捻、拍、击、摇、捏等。

(四)适应证

头痛、胃痛、便秘；小儿疳积、遗尿、惊风、肌性斜颈；急慢性软组织损伤、腰突症、颈椎病、肩周炎、四肢骨折愈后功能障碍等。

(五)禁忌证

各种急性传染病、皮肤病、有出血倾向的疾病、脓肿、化脓性关节炎等不宜推拿。

第六节　器官移植与人造器官

随着外科技术的完善,离体脏器活力有效保存方法的建立,控制移植后排斥反应的措施与药物研制的成功,终于使器官移植从幻想进入现实,成为一门新的尖端科学。

如果生命必需器官如心、肝、肾、肺等发生严重病变以致功能衰竭,非任何药物、内科治疗和所有沿用的外科手术所能治愈,那么唯一的希望只能寄托于换一个新的器官。

一、移植术的概念

1. 移植术　将某一个体的细胞、组织或器官用手术或其他措施移植到自己体内或另一个体的某一部位的方法。
2. 供体　献出器官的个体。
3. 受体　接受移植器官的个体。
4. 自体移植　供体和受体为同一个体。
5. 移植物　被移植的器官。
6. 再植术　移植物重新移植到原来的解剖位置。

二、分类

1. 按遗传免疫学分类　分为同质移植、同种移植(同种异体移植)和异种移植。
2. 按移植的部位分类　分为原位移植和异位移植(辅助移植)。
3. 按移植物在移植过程中是否始终保持着活力分类　分为活体移植和结构移植(即非活体移植)。

三、临床移植的概念

1. 器官移植　属于活体移植,属于吻合移植。
2. 组织移植　除皮肤外,都属于结构移植或非活体移植。
3. 细胞移植　输血是一个例子,骨髓移植是另一个实例。

四、人造器官

有人工脏器、人工耳蜗、人工视觉、植入式心脏起搏器与除颤器、植入式人工心脏等。

(沐榕)

第二章 药物与药物治疗

第一节 药 物

一、药物的来源及发展

药从何处来？简单地说药品来自天然的和合成的物质。

药物的发展与人类的活动紧密相连，人类最初的药物大多来源于自然界。人类在寻找食物的过程中，逐渐发现一些有特殊作用的物质可以用来治疗各种疾病，这就是最早的药物，因而有"药食同源"之说。中国最早的本草著作《神农本草经》约成书于秦汉时期，全书共3卷，载药365种，是汉代以前中国药物知识的总结。16世纪末，伟大的医学家李时珍用毕生精力编著完成了《本草纲目》这一科学巨著，全书16部，植物药5部，动物药6部，矿物药2部，其他药3部，对世界医药学做出了不朽的贡献。世界上最早的医药文献之一埃伯斯纸草文稿(约公元前1550年)记载有700余种药物，包括植物、动物和矿物药。这些历史医药巨著中的药品均来自自然界。

今天仍有许多来自自然界的药品在治疗疾病的过程中发挥着重要的作用。当然随着科技的不断进步，药品的来源变得更为广泛，特别是分子药理学、生命大分子物质、生物药物分析、基因工程等的出现，使药学焕发出更大的活力。现代药中有许多药物是合成的，有些是有计划地合成的，而有些则是在工作或生活中偶然发现的。药物的来源主要包括：传统医药、有计划的合成或提取、偶然发现及现有药品的修饰等。药品的来源从人们盲目的探索，进入有目的、有计划、有组织、有投资、多学科的合作，这是人类征服自然、防治疾病的一大突破，标志着人类社会的进步。

二、药品的定义

为了加强对药品的管理，世界卫生组织(WHO)和世界上许多国家的政府在法律上对药品都规定了明确的定义。

2019年新修订的《中华人民共和国药品管理法》中关于药品的定义：药品是指用于预防、治疗、诊断人的疾病，有目的地调节人的生理机能并规定有适应证或者功能与主治、用法和用量的物质，包括中药、化学药和生物制品等。上述定义包含以下要点：

(1)使用目的和使用方法是区别药品和食品、毒品等其他物质的基本点。没有任何物质其本质就是药品，只有当人们为了防治疾病，遵照医嘱或说明书，按照一定方法和数量使用该物质治疗、预防或诊断人的某种疾病时，或有目的地调节某些生理功能时，才称它为药品。而食品或毒品的使用目的显然与药品不同，使用方法也不同。

(2)我国法律上明确规定传统药(中药材、中药饮片、中成药)和现代药(化学药品等)均是药品，这和一些西方国家不同。这一规定有利于继承和发扬中医药文化，更有效地开发利用医药资源为现代医疗保健服务。这一定义反映了对 21 世纪药品研究开发方向的高瞻远瞩。

（3）明确了《药品管理法》管理的是人用药品。这一点和日本、美国、英国等许多国家的药事法、药品法对药品的定义不同,他们的药品定义包括了人用药和兽用药。

（4）确定了以"药品"作为中药、化学药和生物制品等用语的总称。

药品是一种特殊商品,它的质量好坏,直接影响用药人的健康和生命,因此必须杜绝假药、劣药的生产、销售和使用。《中华人民共和国药品管理法》对假药、劣药做了明确的规定。有下列情形之一的为假药:①药品所含成分与国家药品标准规定的成分不符;②以非药品冒充药品或者以他种药品冒充此种药品;③变质的药品;④药品所标明的适应证或者功能主治超出规定范围。有下列情形之一的药品为劣药:①药品成份的含量不符合国家药品标准;②被污染的药品;③未标明或者更改有效期的药品;④未注明或者更改产品批号的药品;⑤超过有效期的药品;⑥擅自添加防腐剂、辅料的药品;⑦其他不符合药品标准的药品。

三、药品管理的分类

（一）现代药与传统药

1. 现代药（modern medicines） 一般是指 19 世纪以来发展起来的化学药品、抗生素、生化药品、放射性药品、血清、疫苗、血液制品等。其特点是用现代医学的理论和方法筛选确定其药效,并按照现代医学理论用以防治疾病。一般是用合成、分离提取、化学修饰、生物技术等方法制备的物质,结构基本清楚,有控制质量的标准和方法。这类药发展很快,已有数万品种。因为这类药最初在西方国家发展起来,后传入我国,故又称为西药。

2. 传统药（traditional medicines） 一般是指历史上流传下来的药物,主要是动、植物和矿物药,又称天然药物。我国的传统药又称中药。中药治病的经验和理论,如性味、归经、功效、应用、用法、用量、禁忌,都是在中医辨证理论的指导下,根据药物的性能组合在方剂中使用。中药最本质的特点是在中医理论指导下应用,中医药是一个整体。中药不仅历史悠久,至今仍是我国人民防治疾病不可缺少的药物,而且在世界各国影响很大。

（二）处方药与非处方药

在法律上明确规定对药品实行处方药与非处方药分类管理,始于美国的《Durham-Humphrey amendment of 1951》,现已被各国普遍采用。我国《药品管理法》规定:"国家对药品实行处方药与非处方药分类管理制度。"分类管理的目的是有效地加强药品监督管理,保障人民用药安全有效,合理利用医疗卫生与药品资源,推动基本医疗保险制度的建立,提高人们自我保健意识。药品分类是根据安全有效、使用方便的原则,依其品种、规格、适应证、剂量及给药途径不同,分别按处方药和非处方药进行管理。

1. 处方药的定义和品种 处方药（prescription drugs）是指"凭执业医师和执业助理医师处方方可购买、调配和使用的药品"。

被列为处方药的药品一般是:特殊管理的药品;由于药品的毒性或其他潜在影响使用不安全的药品;因使用方法的规定（如注射剂）,用药时有附加要求,患者自行使用不安全,需在医务人员指导下使用的药品;新药等。处方药只准在专业性医药报刊进行广告宣传,不准在大众传播媒介进行广告宣传。

2. 非处方药定义及品种 非处方药（nonprescription drugs,over-the-counter drugs,

OTC drugs)是指"由国务院药品监督管理部门公布的,不需要凭执业医师和执业助理医师处方,消费者可以自行判断、购买和使用的药品"。根据药品的安全性,非处方药分为甲、乙两类。甲类非处方药在临床使用的时间相对较短,安全性略低。乙类非处方药在临床使用时间更长、安全性更高、副作用小。乙类非处方药除可在药店出售外,还可在超市、宾馆、百货商店等处销售。

由于非处方药可以自行判断、购买和使用,所以非处方药一般具有安全、有效、价廉、方便的特点。OTC 主要包括解热镇痛药、镇咳抗感冒药、消化系统药、皮肤病用药、妇科外用药、滋补药、维生素、微量元素等。非处方药经审批可以在大众传播媒介进行广告宣传。

为便于管理,非处方药具有专有标识(图 2-2-1)。非处方药专有标识图案为椭圆形背景下的 OTC 三个英文字母,标识图案分为红色和绿色。红色专有标识用于甲类非处方药,绿色专有标识用于乙类非处方药和用作指南性标志。非处方药药品标签、使用说明书和每个销售基本单元包装印有中文药品通用名称(商品名称)的一面(侧),其右上角是非处方药专有标识的固定位置。

非 处 方 药 专 有 标 识
(彩色标识、标准色)

甲类非处方药专有标识

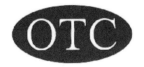

甲类非处方药专有标识色标 M100Y100

乙类非处方药专有标识

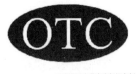

乙类非处方药专有标识色标 C100M50Y70

图 2-2-1 非处方药的专有标识

(三)国家基本药物与基本医疗保险药品

1. 国家基本药物(national essential drugs) 由于昂贵的药品不断上市,药品消费日益增加,卫生资源使用效率低等问题的出现,WHO 于 1975 年开始推行基本药物政策。基本药物的概念在实践中不断充实和完善。2002 年 WHO 执行委员会报告指出,基本药物是指能满足人们卫生保健需求优先选择的药物,是按照一定的遴选原则,经过认真筛选确定的、数量有限的药物;并在现有医疗保健体系下,人们能获得所需数量的具有合适的剂型、可承受的价格、质量优良、药品信息客观准确的基本药物。基本药物的要点包括:

(1)基本药物是满足绝大多数民众基本医疗卫生需求的最必需的药物;

(2)选择哪些药物为基本药物应因地制宜;

(3)基本药物应按照遴选原则,认真筛选确定;

(4)基本药物数量有限。

我国政府十分重视建立基本药物制度。国家基本药物目录已多次修订。最新 2018 版《国家基本药物目录》于 2018 年 11 月 1 日正式施行,其中化学药品和生物制品主要依据临床药理学分类,共 417 个品种,中成药主要依据功能分类,共 268 个品种(含民族药),中药饮片不列具体品种。新版《国家基本药物目录》突出常见病、慢性病以及负担重、危害大疾病和公共卫生等方面的基本用药需求;注重儿童等特殊人群用药,新增品种包括了肿瘤用药 12 种、临床急需儿童用药 22 种等。继续坚持中西药并重,增加了功能主治范围,覆盖更多中医临床症候。支持医药行业发展创新,目录调整向中药(含民族药)、国产创新药倾斜。《国家基本药物目录》为各级医疗卫生机构配备使用药品提供了依据。

2. 基本医疗保险药品 为了合理控制药品费用,规范基本医疗保险用药范围管理,由国家和劳动社会保障部组织制定并发布国家《基本医疗保险药品目录》。纳入《基本医疗保险药品目录》的药品是有国家药品标准的品种和进口药品,并符合"临床必需、安全有效、价格合理、使用方便、市场能保证供应"的原则,所列药品包括西药、中成药、中药饮片。西药和中成药列基本医疗保险准予支付的药品目录,采用通用名称并标明剂型。中药饮片列基本医疗保险不予支付的药品目录。《基本医疗保险药品目录》分为"甲类目录"和"乙类目录"。纳入"甲类目录"的药品是临床治疗必需、使用广泛、疗效好、同类药品中价格低的药品。纳入"乙类目录"的药品是可供临床治疗选择使用、疗效好、同类药品中比"甲类目录"药品价格略高的药品。"甲类目录"由国家统一制定,各地不得调整。"乙类目录"由国家制定,各地(省级)可适当调整。

(四)特殊管理的药品(the drugs of special control)

特殊管理的药品是指国家制定法律制度,实行比其他药品更加严格的管制的药品。《药品管理法》规定国家对麻醉药品(narcotic drugs)、精神药品(psychotropic substances)、医疗用毒性药品(medicinal toxic drugs)、放射性药品(radioactive pharmaceuticals)实行特殊管理。由于其各有独特的药理作用和毒副作用,若管理不当或滥用,将会严重影响服用者的健康,并造成严重的公共卫生和社会问题,所以国家对这几类药品实行特殊管理,并颁布了一系列法令法规,规范其种植、生产、经营和使用等。根据国际公约的有关规定,不以医疗为目的,非法使用或滥用的麻醉药品和精神药品即属于毒品。

1. 麻醉药品(narcotic drugs) 指连续使用后易产生依赖性、能成瘾癖的药品。麻醉药品是具有依赖性潜力的药品,滥用或不合理使用易产生生理依赖性和精神依赖性。

麻醉药品与麻醉药不同,麻醉药是指医疗上用于全身麻醉和局部麻醉的药品,如氟烷、硫喷妥钠或普鲁卡因等,这些药品在药理上虽具有麻醉作用,但不具有依赖性潜力。《麻醉药品品种目录(2013 版)》共 121 个品种,其中我国生产及使用的品种及包括的制剂、提取物、提取物粉共有 27 个品种:可卡因、蒂巴因、可待因、双氢可待因、二氢埃托啡、地芬诺酯、芬太尼、瑞芬太尼、舒芬太尼、右丙氧芬、氢可酮、氢吗啡酮、美沙酮、羟考酮、哌替啶、阿片(包括复方樟脑酊、阿桔片)、福尔可定、布桂嗪、吗啡(包括吗啡阿托品注射剂)、乙基吗啡、罂粟浓缩物(包括罂粟果提取物、提取物粉)、罂粟壳。

2. 精神药品(psychotropic substances) 指直接作用于中枢神经系统,使之兴奋或抑制,连续使用能产生依赖性的药品。依据依赖性潜力和危害人体健康的程度,精神药品被分为第一类精神药品和第二类精神药品。第一类精神药品比第二类作用更强,更易产生依赖性。因此为了加强和规范医疗机构第一类精神药品的使用管理,保证临床合理需求,严防第一类精神药品流入非法渠道,其使用管理工作与麻醉药品一样,均需严格执行国家制定的《医疗机构麻醉药品、第一类精神药品管理规定》。各类精神药品的品种由国家药品监督管理部门确定并公布。

3. 医疗用毒性药品(medicinal toxic drugs) 指毒性剧烈、治疗剂量与中毒剂量相近,使用不当会致人中毒或死亡的药品。我国《医疗用毒性药品管理办法》规定的毒性药品中,毒性中药共28种,包括砒霜、生川乌、生草乌、水银等;毒性西药品种11种,包括阿托品、三氧化二砷、洋地黄毒苷等。

4. 放射性药品(radioactive pharmaceuticals) 是指用于临床诊断或者治疗的放射性核素制剂或者其标记药物,包括裂变制品、推照制品、加速器制品、放射性同位素发生器及其配套药盒、放射免疫分析药盒等。放射性药品的国家标准,由国家药典委员会负责制定和修订,报国家食品药品监督管理部门审批颁发。

特殊管理的药品专有标识如图2-2-2所示。

 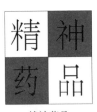 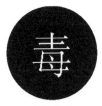 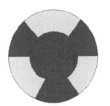

麻醉药品　　　　　精神药品　　　　　毒性药品　　　　　放射性药品

图2-2-2 特殊管理的药品专有标识

除对上述4种药品实行特殊管理之外,《药品管理法》规定:国家对预防性生物制品的流通实行特殊管理。此外,属于药品类易制毒化学品(如麻黄素)、兴奋剂(如蛋白同化制剂、肽类激素)等品种,国家也实行一定的特殊管理。

四、药物剂型与给药途径

药物经加工制成的适合于预防、医疗应用的形式称作药物剂型。不同的药物可以制成同一剂型,如维生素C片、牛黄解毒片;同一种药物也可制成多种剂型,如维生素C片、维生素C注射液等。一般来说,给药途径与药物剂型密切相关,而二者均会影响药效作用的速度和强度。因此在进行治疗时,必须考虑到剂型和给药途径对药物作用的影响。

(一)药物剂型与给药途径

目前医疗中常用剂型有40余种,最常用的分类方法是按给药途径分类:

1. 口服给药剂型 系指口服后通过胃肠黏膜吸收而发挥全身作用或在胃肠道局部发挥药效的制剂。常用的有片剂、胶囊剂、颗粒剂、散剂、口服液、丸剂等。口服给药方法简单、经济安全,分取剂量准确,适用于大多数药物和患者,是临床治疗中最常用的给药途径。由于大部分口服药物需吸收后才能发挥治疗作用,药物起效较慢,不宜用于急救时给药,也不适用于昏迷、呕吐等不能口服药物的患者。药物易受胃肠内容物的影响,因此易被消化液破坏或在消化道中难以吸收的药物,不宜口服。

2. 口腔内给药剂型 系指在口腔内发挥作用的制剂,包括含片、舌下片、口腔粘贴片、口腔喷雾剂、含漱剂等,一般发挥局部治疗作用。舌下片中的药物也可经舌下黏膜吸收发挥全身作用,适用于急症的治疗,如硝酸甘油舌下含片可用于心绞痛的治疗。

3. 注射给药剂型 此类剂型主要指注射剂和输液剂。注射剂给药吸收快(静脉注射不经吸收阶段直接入血),剂量准确,作用迅速可靠,适用于昏迷、抽搐、肠梗阻等不能口服给药的患者。但其质量要求高,生产过程复杂,价格相对较高,给药不便,注射疼痛,生理作用难以逆转,安全性差。

近年来也出现一些植入型制剂,系指一类经手术植入或经针头导入皮下或其他靶部位的释药系统,一般可在体内持续释放药物,适用于半衰期短、代谢快、不适宜通过其他途径给药的药物。

按注射部位的不同,常用的注射方法有:

(1)皮内注射:注射于表皮和真皮之间,一次注射量在 0.2 mL 以下,常用于过敏性试验或疾病诊断,如青霉素皮试等。

(2)皮下注射:注射容量一般为 1.0～2.0 mL。吸收较口服快,但较大容量和有刺激性的药物,不能用此法给药。

(3)肌内注射:注射容量一般为 1.0～5.0 mL。由于肌肉组织的血流较丰富和感觉神经末梢较少,故吸收较皮下注射快,且疼痛较轻;油剂和混悬剂一般都仅做肌内注射,具刺激性的药物也应肌内注射。但刺激性很强的药物可致局部组织坏死,则不能采用这种给药途径。

(4)静脉注射和静脉滴注:由于药物直接进入血液循环内,立即显效,特别适用于危重患者的急救;高渗溶液和某些刺激性药物也可做静注,但不能漏出血管外。注射液应无菌、无热源和无异物,也不引起凝血或溶血作用;静脉注射速度一般应较缓慢,以免血药浓度过高引起中毒。较大容量的药液宜用静脉滴注,其速度可根据病情需要和药物浓度调整,一般为30～60 滴/min。

(5)椎管内注射:直接将药物注入脊髓的蛛网膜下腔内,使药物在局部达到较高的浓度,多用于腰椎麻醉或脑脊膜疾患的治疗。

此外,尚有关节腔内注射、动脉注射、心内注射等。

4. 呼吸道给药剂型 系指通过呼吸道给药的制剂。气体或易挥发的药物可经呼吸道吸入,通过肺泡吸收和排出。因肺泡面积大和血流丰富,故显效快、作用强而维持时间短,如吸入麻醉药的应用。某些不易挥发的药物可配成溶液喷成气雾或制成细粉吸入,在呼吸道局部达到较高的浓度,以治疗呼吸道疾病。常见的包括气雾剂、粉雾剂以及雾化吸入剂,主要以吸入或喷雾方式给药,其主要优点在于具有速效和定位作用,适用于慢性阻塞性肺疾病、支气管哮喘、慢性支气管炎等疾病的治疗及急性发作的预防。

5. 皮肤给药剂型 此类剂型通过皮肤给药,药物在皮肤局部起作用或经过皮肤吸收后,发挥全身作用,如外用溶液剂、洗剂、搽剂、硬膏剂、软膏剂、外用膜剂、喷雾剂和贴剂等。

6. 黏膜给药剂型 此类剂型利用眼睑黏膜、鼻黏膜等给药,可引起局部或全身作用,如滴眼剂、眼膏剂、滴鼻剂等。

7. 腔道给药剂型 用于直肠、阴道、尿道、耳道等,如栓剂、灌肠剂、泡腾片、滴耳剂等。

药物剂型还可按分散系统、形态分类,各种分类方法各有特点,但均不完善或不全面,各有其优缺点。缓释、控释制剂是相对常规制剂而言的。常规制剂常常一日给药几次,不仅使用不便,而且血药浓度波动很大,出现"峰谷"现象。血药浓度高时,可能产生副作用,甚至中毒;血药浓度低时可在治疗浓度以下,以致不能显现疗效。缓释、控释制剂可在较长时间内持续释放药物,具有长效作用,一般口服药药效可持续半天、一天或一天以上,而注射药物可持续数天至数月。这种药物剂型可减少用药频率,降低血药浓度的波动现象,提高药效和安全性,极大地方便了患者。

(二)药物剂型的重要性

适宜的药物剂型可以发挥良好的药效。药物本身的疗效虽然是主要的,但在一定条件下,剂型对药物疗效的发挥也起着积极的作用。

1. 不同剂型改变药物的作用性质 多数药物改变剂型后作用的性质不变,但有些药物能改变作用性质,如硫酸镁口服剂型用作泻下药;而5%注射液静脉滴注能抑制大脑中枢神经,有镇静、解痉作用。

2. 不同剂型改变药物的作用速度 如注射剂、吸入气雾剂等起效快,常用于急救;缓释、控释制剂等作用缓慢,属长效制剂。

3. 不同剂型改变药物的毒副作用 缓释、控释制剂能保持血药浓度平稳,避免血药浓度的峰谷现象,从而降低药物的毒副作用。

4. 有些剂型可影响疗效 固体剂型,如丸剂、颗粒剂、片剂的制备工艺不同会对药效产生显著的影响,特别是药物的晶型、粒子的大小发生变化时直接影响药物的释放,从而影响药物的治疗效果。

(三)给药途径对药效的影响

不同的给药途径,可以影响药物吸收的速度和程度、体内的有效浓度高低及药理作用的快慢与强弱,有时甚至产生完全不同的作用。一般来说,注射药物比口服药物吸收快,作用往往较为显著。在注射剂中,水溶性注射剂比油溶性注射剂或混悬剂吸收快;在口服制剂中,溶液剂比片剂、胶囊剂容易吸收。药效出现时间从快到慢依次为:静脉注射、吸入给药、舌下含服、肌内注射、皮下注射、口服、直肠、皮肤给药。给药途径所产生的代谢过程的差异主要与药物代谢酶在体内的分布以及局部器官和组织的血流量有关。另外由于肝脏和胃肠道存在许多药物代谢酶,口服经胃肠道吸收的药物可能会有显著的首过效应,直接影响药物效应。因此临床用药时必须熟悉各种给药途径的特点,以便在用药时能够根据患者的具体情况和需要来选择适当的给药途径,更好地发挥药物的治疗作用。

第二节 药物治疗

一、药物治疗的药效学基础

药物对机体的作用主要是对生理功能的兴奋或抑制。凡能使机体生理、生化功能加强的作用称为兴奋,如肾上腺素对心脏呈兴奋作用;凡能引起功能活动减退的作用称为抑制,如阿托品可使痉挛的胃肠平滑肌松弛。

药物对病原体的作用主要是抑制病原体的生长繁殖,例如青霉素抑制细菌细胞壁的合成;氯霉素抑制细菌核蛋白体的合成。

药物的作用具有选择性,有些药物可影响机体的多种功能,有些药物只影响少数或某种功能,前者选择性低,后者选择性高。一般来说,选择性高的药物,副作用较少,疗效较好,临床应用可以有针对性地治疗某种疾病;反之,作用广泛的药物副作用较多。

药物的作用机制是研究药理作用是何处产生的,如何产生的。由于药物可作用在器官、组织、细胞和分子水平,故药物的作用机制亦可见于不同水平。

（一）非特异性药物作用机制

主要与药物的理化性质有关,如抗酸药中和胃酸以治疗溃疡病,甘露醇在肾小管内提升渗透压而利尿等分别通过特定的化学反应及物理作用而产生药理效应。

（二）特异性药物作用机制

药物作用于哺乳动物的蛋白靶点,可大致分为受体、离子通道、酶、载体分子等,以及某些其他类型的结构蛋白、核酸、细胞壁组分和其他蛋白。主要有以下几个方面:

1. 作用于受体　受体是一类介导细胞信号转导的功能蛋白质,能识别周围环境中某种微量化学物质,首先与之结合,并通过中介的信号放大系统,触发后续的生理反应或药理效应。已知的受体有胆碱受体、肾上腺受体、多巴胺受体、阿片受体以及各种激素受体等。

2. 作用于细胞膜的离子通道　细胞膜上无机离子通道控制 Na^+、Ca^{2+}、K^+、Cl^- 等离子跨膜转运,药物可以直接对其作用而影响细胞功能。

3. 对酶的影响　酶是机体内一种特殊的蛋白质,参与所有细胞的生命活动,而且极易受各种因素的影响,是药物作用的一类主要对象。药物通过影响酶的功能而发挥作用,如奥美拉唑不可逆地抑制胃黏膜 H^+-K^+-ATP 酶,减少胃酸分泌;解磷定能使遭受有机磷酸酯类抑制的胆碱酯酶复活;而有些药本身就是酶,如胃蛋白酶。

4. 影响递质释放或激素分泌　如小剂量的碘作为原料可促进甲状腺素合成和分泌,大剂量碘剂则抑制甲状腺素释放,临床上可用于早亢的治疗;麻黄碱除直接作用于肾上腺素受体外,也能促进肾上腺素能神经末梢释放递质,间接产生效应。

5. 影响自身活性物质　如乙酰水杨酸类解热镇痛药对正常体温无影响,但能使发热者体温降至正常,因为这类药物能抑制体内前列腺素的合成。

6. 参与或干扰细胞代谢　补充生命代谢物质以治疗相应缺乏症的药物很多。如铁盐补血、胰岛素治疗糖尿病等。有些药物化学结构与正常代谢物质非常相似,参与代谢过程却往往不能引起正常代谢的生理效果,实际上导致抑制或阻断代谢的后果,称为抗代谢药。如5-氟尿嘧啶结构与尿嘧啶相似,掺入癌细胞 DNA 及 RNA 中干扰蛋白质合成而发挥抗癌作用。许多抗菌药物如喹诺酮类也是作用于细菌核酸代谢而发挥抑菌或杀菌效应的。

二、药物治疗的药动学基础

药物进入机体后,作用于机体而影响某些器官组织的功能;另一方面药物在机体的影响下,可以发生一系列的运动和体内过程,即吸收、分布、代谢、排泄过程。

1. 吸收 指药物自用药部位转运进入血液循环的过程。药物中吸收有快有慢,受到药物本身的理化性质、给药途径、药物浓度、吸收面积以及局部血流速度等的影响,除静脉给药外,其他途径给药均有吸收过程。

2. 分布 药物吸收入血后随血液循环向全身转运,然后分布于各器官组织、组织间隙或细胞内。药物分布至作用部位,必须透过不同的屏障,如毛细血管壁、血脑屏障、胎盘屏障等,此时药物的分子大小及脂溶性将影响药物的转运过程。影响药物分布的另一个因素是药物与血浆蛋白结合的能力,药物与血浆蛋白结合后成为结合型药物,药理作用暂时消失;未被结合的药物则称为游离型药物,可以通过生物膜而发挥作用。两种药物如果竞争同一血浆蛋白,将因竞争作用发生药理作用强度的改变,用药过程中应特别注意产生相互作用。

3. 代谢 多数药物在体内都要经过不同程度的结构变化——主要通过氧化、还原、分解、结合等方式进行,这一过程叫作代谢。多数药物经过代谢,其药理作用可被减弱或完全丧失,也有少数药物只有经过体内代谢才能发挥作用,如环磷酰胺在体内水解为氮芥后才具有抗肿瘤作用。体内主要的代谢场所在肝脏,有些药物可以影响肝脏药物代谢酶的活性而产生药物相互作用。

4. 排泄 药物通过各种途径离开机体的过程叫作排泄。肾脏是主要的排泄器官。当肾功能不良、尿少或无尿时,肾脏排泄药物的能力将大大减弱,因此必须酌减药物用量或给药次数。除肾脏外,药物也可通过其他途径排泄,如挥发性药物主要通过呼吸道排泄,检测呼出气体中的乙醇量是诊断酒后驾车的快速简便的方法。药物也可自胆汁排泄,乳腺、汗腺的分泌物中也有部分药物排泄,如药物通过乳腺排出,可能引起乳儿中毒,哺乳妇女用药时需注意。

药物动力学是应用动力学原理与数学处理方法,定量描述药物在体内动态变化规律的学科。药物通过各种途径进入体内,其吸收、分布、代谢和排泄过程均存在"量时"变化或"血药浓度经时"变化,对这一动态变化过程进行定量描述是药物动力学的基本任务。药物动力学的研究成果为新药的定向合成、结构改造、新药剂型设计、药物生物等效性评价、给药方案设计及临床药物治疗方案的个体化等提供了重要的依据。

三、药品的两重性

药品具有两重性,一方面可以防病治病,促进患者生理功能的恢复;另一方面也可能引起危害人体的不良反应。药品不良反应是药品的固有属性,服用药品出现不良反应是正常现象。

(一)治疗作用

凡是达到防治效果的作用称为治疗作用。治疗作用可分为:

1. 对因治疗(etiological treatment) 指用药目的在于消除原发致病因子,彻底治愈疾病,也称治本,如抗菌药物消除体内致病微生物,可以控制感染性疾病。

2. 对症治疗(symptomatic treatment) 用药目的在于改善症状,称为对症治疗或称治标。对症治疗未能根除病因,但在诊断未明或病因未明无法暂时根治的疾病却是必不可少的。在某些危重急症如休克、惊厥、心力衰竭、高热、剧痛时,严重的症状作为二级病因,可使疾病进一步恶化,如高热引起惊厥,此时对症治疗可能比对因治疗更为重要。

3. 补充治疗(supplementary therapy) 也称替代治疗(replacement therapy),用药目的在于补充营养物质或内源性活性物质(如激素)的不足。可部分地起到对因治疗的作用,但应注意解决引起该物质缺乏的病因。

(二)不良反应

根据我国《药品不良反应监测管理办法》的规定,药品不良反应的定义为:质量合格的药品在正常用法用量情况下出现的与用药目的无关的或意外的有害反应(adverse drug reaction,ADR)。多数不良反应是药物固有效应,在一般情况下是可预知的,但不一定是可以避免的。少数较严重的不良反应是较难恢复的,称为药源性疾病(drug induced disease),如庆大霉素引起神经性耳聋、肼屈嗪引起红斑性狼疮等。

1. 副作用(side effect) 是指药品按正常剂量服用时所出现的与药品的药理活性相关,但与用药目的无关的作用。由于药理效应选择性低,涉及多个效应器官,当某一效应用作治疗目的时,其他效应就成为副作用。如阿托品用于解除胃肠痉挛时,可引起口干、心悸、便秘等副反应。副作用是在治疗剂量下发生的,是药物本身固有的作用,大多较轻微并可以预知。

2. 毒性反应(toxic effect) 毒性反应是指剂量大或用药时间长而引起的不良反应。急性毒性多损害循环、呼吸及神经系统功能,慢性毒性多损害肝、肾、骨髓、内分泌等功能。毒性反应一般比较严重,但多数是可以预知也是可以避免发生的,因此在临床用药时,应注意定期监测相关的生化指标,根据情况调整用药方案。药理作用较强,治疗剂量与中毒量较为接近的药物容易引起毒性反应。此外,肝、肾功能不全者,老人、儿童易发生毒性反应。少数人对药物作用过于敏感,在常规治疗剂量范围就能出现他人过量用药时才出现的症状。因服用剂量过大(超过极量)而发生的毒性反应,不属于药物不良反应。

特殊毒性:致畸作用、致癌作用与致突变作用合称三致反应,是药物所致的三种特殊毒性,均为药物和遗传物质或遗传物质在细胞内表达发生的相互作用的结果。

3. 后遗效应(residual effect) 后遗效应是指停药后血药浓度已降低到有效治疗浓度以下时残存的药理效应,如服用巴比妥类催眠药后,次晨出现的乏力、困倦现象。

4. 停药反应(withdrawal effect) 是指突然停药后原有疾病加剧,又称回跃反应(rebound reaction)。如长期服用普萘洛尔控制心率,突然停药易产生心悸。

5. 变态反应(allergic effect) 机体受药物刺激发生异常的免疫反应,而引起生理功能障碍或组织损伤称为变态反应。反应的发生与药物剂量无关或关系甚少,在治疗量或极少量时都可发生。反应的严重程度差异很大,从轻微的皮疹、发热至造血系统抑制、休克等。对于易致过敏的药物或过敏体质的患者,临床用药前应进行皮肤过敏试验,阳性反应者禁用。

6. 继发性反应(secondary effect) 由于药物治疗作用引起的不良后果,又称治疗矛盾。如胃肠道内有许多微生物寄生,正常情况下菌群之间维持平衡的共生状态,如果长期使用广谱抗菌药物,对药物敏感的菌株受到抑制,不敏感菌株大量繁殖,菌群间相对平衡受到破坏，可引起中毒性肠炎或全身感染。这种继发性感染被称为二重感染。

7. 特异质反应(idiosyncratic reaction)　因先天性遗传异常，少数特异体质患者对某些药物反应特别敏感，反应性质也可能与常人不同。如对骨骼肌松弛药琥珀胆碱发生的特异质反应是由于先天性血浆胆碱酯酶缺乏所致。

WHO 将药品不良反应分为 A、B、C 三种类型。

1. A 型不良反应

A 型不良反应又称剂量相关不良反应(dose-related adverse reactions)，是药理作用增强所致，常和剂量有关，一般容易预测，其发生率高而死亡率低。如抗凝血药所致出血，苯二氮䓬类药物引起的嗜睡。药物的副作用、毒性作用、继发反应、停药反应等由于和常规药理作用有关，属于 A 型不良反应范畴。

2. B 型不良反应

B 型不良反应又称剂量不相关性不良反应(non-dose-related adverse reactions)，是一种和正常药理作用无关的异常反应，难预测，发生率低而死亡率高。药物变态反应和特异质反应均属 B 型不良反应。

3. C 型不良反应

又称迟现性不良反应，这类不良反应一般在长期用药后出现，潜伏期较长，没有明确的时间关系，难以预测。如药物致癌、致畸、致突变作用。

为了加强药品不良反应监测的管理，保障人体用药安全有效，《药品不良反应监测管理办法》明确规定国家实行不良反应报告制度。报告范围为：对上市 5 年以内的药品和列为国家重点监测的药品须报告其引起的所有可疑不良反应。对上市 5 年以上的药品，主要报告严重、罕见和新的不良反应。

药品生产、经营企业和医疗预防保健机构必须严格监测本单位生产、经营、使用的药品不良反应发生的情况。一经发现可疑不良反应，需进行详细记录、调查，按要求填写并按规定上报。国家食品药品监督管理部门对确认发生严重不良反应的药品，应按《药品管理法》规定采取相应措施，同时不定期通报药品不良反应监测情况，公布药品再评价结果。

四、药物治疗的基本过程

药物治疗是临床医师与药师利用可支配的药物资源对机体的异常生理、病理状态进行矫治的过程。临床医师与药师在药物治疗过程中的一般思维过程为：首先需要明确患者的问题，即对疾病做出明确诊断，随后拟定治疗目标并选择适当的药物、剂型、剂量与疗程，然后开具处方并指导患者用药，开始药物治疗的过程。在此过程中，监测临床与实验室各项指标，如符合预期结果则继续原治疗方案，如发现治疗效果不佳则要找到原因、修正原治疗方案或制订新的治疗方案，直到完全达到预期治疗目标，使患者获得痊愈或最大限度地改善病情。

药物治疗的基本过程如下：

1. 明确诊断　正确诊断是开始正确治疗的关键性步骤之一。正确的诊断是综合分析各种临床信息的基础上做出的，包括患者主诉、详细的病史、体格检查、实验室检查和其他特殊检查。正确的诊断意味着正确认识疾病的致病因素、病理改变与病理生理学过程，在此基础上，才能使治疗措施准确地针对疾病发生发展的关键环节起效，促使病情向好的方向转归。

2. 确定治疗目标　治疗目标是在对疾病和患者情况充分认识的基础上,确立的疾病治疗希望达到的最终结果。在确立治疗目标时,应考虑既要改善患者目前的病理生理状态,又能提高患者的远期生活质量。治疗目标可以是消除诱因或祛除诱因,也可以是减轻症状和并发症的处理,还可以是预防发病,为其他治疗创造条件或增加其他疗法的疗效。针对患者疾病的不同时期,治疗目标可能不同。

3. 选择治疗方案　针对一个治疗目标往往有多个治疗方案,多种治疗药物。需要综合考虑疾病、患者各方面的情况和药物的药理学特征,按照安全、有效、经济、适当的原则,确定治疗药物、剂型、剂量和疗程,选择合适的治疗时机和最佳治疗方案,同时应考虑药物治疗与非药物治疗密切配合、合理应用。当药物疗效大致相同时,应选择同类药中最有效、毒副作用最小者,避免药源性疾病的发生。合理给药在选择治疗方案时应加以考虑。一些特殊人群因其特定的生理和病理生理学变化而成为用药安全性问题的高风险人群,在用药时更应慎重。

4. 开始治疗　医师针对患者病情开具处方即意味着治疗开始。而若想获得预期的治疗效果,则取决于患者正确用药和用药依从性。随着患者保健意识的增强和医药知识水平的提高,患者越来越希望拥有信息的对称性,有时甚至会提出自己的治疗意见。因此,临床医药工作者在开具处方后应向患者提供必要的信息,指导用药,使患者成为知情的治疗合作者。

5. 监测、评估和干预　在确立治疗目标时,实际上就同时设定了反映疗效的观测指标与毒性的观察终点,需要在治疗过程中监测这些指标和终点,以评估治疗效果,进行适度干预,决定继续、调整或是终止治疗方案。如果患者按用药方案完成了治疗,疾病已治愈,则治疗可停止。如疾病未愈或转为慢性,治疗有效且无不良反应,或者不良反应不影响治疗,可继续治疗。如在治疗过程中出现严重不良反应,应重新考虑所选择的治疗方案,检查对患者的指导是否正确,有无药物相互作用等因素。如治疗无效,应考虑诊断是否正确、治疗目标与治疗用药是否恰当、剂量是否正确、疗程是否太短、给予患者的指导是否正确,以及患者是否正确服药和对治疗的监测是否正确。根据患者情况提出相应的解决办法如更换药物、调整给药方案、提高用药依从性等。

五、药物的中毒与解救

(一)药物中毒的临床表现

在医疗机构里,抢救药物中毒患者较为常见。药物中毒分急性中毒和慢性中毒,主要取决于接触药物的量和时间。短时间内接触大剂量,引起急性中毒;而长时间接触少量药物,则发生慢性中毒。各种药物中毒患者的临床表现各有不同,医师、药师特别要注意鉴别诊断。为了提高抢救成功率,抢救时应注意以下 6 个问题,以便对病情做出估计,采取治疗措施。

1. 意识水平　昏迷是药物中毒常见症状,表示大脑皮质功能的障碍,或是维持大脑清醒状态的脑干和间脑上行激活系统功能障碍,故昏迷的深度反映病情的变化。

2. 呼吸功能　呼吸中枢抑制和衰竭,为药物中毒最常见的死亡原因。如能维持呼吸功能,就能争取时间,使治疗措施发挥作用。如氨茶碱中毒可有肺水肿、呼吸困难,甚至呼吸衰竭。有机磷中毒致唾液分泌大量增加及支气管痉挛等,也可发生呼吸抑制、气道阻塞和衰竭。因此要严密观察通气功能和换气功能,也包括保持呼吸道通畅和咳嗽反射情况,以及呼吸频率、潮气量、血氧饱和度和动脉血气分析等。

3. 循环功能　通过监测组织血灌注、心率、心律、血压和中心静脉压,借以了解循环功能。灌流良好,则表现为末梢温暖、红润、尿量 30 mL/h 以上。重度中毒时组织灌注不足,尿量减少。多数药物中毒后有明显低血压,但单胺氧化酶抑制剂可能产生高血压危象。地高辛和三环类抗抑郁药物中毒,常出现心律失常和传导阻滞,连续监测心电图是必要的。

4. 体温　急性药物中毒时约 50% 患者出现低温,即中心体温<36 ℃。测定鼻咽部、食管、鼓膜和直肠等处温度反映人体中心温度,皮肤温度反映外围温度。若外周体温下降,而中心温度不变或升高,提示外周组织灌流不足。

5. 毒物的判断　了解患者中毒的药物,有助于抢救和治疗。收集患者残留在药瓶或其他器皿中以及散落的药物具有参考价值,还可以询问患者及家属等知情人相关情况,但对其反馈可靠性应慎重考虑。此外,从体检中寻找线索,如患者呼吸气味(某些有机溶媒或醇类有酒味)。尽可能收集患者血液、尿液、胃内容物、呕吐物做化学鉴别。

6. 注意反复观察病情发展　有的患者入院时神志清楚,入院后可因药物不断被吸收,中毒加深而突然发生昏迷。也有的患者经急救和解毒治疗后症状好转,经过一段时间,由于解毒药用量偏小或时效较短,引起症状反跳、突然恶化。因此必须反复地观察。

(二)药物中毒的处理原则

1. 支持疗法　目的是维持急性中毒患者的重要脏器功能,特别是呼吸和循环功能,必要时气管内插管,进行人工呼吸,帮助患者度过危险期。首先要保持呼吸道通畅,清除气道分泌物、呕吐物,纠正低氧血症进行氧疗等。对引起循环虚脱、有效循环血量减少,甚至发生低血容量休克者,应补充血容量、输液或应用升压药,同时注意维持水、电解质、酸碱平衡和血浆渗透压,注意保护肾功能。

2. 清除毒物和减少毒物吸收

(1)催吐:适于神志清楚、能主动合作者,以手指、压舌板等刺激咽后壁和舌根部诱发呕吐,或服温水或盐水,再进行刺激引吐。也可用药物催吐,如阿扑吗啡皮下注射,或口服吐根糖浆,但催吐药物的效果未必可靠,且不适于年老体衰或有循环虚脱的患者,同时要警惕催吐物误吸入气管。如果是阿片类药物中毒,禁用阿扑吗啡催吐,以防加重毒性。

(2)洗胃:要及早洗胃,在 6 h 以内效果较好,6 h 以上或更长时间仍有部分毒物残留,还应给予洗胃。洗胃时,首先应尽量吸尽胃中内容物及毒物,然后用盐水或清水冲洗,选择合适胃管减压吸出。灌洗时患者置于头朝下体位,用虹吸管或注射器抽出内容物,继续灌洗直到洗出液中无中毒物为止。

(3)导泻:常用 50% 硫酸镁溶液或 25% 硫酸钠溶液,口服或经胃管注入,以消除已进入肠道的毒物和减少肠道内吸收。忌用脂质泻药,以免脂溶性毒物吸收。清洁灌肠时可用高渗盐水或肥皂水灌肠,宜于服毒 6 h 以后或服导泻药 2 h 后进行。

(4)吸附:活性炭是一种强效吸附剂,能吸附某些药物,如阿司匹林、巴比妥类。活性炭在口服或经胃管注入 30 min 效果最佳。活性炭和毒物的比例以 10:1 为宜。若不知毒物量,可用 10~15 g 活性炭配成混悬液注胃。

3. 清除体内已吸收毒物

(1)增强利尿:大多数药物可由肾脏排泄,因此强化利尿是加速毒物排泄的重要措施之一。通常采用的方法为静脉补液后,给予静脉注射呋塞米,但必须注意水电解质的平衡,同时还应考虑心脏负荷等情况。经补液利尿后,一些水溶性强的、与蛋白结合率低的化合物很容易从体内排出。如有肾功能衰竭,则不宜采用强化利尿。利尿过程要与调节 pH 相结合,以增加肾小管内毒物解离而减少重吸收。巴比妥类药物中毒,当尿 pH 值调至 7.5 时,排出量可增加 2 倍。

(2)血液净化:对于重度中毒患者常伴有心、肾功能受损,一般抢救治疗措施往往难以奏效。近年来,血液净化疗法在中毒抢救中的广泛应用,使重症中毒患者的死亡率明显下降。血液净化方法有腹膜透析、血液透析、血液灌流、血浆置换、全血置换等。

4. 判定摄入物质,选用有效解毒剂

许多中毒物质具有特殊解毒剂,通过拮抗毒物对机体生理功能的扰乱作用来减轻或消除毒物的毒性作用,如阿托品可拮抗有机磷酸酯类所引起的毒蕈碱样作用,丙烯吗啡对抗吗啡类生物碱的中枢和呼吸抑制作用等,因此及时应用解毒剂是提高中毒挽救成功率的关键。应用解毒剂时应注意了解其作用机制、适应证及禁忌证,抓紧时机、及早应用,并注意用药剂量。

第三节　药物的合理使用

一、合理用药原则

据世界卫生组织(WHO)统计,全球有 1/7 的人不是死于自然衰老或疾病,而是死于不合理用药。我国不合理用药占用药者的 11%～26%,因此合理用药已成为医药系统的当务之急。

药物是治疗疾病的重要武器,但药物存在两重性,既有治疗作用,又可能发生不良反应。根据疾病的诊断,合理地使用药物治疗,能使患者迅速恢复健康;反之,不仅起不到治疗作用,还会对患者产生不利的影响,轻者损害健康,重者贻误生命。从经济角度看,也是对卫生资源的浪费。因此,合理地使用药物极为重要。

安全、有效、经济、适当是合理用药的基本原则。安全性是合理用药的基本前提,用药者用药后的风险轻者稍有不适,重者致残、致命,安全用药强调让用药者承受最小的治疗风险获得最大的治疗效果;有效性是安全用药的首要目标,通过药物作用达到预期的目的;经济性即以尽可能少的药费支出取得尽可能大的治疗效益,是合理用药的基本要素,在我国卫生保健的专项经费还十分有限的情况下,经济地使用药物可减轻患者和社会的经济负担,有助于维持人类及其卫生资源的长期、可持续发展;适当性是实现合理用药的基本要求,即将适当的药品,在适当的时间,选择适当的剂量、途径和疗程,达到适当的治疗目标。

2013 年,国家卫生和计划生育委员会(现卫健委)发布了关于合理用药健康教育核心信息释义,并总结了十大安全用药指南,为老百姓的合理用药和安全用药提供了指导性原则,内容如下:

(1)合理用药是指安全、有效、经济地使用药物。优先使用基本药物是合理用药的重要措施。不合理用药会影响健康,甚至危及生命。

（2）用药要遵循能不用就不用、能少用就不多用,能口服不肌注、能肌注不输液的原则。

（3）购买药品要到合法的医疗机构和药店,注意区分处方药和非处方药,处方药必须凭执业医师处方购买。

（4）阅读药品说明书是正确用药的前提,特别要注意药物的禁忌、慎用、注意事项、不良反应和药物间的相互作用等事项。如有疑问要及时咨询药师或医生。

（5）处方药要严格遵医嘱,切勿擅自使用。特别是抗菌药物和激素类药物,不能自行调整用量或停用。

（6）任何药物都有不良反应,非处方药长期、大量使用也会导致不良后果。用药过程中如有不适要及时咨询医生或药师。

（7）孕期及哺乳期妇女用药要注意禁忌;儿童、老人和有肝脏、肾脏等方面疾病的患者,用药应谨慎,用药后要注意观察;从事驾驶、高空作业等特殊职业者要注意药物对工作的影响。

（8）药品存放要科学、妥善,防止因存放不当导致药物变质或失效;谨防儿童及精神异常者接触,一旦误服、误用,及时携带药品及包装就医。

（9）接种疫苗是预防一些传染病最有效、最经济的措施,国家免费提供一类疫苗。

（10）保健食品不能替代药品。

合理用药落实到具体患者、疾病和药物等十分复杂,涉及的知识面很广。总体上做好合理用药应注意以下几个问题:

（1）掌握适应证,正确选用药物:要正确选用药物,首先要尽快明确诊断,严格按适应证给药,有的放矢,才可避免误用或滥用药物。

（2）了解既往用药史:了解以往有无药物过敏、遗传缺陷,如酶的缺陷或异常等,谨慎选择药物,以保证安全用药。

（3）结合患者状况选用药物:患者的机体状态、年龄、性别、体重,特别患有心、肝、肾等主要脏器功能不全的患者,选用药物及制订给药方案时,都要注意合理性,以免引起这些脏器及全身的不良反应。

（4）根据病变部位选用药物:为使药物能够到达并迅速到达病变部位发挥作用,需要选择适宜的药物制剂、剂型、给药途径及给药方法,以获得疗效好、不良反应少的效果。

（5）注意合并用药时药物间的相互作用。

（6）在有效、安全的前提下,能用价廉药不用昂贵药。

临床进行药物治疗时,只有全面综合考虑各种情况,对患者具体情况具体分析,合理选药,合理给药,才能真正做到有效、安全、经济、适当地使用药物。

二、小儿的合理用药

新生儿系指胎儿从出生至出生后 28 d 的小儿,出生后 28 d 至满 1 周岁为婴儿期,1～3 岁为幼儿期。这些时期机体生长发育很快,同时抗病能力较弱,易患传染性和感染性疾病。给小儿用药时,应了解小儿不同发育时期的解剖生理特点,考虑个体发育对药动学及药效学的影响,才能既有良好的疗效,又无明显的不良反应。小儿的生理特点如下:

（1）脏器功能发育不全,酶系统发育尚未成熟,药物代谢及排泄速度慢。

(2)随出生体重、年龄的改变,药物代谢及排泄速度变化很大。

(3)患儿之间个体差异很大。

在病理状况下,各功能均减弱。

(一)小儿生理特点

小儿由于生理、生化等方面的因素与成人有量的差别,还有质的不同,这些特点主要表现在以下几个方面:

1. 药物吸收多　婴幼儿的胃酸偏少,胃酶活性较低,胃排空迟缓,肠蠕动不规则,特殊转运能力弱,某些易受胃酸、胃酶和肠道酸碱度影响的口服药物,小儿的吸收量较成人多,如新生儿口服氨苄青霉素可吸收 60% 以上,而成人仅吸收 30%。皮肤用药时,由于儿童的皮肤娇嫩,血管丰富,药物容易透皮吸收,皮肤破损时吸收量就更多了。如有用硼酸溶液湿敷治疗尿布皮炎,发生患儿中毒死亡的报道。故皮肤用药,小儿的吸收量也较成人多。

2. 血药浓度高　小儿尤其是新生儿细胞外液较多,这样就影响了某些按脂-水分配系数在体内分布的药物(如磺胺、青霉素、头孢菌素、呋塞米等),可使血中药物浓度增高。另一方面,由于婴幼儿体内血清蛋白量不仅比成人少,而且与药物的结合力也较弱,因而造成血中游离药物浓度增高,易出现多种不良反应。小儿血脑屏障发育尚未完全,全麻药、镇痛药和镇静催眠药等脂溶性药物极易通过血脑屏障而产生神经毒性作用。

3. 代谢排泄能力弱　多数药物的代谢和排泄有赖于肝脏和肾脏功能是否健全。婴幼儿肝、肾功能发育尚不完善,所以对药物的清除和排泄较慢。如新生儿用磺胺类药物可使血胆红素浓度增高加之代谢能力较低易出现核黄疸症。又如新生儿肝脏功能不健全,服用氯霉素后可引起“灰婴综合征”。故小儿应避免使用氯霉素和磺胺类药物。

(二)给药剂量

基于以上特点,小儿尤其是新生儿和婴幼儿,身高和体重均较小,不能按成人剂量用药,临床常用的是按体重或体表面积计算给药量。儿童给药量常按以下方法计算:

1. 按体重计算

小儿剂量(每日或每次)=药量/kg·次(或日)×体重(kg)

体重一般采用患儿实测体重。如患儿没有实测体重,则可按年龄计算,其公式为:

1~6 个月的体重(kg)=月龄×0.6+3;

7~12 个月的体重(kg)=月龄×0.5+3;

1 周岁以上的体重(kg)=年龄×2+8。

2. 按体表面积计算

小儿剂量(每日或每次)=药量/[m²·次(或日)]×体表面积(m²)。

体表面积计算公式为:

体重<30 kg 时,体表面积(m²)=体重(kg)×0.035(m²/kg)+0.1(m²);

体重≥30 kg 时,体表面积(m²)=1.15+0.02 m²×[体重(kg)-30(kg)]。

(三)小儿用药原则

小儿生了病,尤其是新生儿,不会说话,更不会表达自己的病痛特点,这些都要靠大人的观察和医生的检查诊断。因此,小儿看病、吃药都比大人难,用药也应特别小心。根据小儿生理上的特点,小儿用药应注意以下几点:

1. 不能随意用药　使用解热镇痛药和抗菌药物须在医生严格指导下使用;退热药不可

过量,用药时间不可过长,3个月以内的婴儿慎用,因为退热药可以使小婴儿出现虚脱;8岁以内的小儿服用四环素容易引起黄斑牙(四环素牙),个别的还可引起颅压增高(表现为囟门鼓起,头疼);氯霉素可抑制骨髓造血机能,个别的小儿会因应用氯霉素发生再生障碍性贫血,血小板减少,白细胞降低;新霉素、卡那霉素、庆大霉素、链霉素可引起小儿耳聋,或肾脏损害、血尿……所以不能小儿一发烧就用抗菌药物,尤其是一些伤风、感冒,绝大多数是由病毒引起的,无须使用抗菌药物。

2. 药物剂量要准确　小儿用药剂量也和成人不同。许多药如抗菌药物、退热药等都是根据小儿体重计算出来的,有的家长不按医嘱服药,觉得烧高了就多吃一点退热药,病没有好,就认为是药量不足,任意加大使用剂量,或是自己认为病好了,不经医生检查就随意停药,或减少剂量,这都是不对的。

3. 用药时间和方法要听从医生安排　不同的病用药时间的长短也不同。尤其是一些慢性病和一些免疫病必须听从医生的指导,不能随意减量、停药和换药,如结核病、风湿病、肾病、肝炎、癫痫等都需较长时间用药,而且在用药剂量、疗程、方法诸方面都有一定的讲究,在疾病的不同时期药物剂量也有一定的改变。

三、妊娠期和哺乳期的合理用药

妊娠期某些疾病需要用药物治疗或预防,但药物具有二重性,用药恰当疾病得以治愈或控制,用药不当可带来危害。20世纪60年代初期,为治疗妊娠呕吐服用沙利度胺而产生的严重后果,即反应停(thalidomide)事件,数以万计的短肢畸形"海豹儿"的降生,震惊世界。这一严重的药品不良事件,不但唤起了人们对药物致畸作用的高度重视,而且也改变了"胎盘屏障"是胎儿的天然保护神的设想。人们对孕妇用药产生恐惧,甚至于患病后盲目地拒绝药物治疗,致使病情加重,延误治疗。妊娠期如何合理用药并保证母婴安全至关重要。

(一)定义

妊娠期合理用药是指给孕妇用药前,应充分了解妊娠期的药代动力学特点,充分考虑到孕妇用药后,药物可经胎盘发挥药理作用,正确选择对胚胎、胎儿无损害而又对孕妇所患疾病最有效的药物,在制订给药方案时应重视妊娠特点,适时适量地用药。

(二)药物对胎儿危害性的表现

药物对胎儿损害的表现形式多种多样,较常见的损害有:

1. 流产、早产、死胎　一般来说,凡能引起子宫肌肉兴奋,产生子宫肌肉收缩功能的药物,都有可能引起流产、早产,甚至死胎。如去甲肾上腺素可诱发子宫收缩会引起流产、早产。某些中草药亦有堕胎的作用,孕妇在使用时应加以注意。

2. 胎儿发育障碍　抗甲状腺药物甲巯咪唑、丙硫氧嘧啶会抑制胎儿甲状腺素合成造成呆小症,智力迟钝,胎儿甲状腺增生肿大。

3. 胎儿畸形　畸胎多发生于妊娠早期,即妊娠前3个月,这段时期是细胞分化器官形成期,最易受外来药物的影响。许多药物会引起胎儿畸形,其表现形式多种多样,如强的松、苯妥英钠会引起胎儿兔唇、腭裂;己烯雌酚会使女性胎儿男性化;氟尿嘧啶可引起胎儿手指缺失等。

(三)妊娠期与药物危害的关系

孕妇罹患疾病,可影响子宫内的胚胎、胎儿,用药治疗使其尽早痊愈有利于胚胎和胎儿的生长发育,但所用药物有时却对胚胎、胎儿有损害,其损害程度又与用药时的胎龄密切相关。一是不同孕期用药适应证常常不同;二是不同孕期用药时对胎儿的损害也有很大差别。以下仅就妊娠各期的用药予以简述。

1. 妊娠早期用药　受精卵着床于子宫内膜前为着床前期。此期虽然对药物高度敏感,但如果受到药物损害严重,可造成极早期的流产,如若受到部分损害,有时还有补偿功能,胚胎可能继续发育而不发生后遗问题。故如在此期曾短期服用少量药物,不必过分忧虑。关键在于受孕后的 3~12 周左右,是胚胎、胎儿各器官处于高度分化、迅速发育阶段,药物影响此过程,可能导致某些系统和器官畸形。可见妊娠 12 周内是药物致畸最敏感的时期,故此期用药应特别慎重。

2. 中期和晚期妊娠用药　妊娠的中晚期,药物对胎儿的致畸可能性减小。但此时的药物主要影响胎儿的生理和生化功能,如造成牙、神经系统、生殖系统等发育异常,此时期用药也应慎重,根据用药适应证权衡利弊做出选择。

(四)药物的安全性等级分类

1979 年美国食品药品监督管理局根据动物实验和临床实践经验及对胎儿的不良影响,将药物分为五类。

1. A 类　研究证实药物对胎儿的不良影响很小。这类药物是最安全的一类。

2. B 类　动物实验及在人类未证实对胎儿有危害,动物实验说明对胎仔无危害,但是人类尤其对妊娠前 3 个月情况及其后 6 个月有无危害缺乏充分研究的报道,多种临床常用药属于此类。

3. C 类　对动物及人均无充分研究,或对动物胎仔有不良影响,但没有对人类的有关观察报道,这类药物临床选用最困难,而很多常用药都属于这类药。本类药物只有在权衡了对妇女的好处大于对胎儿的危害之后,方可应用。

4. D 类　对胎儿有危害的迹象,但治疗孕妇疾病的益处明显地超过这些危害。

5. X 类　已证实对胎儿有危害。本类药物禁用于妊娠或计划妊娠的患者。

在妊娠期 A 类、B 类药可安全使用,C 类药在权衡利弊后慎重使用,D 类和 X 类应避免使用。

临床常用的抗菌药物妊娠期安全分类如表 2-2-1 所示。

表 2-2-1　临床常用的抗菌药物妊娠期安全分类

药物名称	妊娠分级	药物名称	妊娠分级	药物名称	妊娠分级
青霉素	B 级	头孢唑林	B 级	氨曲南	B 级
苄星青霉素	B 级	头孢拉定	B 级	头孢美唑	B 级
阿莫西林/克拉维酸	B 级	头孢呋辛	B 级	头孢米诺	B 级
哌拉西林/他唑巴坦	B 级	头孢唑肟	B 级	亚胺培南/西司他丁	C 级
苯唑西林	B 级	头孢噻肟	B 级	美罗培南	B 级
美洛西林舒巴坦	B 级	头孢曲松	B 级	厄他培南	B 级
阿米卡星	D 级	米诺环素	D 级	阿奇霉素	B 级
甲硝唑	B 级	磺胺甲噁唑	C 级;D 级(临近分娩用)	左氧氟沙星	C 级

(五)妊娠期妇女用药原则

妊娠期患病需要治疗时,用药还是非常必要的。因为只有孕妇健康,胎儿才能正常发育。但应根据以下原则应用药物:单药有效的避免联合用药;有疗效肯定的老药时应避免用尚难确定对胎儿有无不良影响的新药;小剂量有效的避免用大剂量;中药并非安全无毒,相反,中药成分复杂,使用中药前应向药师和中医师咨询;妊娠头 12 周内应尽量避免用药;至于给药途径以口服为宜;若病情急需,需使用肯定对胎儿有危害的药物时,应先终止妊娠后再用药。

(六)哺乳期妇女用药

药物可通过乳汁进入乳儿体内,不同的药物在乳汁中的含量差别较大。因此,乳母仍须注意服用药物对乳儿的危害性,避免滥用。不同药物对乳儿的影响不同。抗精神病药锂盐可进入母乳,由于它可经胃肠道完全吸收,能引起乳儿毒性反应,可出现低温、青紫,故哺乳期应禁用。三环类抗抑郁药丙米嗪、去甲丙米嗪和阿米替林进入乳汁中含量很小,对乳儿无明显影响,但连续应用对乳儿有害,应慎用。华法林可与白蛋白高度结合,亦不会大量进入乳汁,对乳儿影响较小。丙硫氧嘧啶、甲巯咪唑可进入乳汁,乳母服用此药可造成乳儿甲状腺功能减退和甲状腺肿大,使用放射性碘,亦应预先停止哺乳。氯霉素在乳汁中浓度较高,乳汁与血浆比率约为 0.5,氯霉素可引起新生儿骨髓抑制,故乳母应禁用。克林霉素对乳儿有明显毒性,研究发现克林霉素在乳汁中浓度可高于血浆浓度的数倍,能引起假膜性结肠炎,故乳母禁用。异烟肼可大量转运到乳汁中,造成乳儿肝中毒,故禁用。

为安全起见,乳母用药应注意以下几点:

(1)可用可不用的药物,应尽量不用。

(2)严格遵医嘱用药,不得滥用未经医生处方的药物;乳母因病使用经医生处方的药物时,如发现乳儿有异常现象,应及时诊治。

(3)避免使用长效药物及多种药物联合应用,而尽量选用短效药物,用单剂疗法代替多剂疗法,以减少蓄积的可能。

(4)避免在血浆药物浓度高峰期间喂养,可采取用药前喂养的方法哺乳。

(5)乳母必须应用对乳儿健康危害较大的药物时,应当暂时停止哺乳,采用人工喂养。

四、老年人的合理用药

随着科学的进步,人民生活水平不断提高,卫生保健事业得以改善,人类的平均寿命明显延长,世界范围内人口老龄化越来越严重。老年人的医疗保健成为极为重要的问题之一。老年人由于生理、生化和病理的改变,药动学和药效学也发生改变,对药物的反应与青年人明显不同。同时,老年人往往身患多病,用药种类较多,药物不良反应较青壮年多 2~3 倍。因此,老年人合理用药已成为现代老年医学中的一个重要组成部分。

(一)老年人生理特点

1. 吸收 胃肠道是机体重要的消化器官。胃肠道的老年性变化在于运动和分泌功能的减退,主要表现在胃肠黏膜变薄萎缩,有效吸收面积减小,血流量减少,腺体萎缩,多种细胞分泌功能减弱,胃酸、胃蛋白酶分泌减少,因此对药物的吸收能力呈进行性下降趋势。

2. 分布 机体组成成分是影响药物分布的重要因素之一。老年人细胞内水分减少,而骨骼肌、肝、肾、脑等非脂肪组织重量减少,脂肪组织增加,这些改变可影响药物在老年人体内的分布。一般来说,水溶性药物在体内的分布容积变小,血中药物浓度升高,药物疗效增强。而脂溶性药物在体内的分布容积增大,药物容易在体内蓄积,药物消除变慢,药物作用较为持久。此外,老年人血浆蛋白含量也明显低于青年人,可使药物游离型增加,作用增强。

3. 代谢 肝脏是药物的重要代谢器官。但随着年龄的增长,肝脏的形态和功能均可发生明显改变。据报道人类 20 岁和 80 岁肝细胞数之比为 2∶1,65 岁老人肝血流量较青年人下降 40%～50%,肝细胞酶的活性和数量也均降低,因此多数药物在老年人体内代谢和消除均减慢,药物在体内保留时间延长。

4. 排泄 肾脏是药物排泄的主要器官。老年人肾重量较年轻人降低 20%,肾血流量仅为年轻人的 40%～50%,肾小球的滤过率下降 35%,肾小管排泌与再吸收功能下降 40%。肾功能的变化,明显影响药物自肾脏的排泄,从而使药物在体内保留时间延长,药物容易蓄积而造成药物中毒,故在使用主要通过肾排泄的药物时应注意减量。如庆大霉素主要以原形经肾排泄且具有肾毒性和耳毒性,在用药时应减少剂量或延长给药间隔时间,以防发生不良反应。

5. 药效学 老年人生理生化功能的衰退,适应力与内环境调节能力的下降也使药效学发生改变。一般情况下,老年人对药物的反应性相对年轻人增强。

(二)老年人用药原则

1. 合理选择药物 老年人由于生理衰老、病理变化,病情往往复杂多变,若药物使用不当可使病情急转直下,甚至无法挽救。因此,对老年人用药一定要掌握少而精的原则,选择药物时要考虑到既往疾病及各器官的功能情况。对有些病症可以不用药物治疗的就不要滥用药物,如失眠、多梦等症状通过劝导患者节制晚间紧张的脑力劳动和烟、茶的控制等,可收到良好效果。老年人精神抑郁,可通过劝慰、心理指导治疗,其效果常比用药要好。

2. 选择合适的剂型和恰当的剂量 老年人用药应从小剂量开始,逐渐增加至个体最合适、获得满意疗效的治疗剂量,我国药典规定 60 岁以上老年人应用成人剂量的 1/2～3/4,但一般来说,应根据年龄、体重和体质情况而定。由于老年人对药物耐受能力差、个体差异增大、半衰期延长,因此,对老年人用药剂量必须十分慎重。最好是监测血药浓度与肾功能降低的情况实行剂量个体化,这对治疗安全范围窄、主要经肾排泄的药物尤其重要。

许多老年人吞咽片剂或胶囊困难,尤其量较大时,故老年患者宜用颗粒剂、口服液或喷雾剂,病情紧急者可静注或静滴给药。

3. 掌握用药最佳时间 掌握好用药的最佳时间可以提高疗效,减少不良反应。一般多数口服药物可在饭后服,尤其对消化道有刺激性的药物,如铁剂、某些抗菌药物等。有些药物要求在空腹或半空腹时服用,如肠溶口服制剂等。有些药物要求在饭前服,如抗酸药等。

4. 控制嗜好及饮食 老年患者用药期间控制烟、酒、茶嗜好及日常饮食颇为重要。吸烟可诱导肝药酶,增强咖啡因、普萘洛尔等药物的代谢,使血中药物浓度降低,药效下降;吸烟者的茶碱血浆消除率较不吸烟者约高 1.8 倍。酒是药物代谢酶的诱导物质,可加速华法林、甲苯磺丁脲等药物的代谢,且酒精可与许多药物发生相互作用,使药物在体内的过程复杂化。茶中含有较多的鞣质,可与许多药物结合形成不易吸收的沉淀,影响药物的吸收和发挥药效。

5. 提高用药的依从性 依从性是指谨慎地遵照医嘱服药的程度,这是治疗获得成功的关键。老年人病种多,服药品种亦多,记忆力又差,忘服、漏服、错服药品是很常见的。特别是痴呆、抑郁症或独居孤寡的老年患者,更应警惕防止误服和过量用药。为获得老年患者药物治疗较佳的效果,医务人员应慎重选择用药,详细交代药物名称、特性、药效、用法、可能发生的不良反应及处理方法、药物的禁忌证、贮藏方法等,并尽量减少用药次数和合并用药,以免因依从性差而影响疗效和增加不良反应。长期用药者,应取得家属、亲友的协助监督,最好在社区医疗保健监控下用药。

五、肝、肾功能异常患者的合理用药

(一)肝功能异常患者的合理用药

肝脏疾病可以损害肝脏代谢药物的能力,改变药物体内过程,直接影响药物的疗效和毒性;反过来有些药物会引起不同程度的肝脏损害。因此,临床用药应考虑两方面的问题:

1. 肝脏对药物代谢的影响　肝脏是机体重要的代谢器官。许多口服药物由小肠完整吸收,首先经门静脉转送到肝脏,在肝脏经过一系列代谢过程,导致药物化学结构的改变,这就是药物的代谢过程,又被称为肝首过效应。大多数药物的代谢是在肝脏进行的,参与药物代谢的酶主要是肝脏的微粒体酶。

肝实质细胞受损的疾病可引起某些肝药酶减少,主要由肝灭活的药物代谢减弱,消除时间延长,首过效应下降,使药物代谢和毒性发生改变。在肝硬化时,肝脏血流可明显减少,门脉系统和全身循环之间形成侧支循环,有62%肠系膜血液可经侧支循环而避开肝脏,从而使药物逃脱肝细胞代谢。因此肝功能改变对主要经肝代谢的药物的影响较大。

2. 药物对肝脏的损害　药物损害肝脏可分为直接性和间接性两类。直接性肝损害是指无选择地损害肝细胞,如酒石酸锑钾、四氯化碳等;间接性肝损害是指干扰代谢途径而损害肝功能,如四环素、抗代谢药。许多药物能引起或加重患者肝功能的损害,常见的药物有巴比妥类镇静药、氯丙嗪、苯妥英钠、消炎药、异烟肼、利福平、吡嗪酰胺、甲基睾丸酮及某些抗肿瘤药等。

因此慢性肝病及肝硬化患者用药时应注意以下几点:

(1)禁用或慎用损害肝脏的药物,避免肝功能的进一步损害。

(2)慎用经肝脏代谢且不良反应多的药物,改用主要经肾脏消除的药物;主要由肝灭活的药物必须减量慎用,甚至禁用,否则会因为代谢的减少引起不良反应的增加。

(3)当药物需经肝脏代谢活化而起效时,注意用药品种的选择。例如,可的松和泼尼松均须先经肝代谢将3位酮基转化为羟基,即转化为氢化可的松和泼尼松龙,才能发挥作用,在肝脏功能不佳时,可的松和泼尼松的作用会减弱。一般认为,在有上述疾病时应选用3位为羟基的糖皮质激素。

(4)用药过程中还要定期监测肝功能,一旦发现肝功能恶化,应及时调整给药方案。

(二)肾功能异常患者的合理用药

肾脏是主要的排泄器官,许多药物及其代谢产物都需经肾排泄,排泄过程中体内的药量将不断减少,药理作用下降,因此肾脏功能直接影响药物疗效和药物毒性。临床使用药物一定要注意患者肾功能状况。

肾功能异常患者用药时应遵循以下原则:

(1)避免或慎用肾毒性药物,如氨基糖苷类抗生素、万古霉素等,以避免肾功能进一步损害。

（2）选用经肾脏外途径排泄的药物,有利于减少肾脏的负担。

（3）注意根据肾脏过滤功能调节用药方案。临床上一般通过评估肾功能减退程度,进行用药方案的调整。调整方法包括延长用药间隔和减少给药剂量两种。如有条件可对一些损害肾脏的药物监测血药浓度,结合监测结果调节用药方案,可达到好的效果而又避免了药物的不良反应。

（4）用药过程中要定期监测肾功能,一旦发现肾功能损害加重,应及时调整给药方案。

六、药物相互作用对合理用药的影响

目前很少见到一个患者只用一种药物治病,临床上经常通过联合用药来获得预期的治疗效果。有目的地联合用药通常可以充分发挥药物的治疗作用;反之,无目的地联合用药在治疗上不但不能提高疗效,反而引起药物不良反应,产生不利作用,使药效降低甚至失效,毒性增加。

药物的相互作用指某一种药物的作用由于其他药物或化学物质的存在而受到干扰,使该药的疗效发生变化或产生药物不良反应。药物相互作用的结果有作用加强和作用减弱两种。作用加强可能表现为疗效提高,又可能表现为毒性加大。同样,作用减弱可能表现为疗效降低,也可能表现为毒性减小。因此,在临床联合用药过程中,应尽可能避免药物相互作用导致药物不良反应加大和(或)疗效降低,尽量保证用药疗效提高和(或)不良反应减少。药物相互作用的方式主要表现在以下几个方面:

（1）药剂学方面的相互作用　药品制剂之间发生直接的物理或化学反应,导致药物作用的改变。这种相互作用经常发生在几种药物加入输液中,或者一个注射器内混合几种药物时。物理性配伍禁忌指在药物合用时,由于药物的物理性质的变化,影响了药物的配制,如枸橼酸钾溶液与颠茄酊混合时,析出枸橼酸钾沉淀或使醇水分层;樟脑与薄荷脑共研时发生液化等。化学性配伍禁忌指由于药物合用时,发生化学变化产生沉淀、气体、变色、分解、生成毒物或爆炸等而影响药理作用,如生物碱盐类溶液与碱性药物(如苯巴比妥钠等)同用时析出沉淀(生物碱);碳酸盐与盐酸、水杨酸等酸性药物配伍时可产生气体。

（2）药代动力学方面的相互作用

（1）胃肠道吸收过程中的相互作用:如甲氧氯普胺可加快胃的排空速度,当与地高辛合用时,使地高辛吸收尚未完成时即排出体外,地高辛血清浓度可降低30%左右。反之,一些胃肠解痉药如丙胺太林可使胃肠蠕动减慢,地高辛血药浓度可提高30%左右,可能引起不良反应。

（2）药物分布过程中的相互作用:药物与血浆蛋白的结合是可逆的,只有非结合的游离药物分子才具有药理活性。结合和非结合的药物分子达到一个平衡,如果药物的蛋白结合率从99%降到95%,也就是其游离的、有活性的药物浓度从1%增加到5%,即游离药物浓度增加了4倍,就会产生强烈的药理效应。如保泰松、乙酰水杨酸、苯妥英钠等都是强效置换剂,与双香豆素合用时可将其从蛋白结合部位上置换出来,使其在血浆中游离型药物浓度增加,有可能引起出血。表2-2-2列出了临床上因竞争血浆蛋白导致游离药物浓度增加,进而引发药物不良反应的典型例子。

表 2-2-2　因竞争血浆蛋白而引发的药物相互作用

血浆蛋白强力结合药	被置换药	结果
长效磺胺药、水杨酸类、香豆素类	磺酰脲类	血糖过低
保泰松、水杨酸类	香豆素类	凝血时间延长、出血
乙胺嘧啶	奎宁	奎宁毒性增强
速效磺胺类、水杨酸类	甲氨蝶呤	甲氨蝶呤毒性增强

(3)药物代谢过程中的相互作用:大部分药物在肝脏被肝微粒体酶催化代谢而灭活,因此,肝微粒体酶的活性直接影响到药物代谢。有些药物肝药酶诱导作用或抑制作用,可以改变其他药物的代谢。目前了解到有临床意义的强诱导剂有利福平、苯巴比妥、苯妥英等。哮喘患者应用糖皮质激素控制症状,如合用利福平或苯巴比妥类药物,由于糖皮质激素代谢加速,药效减弱,可能引起哮喘发作,此时必须加大糖皮质激素剂量。反之,酶抑制剂西咪替丁、大环内酯类抗菌药物、唑类抗真菌药等,可使由肝微粒体酶代谢的其他药物代谢时间延长,如西咪替丁与茶碱合用时,可增加茶碱浓度,若不适当减少茶碱剂量,则可能引起茶碱中毒。

(4)肾排泄过程中的相互作用:肾小管分泌是主动转运过程,要通过肾小管的特殊转运体完成。作用于肾小管同一主动转运系统的药物可互相竞争,如丙磺舒与青霉素及其他药物竞争,减少它们的排出,因而留在体内的药物增加。当丙磺舒与吲哚美辛合用时,吲哚美辛的不良反应发生率较单用时明显增加,主要是两药合用时,可相互竞争同类型转运体,出现竞争性抑制,使吲哚美辛由肾小管分泌明显减少,增加了药物毒性。

肾小管重吸收主要是被动转运过程,药物的肾小管重吸收率受尿液 pH 改变影响较大。生理情况下,人的尿液 pH 为酸性,碱性药物在酸性尿液中呈解离型,不易被肾小管重吸收。当合用的药物使尿液碱化,碱性药物大部分呈非解离型,则易被肾小管吸收,血药浓度升高。如奎尼丁与氢氯噻嗪合用,由于氢氯噻嗪可使尿液碱化,促进奎尼丁由肾小管重吸收,可引起心脏毒性反应。

3. 药效学方面的相互作用　药效一般是药物与受体或特殊作用点相互作用的结果。合并用药时,不同性质的药物对同一受体可发生激动或阻滞两种相反的作用,在药物效应上可产生增强与减弱的不同结果。特别需要注意的是,药理效应或毒副作用相同的药物联合应用,如各药不减量使用,就有产生中毒的可能。如依他尼酸、呋塞米不宜与氨基糖苷类抗生素合用,两者在听神经损害方面有相加作用,合用后耳聋的发生率明显增加;强心苷的作用可因合用噻嗪类利尿药引起钾耗竭而增强,这种相互作用在老年患者上尤应注意。

综上所述,必须强调联合用药应有目的。流行病学提示,用药品种越多,不良反应发生率越高,给患者带来隐患。所以,药物相互作用的问题在合理用药中是必须考虑的。

(吴雪梅　曾晓芳)

第三篇 内科学常见疾病

第一章 呼吸系统疾病

第一节 肺 炎

肺炎是指不同的病原体(细菌、病毒、衣原体、支原体、真菌等)或其他因素(如吸入羊水、动植物油和过敏反应等)所致的肺部炎症。四季均可发病,尤以冬春气温骤变季节多见。细菌性肺炎是最常见的肺炎,也是最常见的感染性疾病之一,在抗菌药物应用以前,细菌性肺炎对儿童及老年人的健康威胁极大,抗菌药物的出现及发展曾一度使肺炎病死率明显下降。但近年来,由于细菌耐药率的不断升高,尽管应用强力的抗菌药物和有效的疫苗,肺炎的病死率并未进一步降低,甚至有所上升。

肺炎根据患病环境分为社区获得性肺炎(CAP)和医院获得性肺炎(HAP)。

社区获得性肺炎(CAP)是指在医院外罹患的感染性肺实质炎症,包括具有明确潜伏期的病原体感染而在入院后平均潜伏期内发病的肺炎,并排除在医院内感染而于出院后发病的肺炎。常见病原菌为肺炎链球菌、非典型病原体(肺炎支原体、肺炎衣原体、军团菌属)、流感嗜血杆菌、卡他莫拉氏菌等。

医院获得性肺炎(HAP)是指患者入院时不存在,也不处于感染潜伏期,而于入院 48 h 后在医院(包括老年护理院,康复院)内发生的肺炎,包括在医院内获得感染而于出院后发病的肺炎。常见病原菌为革兰氏阴性菌,如铜绿假单胞菌、肺炎克雷伯杆菌、肠杆菌科细菌等,也可见到金黄色葡萄球菌、真菌等。

但不同地区、不同时期的社区获得性肺炎和医院获得性肺炎的常见病原体会有所不同。

【临床表现】

肺炎的症状可轻可重,取决于病原体和宿主的状态,常见症状有:咳嗽、咳痰、发热、胸痛、咯血、呼吸困难等,不典型者可有腹痛、恶心,严重者还可合并感染性休克并出现相应的症状。

体征:肺部可闻及湿啰音,有时可以有痰鸣音、胸膜摩擦音及肺实变的体征或休克的体征,严重者可有呼吸频率增快,鼻翼翕动,发绀。

【辅助检查】

肺部影像学检查可以发现肺炎的存在,细菌感染时血象常升高,临床工作中应重视肺炎患者的病原学检查,必要时行血气分析。

【治疗】

抗感染治疗是肺炎治疗的关键环节。抗菌药物治疗应尽早进行,一旦怀疑为肺炎即应马上给予首剂抗菌药物,越早治疗预后越好。抗感染治疗要根据病原学的诊断来进行,虽然许多肺炎在病原学检查结果出来之前就已使用抗菌药物治疗,但这种经验治疗也是建立在对肺炎病原体合理推测的基础之上,在经验治疗的同时,应通过各种手段尽可能地获得肺炎的病原学诊断以便必要时进一步调整用药。为提高经验性用药水平,了解细菌性肺炎的病原谱以及它们的变迁显得极为重要。需要强调的是,在经验性治疗时了解当地医院的病原学监测数据尤为重要,应根据本地区、本医院甚至特定科室的病原谱和耐药特点,结合患者个体因素来选择抗菌药物。

临床可根据各种肺炎的临床和放射学特征估计可能的病原体,如金黄色葡萄球菌性肺炎 X 光下有时可在病灶内或其周围出现空腔或蜂窝状透亮区,并可发展为肺脓肿;肺炎链球菌有时可见铁锈色痰;肺炎克雷伯杆菌感染有时可见棕红色胶冻状稠痰。

目前治疗肺炎常用的抗菌药物有青霉素类、头孢菌素类、大环内酯类、喹诺酮类、氨基糖苷类药物等,应根据不同病原体选择不同的药物,若为真菌感染、病毒感染还应选择相应的抗真菌、抗病毒药物。重症肺炎应选择广谱的强力抗菌药物,并应足量、联合用药。

【预防】

加强体育锻炼,增强体质。减少危险因素如吸烟、酗酒。年龄大于 65 岁者可接种流感疫苗,年龄大于 65 岁或不足 65 岁,但有心血管疾病、肺疾病、糖尿病、酗酒、肝硬化和免抑制者可接种肺炎疫苗。

第二节　慢性支气管炎

慢性支气管炎是气管、支气管黏膜及其周围组织的慢性非特异性炎症。临床上以咳嗽、咳痰为主要症状,或有喘息,每年发病持续 3 个月或更长时间,连续 2 年或 2 年以上,并排除其他具有咳嗽、咳痰、喘息症状的其他疾病。部分患者可控制,不影响工作、学习;部分患者可发展成慢性阻塞性肺疾病甚至肺源性心脏病(肺心病)。

【病因】

本病发生与慢性刺激有关,病因尚未完全清楚,可能是多种环境因素与机体自身因素长期相互作用的结果。

1. 吸烟　为本病的主要发病因素,吸烟者慢性支气管炎的患病率较不吸烟者高 2～8 倍,烟龄越长、烟量越大,患病率亦越高。

2. 职业粉尘和化学物质　接触职业粉尘及化学物质,如烟雾、变应原、工业废气及室内空气污染等,浓度过高或接触时间过长,均可能促进慢性支气管炎发病。

3. 大气污染　随着空气污染的加重,慢性支气管炎的患病率不断上升。

4. 感染因素　感染是慢性支气管炎发生发展的重要因素之一。

5. 气候　气候寒冷。

6. 机体内在因素　如过敏体质、自主神经功能失调、遗传因素、年龄因素、营养因素等。

【临床表现】

起病多缓慢,病程较长。主要症状为慢性咳嗽、咳痰或伴有气喘。早期多无任何异常体征,病程发展后肺部可闻及干、湿性啰音,急性发作期肺部啰音可增多,咳嗽后可减少或消失。急性加重的主要原因是呼吸道感染。

【实验室和特殊检查】

X线检查早期可无明显改变,反复发作者可见两肺纹理增粗、紊乱。肺功能检查早期亦无明显变化,当出现气流受限时,相应的肺功能指标可以出现改变。

【诊断】

依据咳嗽、咳痰或伴喘息,每年发病持续 3 个月,连续 2 年或以上,并能排除其他心肺疾患(如肺结核、尘肺、哮喘等等)时,则可做出诊断。如每年发病持续不足 3 个月,而有明确客观检查依据(如 X 线、肺功能等),亦可做出诊断。

【治疗原则】

1. 急性加重期的治疗　以控制感染为主,辅以祛痰、止咳、解痉平喘等措施。

2. 缓解期治疗　以戒烟,避免吸入有害气体和其他有害颗粒,增强体质,提高抗病能力和预防复发为主。疫苗接种部分患者可见效。中医中药治疗。

【预防】

应戒烟和避免吸入有害气体和其他有害颗粒;可勤开窗通风,避免受凉和感冒;可接种流感疫苗、肺炎球菌疫苗等。

第三节　慢性阻塞性肺气肿

阻塞性肺气肿系终末细支气管远端部分(包括呼吸性细支气管、肺泡管、肺泡囊和肺泡)膨胀和过度充气,并伴有气腔壁的破坏。近数十年来阻塞性肺气肿的发病率显著增高,这是由于大气污染、吸烟和肺部慢性感染等诱发慢性支气管炎,进一步演变为本病。

慢性支气管炎、慢性阻塞性肺气肿病情进展,出现持续气流受限且不完全可逆时,即发展为慢性阻塞性肺疾病(COPD)。慢性支气管炎和慢性阻塞性肺气肿是引起 COPD 的最常见疾病。

【病因】

大多数由慢性支气管炎发展而来,少数患者与 α_1-抗胰蛋白酶缺乏有关。

【临床表现】

除有原发病的症状以外,肺气肿主要表现为进行性加重的活动后呼吸困难。

早期体征不明显,随着病情的加重,可出现典型的肺气肿体征,如视诊可见桶状胸、肋间隙增宽、呼吸运动减弱;触诊语颤减弱;肺部叩诊过清音,心浊音界缩小或消失,肺下界和肝浊音界下降,肺下界移动度减小;听诊呼吸音减弱、呼气延长、心音遥远;听觉语音减弱。

【并发症】

肺气肿常见的并发症有自发性气胸、肺部急性感染、慢性肺源性心脏病、呼吸衰竭等。

【辅助检查】

（一）X 线检查

两肺野透亮度增加,肋间隙增宽,膈面低平,胸廓及膈肌运动减弱,心影狭长呈垂位。

（二）呼吸功能检查

肺功能检查对于肺气肿具有重要意义。

（三）血气分析

根据病情的不同可以出现低氧血症、高碳酸血症等改变。

【诊断】

早期诊断较不易,应结合病史、体征、胸部 X 线检查及肺功能检查综合判断。凡有逐渐加重的气喘史,肺功能检测示残气及残气/肺总量增加,第 1 秒用力呼气量/用力肺活量减低,最大通气量降低,气体分布不匀,弥散功能减低;经支气管扩张剂治疗,肺功能无明显改善,即可诊断。

【治疗原则】

目的在于阻止症状发展和疾病的反复加重,改善活动能力,提高生活质量,具体措施如下:①戒烟。②减少慢性支气管炎的急性发作次数,慢性支气管炎急性发作时给予积极控制。③对于已经发展为 COPD 的患者,可根据病情,吸入支气管舒张剂,激素与支气管舒张剂的联合吸入制剂。还可选择进行长期家庭氧疗,营养支持治疗、康复治疗;必要时进行手术治疗,如肺大疱切除术、肺减容术、肺移植术等。

【预防】

对慢性阻塞性肺气肿防治要立足于早期。戒烟,预防受凉感冒,提高身体抵抗力,避免过度的体力和精神劳累。有呼吸道的症状,如咳嗽咳痰、气促加重、出现黄痰等时,要及早诊治。

第四节　慢性肺源性心脏病

慢性肺源性心脏病是指由肺、胸廓或肺动脉的慢性病变引起的肺循环阻力增高、肺动脉高压和右心室肥大,有或无右心功能衰竭的心脏病。

【流行病学】

慢性肺源性心脏病的患病率存在地区差异,北方地区患病率高于南方地区,农村患病率高于城市,并随年龄增长而增加,吸烟者比不吸烟者患病率明显增多,男女无明显差异,冬、春季节和气候骤然变化时,易出现急性发作。

【病因】

（一）支气管、肺疾病

以慢性阻塞性肺疾病最多见,其他的还有支气管哮喘、支气管扩张、广泛肺结核、弥漫性肺间质纤维化等。

(二)胸廓运动障碍性疾病

较少见,如严重的胸廓、脊柱畸形,胸膜广泛粘连、胸廓改形术后以及神经肌肉疾患等均有可能引起慢性肺心病。

(三)肺血管疾病

肺栓塞、特发性肺动脉高压、结节性多动脉炎等。

(四)其他

睡眠呼吸暂停低通气综合征、原发性肺泡通气功能不足。

【临床表现】

根据有无肺、心功能衰竭,将肺心病分为两期:

(一)肺、心功能代偿期

主要为原发病的症状如咳嗽、咳痰、气促,活动后可有心悸、呼吸困难、乏力和劳动耐力下降,少有胸痛或咯血。体检可有不同程度的发绀,除了有肺气肿等原发病的体征以外,还可以发现肺动脉瓣第二心音亢进,剑突下有明显的心脏搏动,三尖瓣区闻及收缩期杂音等。

(二)肺、心功能失代偿期

可出现缺氧、二氧化碳潴留,可导致以呼吸衰竭或心力衰竭为主或二者兼有的临床表现,其中心力衰竭以右心衰竭为主,有时也可出现左心功能不全。体检见发绀明显,除了有肺、心功能代偿期的体征以外,还可以有体循环淤血的体征,如颈静脉怒张、肝肿大伴压痛、肝颈静脉回流征阳性、下肢浮肿、腹水等。

【并发症】

(1)肺性脑病:是由于呼吸衰竭导致缺氧和二氧化碳潴留所引起的神经精神障碍综合征,常继发于慢阻肺,为慢性肺心病晚期严重的并发症之一。早期常出现头痛、头晕、表情淡漠、记忆力减退、失眠等症状,随着病情的发展,可出现嗜睡、定向力障碍和昏迷。晚期患者因重度脑水肿可出现颅高压增高和脑疝的症状。

(2)酸碱失衡及电解质紊乱。

(3)心律失常:多表现为房性期前收缩、阵发性室上性心动过速等,其中以紊乱性房性心动过速最具特征性,少数可发生心室颤动、心跳骤停。

(4)休克。

(5)消化道出血。

(6)弥漫性血管内凝血。

(7)深静脉血栓形成。

【辅助检查】

通过 X 线、心电图、超声心动图等检查,常可发现肺动脉高压或右心室增大的征象,血气分析可有低氧血症或伴有高碳酸血症。

【诊断】

根据患者有慢性阻塞性肺疾病或慢性支气管炎、肺气肿病史,或其他胸肺疾病病史,并出现肺动脉压增高、右室增大或右心功能不全的征象,如颈静脉怒张、剑突下心脏搏动增强、肝大压痛、肝颈静脉回流征阳性、下肢水肿等,结合心电图、X 线胸片,超声心动图有肺动脉增宽和右心增大、肥厚的征象,同时排除其他心脏病,可以做出诊断。

【治疗原则】

(一)肺、心功能代偿期的治疗

防治呼吸道感染,治疗原发病是缓解期治疗的重点。可采用综合治疗措施,延缓基础支气管、肺疾病的进展,增强患者的免疫功能,预防感染。

(二)肺、心功能失代偿期的治疗

治疗原则为积极控制感染,通畅呼吸道,改善呼吸功能,纠正缺氧和二氧化碳潴留,控制呼吸衰竭和心力衰竭,防治并发症。

(1)控制感染。

(2)保持呼吸道通畅:可使用支气管扩张剂,某些情况下可使用皮质激素消除气道非特异性炎症,减少气道分泌物。

(3)纠正缺氧和二氧化碳潴留:合理氧疗,必要时建立人工气道进行机械通气。

(4)纠正水电解质紊乱和酸碱失衡。

(5)降低肺动脉压:长程氧疗、使用血管扩张剂、降低血液黏稠度等。

(6)控制心力衰竭:积极控制感染、改善通气功能、纠正呼吸衰竭,是治疗心力衰竭的基础,若治疗无效或心衰严重,可适当加用利尿强心药物或血管扩张药物。但利尿药或强心药的使用剂量宜小,疗程宜短。

(7)防止并发症。

第五节　支气管哮喘

支气管哮喘是由多种细胞(如嗜酸性粒细胞、肥大细胞)及细胞组分参与的慢性变态反应性气道炎症。这种炎症使易感者对各种激发因子具有气道高反应性,并可引起广泛的、可逆性气流阻塞,临床表现为反复发作性的喘息、胸闷或顽固性咳嗽,常在夜间或清晨加重,多数患者可自行缓解或经治疗后缓解。

支气管哮喘发病率在世界范围内仍呈增加趋势,以青壮年和儿童居多。

【病因和发病机制】

支气管哮喘的发病机制十分复杂,许多因素参与其中。变应原可使嗜酸性粒细胞、淋巴细胞、中性粒细胞、巨噬细胞等炎症细胞聚集到气道,活化并释放出许多炎性介质,使气道上皮破坏、微血管渗漏、黏膜水肿、腺体分泌增加,导致气道高反应性,进而引起广泛的可逆性的气流阻塞。

【临床表现】

1. 症状　典型的支气管哮喘具有季节性,常在夜间或清晨加重,有时与吸入外源性过敏原有关。典型症状为发作性伴有哮鸣音的呼气性呼吸困难,可伴有气促、胸闷或咳嗽。症状可在数分钟内发作,并持续数小时至数天,可经平喘药物治疗后缓解或自行缓解。夜间及凌晨发作或加重是哮喘的重要临床特征。有些患者尤其是青少年,其哮喘症状在运动时出现,称为运动性哮喘。此外,临床上还存在没有喘息症状的不典型哮喘,患者可表现为发作性咳嗽、胸闷或其他症状,对以咳嗽为唯一症状的不典型哮喘称为咳嗽变异性哮喘;对以胸闷为唯一症状的不典型哮喘,有人称之为胸闷变异性哮喘。

2. 体征 发作时典型的体征为双肺可闻及广泛的哮鸣音,呼气音延长。但非常严重的哮喘发作,哮鸣音反而减弱甚至完全消失,表现为"沉默肺",是病情危重的表现。

【辅助检查】

(一)呼吸功能检查

(1)在哮喘发作时第 1 秒用力呼气量(FEV_1)、FEV_1 占预计值的百分比、FEV_1 占用力肺活量的比值等指标均降低。峰值流速(PEF)也常有下降,峰值流速检测方便,常用作监测病情严重程度的指标。

(2)支气管激发试验:就诊时呼吸功能基本正常的患者,常通过支气管激发试验来协助支气管哮喘的诊断。呼吸功能基本正常的患者,如果吸入低剂量的组胺、乙酰甲胆碱或过敏原后 FEV_1 或 PEF 下降大于 20%,则有助于支气管哮喘的诊断。

(3)支气管舒张试验:对于通气功能低于正常的患者,如果吸入支气管舒张剂后 FEV_1 增加大于 12%,且其绝对值增加≥200 mL,有助于支气管哮喘与其他气喘性疾病的鉴别诊断。

(二)变应原检测

检测外周血变应原特异性 IgE,有助于病因诊断。

(三)胸部 X 线检查

早期在哮喘发作时呈过度充气状态,两肺透亮度增加,在缓解期多无明显异常。胸部 X 线检查可了解有无合并肺部感染及其他并发症。

(四)痰液检查

涂片可见较多的嗜酸性粒细胞,也可见尖棱结晶、黏液栓等。

(五)动脉血气分析

可用以了解哮喘的严重程度。

(六)呼出气一氧化氮(FeNO)检测

FeNO 测定可以作为评估气道炎症和哮喘控制水平的指标,也可以用于判断吸入激素治疗的反应。

【诊断】

对于有典型症状和体征的患者,同时具备气流受限客观检查中任一条:①支气管舒张试验阳性;②支气管激发试验阳性;③平均每日呼气流量峰值昼夜变异率>10% 或呼气流量峰值周变异率>20%,并除外其他疾病引起的喘息、气急、胸闷和咳嗽后,可做出临床诊断。对不典型病例,应做支气管舒张或激发试验,阳性者可确诊。支气管哮喘分急性发作期、慢性持续期、临床缓解期。目前依据症状的轻重、肺功能指标等,把急性发作期、慢性持续期哮喘均分为四级。

【治疗原则】

哮喘的防治应采取综合方案,而不单纯是药物治疗。长期规范化治疗可使大多数患者达到良好或完全的临床控制。哮喘治疗的目标是长期控制症状、预防未来风险的发生,即在使用最小有效剂量药物治疗的基础上或不用药物,能使患者与正常人一样生活、学习和工作。哮喘防治的综合方案包括以下几方面的内容:

（一）哮喘患者的教育

哮喘是慢性病，病程长。其中大部分时间是患者在家自行用药。因此让患者正确地认识哮喘、判断病情，正确地采取预防和治疗措施是很重要的。

（二）客观判断病情

肺功能检测、用呼吸峰流速仪监测 PEF、血气分析等常常是客观判断气喘严重程度的重要指标。

（三）控制环境中的过敏原

过敏原是诱发哮喘的重要因素，因此，查明并尽量避免接触环境中的过敏原极为重要。

（四）慢性哮喘的分级治疗

依据慢性哮喘症状的轻重、肺功能指标将慢性哮喘分为四级，每个不同的级别使用不同剂量的药物或药物组合，以此来最大限度地增加治疗效果，同时减少药物副作用。

（五）哮喘急性发作期的治疗

根据不同的病情，选用合适的药物，尽快控制哮喘的症状，注意并发症的预防和治疗。

（六）定期随访

哮喘患者应由有经验的呼吸专科医师定期随访观察，指导预防和治疗。

【支气管哮喘的常用药物】

哮喘常用的药物有：

1. 糖皮质激素　可以从多个环节抑制气道炎症，是对气道变态反应性炎症作用最强的抗炎剂。依据哮喘患者分期分级的不同，可以选择静脉使用的激素、口服激素和吸入性激素，激素还可与吸入性 β_2 受体激动剂合用增加疗效。

2. 白三烯受体拮抗剂　白三烯是由哮喘炎症细胞产生的一种细胞因子，在多个环节参与哮喘的发病机制，白三烯受体拮抗剂可竞争性地与白三烯受体结合，抑制白三烯的炎性作用，减轻支气管的变态反应性炎症。

3. β_2 受体激动剂　主要通过兴奋 β_2 受体，舒张支气管平滑肌。根据其平喘作用维持的时间，又可以将其分为长效 β_2 受体激动剂和短效 β_2 受体激动剂。

4. 茶碱类药物　具有解痉平喘的作用，目前多用缓释茶碱。

5. 抗胆碱能药物　通过作用于气道平滑肌的胆碱能受体，从而达到解痉平喘的作用，与 β_2 受体激动剂联用可有协同效果。

6. 抗 IgE 抗体　是一种人源化的重组鼠抗人 IgE 单克隆抗体，具有阻断游离 IgE 与 IgE 效应细胞表面受体结合的作用。

第六节　肺结核

结核病是由结核杆菌引起的传染病，以肺结核最多见。肺结核在 21 世纪仍然是严重危害人类健康的主要传染病，是我国重点控制的主要疾病之一。当前结核病疫情虽出现下降，但由于耐多药结核病的增多等原因，结核病仍然是危害人类健康的公共卫生问题。

【病因和发病机制】

结核菌是引起结核病的病原菌，属于分枝杆菌属，对外界抵抗力较强。结核菌主要通过呼吸道传播,其次是消化道。结核菌对药物的耐药性,可由菌群中先天耐药菌发展而形成,也可由于在人体中单独使用一种抗结核药而较快产生对该药的耐药性,即获得耐药菌。

【临床表现】

症状:咳嗽、咳痰、痰中带血、咯血、胸痛、呼吸困难、结核中毒症状(发热、消瘦、盗汗、食欲减退等)。

体征:早期病变范围小或位于肺组织深部可无明显体征。若病变范围大时,可出现相应部位的体征,如呼吸动度减弱,叩诊浊音,呼吸音减弱,湿啰音等。晚期结核形成纤维化,局部收缩使胸膜塌陷和纵隔移位。在结核性胸膜炎者早期有胸膜摩擦音,形成大量胸腔积液时,胸壁饱满,叩诊浊实,语颤和呼吸音减低或消失。

【辅助检查】

(1)结核菌检查:痰中找到结核菌是确诊肺结核的重要依据。

(2)影像学检查:胸部 X 线、胸部 CT 检查可以早期发现肺结核,还可以对病灶的范围、性质、发展情况和治疗效果做出判断。

(3)结核菌素试验。

(4)其他:如血常规、血沉、纤维支气管镜、基因诊断和免疫学诊断等。

【诊断】

肺结核的诊断是以细菌学实验室检查为主,结合胸部影像学、流行病学和临床表现、必要的辅助检查及鉴别诊断,进行综合分析做出的。有较密切的结核病接触史,咳嗽、咳痰≥2 周或咯血是发现和诊断肺结核的重要线索。痰涂片显微镜检查是发现传染性肺结核患者最主要的方法。

结核病分为:原发性肺结核、血行播散型肺结核、继发性肺结核、结核性胸膜炎、其他肺外结核。

肺结核应注意与肺癌、肺炎、肺脓肿等疾病鉴别。

【治疗原则】

(一)抗结核化学药物治疗

化疗原则:对活动性肺结核坚持早期、联用、适量、规律和全程使用敏感药物的原则。

化疗药物分为杀菌剂和抑菌剂,血液中(包括巨噬细胞内)常规剂量下药物浓度达到试管内最低抑菌浓度(MIC)的 10 倍以上才能起到杀菌作用,否则为抑菌作用。常用的抗结核药物中,杀菌剂有异烟肼、利福平等;抑菌剂有乙胺丁醇、对氨基水杨酸钠等;半杀菌剂有吡嗪酰胺(某些情况下具有杀菌作用)、链霉素等。

化疗方案应遵循化疗原则视病情轻重、痰菌有无和细菌耐药情况进行选择。

(二)对症治疗

一般少量咯血,多以安慰患者、消除紧张、卧床休息为主,可用氨基己酸、卡巴克洛等止血,大咯血时使用垂体后叶素。

(三)外科治疗

经合理化学治疗后无效、多重耐药的厚壁空洞、大块干酪灶、结核性脓胸、大咯血保守治疗无效者等情况可考虑手术治疗。

【预防】

（一）控制传染源

控制传染源是综合防治结核病的重要环节。发现并治愈涂阳患者,彻底治疗结核病是控制传染源的最有效的方法。

（二）切断传播途径

肺结核主要通过呼吸道传播。因此改善居住条件,加强卫生宣教,严禁随地吐痰,注意通风、消毒,将对结核病预防起到积极作用。

（三）保护易感人群

接种卡介苗,注意锻炼身体,提高自身抵抗力。

第七节　原发性支气管肺癌

原发性支气管肺癌是最常见的肿瘤之一,预后差,发病高峰在55～65岁,男性多于女性,临床症状多隐匿,以咳嗽、咳痰、咯血和消瘦等为主要表现。X线影像学主要表现为肺部结节、肿块影等。由于约75%患者就诊时已是肺癌晚期,故其5年生存率低于20%,因此,要提高患者的生存率就必须重视早期诊断和规范化治疗。

【病因】

（1）吸烟:是引起肺癌最常见的原因。

（2）空气污染:包括室外大环境污染(如城市中的工业废气、汽车尾气等)和室内小环境污染(如燃料燃烧和烹调过程中释放出的油烟雾是不可忽视的致癌因素。

（3）职业性致癌因素:如石棉、砷、铀、镭等均有致癌作用。

（4）电离辐射。

（5）饮食与体力活动:有研究显示,成年期水果和蔬菜的摄入量低,肺癌发生的危险性升高;中、高强度的体力活动使发生肺癌的风险下降。

（6）遗传和基因改变:家族聚集、遗传易感性、基因改变,在肺癌的发展中起重要作用。

（7）其他原因:如肺结核、慢性肺部疾病如慢性阻塞性肺疾病、肺内瘢痕等。

【病理和分类】

（一）解剖学分类

1. 中央型肺癌　指生长在段支气管以上至主支气管的癌肿,位于肺门附近,以鳞状细胞癌和小细胞未分化癌较常见。

2. 周围型肺癌　指生长在段支气管以下,位于肺的周边部位的肿瘤,以腺癌较为多见。

（二）组织学分类

可分为鳞状细胞癌、腺癌、细支气管肺泡细胞癌、小细胞未分化癌、大细胞未分化癌等。

【临床表现】

临床表现与肿瘤大小、类型、发展阶段、所在部位、有无并发症或转移有密切关系。

（一）原发癌肿及局部扩展引起的表现

咳嗽、痰中带血或咯血、气短或喘鸣、胸痛、发热、恶病质、声音嘶哑(喉返神经受累时引起)、吞咽困难(肿瘤压迫食管引起)、胸腔积液、心包积液、上腔静脉阻塞综合征(肿瘤侵犯纵隔压迫上腔静脉时引起)、Horner综合征(肿瘤压迫颈交感神经,引起病侧上睑下垂、瞳孔缩小、眼球内陷,同侧额部与胸壁少汗或无汗)。

（二）远处转移引起的症状

肺癌可转移至任何器官系统,累及部位出现相应的症状和体征。如脑转移可引起头痛、恶心、呕吐等颅内压增高的症状;骨髓转移可表现为局部疼痛和压痛,也可出现病理性骨折;腹部转移可至肝脏、胃肠道,表现为食欲减退 肝区疼痛或腹痛等;淋巴结转移可见单个或多个淋巴结固定质硬,逐渐增大、增多,可融合,多无疼痛及压痛。

（三）肺外表现(又称副癌综合征)

如杵状指(趾)、肥大性骨关节病多见于鳞癌;异位内分泌综合征是指癌细胞分泌各种激素,如促肾上腺皮质激素、抗利尿激素等,多见于小细胞癌。

【辅助检查】

（一）影像学检查

胸部X线检查、胸部CT检查、PET-CT等。

（二）病理学检查

常通过痰脱落细胞、纤维支气管镜取组织活检、淋巴结活检、经皮肺穿刺、胸膜活检等手段获取病理标本。

（三）化验检查

通过检查肿瘤标志物如癌胚抗原以协助肺癌的诊断,但意义有限。

（四）开胸探查

对高度怀疑,经上述各种检查仍无法确诊,同时又有切除条件者,可剖胸探查、经胸腔镜探查。

【诊断】

肺癌诊断可按下列步骤进行:①CT确定部位。有临床症状或放射学征象怀疑肺癌的患者先行胸部和腹部CT检查,发现肿瘤的原发部位、纵隔淋巴结侵犯和其他解剖部位的播散情况。②组织病理学诊断。怀疑肺癌的患者必须获得组织学标本诊断。肿瘤组织多可通过微创技术获取,如支气管镜、胸腔镜,但不推荐痰细胞学确诊肺癌。③分子病理学诊断。有条件者应在病理学确诊的同时进行肺癌基因检测,以利于制订个体化的治疗方案。

【治疗原则】

肺癌治疗的原则是以手术为主,化疗、放疗、靶向和免疫疗法相结合的综合性个体化治疗。小细胞肺癌较早发生转移,主要依赖化疗或放疗;非小细胞肺癌常为局限性病变,多进行外科手术,联合放化疗。

（一）手术治疗

为肺癌患者的首选治疗方案。凡有切除条件又无禁忌证者都应尽量争取手术治疗。鳞癌切除机会多,术后5年生存率相对较高,腺癌次之,小细胞癌最差。

（二）药物治疗

主要包括化疗和靶向治疗,用于肺癌晚期或复发患者的治疗。化疗还可用于手术后患者的辅助化疗、术前新辅助化疗及联合放疗的综合治疗等。抗癌药物应按细胞类型合理选择。小细胞癌对化疗最敏感,鳞癌次之,腺癌较差。化疗一般主张间歇、短程、联合用药。靶向治疗目前主要应用于非小细胞肺癌中的腺癌患者。

（三）放射治疗

放疗对小细胞癌较敏感,鳞癌次之,腺癌最差。主要副反应有放射性肺炎、放射性食管炎、白细胞减少等。

（四）免疫疗法

可选用 PD-1、干扰素、白介素等。

【预防】

广泛宣传吸烟的危害,控制环境污染,加强劳动保护。开展防癌宣传教育,力争早期发现、早期诊断、早期治疗。由于目前尚无有效的肺癌化学预防措施,不吸烟和及早戒烟可能是预防肺癌的最有效方法。

第八节　胸腔积液

胸膜腔是位于肺和胸壁之间的一个潜在的腔隙 在正常情况下脏层胸膜和壁层胸膜表面上有一层很薄的液体,在呼吸运动时起润滑作用。胸膜腔和其中的液体并非处于静止状态,在每一次呼吸周期中胸膜腔形状和压力均有很大变化,使胸腔内液体持续滤出和吸收并处于动态平衡。任何因素使胸膜腔内液体形成过快或吸收过缓,即产生胸腔积液,简称胸水。

【病因】

胸腔积液的病因较多,如充血性心力衰竭、炎症、恶性肿瘤以及创伤等,上述因素导致胸膜腔内的液体产生增多,形成胸腔积液。

【临床表现】

（一）胸腔积液的临床表现

少量积液可无症状或体征,随着胸液的增多,患者可出现渐进性的胸闷、心悸、呼吸困难。体检可发现患侧胸廓饱满,气管向健侧移位,患侧叩诊呈浊音或实音,听诊呼吸音减弱或消失。

（二）原发病的表现

可出现相应原发疾病的表现,如结核性胸腔积液多见于青年人,常有低热、盗汗、干咳、胸痛,随着胸腔积液量的增加胸痛可缓解,但可出现胸闷气促;恶性胸腔积液多见于中年以上患者,一般无发热,可胸部隐痛、咯血,伴有消瘦和呼吸道或原发部位肿瘤的症状;炎症性积液常伴有咳嗽咳痰、胸痛及发热;心力衰竭所致胸腔积液为漏出液,有心功能不全的其他表现;肝脓肿所伴右侧胸腔积液可为反应性胸膜炎,亦可为脓胸,多有发热和肝区疼痛。

【辅助检查】

1. 影像学检查　胸部 X 线、B 型超声检查。

2. 实验室检查　胸腔穿刺抽液检查对于诊断胸腔积液的性质具有重要价值。可通过检查胸液的外观、比重、蛋白、酶类含量、肿瘤标志物、细胞学等协助诊断。

3. 胸膜活检　胸膜活检对于胸水的鉴别诊断很有帮助,还可用胸腔镜或纤支镜插入胸腔,直视下进行胸膜活检;必要时可开胸活检。

【诊断】

通过 X 线、B 超结合病史体征一般比较容易确定胸腔积液的诊断,但确定胸腔积液的病因还需做进一步的检查。

一般先通过胸腔积液比重、外观、蛋白含量、细胞数等指标将胸液区分为漏出液和渗出液。漏出液常见于心功能不全、肝硬化、低蛋白血症等疾患,结合病史可以做出诊断。渗出液常见于结核性胸腔积液、恶性胸腔积液、细菌性肺炎伴胸液、结缔组织病伴胸液等疾病。其中结核性胸腔积液和恶性胸腔积液之间的鉴别较为常见和困难。

结核性胸腔积液多见于青壮年,胸痛、气短,常伴有干咳、潮热、盗汗、消瘦等结核中毒症状,胸腔积液以淋巴细胞为主,沉渣找结核杆菌或培养可阳性,结核菌素试验强阳性。

恶性胸腔积液由恶性肿瘤侵犯胸膜引起,以 45 岁以上中老年人多见,有胸部钝痛、咳血丝痰和消瘦等症状,胸腔积液多呈血性、量大、增长迅速,CEA 或其他肿瘤标志物升高,胸液中可查见癌细胞。疑难病例可通过胸腔积液脱落细胞检查、肺部 CT、胸膜活检、纤支镜检查、抗结核诊断性治疗等手段协助诊断。

【治疗】

胸腔积液应根据不同的病因采取不同的治疗手段。

漏出液常在病因解除后自行吸收,病因解除前若胸腔积液量多引起明显症状,也可予以抽液。

渗出液中的结核性胸腔积液,其治疗包括抗结核化疗和胸腔抽液。抗结核化疗的疗程、方案与肺实质结核类似。胸腔抽液作为结核性胸腔积液的治疗手段之一,应抽至积液不易抽出为止。

渗出液中的恶性胸腔积液,明确诊断后若患者无明显症状可不予抽液,给予适当支持治疗,压迫症状明显时可予抽液缓解症状。也常将恶性胸水暂时抽干后胸腔局部注射免疫制剂或化疗药,使胸膜粘连,减少或阻止胸水的产生,必要时辅以全身的抗肿瘤治疗。此外,可胸腔内插管持续引流,对插管引流后胸腔积液持续或肺不能复张者,可行胸—腹腔分流术或胸膜切除术。

第九节　呼吸衰竭

呼吸衰竭是指各种原因引起的肺通气和(或)换气功能严重障碍,以致静息状态下不能进行有效的气体交换,导致缺氧伴(或不伴)二氧化碳潴留,引起一系列生理功能和代谢紊乱的临床综合征。在海平面大气压、静息状态、呼吸空气条件下,并排除心内解剖分流和原发于心排血量降低等情况后,动脉血氧分压低于 60 mmHg,伴或不伴有二氧化碳分压高于 50 mmHg,可诊断为呼吸衰竭。

【分类】

(一)根据动脉血气分析分类

Ⅰ型呼吸衰竭:指氧分压小于 60 mmHg,而二氧化碳分压正常或降低。主要见于肺换气功能障碍,如严重肺部感染性疾病;

Ⅱ型呼吸衰竭:指氧分压小于 60 mmHg,同时伴有二氧化碳分压大于 50 mmHg。系肺泡通气不足所致。

（二）根据发病急缓分类

呼吸衰竭分为急性和慢性。前者为无肺部慢性疾病突然或急性发生的呼吸衰竭，后者为在原有慢性呼吸系疾病基础上发生的呼吸衰竭。

（三）按照发病机制分类

可分为通气性呼吸衰竭和换气性呼吸衰竭，也可分为泵衰竭和肺衰竭。

（四）根据病变部位

可分为中枢性呼吸衰竭和周围性呼吸衰竭。

【临床表现】

呼吸衰竭除原发病症状外主要为缺氧和二氧化碳潴留的表现，如呼吸困难、急促、精神神经症状等，并发肺性脑病时，还可有消化道出血。可有口唇和甲床发绀、意识障碍等体征。

【治疗原则】

呼吸衰竭的总体治疗原则是：呼吸支持，包括保持呼吸道通畅、纠正缺氧和改善通气等；呼吸衰竭病因和诱因的治疗；一般支持治疗以及对其他重要脏器功能的监测与支持。

（林琼）

第二章　循环系统疾病

第一节　概　述

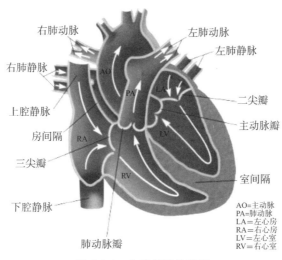

图 3-2-1　心脏结构示意图

循环系统包括体循环和肺循环，人们把左心—周围组织—右心的循环称为体循环，俗称大循环；把右心—肺—左心房的循环称为肺循环，俗称小循环。心脏是循环系统的中心，它是一个中空的肌性器官，约一个拳头大小，位于胸腔的中部稍偏左，分为左、右心房和心室四个腔，心室的入口和出口都有瓣膜，共有四组，保证血液的单向流动。

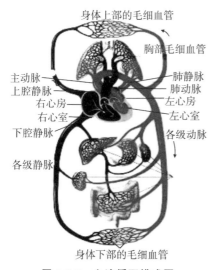

图 3-2-2　血液循环模式图

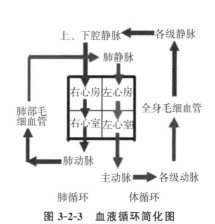

图 3-2-3　血液循环简化图

心脏传导系统:包括窦房结,房室结,房室束和浦肯野纤维。窦房结是心脏正常的起搏点,位于右心房壁内,心肌细胞具有自律性、兴奋性、传导性以及收缩性。

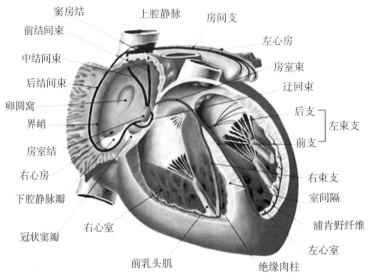

图 3-2-4　心脏传导系统

冠状动脉:由主动脉窦发出,是供应心脏本身血液的血管,左冠状动脉包括左主干,前降支和回旋支。

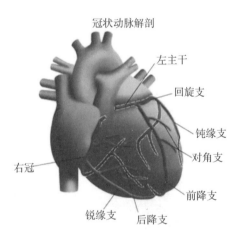

图 3-2-5　冠状动脉解剖

心血管疾病常见的症状包括胸闷、胸痛、头晕、头痛、气促、乏力、浮肿及心悸等,均为非特异性,故详细询问病史对心血管疾病的诊断非常重要;心血管疾病要求重点检查生命体征,如心率、血压、脉搏及心肺体征(包括望、触、叩、听诊);心血管疾病常用的检查包括心电图、心脏彩超、经食道超声、心脏声学造影、胸片、24 h 动态心电图及血压监测、运动负荷试验、心脏 MR、冠脉 CTA 及左右导管检查、心脏电生理检查、腔内成像技术等。心血管疾病的治疗方法越来越多,药物治疗是基础,介入治疗已经成为心血管疾病非常重要的治疗手段

(包括经皮冠状动脉介入术,射频消融术,心脏起搏器植入术,先天性心脏病经皮封堵术以及心脏瓣膜病介入治疗,等等),此外还有外科治疗和基因治疗等方法。

第二节 心力衰竭

一、概述

心力衰竭(heart failure,HF)是指各种心脏结构或功能性疾病导致心室充盈和(或)射血功能受损,心排出量不能满足机体组织代谢需要的一组综合征。临床上以肺循环淤血和(或)体循环淤血以及组织灌注不足为主要特征。它是一个综合征而不是一个独立的疾病。

【病因】

1. 心肌损害

(1)原发性心肌损害:如心肌梗死、扩张型心肌病及心肌炎、心肌致密化不全等。

(2)继发性心肌损害:糖尿病,酒精,结缔组织病等导致的心肌损害,心肌淀粉样变性等。

2. 心脏负荷太重 心脏负荷包括前负荷(容量负荷)和后负荷(压力负荷),如高血压、心脏瓣膜病(主动脉瓣狭窄或关闭不全)等。

【诱因】

(1)感染为最重要的诱因,也最常见。

(2)心律失常。

(3)过度劳累和情绪激动。

(4)循环血量增加或减少。

(5)治疗不当。

(6)其他。

【发病机制】

(1)血流动力学异常。

(2)神经—内分泌的激活。

(3)心肌损害和心室重塑。

【临床类型】

1. 按心衰发展速度分类 分为急性和慢性。

2. 按心衰发生的部位分类 分为左心衰、右心衰和全心衰。

3. 按功能障碍分类 分为收缩性和舒张性心衰。对于心力衰竭的描述主要基于左室射血分数(left ventricular ejection fraction,LVEF)。LVEF<40%者称为射血分数降低性心衰(HF with reduced EF,HFrEF),即传统概念中的收缩性心衰。LVEF≥50%者称为射血分数保留性心衰(HF with preserved EF,HFpEF),即传统概念中的舒张性心衰。LVEF在40%~49%者称为射血分数中间范围心衰(HF with mid-range EF,HFmrEF),这些患者通常以轻度收缩功能障碍为主,同时伴有舒张功能不全的特点。

【分级与分期】

1. 心力衰竭分级 临床上按纽约心脏病协会(NYHA)、美国心脏病协会(AHA)1994

年修订的标准,将心功能分为四级。

心功能Ⅰ级 体力活动不受限制。

心功能Ⅱ级 体力活动轻度受限。

心功能Ⅲ级 体力活动明显受限。

心功能Ⅳ级 不能从事任何体力活动,休息时亦有症状。

2. 心力衰竭分期

A期:前心衰阶段(pre-heart failure):存在心衰高危因素,但目前无心脏结构或功能异常,也无心衰的症状和体征。

B期:前临床心衰阶段(pre-clinical heart failure):无心衰症状和体征,但有心脏结构改变。

C期:临床心衰阶段(clinical heart failure):既有心脏结构改变,又有心衰症状和(或)体征。

D期:难治性终末期心衰阶段(refractory end-stage heart failure):虽然经过严格优化的内科治疗,但病情进展,需反复住院。

心衰分期全面评价了病情进展阶段,针对不同阶段进行相应治疗。

下面按心衰发展速度的分类方法分别从临床表现、主要体征、诊断和治疗等方面来阐述慢性心力衰竭和急性心力衰竭。

二、慢性心力衰竭(chronic heart failure,CHF)

【流行病学】

心力衰竭是各种心脏疾病的严重表现、终末期阶段及主要死亡原因。发达国家的心力衰竭患病率为1%～2%,每年发病率为0.5%～1%,且随着年龄增长,心力衰竭患病率迅速增加。2003年的流行病学调查显示,我国35～74岁成人心力衰竭患病率为0.9%。心力衰竭患者4年死亡率高达50%,尽管目前心力衰竭治疗有很大的进展,但死亡率仍然很高。冠心病、高血压已成为慢性心力衰竭的最主要病因。

【临床表现】

1. 慢性左心衰竭

(1)症状:主要表现为肺循环淤血和组织灌注不足。以呼吸困难为主要症状。按程度轻重可将呼吸困难分为劳力性呼吸困难、夜间阵发性呼吸困难、端坐呼吸、心源性哮喘和急性肺水肿。除此之外还可以出现咳嗽,咳痰,乏力,少尿,浮肿等。

(2)体征:以心尖区闻及舒张期奔马律为最主要。还可以出现双肺底的干湿性啰音等。

2. 慢性右心衰竭

(1)症状:主要表现为体循环淤血。以胃肠道淤血和浮肿为主要症状。也可以有明显的呼吸困难。

(2)体征:表现为颈静脉怒张、肝大、全身浮肿,尤以下肢浮肿为常见,还可出现胸骨左缘3～4肋间舒张期奔马律。

3. 全心衰竭 同时存在左心衰竭和右心衰竭的表现。

【辅助检查】

实验室检查:脑钠肽检测,临床上常用BNP和NT-proBNP。它是心力衰竭诊断和评估预后的重要指标。但多种疾病(如感染,肺动脉栓塞,肾功能不全,神经系统疾病等)也可以出现脑钠肽升高,故特异性不高。

影像学检查:心电图、心脏彩超、胸片、心脏 MR、心-肺运动试验,有创性血流动力学检查(右心漂浮导管)等。

【诊断】

根据病史、症状、体征和辅助检查,一般不难对左心衰、右心衰和全心衰做出诊断。主要的诊断依据是原有的基础心脏疾病的证据和循环淤血的表现。完整的心力衰竭诊断包括病因诊断、心功能评价以及预后评估。

【治疗】

慢性心力衰竭的治疗目标是防止和延缓心力衰竭的发生发展,缓解临床症状,提高生活质量,改善长期预后,降低病死率和住院率。治疗原则是防治基本病因和诱因。

1. 病因治疗 如控制血压,改善心肌缺血,手术或介入治疗瓣膜病等。

2. 生活方式的改变 如减肥、注意休息与饮食等。

3. 药物治疗 主要是利尿剂、血管扩张剂和正性肌力药的应用。

(1)利尿剂的应用:当限制食盐摄入不能减少体内液体潴留时,常给予利尿剂使体内多余的液体和钠盐通过肾脏排出。液体减少可以使回心血量减少,从而减轻心脏负担。长期口服利尿剂,利尿剂有三类:袢利尿剂,如呋塞米(速尿);噻嗪类利尿剂,如氢氯噻嗪(双氢克脲塞);醛固酮受体拮抗剂,如安体舒通(螺内酯)。前两种为排钾利尿剂。持续大量利尿可以导致低钾、低钠血症、血容量不足,低血压和氮质血症等。注意合理应用利尿剂,常常将排钾利尿剂和保钾利尿剂合用。

(2)血管扩张剂的应用:血管扩张剂可以使动脉、静脉或两者同时扩张,它通过扩张静脉或小动脉,减轻心脏的前、后负荷,减少心肌耗氧量,改善心功能。主要包括两大类药物:①RAAS 抑制剂。如血管紧张素转换酶抑制剂(ACEI)具有扩张小动脉和小静脉的作用,同时还兼具抑制肾素—血管紧张素—醛固酮系统和交感神经系统的作用,可以延缓心室重构;血管紧张素Ⅱ受体拮抗剂(ARB),血管紧张素受体脑啡肽酶抑制剂(ARNI),醛固酮受体拮抗剂(螺内酯)等。②β受体拮抗剂。可以抑制交感神经激活带来的对心脏的不利作用,可以减轻症状,改善预后,如美托洛尔、比索洛尔,卡维地洛等。常用的静脉血管扩张剂有硝酸酯类、硝普钠等。

(3)正性肌力药的应用:①洋地黄类药物。洋地黄类药物分为快速作用类和中速作用类,快速作用类代表为西地兰,中速作用类代表为地高辛。使用该类药物的适应证是:中、重度收缩性心力衰竭患者,对伴有心房颤动而心室率快的患者特别有效。禁忌证:预激综合征合并心房颤动;二度或高度以上的房室传导阻滞;病态窦房结综合征;肥厚型心肌病,尤其伴有流出道梗阻者;单纯性重度二尖瓣狭窄伴窦性心律而无右心衰竭者;急性心肌梗死最初24 h 内;洋地黄中毒者。②非洋地黄类正性肌力药。包括β受体兴奋剂如多巴胺、多巴酚丁胺等,磷酸二酯酶抑制剂如米力农等。

(4)钠-葡萄糖共转运蛋白 2(SGLT-2)抵制剂:代表药物达格列净和恩格列净:基于目前循证医学证据,对 NYHA 心功能分级Ⅱ-Ⅳ级的 HFrEF 患者,无论是否合并糖尿病,在心衰治疗基础上推荐使用 SGLT-2 抑制剂(I,A)。

(5)伊伐布雷定:选择性特异性窦房结 If 电流抑制剂,减慢窦性心律。NYHA 心功能分级Ⅱ-Ⅳ级、LVEF<35%的窦性心律患者,合并以下情况之一可加用伊伐布雷定:①已使用 ACEI/ARB/ARNI、β 受体拮抗剂、螺内酯、β 受体拮抗剂已达到目标剂量或最大耐受剂量,窦性心律,心率仍>70 次/分(Ⅱa,B)。②窦性心律,心率>70 次/分,对 β 受体拮抗剂禁忌或不能耐受者(Ⅱa,C)。

针对慢性心力衰竭(HFrEF)患者,传统"金三角"治疗方案(ACEI/ARB/ARNI、β 受体拮抗剂、醛固酮受体拮抗剂)。目前转化为"四联"疗法(ACEI/ARB/ARNI、β 受体拮抗剂、醛固酮受体拮抗剂+SGLT-2 抑制剂)。

4. 非药物治疗

(1)心脏再同步化治疗(CRT)。

(2)植入型心律转复除颤器(ICD)。

(3)左室辅助装置(LVAD)。

(4)心脏移植。

三、急性心力衰竭(acute heart failure,AHF)

急性心力衰竭是由于急性的心脏病变,引起心排出量显著、急剧地降低,导致组织器官灌注不足和急性淤血的综合征。可表现为急性新发或慢性心衰急性加重。临床上以急性左心衰竭为最常见,表现为急性肺水肿,重者伴心源性休克。是常见的心脏病急重症,若不及时处理可导致患者死亡。

【临床表现】

突然出现严重呼吸困难或原有的气促症状明显加重,呼吸频率达 30 次/min 以上,极度烦躁不安,有恐惧感、濒死感、窒息感,口唇发绀,大汗淋漓,剧咳伴哮鸣音,严重者可咳出大量粉红色泡沫样痰。

【体征】

心率增快,脉搏细速,呼吸急促,血压一般先升高后下降,心音低钝,心尖部可闻及舒张期奔马律,双肺满布湿性啰音和哮鸣音。

【诊断】

根据典型的症状和体征,不难做出正确的诊断,但须与支气管哮喘相鉴别。疑似患者可行 BNP/NT-proBNP 检测,阴性者几乎可以排除急性心力衰竭。

诊断标准:①有引起急性左心衰的病因;②发病急骤,突然出现严重呼吸困难,频繁咳嗽、咳粉红色泡沫痰,伴烦躁不安,口唇青紫,大汗淋漓,双肺布满湿性啰音,伴哮鸣音,心率增快,可闻及奔马律;③ X 线见两肺大片云雾状影,肺门阴影呈蝴蝶状,血流动力学左室舒张末压增高(PCWP≥18 mmHg)。

【治疗】

急性心力衰竭是一种危重情况,需紧急抢救,争分夺秒挽救生命。

抢救措施:

1. 减少静脉回流　立即让患者坐起,双下肢下垂,四肢轮流扎止血带。

2. 纠正缺氧　高流量给氧,给氧流量可达 6~8 L/min,或酒精湿化氧气吸入。

3. 镇静 吗啡的应用至关重要。

4. 快速利尿 减轻心脏前负荷,减轻肺水肿。

5. 减轻心脏后负荷 扩血管药物的应用,最常用的是硝普钠,还有硝酸酯类、乌拉地尔或人重组脑钠肽等。

6. 增加心肌收缩力(正性肌力药物) 静脉推注西地兰,也可以使用多巴胺和多巴酚丁胺、米力农或左西孟旦等。

7. 解除支气管痉挛 静脉氨茶碱的应用。

8. 其他 如使用激素,去甲肾上腺素等。

9. 非药物治疗 机械通气,主动脉内球囊反搏(IABP),体外膜式氧合(ECMO)等。

第三节 心律失常

一、总论

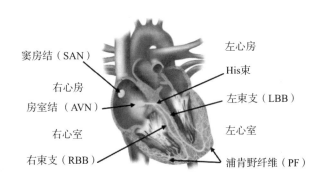

图 3-2-6 心脏传导系统解剖

【定义】

心律失常是指心脏激动起源部位、激动的频率和节律、激动传导的速度和次序中任何一项的异常。正常的心跳是来自窦房结发放激动的频率。正常的心率在静息状态下通常是60～100 次/min,不过年轻人尤其是喜爱运动的人心率较慢也可以是正常的,心率可以到50～60 次/min。正常情况下,心率是不断变化的,运动和静息状态下心率不同,刺激如疼痛和愤怒等对心率也有影响。只有当心率异常增快(心动过速)和减慢(心电过缓)或电冲动沿异常通路扩布时才认为存在心律失常,异常心律可以是规则或不规则的。

【临床分类】

按其发生原理,可分为激动形成异常和激动传导异常两大类。

(一)激动形成异常

激动形成异常包括:

1. 窦性心律失常 窦性心动过速,窦性心动过缓,窦性心律不齐及窦性停搏。

2. 异位心律 期前收缩,房颤,房扑,逸搏心律及阵发性室上性心动过速等。

(二)激动传导异常

激动传导异常如房室传导阻滞、窦房传导阻滞等。

【症状】

人们对自己心跳的感觉差异很大,有些类型的心律失常可以没有任何症状,但最后能出现严重的问题,而另一些心律失常不会引起严重的问题但确有较多的症状,通常基础心脏病的病程和严重程度比之心律失常本身更为重要。心律失常最常见的症状是心悸感,落空感。

【诊断】

患者的临床症状加上辅助检查可以基本做出诊断,辅助检查中最重要的是心电图,然而有时还要借助 24 h 动态心电图的帮忙,甚至食道调搏技术。因为心电图只能记录非常短的一段时间,而心律失常通常是间歇发生的。

【预后】

心律失常的预后部分取决于其是否发生在正常的心跳基础上,发生在心房还是心室。通常发生在心室的心律失常更为严重,尽管它们常常是无害的。大多数的心律失常既不引起症状,也不会影响心脏的功能,因此它们危险很小,或没有危险,当患者对其感到紧张时,可以出现明显的焦虑症状。了解它们的无害性可以消除焦虑情绪。有时在改变使用的药物或剂量后,以及戒酒或增加活动后,心律失常会减少甚至消失。对于那些有不能耐受的症状或可能存在危险的心律失常患者,应接受能控制心律失常的药物治疗。没有一种药物能治疗所有的心律失常。应该注意所有抗心律失常药物均有一定的副作用,甚至会加重或导致心律失常。

【治疗】

(1)心脏起搏器可以用于部分缓慢心律失常的治疗,如Ⅲ度房室传导阻滞、病态窦房结综合征等。

(2)快速的心律失常部分可以通过手术或介入的方法治疗,如阵发性室上性心动过速、特发性室性心动过速、房颤等。

(3)其他为药物治疗,如β受体阻滞剂、各种类型的抗心律失常药等。

二、各论

【窦性心律失常】

首先了解窦性心律的特征:①一般成人心率为 60～100 次/min。②心电图特点:窦性 P 波在Ⅱ、Ⅲ、aVF 直立,aVR 倒置;P-R 间期在 0.12～0.20 s;P-P 间距相差不超过 0.12 s。

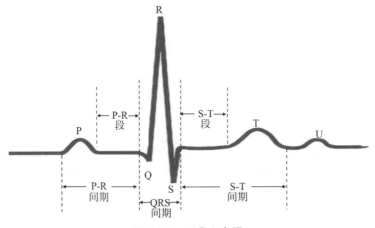

图 3-2-7　正常心电图

（一）窦性心动过速

窦性心动过速是指窦性心律频率超过 100 次/min（成人）。常见于情绪激动、剧烈运动、喝浓咖啡、发热、贫血、休克、甲状腺功能亢进症和心功能不全等。患者主要有心悸、不安等症状。治疗主要是针对基本病因，对症处理，可选用安定或 β 受体阻滞剂。

（二）窦性心动过缓

窦性心动过缓是指窦性心律频率低于 60 次/min（成人）。常见于运动员、老年人、睡眠状态、药物影响、阻塞性黄疸、颅内高压、伤寒和甲状腺功能减退等。器质性心脏病可见于冠心病、心肌炎、心肌病等。窦性心动过缓的患者多无特殊症状，如果心率太慢，可以出现头昏、乏力、胸闷、心悸，甚至晕厥。治疗：如果患者无症状，心率不低于 50 次/min，主要是治疗基本病因，必要时给予提高心率药物；如果患者症状明显，心率低于 40 次/min，应给予静脉提高心率药物，如阿托品或异丙肾上腺素等，必要时要安装心脏起搏器治疗。

（三）窦性心律不齐

窦性心律不齐是指窦性心律下心跳不规则，没有明显的规律性，心电图上表现为 P-P 间距相差超过 0.12 s。常见于年轻人，大多数是生理性的，无需特殊处理。

（四）病态窦房结综合征

病态窦房结综合征是指窦房结及其邻近组织的病变，出现起搏和（或）激动传导障碍引起的一系列心律失常和临床表现。常见于冠心病、心肌炎、窦房结退行性改变、药物副作用及心脏手术损伤等。主要表现为慢—快综合征引起的头晕、心悸、乏力甚至黑蒙、晕厥等，严重者可出现阿-斯综合征发作、猝死等。辅助诊断可以通过阿托品试验和食道调搏检查等。治疗：大多数患者最终要安装永久心脏起搏器治疗。

【期前收缩】

（一）定义

期前收缩是指由异位起搏点提前发出冲动，引起心脏提前搏动。按异位起搏点位置的不同，可将期前收缩分为房性、房室交界性和室性三种。每分钟期前收缩次数超过 5 次，为频发期前收缩。

期前收缩可分为生理性和病理性，可见于部分健康人，电解质紊乱者尤其低血钾状态或部分器质性心脏病患者，主要以心悸感为主要症状。

（二）治疗

治疗应尽可能去除病因，无明显自觉症状和偶发的期前收缩，可以不需特殊处理。对于自觉症状明显、频发的期前收缩患者，可根据具体情况选用药物治疗。

（1）房性期前收缩、交界性期前收缩可选用 β 受体阻滞剂、维拉帕米、胺碘酮等。

（2）室性期前收缩可选用美西律、心律平、胺碘酮等。

（3）如果由低钾引起的，应先补钾。低钾时使用抗心律失常药物较危险，增加发生心律失常的风险。

（4）特殊情况，比如急性心肌梗死合并室性期前收缩，可选用利多卡因，洋地黄中毒引起的室性期前收缩应选用苯妥英钠。

【心房颤动】

（一）定义

心房颤动三大特点：心音强弱不等，心律绝对不齐和脉搏短绌。它是仅次于期前收缩的常见的心律失常。频速型心房颤动是指心室率超过 100 次/min 的房颤。心房颤动绝大多数见于器质性心脏病,其中以风湿性心脏病最常见,其次是冠心病、高血压、甲状腺功能亢进症等,只有极少数见于无器质性心脏病者。

(二)治疗

(1)恢复窦性心律:射频消融术或药物治疗(胺碘酮,普罗帕酮或决奈达隆等)。

(2)减慢心室率:β 受体阻滞剂如倍他乐克、比索洛尔等,非二氢吡啶类钙拮抗剂如地尔硫䓬、维拉帕米等,或洋地黄类药物如地高辛等。

(3)预防血栓栓塞:左心耳封堵术或药物治疗(如华法林或新型口服抗凝剂利伐沙班、达比加群酯等)。

房颤原则上尽可能转复窦性心律,但对大多数永久性房颤不能转复窦性心律时,控制心室率和恢复窦性心律可以达到几乎同样的效果,所以不要强求一定要转复为窦性心律。房颤的治疗应以积极治疗原发疾病和诱因为主,对那些病因不明的特发性房颤患者可考虑行射频消融治疗。

【阵发性室上性心动过速】

阵发性室上性心动过速是激动传导异常所致,突发突止是其特点,绝大多数可以通过射频消融的方法根治。

【房室传导阻滞】

房室传导阻滞分为 Ⅰ、Ⅱ、Ⅲ 度,其中 Ⅲ 度房室传导阻滞最为严重,严重时可以出现晕厥,首先病因治疗,酌情使用提高心率药物,必要时行心脏起搏器安装术治疗。

第四节 高血压

高血压(hypertension)是最常见的心血管疾病,是指由于原发或继发原因导致动脉血压异常增高,患者可无症状,动脉血压增高增加了脑卒中、动脉瘤、心力衰竭、心肌梗死和肾损害的危险性。高血压在出现致命性器官损害之前,患者通常很长时间没有任何症状,因此常称高血压为"隐匿杀手"。高血压可分为原发性高血压(essential hypertension)(又称为高血压病)和继发性高血压(secondary hypertension)。原发性高血压指病因不明的高血压,约占高血压的 90%～95%;继发性高血压指继发于其他疾病的高血压,约占高血压的 5%～10%。

【定义】

安静清醒状态下,在海平面上,未服降压药物为前提,非同日 3 次以上测血压升高,诊室收缩压≥140mmHg 和(或)舒张压≥90 mmHg。

【流行病学】

高血压是最常见的心血管疾病,是全球范围内的重大公共卫生问题。我国高血压的患病率虽较欧美等西方发达国家为低,但近年来呈明显上升趋势,我国人群高血压流行有两个比较显著的特点:从南方到北方,高血压患病率递增;不同民族之间的高血压患病率存在差异。据估计,目前全国高血压患者已接近 3 亿,每年新发患者约 300 万～400 万人。大多数个体,血压随着年龄增长而有所增加,收缩压缓慢增高可持续到 80 岁,而舒张压升高仅持续到 55～60 岁,随后血压将不再随年龄增高,有时反而有所下降。高血压病流行病学现状可以概括为"三高""三低",即患病率高、致残率高和死亡率高;知晓率低、治疗率低和控制率低。我国高血压患者的知晓率、治疗率和控制率近年来有明显提高,但总体仍处于较低的水平,分别为 51.5%、46.1% 和 16.9%。自然情况下,人的一生中血压是变化的,婴儿和儿童的血压比成人低。活动对血压也有影响,运动时血压较高,而休息时血压较低。在每一天中,血压也不一样,早晨血压最高而睡眠时血压最低。随着血压水平不断升高,心血管疾病发病的危险性也逐渐升高。在高血压和心血管风险方面,我国人群监测数据显示,心脑血管疾病死亡占总死亡人数的 40% 以上,其中高血压是首位危险因素,且高血压的致病风险高于欧美国家人群,尤其是同样程度的血压升高也更易导致脑卒中的发生。

【病因】

高血压的基本病因尚未完全清楚,发病机制也极为复杂。目前认为高血压病是在遗传易患性基础上,由多种后天危险致病因素共同作用而导致的。

高钠、低钾膳食是我国大多数高血压患者发病的主要危险因素之一,超重和肥胖将成为我国高血压病患患病率增长的又一重要危险因素。研究表明我国人群叶酸普遍缺乏,导致血浆同型半胱氨酸水平增高,与高血压发病呈正相关,尤其增加高血压引起脑卒中的风险。

高血压包括真正的高血压,白大衣性高血压和隐蔽性高血压。所谓"白大衣性高血压"是指患者一到诊所就诊由于紧张就会引起血压升高到足以诊断高血压的水平,但在其他时间血压则是正常的。有人认为对敏感的人,这种暂时性血压升高最终可能发展为永久性高血压,即使不再存在紧张和压力。隐蔽性高血压是指患者在诊室测得的血压是正常的,但家中自测血压却升高,高于 135/85 mmHg。两者均可以通过 24 h 动态血压监测明确。

继发性高血压患者中大约有 5%～10% 是由肾脏疾病引起,大约 1%～2% 可能是体内激素异常或服用了某些药物(如口服避孕药等)。

高血压的发病机制不清,可能与以下几个方面有关:①心脏泵血能力;②血管弹性;③循环血量。凡是可以引起以上三个方面变化的原因均可以引起血压升高。

【临床表现】

大多数患者起病隐袭,症状缺如或不明显,仅在测量血压或发生心、脑、肾脏鼻出血等并发症时才被发现。部分患者可有头晕、头痛、眼花、耳鸣、后枕部搏动感及心悸、气急、失眠和乏力等症状。但症状与血压升高水平并非一致。体征一般较少,有些体征常常提示继发性高血压可能,比如:向心性肥胖,腹背部闻及血管杂音,上肢血压明显高于下肢血压等,病程后期心脑肾等靶器官受损或有合并症时,可以出现相应症状和体征。

【辅助检查】

(一)血压的测量

测量血压是诊断高血压和评估其严重程度的主要依据。2020 年根据 WHO 减少汞污染的倡议,全面废除汞柱式血压计的使用,电子血压计将是未来主要的测量血压工具。目前评价血压水平的方法有以下 3 种。

1. 诊所偶测血压　系指由医护人员在标准条件下按统一规范进行测量,是目前诊断高血压和分级的标准方法。应相隔 2 min 重复测量,以 2 次读数平均值为准,如 2 次测量的收缩压或舒张压读数相差超过 5 mmHg,应再次测量,取 3 次的平均值。

2. 自测血压　采用自动电子血压计在家中或其他环境中患者给自己测量血压,称为自测血压或家庭测压。自测血压通常稍低于诊室血压,其正常上限参考值为 135/85 mmHg。自测血压可在接近日常生活的情况下获得多次测量值,从而可提供日常状态下有价值的血压信息,在评价血压水平和指导降压治疗上已成为偶测血压的重要补充,在诊断单纯性诊所高血压和改善治疗的依从性等方面均极其有益。

3. 动态血压监测　一般监测时间为 24 h,测压时间间隔 15～30 min,白天和夜间的测压时间间隔宜相同。动态血压监测提供 24 h 中白天和夜间各时间段血压的平均值,可较为客观和敏感地反映患者的实际血压水平,且可以了解血压的变异性和昼夜变化节律性,估计靶器官损害与预后,比诊室血压更为准确。它可以明确白大衣性高血压,发现隐蔽性高血压,评估降压疗效,指导治疗。动态血压监测的参考标准正常值为:24 h 均值低于 130/80 mmHg,白天低于 135/85 mmHg,夜间低于 120/70 mmHg。正常情况下,夜间血压均值比白昼血压均值低 10%～20%。

(二)靶器官受累的检查

如尿液检查、血生化检查、胸片、心电图、超声心动图以及眼底检查等。

【诊断】

(一)诊断标准

18 岁以上成年人高血压定义为:在未服用抗高血压药物情况下收缩压≥140 mmHg 和(或)舒张压≥90 mmHg。患者既往有高血压病史,目前正在服用抗高血压药物,即使血压已低于 140/90 mmHg,仍应诊断为高血压。高血压依据血压水平分类如表 3-2-1。

表 3-2-1　血压水平分类和定义

类别	收缩压(mmHg)		舒张压(mmHg)
正常血压	＜120	和	＜80
正常高值血压	120～139	和(或)	80～89
高血压	≥140	和(或)	≥90
1 级高血压(轻度)	140～159	和(或)	90～99
2 级高血压(中度)	160～179	和(或)	100～109
3 级高血压(重度)	≥180	和(或)	≥110
单纯收缩期高血压	≥140	和	＜90

注:当收缩压和舒张压分属于不同分级时,以较高的级别作为标准。

(二)高血压的危险分层

高血压病患者的预后和治疗决策不仅要考虑血压水平,还要考虑到心血管疾病的危险因素、靶器官损害和相关的临床状况,并根据这几项因素合并存在时对心血管事件绝对危险的影响,做出危险性分层,将心血管绝对危险性分为四类:低危、中危、高危和很高危(见表 3-2-2)。

表 3-2-2　高血压病人心血管的危险分层标准

其他危险因素和病史	高血压		
	1 级	2 级	3 级
Ⅰ.无其他危险因素	低危	中危	高危
Ⅱ.1～2 个其他危险因素	中危	中危	很高危
Ⅲ.≥3 个其他危险因素或靶器官损害	高危	高危	很高危
Ⅳ.并存临床状况或合并糖尿病	很高危	很高危	很高危

【鉴别诊断】

原发性高血压应与继发性高血压鉴别,因两者的治疗方法不同,预后也不一样,部分继发性高血压患者如能及时去除病因,可获临床治愈,血压可恢复正常。继发性高血压的病因主要有:

(1)慢性肾脏疾病:慢性肾小球肾炎、慢性肾盂肾炎、多囊肾及糖尿病肾病等均可以引起高血压。

(2)肾上腺疾病:嗜铬细胞瘤、原发性醛固酮增多症及皮质醇增多症等。

(3)睡眠呼吸暂停综合征。

(4)肾血管疾病:肾动脉狭窄是继发性高血压的常见病因之一。

(5)主动脉缩窄。

(6)中枢神经系统疾病:脑肿瘤、颅内压增高及脑干感染等。

(7)药源性高血压:如口服避孕药、激素类、非甾体类抗炎药、肾上腺素及三环类抗抑郁药等。

【治疗】

原发性高血压一旦确诊要终身服药,治疗高血压的主要目的是最大限度地降低心血管病的死亡和病残的危险。降压治疗目标水平是 140/90 mmHg 以下,伴糖尿病或肾病者应将血压降至 130/80 mmHg 以下。

(一)非药物治疗(生活方式干预)

(1)戒烟。

(2)戒酒或限制饮酒。

(3)减轻和控制体重:体重减轻 10%,收缩压可降低 6.6 mmHg,超重 10% 以上的高血压患者体重减少 5 kg,血压便可以明显下降,体重减轻可增加降压药物疗效。减轻体重的方法是减少每天摄入的热量及适量增加体力活动。

(4)合理膳食:应低盐饮食,每天的钠盐摄入应少于 6 g。

(5)增加体力活动:增加体力活动,高血压患者血压下降可达 11/6 mmHg,而且此种血压下降独立于体重减轻;每日适度运动,每次持续 30～60 min 比每周 2～3 次剧烈运动更为有效。

(6)减轻精神压力,保持心理平衡。

(二)药物治疗

高血压治疗应采取个体化的原则。一线降压药物有以下 5 种:利尿剂、钙拮抗剂

（CCB）、β受体阻滞剂、血管紧张素转换酶抑制剂（ACEI）和血管紧张素受体拮抗剂（ARB）。

1. 利尿剂

（1）祥利尿剂：代表药物有呋塞米（速尿），常用剂量 20～40 mg，每日 1～2 次。

（2）噻嗪类：代表药物有氢氯噻嗪（双氢克尿噻），常用剂量 12.5～25 mg，每日 1 次。

（3）保钾利尿剂：代表药物有螺内酯（安体舒通）20～40 mg，每日 1 次。

2. β受体阻滞剂　代表药物有美托洛尔（倍他乐克）12.5～50 mg，每日 1～2 次；阿替洛尔 12.5～50 mg，每日 1～2 次；比索洛尔（博苏）2.5～10 mg，每日 1 次。

3. 钙拮抗剂　应优先考虑使用长效制剂，代表药物有氨氯地平（络活喜）5～10 mg，每日 1 次；非洛地平（波依定）5～10 mg，每日 1 次；硝苯地平控释片（拜新同）30 mg，每日 1～2 次；地尔硫䓬缓释片（合贝爽）90～180 mg，每日 1 次。还有短效的剂型，如硝苯地平（心痛定）和尼群地平等。

4. 血管紧张素转换酶抑制剂（ACEI）　代表药物有：卡托普利 25～50 mg，每日 2～3 次；依那普利 5～10 mg，每日 1～2 次；培哚普利 4～8 mg，每日 1 次；福辛普利 10～20 mg，每日 1 次；贝那普利 10～20 mg，每日 1 次，等等。

5. 血管紧张素受体拮抗剂（ARB）　代表药物有氯沙坦（科素亚）50～100 mg，每日 1 次；缬沙坦（代文）80～160 mg，每日 1 次；厄贝沙坦（安博维）150～300 mg，每日 1 次。

除上述五大类降压药外，还有一些二线降压药，如 α 受体拮抗剂哌唑嗪、特拉唑嗪等，交感神经抑制剂可乐定、利血平等。

（三）降压药物的联合应用

五大类一线降压药均可作为单药起始治疗的选择，应遵循个体化治疗原则，从小剂量开始。2 级高血压以上在开始时就可以选择两种降压药联合治疗。单药治疗高血压的达标率仅为 40%～50%，而两种药物的合用可以使约 70%～80% 的患者血压达标。而且联合用药可以减少单药剂量，减少单药的副作用，联合用药还可以使不同的药物取长补短，有可能减轻或抵消某些不良反应。

合理的联合用药方案有：利尿剂加 β 受体阻滞剂，利尿剂加钙拮抗剂，利尿剂加 ACEI 或 ARB；β 受体阻滞剂加 CCB；钙拮抗剂加 ACEI 或 ARB 等。如果两种药物合用仍不能有效，可考虑采用 3 种药物合用（一般包括利尿剂）。采用合理的降压治疗方案和良好的依从性，一般可使患者在治疗 3～6 个月内血压达到治疗目标。

【特殊类型】

1. 高血压危象　是指短期内血压急剧升高，舒张压超过 120 mmHg 或 130 mmHg，并伴有一系列严重症状，甚至危及生命的临床现象。高血压危象可分为两种类型，即高血压急症和高血压亚急症。高血压急症是指血压显著升高并伴靶器官损害，如高血压脑病、脑出血、急性心肌梗死、急性夹层动脉瘤、急性左心衰等，需要紧急降压处理。高血压亚急症是指血压显著升高但不伴靶器官损害，如急进性高血压、恶性高血压、围手术期高血压等，需要在短期内把血压降下来，一般 1～2 d。

2. 难治性高血压　又称为顽固性高血压，是指应用包括一种利尿剂在内的足量的 3 种降压药物的联合治疗仍未能达到目标血压水平。

第五节 心肌疾病

心肌疾病是指除心脏瓣膜病、冠状动脉粥样硬化性心脏病、高血压性心脏病、肺源性心脏病和先天性心脏病以外的以心肌病变为主要表现的一组疾病。1995 年世界卫生组织及国际心脏病学会联合会(WHO/ISFC)工作组提出心肌病的定义及分类,将心肌病定义为伴有心功能障碍的心肌疾病,将心肌病分为扩张型心肌病、肥厚型心肌病、限制型心肌病和致心律失常性右室心肌病、未分类心肌病、特异性心肌病。心肌炎的演变与心肌病关系密切。下面首先简要介绍心肌炎。

一、心肌炎

心肌炎是指病原微生物感染或物理化学因素引起的以心肌细胞坏死和间质炎性细胞浸润为主要表现的心肌炎症性疾病。病毒性心肌炎的主要感染病原是柯萨奇 B 组 2~5 型和 A 组 9 型病毒。病毒性心肌炎确切发病机制不清楚,可能与病毒感染和自身免疫反应有关。

【临床表现】

病毒性心肌炎的临床表现取决于病变的广泛程度和严重性,多数患者呈亚临床型,可以完全没有症状。重者可以表现为心律失常、心力衰竭、心源性休克,甚至猝死。从临床症状、病程和转归来分类,病毒性心肌炎可以分为五型:①亚临床型心肌炎;②轻症自限型心肌炎;③隐匿进展型心肌炎;④急性重症心肌炎;⑤猝死型心肌炎。

【辅助检查】

心肌酶学和肌钙蛋白;外周血病原学检查;心电图;心脏彩超;心内膜心肌活检。

【诊断】

病毒性心肌炎的临床诊断主要依靠患者的前驱感染、心脏表现、心肌损伤和病原学检查结果等临床资料综合分析,排除其他疾病而做出诊断。

【治疗】

目前病毒性心肌炎无特效药物治疗,休息对于疾病的康复非常重要。

(1)一般治疗:急性病毒性心肌炎患者应尽早卧床休息,有严重心律失常、心衰的患者,应卧床休息 1 个月,半年内不参加体力活动;无心脏形态功能改变的患者,应休息半个月,3 个月内不参加重体力活动。

(2)抗病毒治疗:无特效的抗病毒药物,目前应用在临床的有黄芪注射液。

(3)营养心肌治疗:大剂量维生素 C、辅酶 Q10、曲美他嗪及 FDP 等。

(4)激素的应用:仅适用于重症型心肌炎。

(5)对症处理。

【预后】

病毒性心肌炎的预后与其发病类型有关,大多数患者是可以完全康复的,但由于治疗不及时可能遗留心律失常后遗症。极少数患者可发生死亡。约有 10% 的患者演变为扩张型心肌病。

二、扩张型心肌病

扩张型心肌病是心肌病中最常见的类型。它是以左心室或双心室心腔扩大和收缩功能障碍为特征。本病常伴有心律失常、心力衰竭,病死率高,男性多于女性(2.5∶1),平均发病年龄为 40 岁左右。

【临床表现】

扩张型心肌病的病程可分为三个阶段。

1. 无症状期　临床无症状,体检正常,辅助检查可以有轻度异常。

2. 有症状期　主要表现为气促、乏力、心悸等,心尖部可闻及舒张早期奔马律,心脏彩超提示左室内径扩大,收缩力下降,射血分数仅为 20％～40％。

3. 病情晚期　出现全心衰竭表现,呼吸困难、纳差、浮肿、肝大、腹水等,病程长短不一,常常合并心律失常,血栓栓塞或猝死。

【辅助检查】

心电图;X 线检查;超声心动图是最重要的检查手段;心导管检查。

【治疗】

除心脏移植术外,无其他的根治方法。目前药物治疗目标是:有效控制心力衰竭和心律失常,缓解免疫介导的心肌损害,提高扩张型心肌病患者的生活质量和生存率。治疗同慢性心力衰竭。

【预后】

扩张型心肌病患者一旦发生心力衰竭,则预后不良,据报道 5 年的病死率为 35％,10 年的病死率为 70％。发现该病患者中 3/4 患者病情进展很快,其中 2/3 患者 2 年内死亡,另外 1/4 患者正常存活,症状改善,扩大的心脏经过治疗缩小了。

第六节　冠状动脉粥样硬化性心脏病

一、概述

冠状动脉粥样硬化性心脏病(coronary atherosclerotic heart disease)是指冠状动脉粥样硬化使管腔狭窄或阻塞,导致心肌缺血、缺氧而引起的心脏病,它和冠状动脉功能性改变即冠状动脉痉挛一起,统称为冠状动脉性心脏病,简称为冠心病(coronary heart disease,CHD)或缺血性心脏病(ischemic heart disease)。它是严重危害人民健康的常见病、多发病。多发生在 20 岁以上,尤其 40 岁以上患者,男性多于女性,该病发病率有逐年上升趋势。我国冠心病的发病率和死亡率存在较明显的地区差异,北方高于南方。本病在欧美国家极为常见,占心脏病死亡数的 50％～75％。在我国,本病不如欧美多见,约占心脏病死亡数的 10％～20％。

【分类】

根据冠状动脉病变的部位、范围、血管阻塞程度和心肌供血不足的发展速度、范围和程度的不同,可分为 5 种临床类型。

1. 无症状性心肌缺血型　亦称隐匿性冠心病,无症状,但有心电图的缺血改变。

2. 心绞痛型　为一过性心肌缺血引起。

3. 心肌梗死型　症状严重,由冠状动脉闭塞致心肌急性缺血性坏死所致。

4. 缺血性心肌病型　表现为心脏增大、心力衰竭和心律失常,为长期心肌缺血导致心肌纤维化引起。

5. 猝死型　因原发性心搏骤停而猝然死亡。

急性冠脉综合征(ACS)是一组有关急性心肌缺血的临床表现总称。它包括不稳定型心绞痛,非 ST 段抬高型心肌梗死和 ST 段抬高型心肌梗死,约占所有冠心病患者的 50%。慢性心肌缺血综合征包括稳定型心绞痛、隐匿型冠心病以及缺血性心肌病。

【病因】

冠心病的病因尚不完全清楚,它的发病有以下多种危险因素在起作用:①血脂异常;②高血压;③糖尿病;④吸烟;⑤遗传因素,家族史;⑥体力活动减少;⑦年龄;⑧性别;⑨酒精摄入;⑩其他。

【发病机制】

当冠状动脉供血与心肌需血之间发生不平衡,冠脉血流量不能满足心肌代谢的需要,就可以引起心肌缺血缺氧。暂时的缺血缺氧引起心绞痛,持续严重的缺血缺氧可引起心肌坏死即为心肌梗死。心肌缺血甚至坏死是需氧量增加和/或供氧量减少的结果。心肌耗氧量主要与心率、心肌收缩力以及心室壁张力有关,临床上常用"心率×收缩压"来估测心肌耗氧量。心肌供氧量主要与冠脉狭窄、冠脉痉挛、血栓栓塞以及贫血等有关。

二、心绞痛

心绞痛是冠心病患者的一个常见类型或说是一种常见症状。是由于冠状动脉供血不足,心肌急剧、暂时性缺血缺氧而引起的临床综合征。

【临床症状】

心绞痛的典型症状是胸骨后压榨样疼痛。心绞痛以发作性胸痛为主要临床表现,疼痛的特点有:

1. 部位　主要位于胸骨体上段或中段后方,疼痛界线不清,常放射至左肩、左臂内侧或下颌部等部位。

2. 性质　胸痛常为压迫、发闷或紧缩感,也可有烧灼感,发作时常不自觉地停止原来的活动。

3. 诱因　发作常由体力劳动或情绪激动所激发,饱食、寒冷、吸烟、心动过速、休克等亦可诱发。

4. 持续时间　疼痛出现后常逐步加重,然后在 3～5 min 内逐渐消失,发作频率可以数日或数周一次,亦可一日数次。

5. 缓解方式　一般停止原有诱发症状的活动后即缓解。发作时给予硝酸酯类药物舌下含服,可使疼痛迅速缓解。

心绞痛的表现可以多种多样、五花八门。有的患者表现极为不典型,易造成临床上的漏诊和误诊,如可表现为上腹痛、牙疼、右胸痛和背痛等,还有一些患者表现为无症状的心肌缺血。大多数患者症状发作更多是不适感而不是疼痛。

一般无特殊体征。

【辅助检查】

实验室检查包括血常规(注意血红蛋白),生化血糖血脂,尿酸等以及心肌损伤的血清标志物(心肌酶以及肌钙蛋白等),甲状腺功能等。心绞痛时心肌损伤的标志物多为阴性。

1. 心电图　表现心肌劳累或缺血。但心电图缺血程度和临床症状之间并不是绝对相关的,且与病变严重程度也不是绝对相关的。大多数患者在发作间歇期心电图正常。

2. 心脏彩超　典型的常表现为节段性室壁运动异常,但大多数心绞痛患者心脏彩超无特殊表现。

3. 运动负荷试验　运动可增加心脏负荷,诱发心肌缺血。

4. 动态心电图　了解心肌缺血出现与患者症状以及有无活动之间的关系。

5. 心脏核素显像　分为静态和动态。

6. 冠状动脉造影　冠状动脉管腔狭窄超过50%,结合典型的临床症状,可以诊断冠心病,冠脉造影是诊断冠心病的金标准。狭窄在75%以上才会出现临床表现。

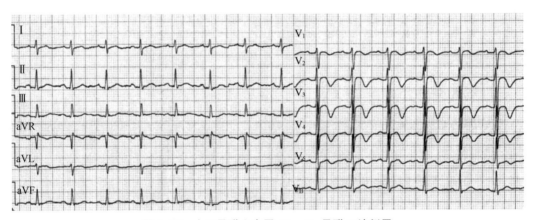

图 3-2-8　十二导联心电图:V_2—V_4 导联 T 波倒置

(提示:前壁心肌缺血)

【诊断】

根据典型的发作特点和检查结果,结合年龄、性别和冠心病危险因素,剔除其他原因所致胸痛和心前区不适,一般可做出诊断。不典型患者可通过运动负荷试验、动态心电图或心脏核素显像等检查辅助诊断,如果仍无法确诊,应行冠状动脉造影。

心绞痛分类:

1. 稳定型心绞痛　指劳力性稳定型心绞痛。心绞痛发作的性质在1~3个月内无明显改变,每次疼痛的诱因、时间、性质、部位和口服硝酸酯类药物效果均相似。

2. 不稳定型心绞痛 包括初发型心绞痛、恶化型心绞痛、静息型心绞痛、变异型心绞痛和心梗后心绞痛,它是劳力性稳定型心绞痛和心肌梗死的中间状态。

【预后】

影响心绞痛患者预后的主要因素包括:年龄、冠状动脉病变的范围、症状的严重程度及心肌的功能状态。心绞痛患者大多数能生存很多年,但有发生急性心肌梗死或猝死的危险。

【治疗】

目的:预防心肌梗死和猝死,改善预后;减轻症状和缺血发作,提高生活质量。

原则:去除病因,饮食控制,生活方式的改变,药物治疗,介入治疗,及外科手术治疗。

1. 去除病因 积极治疗高危因素,如高血压、糖尿病、高脂血症、高尿酸血症等;去除诱因:如避免紧张情绪、剧烈运动及用力排便动作,冬天要保暖,戒烟戒酒及避免暴饮暴食等。

2. 饮食控制 低盐低脂饮食,减少胆固醇的摄入,积极治疗高尿酸血症(采取低嘌呤饮食)。

3. 药物治疗

(1)改善缺血、减轻症状的药物治疗(抗心绞痛治疗)。

①硝酸酯类药物:这类药物能降低心肌需氧,同时增加心肌供氧,从而缓解心绞痛。代表药物有硝酸甘油(为即刻缓解心绞痛发作药物)、消心痛(每次 5~10 mg,每日 3 次)、5-单硝酸异山梨酯(为长效剂型,每日服药 1~2 次即可)。硝酸酯类药物长期应用的主要问题是耐药性的产生,其机制不明。这类药物的副作用有头晕、头胀痛、头部跳动感、面红、心悸等,偶有血压下降。

②β肾上腺素受体阻滞剂:这类药物通过阻断拟交感胺类对心率和心收缩力的刺激作用,减慢心率、降低血压,减低心肌收缩力和氧耗量,从而缓解心绞痛的发作。代表药物有美托洛尔 25~100 mg,每日 2~3 次;阿替洛尔 12.5~50 mg,每日 1~2 次;比索洛尔 5~10 mg,每日 1 次等。本药经常与硝酸酯类药物合用,比单独应用效果好。但要注意本药与硝酸酯类药物有协同作用,因而剂量应小,以免引起直立性低血压等副作用;停用本药时应逐步减量,如果突然停用有诱发心肌梗死的可能;支气管哮喘及心动过缓、高度房室传导阻滞者不宜使用本药;该药使用一定要遵循个体化原则,不同的人对该药的最大耐受剂量不同。

③钙拮抗剂:这类药物可抑制钙离子进入心肌内,抑制心肌细胞兴奋—收缩耦联中钙离子的作用,因而抑制心肌收缩、减少心肌氧耗、扩张冠脉、解除冠脉痉挛、降低动脉压、减轻心脏负荷,从而缓解心绞痛的发作。代表药物有硝苯地平(心痛定)10~20 mg,每日 3 次;氨氯地平 5~10 mg,每日 1~2 次;非洛地平、尼群地平、地尔硫䓬、维拉帕米等。对于需要长期用药的患者,目前推荐使用控释、缓释或长效剂型。该药的主要副作用有周围性水肿和便秘、头痛、面色潮红、嗜睡、心动过缓或过速和房室传导阻滞等。钙拮抗剂减轻心绞痛的作用大体与β受体阻滞剂效果相当。

④其他药物:主要用于β受体阻滞剂或钙拮抗剂有禁忌或无法耐受,或仍然无法控制症状情况下:①能量代谢药物:曲美他嗪;②钾通道开放剂:尼可地尔;③窦房结细胞 If 电流抑制剂:伊伐布雷定;④抑制心肌细胞晚期钠电流:雷诺嗪;⑤中医中药等。

(2)预防心肌梗死、改善预后的药物治疗。

①抗血小板治疗:阿司匹林,通过抑制血小板环氧化酶和 TXA_2,抑制血小板聚集,从而

防止血栓形成。在所有急性或慢性缺血性心脏病的患者,无论有无症状,只要没有禁忌证,应该每天常规应用阿司匹林 75～300 mg。该药的主要副作用有胃肠道症状。二磷酸腺苷受体拮抗剂,代表药物有氯吡格雷(75 mg,每日 1 次)和噻氯匹定(250 mg,每日 1～2 次)。该类药物的主要副作用有胃肠道不适和过敏,也可以引起白细胞减少和血小板减少,因此要定期做血常规检查。一般在使用阿司匹林有绝对禁忌证时可口服氯吡格雷。

②调脂治疗:调脂药是指他汀类药物,这类药物通过改善内皮功能,抑制炎症,稳定斑块,使动脉粥样硬化斑块消退,延缓病变进展,减少不良心血管事件。代表药物有阿托伐他汀(10～20 mg,每日 1 次)、普伐他汀(20～40 mg,每日 1 次)、辛伐他汀(20 mg,每日 1 次)等。该类药物的主要副作用有肝功能损害、肌溶解等,停药大多数可恢复正常。

③血管紧张素转换酶抑制剂(ACEI):这类药物可逆转左室肥厚、血管增厚,延缓动脉粥样硬化进展,能减少斑块破裂和血栓形成。可应用于已知冠心病患者的二级预防,尤其是合并有糖尿病但没有肾脏疾病的患者。禁忌证:低血压、肾衰竭、双肾动脉狭窄和过敏。该类药物的主要副作用有干咳、低血压和罕见的血管性水肿。

④β受体阻滞剂:这类药物通过阻断拟交感胺类对心率和心收缩力的刺激作用,减慢心率、降低血压,减低心肌收缩力和氧耗量,从而缓解心绞痛的发作。代表药物有美托洛尔25～100 mg,每日 2～3 次;阿替洛尔 12.5～50 mg,每日 1～2 次;比索洛尔 5～10 mg,每日1 次等。本药经常与硝酸酯类药物合用,比单独应用效果好。但要注意本药与硝酸酯类药物有协同作用,因而剂量应小,以免引起直立性低血压等副作用;停用本药时应逐步减量,如果突然停用有诱发心肌梗死的可能;支气管哮喘及心动过缓、高度房室传导阻滞者不宜使用本药;该药使用一定要遵循个体化原则,不同的人对该药的最大耐受剂量不同。

4. 经皮冠状动脉介入治疗(PCI) 1977 年第一例经皮冠状动脉介入治疗应用于临床以来,PCI 术成为冠心病治疗的重要手段。

5. 冠状动脉旁路移植手术(CABG) 通过取患者自身的大隐静脉作为旁路移植材料,一端吻合在主动脉,一端吻合在病变冠状动脉段的远端,或游离内乳动脉与病变冠状动脉远端吻合,改善病变冠状动脉分布心肌的血流供应。这种手术创伤较大,有一定的风险,术后移植血管有一定的再狭窄和闭塞率。

PCI 或 CABG 术的选择需要根据冠状动脉病变的情况和患者的情况与意愿等综合考虑。

三、急性心肌梗死(acute myocardial infarction,AMI)

急性心肌梗死包括急性非 ST 段抬高型心肌梗死(NSTEMI)和急性 ST 段抬高型心肌梗死(STEMI)。

急性非 ST 段抬高型心肌梗死,心电图主要表现 ST 段压低或 T 波倒置;治疗上基本同ST 段抬高型心肌梗死,但不主张溶栓治疗。下面重点讲述急性 ST 段抬高型心肌梗死(备注:下面提到的急性心肌梗死均指急性 ST 段抬高型心肌梗死)。

急性心肌梗死是在冠脉病变的基础上,发生冠脉血供急剧减少或中断,使相应心肌严重而持久地急性缺血性坏死所致。原因通常是在冠状动脉粥样硬化不稳定斑块病变的基础上继发血栓形成导致冠状动脉血管持续、完全阻塞。

【病因】

血栓形成是冠状动脉阻塞最常见的病因。冠状动脉粥样硬化斑块基础上,斑块不稳定,破裂致血小板聚集,最终导致血栓形成。少见的病因还有来自心脏本身的血栓栓塞和冠脉痉挛等。

【临床症状】

大多数心肌梗死患者发病前有先兆或诱发因素存在。诱因如剧烈运动、创伤、情绪波动、发热、感染、肺栓塞以及低血糖等,但也有一些患者发病非常突然,没有任何先兆和诱因,这类患者常常症状严重,并发症多见。

1. 疼痛　最先出现的症状,疼痛程度轻重不一,多发生在清晨。疼痛持续时间长,一般超过 30 min,硝酸甘油效果差,疼痛时伴有大汗淋漓,恶心、呕吐和心动过速、烦躁不安,甚至出现濒死感,有的患者疼痛部位不典型,还须与其他疾病鉴别。

2. 全身症状　发热常见,体温多在 38 ℃左右,一般在发病后 24～48 h 出现,持续时间约 1 周。

3. 胃肠道症状　下壁心梗多见,表现为恶心、呕吐、腹胀等。

4. 心律失常　见于 75%～95%的患者,多发生在起病 1～2 周内,而以 24 h 内最多见。各种心律失常中以室性心律失常最多,尤其是室性期前收缩多见。也可以出现房室传导阻滞,完全性房室传导阻滞多见于下壁心肌梗死。

5. 心力衰竭　主要为急性左心衰竭,可在起病最初几天内发生,发生率为 32%～48%。

6. 低血压和休克　休克多在起病后数小时至 1 周内发生,见于 20%的患者,主要是心源性。

【体征】

1. 心脏体征　心率多增快,心尖部第一心音减弱,可出现新发的心脏杂音,尤其在心梗发生后 24～72 h。

2. 血压　早期增高,但心梗后血压绝大多数较心梗前降低,甚至不能恢复至心梗前水平。

【并发症】

1. 乳头肌功能失调或断裂　总发生率可高达 50%,轻者可恢复,多见于下壁心肌梗死,心力衰竭明显,可迅速发生肺水肿。

2. 心脏破裂　少见,常在起病 1 周内出现,多为心室游离壁破裂,引起心包压塞而猝死。

3. 心室壁瘤　主要见于左室,发生率为 5%～20%。心脏彩超可明确诊断。

4. 栓塞　发生率为 1%～3%,见于起病后 1～2 周。

5. 心肌梗死后综合征　发生率为 10%左右,于心肌梗死后数周至数月内出现,可反复发生,表现为心包炎、胸膜炎或肺炎。可表现为胸痛,发热等。

【辅助检查】

1. 心电图　心电图对心肌梗死的诊断作用是至关重要的,是任何其他诊断技术所无法取代的。它可对急性心肌梗死进行定位诊断,估计病变从而判断预后。

特征性改变:①病理性 Q 波;②ST 段呈弓背向上抬高;③T 波倒置。

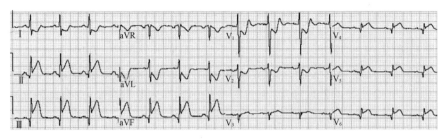

图 3-2-9　（急性心肌梗死）

急性 ST 段抬高型心肌梗死心电图(Ⅱ、Ⅲ、aVF、V₄—V₆ 导联,ST 段弓背向上抬高,提示下壁及前侧壁心肌梗死)

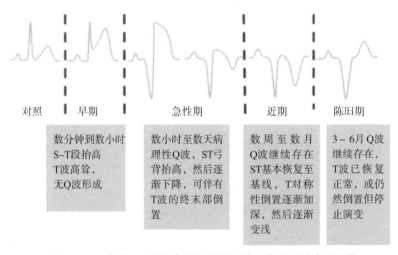

对照	早期	急性期	近期	陈旧期
	数分钟到数小时S-T段抬高T波高耸,无Q波形成	数小时至数天病理性Q波,ST弓背抬高,然后逐渐下降,可伴有T波的终末部倒置	数周至数月Q波继续存在ST基本恢复至基线,T对称性倒置逐渐加深,然后逐渐变浅	3～6月Q波继续存在,T波已恢复正常,或仍然倒置但停止演变

图 3-2-10　急性 ST 段抬高型心肌梗死的心电图形演变及分期

　　心电图的定位诊断:根据心电图相关导联的特征性改变,可以对急性心肌梗死的部位做出初步诊断,见表 3-2-3。

表 3-2-3　心肌梗死的心电图定位诊断

出现梗死图形的导联	梗死部位
V₁,V₂,V₃	前间壁
V₃,V₄,V₅	局限前壁
V₁,V₂,V₃,V₄,V₅,V₆,Ⅰ,aVL	广泛前壁
Ⅰ,aVL	高侧壁
Ⅱ,Ⅲ,aVF	下壁
V₇～V₈	正后壁
V₅～V₇,Ⅰ,aVL	前侧壁
V₃R,V₄R,V₅R ST 段抬高	右室梗死

　　2. 心脏彩超　可测定左室射血分数,心室容量和室壁运动情况,心包及主动脉情况等。

　　3. 实验室检查　起病后 24～48 h,白细胞可增高,中性粒细胞增多,可持续 1～3 周。

　　血清心肌坏死标志物升高,且呈动态变化,包括:肌红蛋白,起病 2 h 内升高,12 h 达高峰,24～48 h内恢复正常,心梗后出现最早,但特异性不强;肌钙蛋白(cTn):cTnI 和 cTnT 起病3～4 h后升高,可持续存在1～2周左右,是诊断心肌梗死的敏感指标,特异性很高;肌酸激酶同工酶 CK-MB:起病4 h内升高,16～24 h达到高峰,3～4 d恢复正常,其增高的程度能较准确地反映梗死的范围,其高峰时间提前有助于判断溶栓是否成功,敏感性不如肌红蛋白和肌钙蛋白,但对早期(＜4 h)急性心肌梗死的诊断有较重要价值。

【诊断】

(一)诊断标准

急性心肌梗死的诊断标准,必须至少具备下列三条标准中的两条:①缺血性胸痛的临床病史;②心电图的动态演变;③血清心肌坏死标志物浓度的动态改变。

心电图可诊断心肌梗死,在血清标志物检测结果报告之前就可以开始紧急处理。如果心电图表现不典型,早期血液化验结果为阴性,但临床表现高度怀疑,则应以血清心肌坏死标志物监测急性心肌梗死。

(二)鉴别诊断

急性心肌梗死应与以下疾病鉴别:心绞痛;急性心包炎;急性肺梗塞;急腹症;主动脉夹层。

【治疗】

及早发现,及早住院,并加强住院前的就地处理。治疗原则是保护和维持心脏功能,挽救濒死的心肌,防止梗死面积的扩大,缩小心肌缺血范围,及时处理严重心律失常、泵衰竭和各种并发症,防止猝死,使患者不但能度过急性期,而且康复后还能保持尽可能多的有功能的心肌。

(一)院前急救

院前急救的基本任务是帮助急性心肌梗死的患者安全、迅速地转运到医院,以便尽早开始再灌注治疗;送达医院急诊室后,力争在10～20 min内完成病史采集、临床检查和心电图以明确诊断。对 ST 段抬高的急性心肌梗死患者,应在30 min内收住 CCU 开始溶栓,或在90 min内开始行急诊 PCI 治疗。在典型临床表现和心电图 ST 段抬高已能确诊为急性心肌梗死时,绝不能等待血清心肌酶学结果而延误再灌注治疗。

(二)住院治疗

1. 一般治疗 发病后需要休息,短期内需要卧床休息,吸氧,心电血压监护,保持大便通畅及情绪平稳。

2. 解除疼痛 心肌再灌注治疗是解除疼痛最有效的方法。但在再灌注治疗之前可先用药物尽快解除疼痛。如吗啡或杜冷丁(哌替啶)、硝酸酯类药物、β受体阻滞剂等。

3. 抗血小板治疗 阿司匹林对各种类型的急性冠脉综合征都有效,为了迅速达到治疗血药浓度,首次剂量为300 mg,其后100 mg长期维持。噻氯吡啶和氯吡格雷与阿司匹林有协同抗血小板作用。目前推荐阿司匹林加氯吡格雷联合应用。

4. 抗凝治疗 目前临床上较多应用低分子肝素,可皮下注射,不需要监测凝血指标,较普通肝素有疗效更肯定、使用更方便的优点。

5. 再灌注治疗 是指早期(起病3～6 h,最多在12 h之内)开通闭塞的冠状动脉,使缺血心肌得到再灌注,是 STEMI 最重要的治疗措施之一。最新指南对首次医疗接触(first medical contact,FMC)进行了清晰的定义:医生、护理人员、护士或急救人员首次接触患者的时间;并更加强调 STEMI 的诊断时间,提出"time 0"的概念,即患者心电图提示 ST 段抬高或其他同等征象的时间;优化 STEMI 患者的救治流程,强调在 FMC 的 10 min 内应获取患者心电图,并做出 STEMI 的诊断。

(1)经皮冠状动脉介入治疗(PCI):若患者在救护车上或无 PCI 能力的医院,但预计 120 min 内可转运到有 PCI 条件的医院并完成 PCI,则首选直接 PCI 策略,力争在 90 min 内完成再灌注;或患者在可行 PCI 的医院,则应力争在 60 min 内完成再灌注。

直接 PCI:①症状发作 12 h 内并且有持续新发的 ST 段抬高或新发的左束支传导阻滞的患者;②12~48 h 内若患者仍有心肌缺血证据(仍然有胸痛和 ECG 变化),亦可尽早接受介入治疗。

补救性 PCI:溶栓后仍有明显胸痛,抬高的 ST 段无明显回落,应尽早进行冠脉造影,施行补救性 PCI。

溶栓治疗再通者的 PCI:溶栓成功后稳定的患者,实施血管造影的最佳时机是 2~24 h。

(2)溶栓治疗:如果预计直接 PCI 时间大于 120 min,则首选溶栓策略,力争在 10 min 给予患者溶栓药物。溶栓药物有尿激酶(30 min 内静脉滴注 150 万单位),链激酶和重组组织型纤维蛋白溶酶原激活剂(rt-PA),新型的选择性纤溶酶原激活剂(仅作用于血栓部位)包括替奈普酶、阿替普酶等。关于溶栓药物的选择,与作用于全身的非选择性纤溶酶原激活剂(尿激酶和链激酶)比较,建议优选选择性纤溶酶原激活剂。溶栓治疗的适应证和禁忌证见表 3-2-4。

表 3-2-4　溶栓治疗的适应证和禁忌证

适应证	禁忌证	
	绝对禁忌证	相对禁忌证
①胸痛符合急性心肌梗死	①任何时候发生的出血性脑卒中史或 1 年内曾有其他脑卒中或脑血管事件史	①严重、没有控制的高血压(血压＞180/110 mmHg)
②相邻两个或更多导联 ST 段抬高＞0.1 mV,或新出现段抬高＞0.1 mV,或新出现的左束支传导阻滞	②已知的颅内肿瘤	②既往有脑血管事件或已知的颅内病变,但不在绝对禁忌证范围内
③起病＜12 h 者。若 12~24 h 患者仍有严重胸痛,并且 ST 段抬高导联有 R 波者,也可以考虑溶栓治疗	③活动性内脏出血(月经除外)	③患者已在抗凝剂治疗中(INR≥2~3),已知的出血体质
	④可疑主动脉夹层	④近期外伤(2~4 周),包括头颅外伤、创伤性或长时间(＞10 min)的心肺复苏或大手术(3 周内)
		⑤不能压迫的血管穿刺
		⑥近期(2~4 周)有内脏出血
		⑦应用链激酶:既往(尤其在 5 d 至 2 年内)应用过或有过敏反应者
		⑧妊娠
		⑨活动性消化性溃疡
		⑩有慢性严重高血压史

溶栓再通的判断指标如表 3-2-5 所示。

表 3-2-5　溶栓再通的判断指标

直接指征	间接指征
冠状动脉造影检查观察血管再通情况,根据 TIMI 分级达到 2、3 级者表明血管再通	①抬高 ST 段于 2 h 内回降>50% ②胸痛于 2 h 内基本消失 ③2 h 内出现再灌注性心律失常(短暂的加速性室性自主节律,房室或束支传导阻滞突然消失,或下后壁心肌梗死的患者出现一过性窦性心动过缓、窦房传导阻滞或低血压状态) ④血清 CK-MB 峰值提前出现(在发病 14 h 内)

注:间接指标出现两项或以上者,考虑再通;但第②和第③两项组合不能被判定为再通。

TIMI 分级定义:0 级,血管远端完全无血流灌注;1 级,血管远端部分血流灌注;2 级,血管远端完全血流灌注,但血流速度缓慢;3 级,血管远端完全血流灌注,血流速度正常。

(3)心外科冠状动脉搭桥手术:适应证为实行了溶栓治疗或 PTCA 后仍有持续的或反复的胸痛;心导管检查显示高危冠状动脉病变(如左主干病变);合并心肌梗死并发症如室间隔穿孔或乳头肌功能不全所引起的严重二尖瓣反流。

6. 调脂治疗　近年来的研究表明他汀类药物可以稳定斑块,改善内皮功能,部分甚至可逆转斑块,应早期使用。

7. 血管紧张素转换酶抑制剂　作为冠心病的二级预防用药,ACEI 可抗心室重塑,只要没有禁忌证,应用在所有心肌梗死患者中。

8. 抗心律失常和传导障碍治疗

9. 抗休克治疗

10. 抗心力衰竭治疗等

【预后】

预后与心肌梗死范围的大小,侧支循环产生的情况以及治疗是否及时有关。急性期住院死亡率过去一般为 30% 左右,再灌注时代死亡率下降为 4% 左右,死亡多发生在心梗后 1 周内。

【预防】

冠心病患者应长期口服阿司匹林等抗血小板药及他汀类药物,有预防心肌梗死或再梗死的作用。普及有关心肌梗死的知识,可使患者及其家属及早意识到本病,从而避免延误就诊。

(鄢晓平)

第三章 消化系统疾病

消化和吸收是人体获得能源、维持生命的重要功能,由消化系统参与完成。消化系统(digestive system)包括由口腔、咽、食管、胃、小肠(十二指肠、空肠、回肠)和大肠(盲肠、阑尾、结肠、直肠、肛管)等部组成的消化管和由肝脏、胰脏、唾液腺(腮腺、下颌下腺、舌下腺)与小消化腺组成的消化腺两个部分。消化系统的基本生理功能是摄取、转运、消化食物和吸收营养、排泄废物,但除了消化和吸收,还有解毒、免疫调节、神经调节等众多功能。消化系统疾病在临床上十分常见,主要有炎症性疾病、功能性疾病和肿瘤性疾病。消化系统疾病的诊疗离不开消化内镜,近年来消化道内镜技术的飞速发展给许多疾病的诊断和治疗带来了新的理念和机遇。

第一节　胃　炎

胃炎(gastritis)是指任何病因引起胃黏膜炎症。按临床发病的急缓,一般分为急性胃炎和慢性胃炎两大类,另有其他特殊类型的胃炎。

一、急性胃炎

急性胃炎主要病损为胃黏膜充血、水肿、糜烂和出血,有时可有一过性浅表性溃疡形成。目前尚无统一的分类标准,国内多按临床分为四类:①急性单纯性胃炎,多由外源性刺激因子所引起,如各种理化刺激(物理因素如生冷、粗糙的食物;化学因素如酒精、药物等),微生物感染或细菌毒素污染食物等。②急性糜烂出血性胃炎,又称急性胃黏膜病变,通常由非甾体类解热镇痛药或急性应激引起,临床可无明显胃部症状或为基础疾病掩盖,或由于并发消化道出血而被诊断。③急性腐蚀性胃炎,由吞服或误服强酸、强碱或其他腐蚀剂引起急性胃黏膜糜烂所致。最早可出现口腔、咽喉、胸部及中上腹部剧痛,常伴有吞咽疼痛,咽下困难、恶心和呕吐,严重者可致呕血、急性食管或胃穿孔和急性腹膜炎;本病为严重的急性中毒,需积极抢救。④急性化脓性胃炎。也称急性蜂窝组织胃炎,是败血症的胃部表现,临床少见,多由于化脓菌通过血液循环或淋巴播散至胃壁所致,以溶血性链球菌最为多见。上述几种类型以急性单纯性胃炎为常见。

主要发病机制是胃黏膜屏障破坏。胃黏膜被破坏的程度和速度超过机体的修复能力即可导致胃炎发生。

【临床表现与诊断要点】

(一)临床表现

急性胃炎轻症者大多无症状,但少数有消化不良的表现,如上腹部疼痛、腹胀、食欲减退等,但常被原发病掩盖。胃部出血常见,一般为少量、间歇性,可自止,但也可引起大出血。

应激造成的急性糜烂出血性胃炎多有应激病史,如严重的脏器疾病、大手术、大面积烧伤、休克或颅内病变等,常以上消化道出血为突出表现。持续少量渗血可致贫血,体检时剑突下多有程度不等的压痛。单纯性胃炎症状通常较轻,急性腐蚀性胃炎病情最重,化脓性胃炎可能有寒战、发热等全身感染表现。

（二）胃镜检查

胃镜检查为确诊胃炎的方法,一般应在发病后 24～48 h 内进行,镜下改变为多发性糜烂、出血灶和黏膜水肿。

【治疗原则】

（1）针对原发疾病和病因采取预防措施,并注意合理饮食。

（2）对症治疗,口服黏膜保护剂,应用制酸剂和抑制胃酸分泌的药物,若为感染或化脓性,应用抗生素。

（3）若发生大出血,按上消化道出血治疗。

二、慢性胃炎

慢性胃炎(chronic gastritis)系指不同病因引起的胃黏膜的慢性炎症,以淋巴细胞和浆细胞的浸润为主,其实质是胃黏膜上皮遭受反复损害后,黏膜发生改建,最终导致不可逆的固有胃腺体的萎缩,甚至消失。本病十分常见,约占接受胃镜检查患者的 $80\%～90\%$,男性多于女性,随年龄增长发病率逐渐增高。

慢性胃炎的分类繁多,可根据病因、病变部位、内镜下形态、病理类型等进行分类。由于内镜检查的普及,现大多根据内镜下表现进行分类。根据中华医学会消化病学分会 2012 年《中国慢性胃炎共识意见》,内镜下将慢性胃炎分为慢性非萎缩性胃炎(即旧称的慢性浅表性胃炎)及慢性萎缩性胃炎两大基本类型。如同时存在平坦或隆起糜烂、出血、黏膜皱襞粗大或胆汁反流等征象,则可依次诊断为慢性非萎缩性胃炎或慢性萎缩性胃炎伴糜烂、胆汁反流等。非萎缩性胃炎胃腺体正常,没有腺体破坏或减少,以胃小凹之间的固有膜内有炎性细胞浸润为特征,炎症细胞主要是浆细胞、淋巴细胞,偶有嗜酸细胞。萎缩性胃炎则有腺体萎缩、腺体数目减少,胃黏膜有不同程度的变薄,黏膜肌层常见增厚。在慢性胃炎中,肠腺化生也十分常见,慢性浅表胃炎时黏膜浅层可出现肠上皮化生,而在萎缩时则可能所有胃黏膜的腺体均为肠腺化生所取代。

【病因学】

病因尚未完全阐明,一般认为与周围环境的有害因素及易感体质有关。物理的、化学的、生物性的有害因素长期反复作用于易感人体即可引起本病。病因持续存在或反复发生即可形成慢性病变。

（一）生物因素

幽门螺杆菌(Hp)感染,与慢性胃炎密切相关,是慢性胃炎的主要病因。约一半以上的慢性胃炎有 Hp 感染。其主要机理大致是：

（1）幽门螺杆菌呈螺旋形,具鞭毛结构,可在黏液层中自由活动,并与黏膜细胞紧密接触,直接侵袭胃黏膜。

（2）幽门螺杆菌可产生多种酶及代谢产物,如尿素酶及其代谢产物氨、过氧化物歧化酶、蛋白溶解酶、磷脂酶 A 等,可破坏胃黏膜。

（3）产生细胞毒素,可致细胞空泡变性。

（4）刺激机体产生抗幽门螺杆菌抗体,可造成自身免疫损伤。

（二）物理因素

长期饮浓茶、烈酒、咖啡,过热、过冷、过于粗糙的食物,可导致胃黏膜损伤。

（三）化学因素

长期大量服用非甾体类抗炎药如阿司匹林、吲哚美辛等可抑制胃黏膜前列腺素的合成,破坏黏膜屏障;烟草中的尼古丁不仅可影响胃黏膜的血液循环,还可导致幽门括约肌功能紊乱,造成胆汁反流;各种原因的胆汁反流均可破坏黏膜屏障。

（四）免疫因素

慢性萎缩性胃炎患者的血清中能检出壁细胞抗体（PCA）,伴有恶性贫血者还能检出内因子抗体（IFA）。壁细胞抗原和壁细胞抗体结合形成的免疫复合体在补体参与下,破坏壁细胞。内因子抗体与内因子结合后阻碍维生素 B_{12} 与内因子结合,导致恶性贫血。

（五）其他

心力衰竭、肝硬化合并门脉高压、营养不良都可引起慢性胃炎。糖尿病、甲状腺病、慢性肾上腺皮质功能减退和干燥综合征患者同时伴有萎缩性胃炎较多见。胃部其他疾病如胃癌、胃息肉、胃溃疡等也常合并慢性萎缩胃炎。

【临床表现】

慢性胃炎缺乏特异性症状,症状的轻重与胃黏膜的病变程度并非一致。大多数患者常无症状或有程度不同的消化不良症状,如上腹隐痛、食欲减退、餐后饱胀、泛酸等。萎缩性胃炎患者可有贫血、消瘦、舌炎、腹泻等,个别患者伴黏膜糜烂者上腹痛较明显,并可有出血。

【辅助检查】

（一）胃镜检查

1. 浅表性胃炎　黏膜充血、水肿,呈花斑状红白相间的改变,且以红相为主,或呈麻疹样表现,有灰白或黄白色分泌物附着,可有局限性糜烂和出血点。

2. 萎缩性胃炎　黏膜失去正常的橘红色,重度萎缩呈灰白色,色泽深浅不一,皱襞变细、平坦,黏膜下血管透见,如树枝状或网状。有时在萎缩黏膜上见到上皮细胞增生而成的颗粒。萎缩的黏膜脆性增加,易出血,可有糜烂灶。

3. 慢性糜烂性胃炎　又称疣状胃炎或痘疹状胃炎,它常和消化性溃疡、浅表性或萎缩性胃炎等伴发,亦可单独发生。主要表现为胃黏膜出现多个疣状、膨大皱襞状或丘疹样隆起,直径 5～10 mm,顶端可见黏膜缺损或脐样凹陷,中心有糜烂,隆起周围多无红晕,但常伴有大小相仿的红斑,以胃窦部多见。

胃镜下正常胃黏膜如图 3-3-1 所示,慢性胃炎的内镜下表现如图 3-3-2 所示。

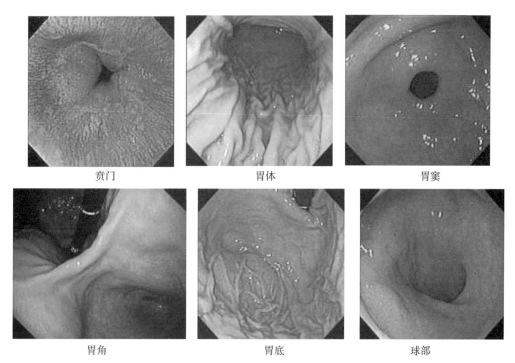

贲门	胃体	胃窦
胃角	胃底	球部

图 3-3-1 胃镜下正常胃黏膜

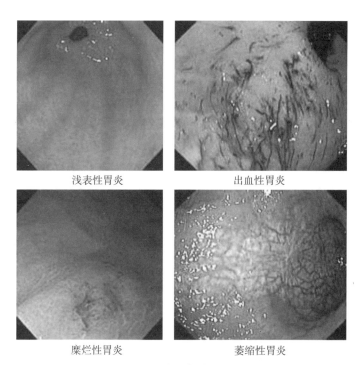

浅表性胃炎	出血性胃炎
糜烂性胃炎	萎缩性胃炎

图 3-3-2 慢性胃炎的内镜下表现

（二）X线检查

X线钡餐检查对慢性胃炎诊断帮助不大，但有助于鉴别诊断，在排除某些恶性病灶如浸润型胃癌、了解胃肠动力等方面有一定优势。确诊应以胃镜及组织学检查为准。

（三）实验室检查

1. 幽门螺杆菌检查　分侵入性和非侵入性方法。前者如内镜下取胃黏膜做快速尿素酶试验或细胞培养，或病理切片中寻找该细菌。后者如^{13}C或^{14}C-尿素呼气试验，血清Hp抗体测定等。各种检查方法的敏感性和特异性略有不同，亦各有其利弊。

2. 胃蛋白酶原与胃泌素-17　血清胃蛋白酶原（PG）Ⅰ、Ⅱ以及胃泌素-17的检测可能有助于判断有无胃黏膜萎缩和程度。血清PGⅠ、PGⅡ、PGⅠ/PGⅡ比值联合抗Hp抗体检测有助于风险分层管理。

3. 其他检查　萎缩性胃炎血清中可出现壁细胞抗体、内因子抗体或胃泌素抗体。

【诊断】

本病的诊断主要有赖于胃镜检查和直视下胃黏膜活组织检查。

【治疗措施】

1. 一般治疗　宜选择易消化无刺激性的食物，忌烟酒、浓茶，进食宜细嚼慢咽。

2. 根除幽门螺杆菌　指征见表3-3-1。具体方法见消化性溃疡部分。

表 3-3-1　Hp 根除指征（2016 年修订）

Hp 阳性疾病	强烈推荐	推荐
消化性溃疡（不论是否活动和有无并发症史）	√	
胃黏膜相关淋巴组织淋巴瘤	√	
慢性胃炎伴消化不良症状		√
慢性胃炎伴胃黏膜萎缩、糜烂		√
早期肿瘤已行内镜下切除或手术胃次全切除		√
长期服用质子泵抑制剂		√
胃癌家族史		√
计划长期服用 NSAIDs（包括低剂量阿司匹林）		√
不明原因的缺铁性贫血		√
特发性血小板减少性紫癜		√
其他 Hp 相关性疾病（如淋巴细胞性胃炎、增生性胃息肉、Menetrier 病）		√
证实有幽门螺杆菌感染		√

3. 药物治疗　多为对症治疗，如腹胀、恶心呕吐者可给予胃肠动力药如胃复安、吗丁啉等；有高酸症状者可给 H_2-受体拮抗剂或质子泵抑制剂。有胆汁反流者可给硫糖铝、铝碳酸镁及胃肠动力药，以中和胆盐，防止反流。

4. 随访　一般轻、中度萎缩性胃炎每两年复查一次胃镜，重度萎缩性胃炎患者最好每年复查胃镜。

【预后】

慢性浅表性胃炎预后良好，少数可演变为萎缩性胃炎。萎缩性胃炎伴有重度肠腺化生和(或)不典型增生者有癌变可能,应定期随访胃镜检查及病理组织学检查。

第二节 消化性溃疡

消化性溃疡(peptic ulcer)指多种因素引起的胃、十二指肠慢性溃疡,包括胃溃疡(gastric ulcer,GU)和十二指肠溃疡(duodenal ulcer,DU)。因溃疡的形成与胃酸、胃蛋白酶的消化作用有关而得名。溃疡的黏膜缺损超过黏膜肌层,深于糜烂。

【流行病学】

消化性溃疡是一种常见病、多发病,并呈全球性分布,估计约有 10% 人口一生中患过此病。不同国家的发病率有所不同,在不同人种中,患病亦有差异。多数国家和地区,十二指肠溃疡较胃溃疡多发,十二指肠溃疡男性多于女性,约为(4~5):1。十二指肠溃疡多见于青壮年,胃溃疡发病年龄大,多见于中老年,比十二指肠溃疡平均晚 10 年。消化性溃疡多在秋冬季节发生,夏季较少。国内消化性溃疡尚无大规模的流行病学研究,从溃疡的内镜检出率显示,南方高于北方,城市高于农村。

【病因和发病机制】

按照病因可以分为幽门螺杆菌相关性溃疡,即 Hp 相关性溃疡;非甾体抗炎药引起的溃疡,即 NSAIDs 相关性溃疡;及非 Hp、非 NSAIDs 引起的溃疡。在消化性溃疡的发病机制中,胃十二指肠黏膜的攻击因子与防御因子失衡(即平衡学说)为大家所公认,常见攻击因子包括:胃酸、胃蛋白酶、幽门螺杆菌、胆盐、酒精、非甾体类抗炎药等,防御因子包括黏液-碳酸氢盐屏障、黏膜屏障、黏膜血流量、细胞更新和表皮生长因子(EGF)等。胃溃疡和十二指肠溃疡在发病机制上有不同之处,前者主要因为防御修复因素减弱,后者主要因为侵袭因素增强。现认为幽门螺杆菌是消化性溃疡的主要病因,这种病因学观念的根本性转变,导致了消化性溃疡治疗上的一次革命。

(一)幽门螺杆菌

幽门螺杆菌(Hp)是一种弯曲样微生物,为1982年澳大利亚学者 Warren 与病理科医生 Marshall 在慢性胃炎和消化性溃疡患者的胃黏膜活检标本中发现,命名为幽门螺杆菌。Hp 传播通过口-口、粪-口途径,另外尚存在医源性传播。人群对 Hp 均易感,其中儿童更易感,我国 6~12 岁儿童 Hp 感染率 42%~48%,成年人感染率大于 60%。临床研究发现,消化性溃疡 Hp 高感染率,胃溃疡 Hp 感染率约 80%~90%,十二指肠溃疡 Hp 感染率约 90%~100%,Hp 在健康人群感染率小于 30%。Hp 感染与消化性溃疡的形成有密切的关系,根除 Hp 可促进溃疡愈合及预防复发,并降低其出血发生率。

(二)胃酸和胃蛋白酶

1910 年 Schwartz 写下名言"无酸,无溃疡"。随着对胃酸与溃疡病关系的认识深入,胃酸不再是溃疡病发病的决定因素而是发病的容许因素。十二指肠溃疡患者壁细胞数平均比正常高 1.5~2 倍,但最大酸排量(MAO)变异范围很大,与正常人之间有明显重叠,仅 20%~50% 患者高于正常。胃溃疡患者的基础和刺激后的胃酸排出量多属正常,甚至低于正常。

胃蛋白酶是主细胞分泌的胃蛋白酶原经盐酸激活转变而来,它能降解蛋白质分子,所以对黏膜有侵蚀作用。胃蛋白酶活性是 pH 依赖性的,当胃液 pH 大于 4,胃蛋白酶失去活性,因此,没有一定水平的胃酸,胃蛋白酶本身不可能导致溃疡。

(三)非甾体类抗炎药

非甾体类抗炎药(NSAIDs)长期应用,50%～60%患者可能出现胃黏膜糜烂,5%～30%患者可能发生溃疡。损伤多发生在服药第 1 个月内,其后大部分患者出现适应反应,但10%～20%患者不出现适应反应而致黏膜损伤。NSAIDs 损伤胃、十二指肠黏膜的原因,除药物直接作用外,主要通过抑制前列腺素合成,削弱胃黏膜保护作用。长期摄入 NSAIDs可诱发消化性溃疡,妨碍溃疡愈合,增加溃疡复发率和出血穿孔率。NSAIDs 所致溃疡以胃溃疡为主,溃疡发生危险性与服 NSAIDs 种类、剂量大小、疗程长短有关,还与年龄、Hp 感染、吸烟及糖皮质激素应用有关。

(四)其他因素

如遗传因素、胃、十二指肠运动异常、应激和精神因素、吸烟、酒精、某些食物等。

【临床表现】

(一)症状

腹痛为主要症状,占 90%,尤其十二指肠溃疡发作具有慢性、周期性、节律性的特点,可表现为空腹痛、饥饿痛、夜间痛。胃溃疡多在餐后 0.5～1 h 出现,至下次餐前消失,但胃溃疡节律性不如十二指肠溃疡明显。10%患者可无腹痛,若根据典型疼痛确定有无溃疡,敏感性及特异性仅 60%。溃疡病腹痛属内脏性疼痛,常位于上腹中部偏左或右侧,常表现为隐痛、钝痛、刺痛、烧灼样痛,当溃疡穿透并与周围脏器粘连时,可出现放射痛,疼痛发生与胃酸刺激及胃、十二指肠肌肉痉挛有关。部分患者可有上腹不适、泛酸、嗳气、恶心呕吐、烧心、食欲减退等消化不良症状,多在伴发胃窦炎、幽门梗阻、食道下段括约肌松弛时出现,因而缺乏特异性。

(二)体征

溃疡活动时剑突下可有固定而局限性压痛点,缓解期无明显体征。

(三)特殊类型溃疡

1. 无症状性溃疡　约 15%～35%消化性溃疡患者可无任何症状,而以出血、穿孔等并发症为首发表现,以老年人多见。

2. 幽门管溃疡　位于胃和十二指肠交界处的近侧 2 cm 范围内,多见于 50～60 岁男性,疼痛缺乏典型周期性和节律性,对抗酸药反应差,易出现并发症。

3. 球后溃疡　位于十二指肠球以下部位的溃疡,约占十二指肠溃疡 5%,它具有球部溃疡症状,但疼痛更剧,可向右肩放射,更易出现出血、穿孔。由于部位较下,胃镜检查时易漏诊。

4. 复合性溃疡　指同时发生于胃和十二指肠的溃疡,约占溃疡的 5%～7%,多见于男性,病史长,幽门梗阻和出血发生率较高,而恶变较少。

5. 多发性溃疡　指胃、十二指肠同时有 2 个以上的溃疡。

6. 巨大溃疡　胃溃疡直径在 3 cm 以上,十二指肠溃疡在 2 cm 以上。巨大溃疡应与恶性溃疡鉴别,巨大溃疡易发生出血、穿孔、变形、狭窄。

7. 对吻溃疡　同时发生于小弯侧、大弯侧或前后壁的溃疡,犹如上下唇相互对应。常见胃窦及十二指肠球部。

(四)并发症

1. 上消化道出血　为消化性溃疡最常见的并发症,发生率 15%～25%。约有 10%～25%的溃疡病患者以出血为首发症状,具体见消化道出血章节。

2. 穿孔 约 5%～10% 消化性溃疡可致穿孔,其中十二指肠溃疡穿孔占 90%。男性多见,冬季多发,穿孔死亡率约 10%。十二指肠溃疡游离穿孔多发生于小弯,主要表现为突发性腹痛,持续性加重伴压痛、反跳痛、腹肌紧张,约 10% 穿孔伴出血。慢性穿孔多发生于十二指肠后壁,后壁穿孔多并发出血或穿透入胰腺与之粘连,腹痛顽固、持续,可放射至背部,血清淀粉酶显著升高。

3. 幽门梗阻 约 2%～4% 消化性溃疡患者发生幽门梗阻,多发生于幽门附近(十二指肠球部、幽门管、幽门前区),其中 80% 为十二指肠溃疡所致。溃疡急性发作时可因炎症水肿和幽门部痉挛而引起暂时性梗阻,可随炎症的好转而缓解。慢性梗阻主要由于瘢痕收缩而呈持久性。由于胃潴留常感上腹饱胀,进食及傍晚时加重,呕吐为其主要症状,多在餐后 30～60 min,量可超过 1L,内含发酵食物,不含胆汁,严重呕吐可致失水和低钾低氯性碱中毒,常发生营养不良和体重减轻,腹部检查可及胃型、胃蠕动波、振水音。

4. 癌变 少数胃溃疡可癌变,而十二指肠溃疡则几乎不发生癌变。胃溃疡癌变一般先发生于溃疡边缘,在其伴随癌前病变基础上发生,癌变率小于 1%。对于长期慢性胃溃疡,年龄 45 岁以上,溃疡顽固不愈者应提高警惕,在胃镜下取多点活检做病理检查,并在积极治疗后复查胃镜,直到溃疡完全愈合,必要时定期随诊复查。

【实验室和辅助检查】

(一)Hp 检测

Hp 感染诊断已成为消化性溃疡的常规检测项目,其方法可分为侵入性和非侵入性两大类,前者需做胃镜和胃黏膜活检,包括尿素酶试验、组织学特异性染色以及细菌培养等,可同时确定存在的胃十二指肠疾病;非侵入性方法包括呼气试验、血清 Hp 抗体检测、粪便 Hp 抗原检测等,仅提供有无 Hp 感染,无法了解胃黏膜情况。

(二)X 线钡餐检查

溃疡 X 线征象有直接和间接两种。龛影是直接征象,对溃疡有确诊价值,间接征象包括局部压痛、胃大弯侧痉挛性切迹、十二指肠激惹和球部畸形,间接征象仅提示有溃疡可能。

(三)胃镜检查和黏膜活检

胃镜检查可明确溃疡及分期,并可取活检做病理检查和 Hp 检测。胃镜下溃疡分期(如图 3-3-3 所示):急性期(A 期)为溃疡初起阶段,溃疡边缘有明显的炎症、水肿,组织修复未开始;愈合期(H 期),此期溃疡缩小,炎症消退,皱襞集中已明显可见;瘢痕期(S 期),此期溃疡已完全愈合,修复已完成。

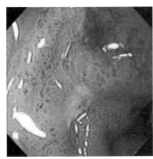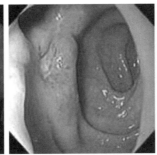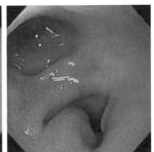

球部溃疡A期 球部溃疡H期 球部溃疡S期

图 3-3-3 各期溃疡内镜下表现

【诊断和鉴别诊断】

根据慢性病程,周期性发作及节律性疼痛可做出初步诊断,经过胃镜/X线钡餐可明确诊断。需鉴别以下几种疾病。

（一）功能性消化不良

指有消化不良症状而无溃疡及肝胆胰器质性疾病者,临床可有上腹痛、腹胀、泛酸、嗳气,食欲减退等,多见于年轻女性。

（二）胃癌

胃溃疡与胃癌仅从症状上难以鉴别,胃癌晚期一般易于诊断,而早期胃癌需进行胃镜活检鉴别。病理结果应视为金标准,对于怀疑恶性溃疡而一次活检阴性者,必须在短期内复查胃镜活检。

（三）胃泌素瘤

亦称卓-艾氏综合征,由 Zollanger 和 Ellison 于 1955 年发现。以严重消化性溃疡,高胃酸分泌,非 β 胰岛细胞瘤为主要特点,临床出现消化性溃疡、腹泻,血胃泌素水平升高,常大于 1 000 pg/mL,本病罕见。

【治疗】

治疗目的:控制症状,愈合溃疡,预防复发,防治并发症。

（一）一般治疗

包括休息,避免过度劳累和精神紧张,保持乐观情绪。饮食上定时进餐,避免辛辣、过咸食物及浓茶、咖啡、饮料。牛奶、豆浆只能一时稀释胃酸,但所含钙和蛋白质能刺激胃酸分泌,不宜多饮。戒烟酒,禁服对胃黏膜有害的药物。

（二）药物

1. 碱性抗酸药　如铝碳酸镁具有中和胃酸及一定的细胞保护作用,对缓解疼痛有较好效果。

2. 抑酸药　包括 H_2 受体阻断剂（H_2RA）和质子泵抑制剂（PPI）。H_2RA 出现使溃疡病手术治疗大为减少,PPI 的出现则更进一步提高溃疡的治愈率,并大大降低了溃疡病并发症如出血的死亡率,是溃疡病治疗史上的一大里程碑。临床常用药物有奥美拉唑、兰索拉唑、泮托拉唑、雷贝拉唑、埃索美拉唑等。钾离子竞争性酸阻滞剂伏诺拉生,为一种新型制酸药,对于酸相关疾病具有很好疗效。但长期服用制酸药物需要注意不良反应。

3. 胃黏膜保护剂　常用药物有硫糖铝、替普瑞酮、瑞巴派特、枸橼酸铋钾和前列腺素药物等,主要作用是促进胃黏膜细胞的再生等。一般与抑酸药联合使用。

（三）治疗方案选择

1. Hp 相关性溃疡　不论溃疡初发和复发,不论活动或静止,不论有无并发症均应抗 Hp 治疗。由于大多数抗菌药物在胃内低 pH 环境中活性降低和不能穿透黏液层到达细菌,因此 Hp 感染不易根除。目前的治疗方案是将抗酸药、抗菌药或铋剂联合应用。

在抗 Hp 治疗结束后继续用抑酸药治疗 2～4 周。抗 Hp 治疗后,确定 Hp 是否根除,应在治疗结束 4 周后,做胃镜和 Hp 复查。

2. NSAIDs 溃疡　对 NSAIDs 相关性溃疡,应尽可能暂停或减量 NSAIDs。米索前列醇可预防 NSAIDs 相关性溃疡,PPI 亦能起到预防作用。对于 Hp 感染需长期服用 NSAIDs

者,可先行抗 Hp 治疗。

3. 溃疡复发的预防　Hp 感染、服用 NSAIDs、吸烟是影响溃疡复发的危险因素,应予以去除。对年龄大、健康状况差、有并发症史、服用 NSAIDs 者及复发频繁者可给予维持治疗,一般采用 H_2RA 半量睡前顿服,也可采用 PPI 每日半量或每周 2～3 次全量口服维持,维持时间长短依病情而定。

（四）外科治疗

在以下情况下可以考虑外科手术:大量出血经内科紧急处理无效时、急性穿孔、瘢痕性幽门梗阻、内科治疗无效的顽固性溃疡、胃溃疡疑有癌变。

【预后】

内科有效的治疗已使消化性溃疡死亡率下降至 1%,主要是年长患者并发大出血及急性穿孔所致。

第三节　功能性胃肠病

一、概述

功能性疾病是相对于器质性疾病而言的。器质性疾病是指多种原因引起机体某一器官或某一组织系统发生病变,造成该器官或组织系统损害,这些损害有确切的病理生理改变依据,可以通过特定的检测手段检测出来。功能性疾病,一般地说,是由支配器官的神经系统失调引起,病情轻微,常规的检测方法无法检测出导致疾病发生的病理生理学改变,一般不会导致严重后果,是一组临床综合征。功能性疾病在各年龄均可发生,一般在青春期、更年期更易发生,女性多于男性。近年来随着生活节奏加快,学习和工作压力的增加,功能性疾病的发病有增高趋势。当然,功能性疾病与器质性疾病的区别并非绝对的,病情可以相互转化。

功能性胃肠病(functional gastrointestinal disorder,FGID)是一组表现为慢性或反复发作的胃肠道综合征,临床表现主要是胃肠道的相关症状,因症状特征不同而有不同的命名,多伴有精神因素的背景,需排除器质性疾病方可确诊。

【发病机制】

虽然目前认为功能性胃肠病没有结构或器质性疾病的证据,但功能性胃肠病并不是单一的功能病。功能性胃肠病表现出的胃肠道动力和感觉功能的障碍,是基于异常的神经胃肠病学基础,即胃肠动力与感知的神经网络调节系统的异常。简言之,胃肠道动力异常包括排空过快或排空延缓;以及内脏敏感性增高,如对生理性刺激即表现出不适感,对轻微的伤害性刺激即表现出强烈的反应,是功能性胃肠病发生的基础。

各种原因引起的心理异常也是功能性胃肠病发病的重要环节。心理应激可影响胃肠动力和感觉功能的变化。功能性胃肠病患者容易伴有焦虑和抑郁状态,其症状常受情绪因素的影响。这与患者面临的竞争、压力、负性事件和应激事件有关,还与患者本身性格和人格等有关,并受幼年时期有无恶劣环境刺激以及遗传因素的影响。

二、功能性消化不良

功能性消化不良(functional dyspepsia,FD)主要表现是上腹疼痛或者是上腹不适,有腹胀、早饱、餐后饱胀、恶心等。根据流行病学资料,消化不良发病相当常见。FD不仅影响患者生活质量,而且构成相当高的医疗费用,因此已逐渐成为一个主要的医疗保健问题。

功能性消化不良患病率高达20％～30％,年发病率也在1％以上,占消化门诊的50％左右,女性稍多于男性,20～49岁之间最多。根据病理生理机制,功能性消化不良可分为两种类型:①餐后不适综合征:指发生在正常进食量之后的餐后饱胀不适感,每周发生数次,或早饱,阻止了正常进食,每周发生数次。②上腹痛综合征:每周至少一次中等程度的位于上腹部的疼痛或烧灼感,排便或排气不能缓解。

【发病机理】

功能性消化不良是一种常见病,发病率很高,发病机理尚未完全明确,可能与多种因素有关。包括胃酸分泌、胃和十二指肠慢性炎症、胃肠动力障碍、幽门螺杆菌、精神社会心理因素等在功能性消化不良发病中均有一定的作用。

【诊断】

(一)诊断标准

(1)有餐后饱胀不适、早饱、上腹痛、上腹烧灼感中的至少一个症状。

(2)除外可以解释症状的器质性疾病(包括胃镜检查)。

诊断之前需有至少6个月存在症状,并且后3个月符合诊断标准。

(二)诊断程序

功能性消化不良为排除性诊断,在临床中,既要求不漏诊,又不应对患者进行无限制的检查,以造成过高的医疗负担。故在全面的病史采集和体格检查的基础上,先判断有无下列提示器质性疾病的"报警症状":①发病年龄45岁以上;②近期内出现消化不良症状;③有消瘦、贫血、呕血、黑便、吞咽困难、腹部肿块、黄疸等临床症状;④消化不良症状进行性加重。对年轻且没有报警症状者,即采用经济的排除诊断方法,可选择以下检查排除相关器质性疾病,主要包括血常规、血沉、C-反应蛋白及大便潜血以及肝功能试验、肝胆B超等。

目前我国内镜检查的开展已相当普遍,且费用相对较低。由于我国的胃癌患病率比西方国家高,遇有消化不良伴报警症状时,内镜检查是诊断的主要手段,不应忽视,尤其对于有肿瘤家族史,年龄40岁以上者。对有明显情绪因素或心理障碍的患者,及时进行有关胃镜检查,对明确诊断和解释病情更为有利。如患者无上述报警症状且一般情况良好,或以往已接受过有关检查,最近症状又复发,或暂不能接受有关检查时,可采用经验治疗。对经验治疗无效的病例,再做进一步详细检查。如有关检查显示阴性结果或不能解释其症状的阳性结果,必要时还应做进一步检查,包括胃电图、胃排空检查等,以了解胃动力功能,采用内脏感知检查了解感知有无异常,必要时可进行心理测试等。

【治疗】

(一)一般治疗

建立良好的生活习惯,减轻思想压力。

（二）药物治疗

以腹痛为主者可予制酸药，以饱胀、早饱为主者可予促动力药及促消化药。对精神因素明显者可予抗焦虑抑郁药。

三、肠易激综合征

肠易激综合征（irritable bowel syndrome，IBS）是肠道功能障碍所导致的一系列下消化道症状，主要表现是腹痛、腹部不适，同时伴有大便性状和排便习惯的改变，而且这些症状不能够用生化的异常或者是肠道的解剖学、形态学异常来解释。目前诊断主要依据罗马Ⅳ标准。IBS 全球患病率高达 11.2%，我国患病率约为 6.5%。患者可伴有心理障碍，如抑郁、焦虑，或其他全身的症状，如头痛、失眠等。尽管其为一种慢性良性疾病，但可对生活质量造成严重影响，导致社会功能下降，增加医疗资源消耗，对患者及社会造成重大经济负担。

【临床表现】

起病较缓慢，症状反复发作，病程可长达数年或数十年，但全身营养状况却不受影响。最主要的表现是腹痛或腹部不适、排便习惯和粪便性状的改变。其中腹痛或腹部不适是肠易激综合征的必具症状。

【诊断】

按罗马Ⅳ标准，肠易激综合征的诊断条件是：反复发作的腹痛，过去 3 个月内每周至少发作 1 天，伴有以下两项或两项以上：①与排便有关；②发作时伴有排便频率改变；③发作时大便性状的改变。在诊断之前症状出现至少 6 个月，且近 3 个月症状必须符合诊断标准。

支持诊断包括大便频率异常、大便性状的异常、排便费力、排便急迫感或排便不尽、排黏液便和腹胀，但并非诊断所必需。

诊断程序：肠易激综合征的诊断为排除性诊断。首先，全面的采集病史和体格检查是肠易激综合征诊断的基础，又是鉴别诊断的重要提示，必须高度重视。其次，要注意报警症状和体征的判别。再次，是否需要常规的肠镜检查，对无报警症状和体征，年龄 40 岁以下，症状典型者，可视情况而定是否行肠镜检查。

症状重叠：肠易激综合征患者可以同时具有如功能性消化不良等其他功能性胃肠病的临床症状，亦可与其他功能性胃肠病并存，要注意鉴别。

【分型】

根据主要的大便性状分为：IBS-C（便秘型），排硬便或块状便比例≥25% 及不成形（糊状便）或水样便的比例＜25%；IBS-D（腹泻型），排不成形（糊状便）或水样便的比例≥25% 及硬便或块状便比例＜25%；IBS-M（混合型），排硬便或块状便比例≥25% 及不成形（糊状便）或水样便的比例≥25%；IBS-U（未定型），大便异常不能符合 IBS-C、D 或 M 的标准。

【治疗】

肠易激综合征治疗目的是消除患者顾虑，改善症状，提高生活质量。治疗原则是在建立良好医患关系基础上，根据症状严重程度进行分级治疗和根据症状类型进行对症治疗。注意治疗措施的个体化和综合运用。

（1）一般治疗：建立良好的生活习惯，饮食上避免诱发症状的食物，因人而异。减轻思想压力。

（2）药物治疗：胃肠解痉药（如匹维溴铵）、促动力药、止泻药（如洛哌丁胺或地芬诺酯）、轻泻药（如聚乙二醇、利那洛肽）、抗焦虑抑郁药。

第四节　胃　癌

在各类癌症中，胃癌是最为常见的癌症之一，是我国发病率最高的消化道恶性肿瘤，在全身恶性肿瘤中居第二、三位。根据国际癌症研究机构的统计数据，2020 年全世界胃癌新发病例约 108.9 万例，居恶性肿瘤发病患者数第五位。2020 年全世界胃癌死亡病例约 76.9 万例，居恶性肿瘤死亡人数第四位。其中 43.9% 的发病病例和 48.6% 的死亡病例发生在中国。胃癌发病率随年龄增加而增加，发病和死亡主要在 50～79 岁年龄段，以 60～69 岁居多，但近年胃癌的发病呈现年轻化趋势。男性高于女性，男性胃癌标化发病率是女性的 3 倍、标化死亡率是女性的 2.7 倍。我国胃癌发病具有地域特征，西北地区和东南沿海地区高发，与地区饮食习惯密切相关。

【病因学】

胃癌的发病原因至今仍未完全清楚，其发病因素是多方面的，是多种因素共同致病。与外界环境因素、饮食习惯及自身基础疾病、遗传因素等诸多原因相关。

（一）幽门螺杆菌感染

自从人们发现该菌以来，其与胃癌的关系已受到广泛的关注。从动物模型的研究发现，Hp 感染可以单独诱发胃癌，使动物胃黏膜由正常黏膜逐渐发展为异型增生直至胃癌，提示人胃黏膜感染 Hp 亦可能存在上述发展过程。世界卫生组织已将 Hp 列为 I 类致癌源。

（二）环境和饮食因素：

水土中硝酸盐含量过多或微量元素比例失调，地理条件、空气、水源、环境污染、粉尘和毒物接触等都可直接或间接参与胃癌的发生。有资料表明，胃癌发病率与土壤中的微量元素铜、锌等比例失调有关。长期食用霉变食物的地区或人群，其肝癌和胃癌的发病率均较其他地区或人群为高。例如：通过动物试验，证明黄曲霉素有很强的致癌性。近年来还发现在一些烤焦的食物（特别是鱼、肉、蛋等）中也含有较强的致癌物质。

（三）遗传因素

胃癌有一定的家族聚集倾向，但其内在联系还有待探讨。

（四）癌前状态

癌前状态包括癌前疾病和癌前病变，前者是指可能发展为胃癌的大体疾病，而后者则是指可能转变为癌的病理学变化。胃癌的癌前疾病包括慢性萎缩性胃炎、胃息肉（其中腺瘤性息肉的恶变率较高）、胃溃疡、残胃（指因良性胃病而行胃部分切除术者，尤其是手术后 10 年以上者）。癌前病变指胃黏膜的肠型化生和异型增生，其中大肠型化生的恶变率较小肠型化生的高，重度异型增生者可认为是早期的胃癌。

尽管慢性胃炎与胃癌关系很密切，但不是所有的慢性胃炎都会癌变。只有慢性萎缩性胃炎伴有重度肠腺化生或中-重度不典型增生的患者，应警惕胃癌发生。对这类患者应建议胃镜随诊，每半年复查胃镜，以期能早期发现癌变，并要对已有的慢性胃炎积极、及时治疗，如彻底根除幽门螺杆菌。

【类型】

胃癌好发于胃窦部,其次为胃底贲门部,胃体部肿瘤相对较少。

1. 早期胃癌 癌组织限于黏膜层和黏膜下层,无论有无淋巴结转移,称为早期胃癌。其分型简化为隆起型、平坦型、凹陷型三型。微小胃癌为早期胃癌的始发阶段,以直径0.5 cm以下胃癌为微胃癌,0.6~1.0 cm胃癌为小胃癌,统称为微小胃癌。

2. 进展期胃癌 癌组织浸润达肌层或浆膜层称为进展期胃癌,也称为中、晚期胃癌,一般把癌组织浸润肌层称为中期,超出肌层称为晚期胃癌。根据 Borrmann 分型其大体分为四型:Ⅰ型,息肉型或蕈伞型;Ⅱ型,溃疡型;Ⅲ型,溃疡浸润型;Ⅳ型,弥漫浸润型(如图 3-3-4)。

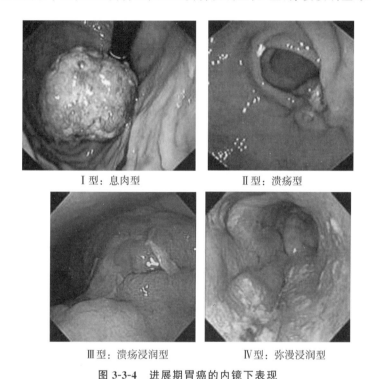

Ⅰ型:息肉型 Ⅱ型:溃疡型

Ⅲ型:溃疡浸润型 Ⅳ型:弥漫浸润型

图 3-3-4 进展期胃癌的内镜下表现

【播散与转移】

(一)直接蔓延

肿瘤向胃壁四周或深部浸润,可直接侵入腹壁、邻近器官或组织(肝、胰、大网膜、横结肠等)。癌细胞也可沿黏膜下层蔓延,向上侵及食管下段,向下侵及十二指肠。

(二)淋巴道转移

是最主要的转移方式,早期胃癌淋巴转移率可达 10%,进展期胃癌淋巴结转移率可达70%左右。转移到左锁骨上淋巴结时称为 Virchow 淋巴结。

(三)血行转移

多发生于晚期,癌细胞通过血行播散到肝、肺、骨、脑等处。亦可经脐静脉转移到脐周围皮肤。

（四）腹腔种植

肿瘤侵及胃浆膜后，癌细胞脱落种植于腹腔和盆腔引起广泛性腹膜、肠系膜的转移。亦可形成癌性腹膜炎，产生大量血性腹水。种植于双侧卵巢时称 Krukenberg 瘤。肛门指检时，于 Douglas 窝处可触及转移结节。

【临床表现】

1. 早期胃癌　70％以上无明显症状，随着病情的发展，可逐渐出现非特异性的、酷似胃炎或胃溃疡的症状，包括上腹部饱胀不适或隐痛、泛酸、嗳气、恶心，偶有呕吐、食欲减退、黑便等。

2. 进展期胃癌　见胃区疼痛，与进食无明显关系，也可类似消化性溃疡疼痛，进食后可以缓解。可出现上腹部饱胀感、沉重感、厌食、腹痛、恶心、呕吐、腹泻、消瘦、贫血、水肿、发热等。

贲门癌主要表现为剑突下不适、疼痛或胸骨后疼痛，伴进食梗阻感或吞咽困难；胃底及贲门下区癌常无明显症状，直至肿瘤巨大而发生坏死溃破，引起上消化道出血时才引起注意，或因肿瘤浸润延伸到贲门，引起吞咽困难后始予重视；胃体部癌以膨胀型较多见，疼痛不适出现较晚；胃窦小弯侧以溃疡型癌最多见，故上腹部疼痛的症状出现较早，当肿瘤延及幽门口时，则可引起恶心、呕吐等幽门梗阻症状。

癌肿扩散转移可引起腹水、肝大、黄疸及肺、脑、心、前列腺、卵巢、骨髓等的转移而出现相应症状。

【并发症】

(1)当并发消化道出血，可出现柏油样大便、呕吐咖啡色物及贫血症状如头晕、心悸。

(2)合并幽门梗阻，可出现呕吐，上腹部见胃扩张、闻及振水声。

(3)癌肿穿孔致弥漫性腹膜炎，可出现腹肌板样僵硬、腹部压痛等腹膜刺激征。

【诊断】

主要依据胃镜检查及胃黏膜活检。X 线钡餐检查在诊断胃癌方面无优势，现已基本不做该检查。早期诊断是胃癌根治的前提。对下列情况应及早进行检查：年龄 40 岁以上，特别是男性，近期出现消化不良、消化道出血者；慢性萎缩性胃炎伴严重肠化或不典型增生者；胃溃疡经规则治疗无效或溃疡反有增大趋势者；胃巨大溃疡者应密切随防；残胃达 10 年以上者。近年来内镜技术发展迅猛，新型内镜（放大内镜、共聚焦内镜、电子染色内镜、超声内镜等）的出现以及病理学进展使得早期胃癌的诊断率不断提高。

【治疗】

外科治疗在胃癌的传统治疗中有重要地位，是能达到治愈目的的主要治疗方法。但近年内镜手术技术的进步使得早期胃癌的内镜治疗可以达到根治的效果，对于进展期胃癌仍以外科手术为主。对不能做根治性切除的也应根据患者具体情况争取做原发灶的姑息切除术。此外，根据胃癌的病期、肿瘤的生物学特性及患者的机体情况全面考虑，选择化疗、放疗、中医中药治疗、免疫治疗。

（一）外科治疗

凡临床检查无明显转移征象，各重要脏器无严重器质性病变，估计全身营养状态、免疫功能能耐受手术者均应可考虑手术治疗。有时即使有远处转移或伴有幽门梗阻、穿孔等严重并发症而一般情况尚能耐受手术者,亦应予以姑息性手术的机会,以缓解症状,减轻痛苦。

（二）化学治疗

胃癌的化疗有效率较低,只能作为辅助疗法,即一般作为手术的术前、术中和术后的辅助治疗,可以达到以下目的:

（1）使病灶局限,以提高手术切除率。

（2）减少术中肿瘤细胞播散、种植的机会。

（3）根治术后辅助化疗,以消灭可能存在的残留病灶以防止转移和复发。

（4）姑息性手术治疗后,可控制病情发展,延长生存期。

（三）放射治疗

胃癌的术前放疗能使60%以上患者的原发肿瘤有不同程度的缩小,切除率比单纯手术组提高5.3%～20%,5年生存率可提高11.9%。对原发灶已切除、淋巴结转移在两组以内或原发灶侵及浆膜面并累及胰腺、无腹膜及肝转移者可行术中放疗。对手术中无法切除者,应在癌残留处以银夹标记之,术后经病理证实其组织学类型非黏液癌或印戒细胞癌可行术后补充放疗。

（四）内镜治疗

早期胃癌患者可采用内镜治疗术,内镜治疗的优势在于其微创性,患者创伤小,恢复快。内镜黏膜下剥离术(endoscopic submucosal dissection, ESD)是近年来内镜微创治疗的新技术。ESD指在内镜下,使用专用器械,将胃肠道病灶与其下方正常的黏膜下层逐步剥离,以达到将病灶完整切除的目的。该方法对局限于黏膜层和没有淋巴结转移的黏膜下层早癌可起到根治性治疗的效果。因此,使用内镜治疗的前提是术前诊断必须精确,可借助内镜的新技术如超声内镜等手段,对病灶的范围、浸润深度进行准确判断,术后对病灶进行精准病理评估,术后需定期复查胃镜,因有发生异时癌的风险。如果判断错误,将进展期胃癌判断为早期胃癌,则可能导致治疗不彻底,影响患者预后。此外通过内镜应用激光、微波及注射无水酒精等亦可取得根治效果。

【预后与转归】

胃癌手术治疗的效果与胃癌的早期诊断、病理形态和手术方案的选择有很大关系。肿瘤大小对预后无明显关系。浸润弥漫型胃癌因其边缘不清,手术切除范围不易确定,且此种类型的胃癌有转移者多而广泛,手术不易彻底清除,故术后5年生存率较低,总体生存率为35.1%。

影响胃癌预后的因素包括病程、病期,肿瘤分化程度、侵犯深度、生长方式、间质炎细胞密度、淋巴结转移的多少和胃旁淋巴滤泡增生等。目前分析胃癌的预后,多从以下方面考察:

（1）发病部位:一般认为胃体部癌预后较好,胃底贲门和窦部较差,广泛浸润者最差。

（2）胃癌在胃壁内浸润扩散,比突破胃浆膜扩散到腹腔和邻近器官预后要好,淋巴结转移的数量多、距离远,5年生存期明显下降。

（3）侵犯深度:肿瘤侵犯胃癌的深度依次为黏膜固有层、黏膜下层、浅肌层、深肌层、浆膜层及浆膜外,浸润程度越深,5年存活率越低。

（4）肿瘤大小:一般说肿瘤越小,预后越好。如微小胃癌,术后5年生存可达100%,但并不绝对,还要结合肿瘤的生长方式及病理分型等因素。

（5）大体类型：进展期胃癌中局限性溃疡型预后较好，弥漫浸润型预后最差，凡浸润不明显，或周围界线较清者预后较好，而弥漫性广泛浸润者预后最差。

（6）组织学形态：一般分化较好的乳头状腺癌及管状腺癌预后较好，而未分化癌、黏液细胞癌预后较差。组织学结构中具有明显纤维性硬化性间质即所谓硬癌预后最差。

（7）淋巴及血管瘤栓：淋巴瘤栓与淋巴转移有关，对预后有一定影响。

（8）其他因素：近年来研究表明青年胃癌患者预后较老年者差，可能与青年患者诊断较易被忽视而延误诊断，病变恶性程度高、术后或化疗后机体免疫功能低下等因素有关。性别对预后关系不大。诸如手术方式、术后综合治疗措施，以及患者的精神状况、休养环境、营养情况及是否患有其他疾病等均与预后有关。

总之，在影响胃癌预后诸多因素中，以肿瘤浸润生长能力及转移扩散情况、癌周围反应特别是淋巴细胞、浆细胞反应等对预后影响最大。

【预防】

尽早根除幽门螺杆菌，保持良好的生活习惯，规律饮食，多食蔬菜水果，少食盐腌食物和加工肉类，少饮酒，控制体重等均有助于预防胃癌发生。强调胃镜检查对诊断胃癌的重要性，对于胃癌高危人群和癌前状态者应定期进行胃镜监测，争取做到早诊早治。

第五节　肝硬化

肝硬化（如图 3-3-5 所示）是一种常见的慢性肝病，是由一种或多种病因长期或反复作用，引起肝脏弥漫性损害，导致肝内纤维组织不断增生，替代正常的肝细胞，最终使肝脏丧失正常功能，体积变小，质地变硬，故名肝硬化。其主要病理特征是肝内形成再生结节和假小叶。临床上早期由于肝脏功能代偿较强，可无明显症状；后期则有多系统受累，以肝功能损害和门脉高压为主要表现，并常出现消化道出血、肝性脑病、继发感染、癌变等严重并发症。肝硬化发病高峰年龄在 35～48 岁，男女比例约为（3.6～3.8）：1。

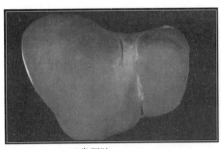
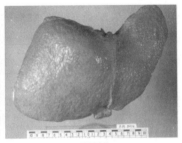

正常肝脏　　　　　　　　　　肝硬化

图 3-3-5　正常肝脏与肝硬化

【病因】

引起肝硬化的病因很多，其病理改变及临床表现也有差异。同一病因可发展为不同病理类型的肝硬化；而同一病理类型的肝硬化又可由多种病因演变而成，故迄今尚无根据病因结合其病理形态在理论和临床实践上的统一分类。

1. **病毒性肝炎**　主要为乙型及丙型病毒性肝炎,甲型病毒性肝炎一般不发展为肝硬化。我国曾是乙肝大国,肝硬化80%以上为慢性乙型肝炎导致,但随着乙肝疫苗的广泛接种,我国人群乙肝感染率逐年下降,但目前仍是肝硬化的主要病因。

2. **慢性酒精中毒**　酒精性肝硬化在西方国家占肝硬化的首位。在我国酒精性肝病的发病有上升趋势。长期大量饮酒(日摄入乙醇80 g达5年以上)时,乙醇及其中间代谢产物(乙醛)对肝细胞的毒性作用,引起酒精性肝炎,继而发展为酒精性肝硬化。女性对酒精引起的肝损伤较男性更为敏感,更小剂量的乙醇摄入即可导致酒精性肝病。

3. **胆汁淤积**　长期持续性的肝内淤胆或肝外胆管阻塞时,高浓度和高压力的胆酸和胆红素可引起肝细胞变性、坏死和纤维增生,引起原发性或继发性胆汁性肝硬化。

4. **循环障碍**　慢性充血性心力衰竭、特别是三尖瓣关闭不全和缩窄性心包炎、肝静脉和(或)下腔静脉阻塞,可致肝细胞长期淤血、缺氧、变性、坏死和结缔组织增生,最终变成淤血性(心源性)肝硬化。

5. **药物及化学毒物**　如长期服用异烟肼、甲基多巴等,或长期反复接触某些化学毒物如四氯化碳、磷、砷、氯仿等可引起。

6. **代谢性疾病**　如铜代谢障碍引起肝豆状核变性(Wilson病),常有家族遗传倾向,发病年龄多较年轻;由铁代谢异常引起血色病,均是肝硬化的病因之一。

7. **代谢相关性脂肪性肝病**　主要为非酒精性脂肪肝,为代谢综合征在肝脏的表现,全胃肠外营养、空回肠分流术等也可引起脂肪肝。若未及时纠正代谢紊乱,可逐渐发展成肝硬化甚至肝癌。

8. **免疫紊乱**　自身免疫性慢性肝炎最终可发展为肝硬化。

9. **隐源性**　部分肝硬化患者原因不明,称隐源性肝硬化,约占5%～10%,可能的病因有营养不良、血吸虫病、肉芽肿性肝病、感染等。

【临床表现】

肝硬化的起病与病程发展一般均较缓慢,可隐伏3～5年或十数年之久,其临床表现可分为肝功能代偿期与失代偿期,但两期并无绝对界限。

(一)肝功能代偿期

症状较轻,常缺乏特异性,也可无症状。以疲倦乏力、食欲减退及消化不良为主。可有恶心、厌油、腹部胀气、上腹不适、隐痛及腹泻。

(二)肝功能失代偿期

症状显著。

1. **肝功能减退的临床表现**

(1)全身症状:一般营养状况偏差,消瘦乏力,精神不振,重症者衰弱而卧床不起。皮肤干枯粗糙、面色晦暗,表现为肝病面容。可伴有贫血、舌炎、口角炎、夜盲、多发性神经炎及浮肿等。

(2)消化道症状:食欲减退,甚至厌食,进食后常感上腹饱胀不适、恶心或呕吐,对脂肪和蛋白质耐受性差,稍进油腻肉食,易引起腹泻;患者可因腹水和胃肠积气感腹胀。

(3)出血倾向及贫血:与肝功能严重减退、肝合成凝血因子减少,特别是Ⅱ、Ⅴ、Ⅶ、Ⅸ、Ⅹ因子减少,脾功能亢进使血小板的量减少、质下降,毛细血管脆性增加有关。常先表现为出血倾向,皮肤摩擦处易出现出血点,注射部位出现淤斑,常有鼻出血、牙龈出血、皮肤紫癜等。

严重的有胃肠道黏膜弥漫性出血、尿血等。

（4）内分泌失调：主要有雌激素增多，雄激素减少，有时糖皮质激素亦减少。由于雄、雌激素平衡失调，在男性患者常有性欲减退、睾丸萎缩、毛发脱落及乳房发育等；女性有月经失调、闭经、不孕等。患者面部、颈、上胸、肩背和上肢等上腔静脉引流区域出现蜘蛛痣和（或）毛细血管扩张；在手掌大鱼际、小鱼际和指端腹侧部位有红斑，称为肝掌。肝硬化患者可发生低血糖或高血糖。尚有 15％～30％ 的肝硬化患者可发生肝性糖尿病。肝硬化患者可以出现甲状腺功能异常。因为维生素合成和钙摄入减少，可发生继发的骨质疏松症。部分患者可出现杵状指，偶见肥大性骨关节病。

2. 门脉高压征的临床表现　构成门脉高压症主要有三个临床表现——脾大、侧支循环的建立和开放、腹水，在临床上均有重要意义。尤其侧支循环的建立和开放对诊断具有特征性价值。脾因长期淤血而肿大，多为轻、中度肿大。晚期脾大常伴有白细胞、血小板和红细胞计数减少，称为脾功能亢进。重要的侧支开放有三支：

（1）食管和胃底静脉曲张。

（2）腹壁静脉曲张，在脐周和腹壁可见迂曲的静脉，以脐为中心向上及下腹延伸，脐周静脉出现异常明显曲张者，外观呈水母头状（海蛇头）。

（3）痔静脉扩张，有时扩张形成痔核。

腹水是肝硬化最突出的临床表现，失代偿期患者 75％ 以上有腹水。

【诊断】

主要根据为：

(1)有病因可循，如慢性病毒性肝炎、长期饮酒等有关病史。

(2)有肝功能减退和门静脉高压症的临床表现。

(3)影像学显示肝脏质地坚硬有结节感。

(4)肝功能试验常有阳性发现。

(5)肝活组织检查见假小叶形成。

为了更好地评估肝硬化时肝脏的功能，反映肝脏的代偿能力，现在多采用 Child-Pugh 分级（表 3-3-2）。

表 3-3-2　Child-Pugh 分级

项目分数	1	2	3
肝性脑病（期）	无	Ⅰ～Ⅱ	Ⅲ～Ⅳ
腹水	无	轻度,易消退	中～重度,顽固
胆红素(μmol/L)	<34	34～51	>51
白蛋白(g/L)	≥35	28～35	≤28
凝血酶原时间延长(s)	≤4	4～6	≥6

注：根据 5 项的总分判断分级，A 级 5～6 分，B 级 7～9 分，C 级 ≥10 分。

【并发症】

（一）上消化道出血

为最常见的并发症，当门静脉压力大于 300 mmH$_2$O(2.94 kPa)时易出血，多突然发生,患者表现为大量的呕血或黑粪,出血病因除食管-胃底静脉曲张破裂外,30%～40%为并发急性胃黏膜糜烂或消化性溃疡所致。食管-胃底静脉曲张破裂出血者出血量大,是内科急重症之一,易引起出血性休克或诱发肝性脑病,病死率很高。肝硬化的患者出现上消化道出血后,无腹水的患者可在短期之内出现腹水。

（二）肝性脑病

是本病最严重的并发症,亦是最常见的死亡原因。肝性脑病是由于肝功能严重损害,不能将血液中有毒的代谢物解毒,或由于门腔静脉分流术后,门静脉中有毒物质未经肝脏解毒,通过侧支循环直接进入体循环,引起中枢神经系统代谢紊乱,以意识改变和昏迷为主要表现的综合征。可由消化道出血、感染、高蛋白饮食、便秘、大量放腹水或不适当利尿导致电解质紊乱等因素诱发,部分患者无明显诱因,意味着预后差。肝性脑病根据意识改变、神经系统病理表现和脑电图检查结果,可分为Ⅰ期（前驱期）、Ⅱ期（昏迷前期）、Ⅲ期（昏睡期）和Ⅳ期（昏迷期）四期,但各期之间界限并不十分鲜明,病情进展不一,有时患者可较长期处于某一阶段。

（三）感染

肝硬化患者易并发各种感染,如肺炎、胆道感染、泌尿系感染、胃肠道感染、结核性腹膜炎、大肠杆菌败血症和自发性腹膜炎等。自发性细菌性腹膜炎（SBP）是肝硬化腹水患者常见的严重并发症,病死率近50%。致病菌多为大肠杆菌（占40%～50%）和副大肠杆菌等革兰阴性杆菌,也可为绿脓杆菌、变形杆菌、产气杆菌等,90%以上为单一菌种感染。表现为大量腹水、腹痛加剧、发热,查体可有腹膜炎体征。腹水白细胞（WBC）和多形核白细胞（PMN）是SBP诊断非常有价值的两个指标。目前的标准是腹水中WBC$\geq 0.5 \times 10^9$/L,有腹痛、发热和腹膜炎体征时可诊断自发性腹膜炎,腹水培养虽说是诊断自发性腹膜炎的金标准,但阳性率不高,故腹水细菌培养阴性时不能完全排除该诊断。

（四）肝肾综合征

失代偿期肝硬化出现大量腹水时,由于有效循环血容量不足及肾内血液重分布等因素,使肾血管收缩,导致肾皮质血流量和肾小球滤过率持续降低,导致肝肾综合征,又称功能性肾衰竭。其特征为自发性少尿或无尿、氮质血症、稀释性低钠血症和低尿钠,但肾却无重要病理改变。

（五）原发性肝癌

并发原发性肝癌者多在大结节性或大小结节混合性肝硬化基础上发生。如患者短期内出现肝迅速增大、持续性肝区疼痛、肝表面发现肿块或腹水呈血性等,应怀疑并发原发性肝癌,并做进一步检查。

（六）电解质和酸碱平衡紊乱

肝硬化患者因水盐平衡失调,极易发生电解质平衡紊乱,常见的为:

1. 低钠血症　有原发性低钠和稀释性低钠两种。原发性低钠是长期钠摄入不足所致;稀释性低钠是长期利尿或大量放腹水导致钠丢失、抗利尿激素增多致水潴留超过钠潴留所致。

2. 低钾低氯血症　钾的摄入不足、呕吐腹泻、长期应用利尿剂或高渗葡萄糖液、继发性醛固酮增多等,均可促使或加重血钾和血氯降低;低钾低氯血症可导致代谢性碱中毒,并诱发肝性脑病。

（七）肝肺综合征

表现为进展性肝病伴肺内血管扩张和呼吸室内空气时肺泡-动脉氧差增加。表现为呼吸困难、缺氧（动脉氧分压降低）、劳累后胸闷、发绀,可有杵状指等慢性缺氧体征。

（八）门静脉血栓形成

肝硬化时肝内血流缓慢、门静脉血管内皮受损,易并发血栓。

【检查】

1. 血常规　代偿期多正常,失代偿期多有程度不等血象异常,合并脾机能亢进时白细胞和血小板计数减少。

2. 肝功能实验　失代偿期者常有肝功能异常,可有胆红素（TBIL）升高,血清白蛋白（ALB）降低,转氨酶（ALT、AST）水平升高,血浆凝血酶原时间（PT）延长,晚期肝合成功能严重下降时可有血浆胆固醇水平下降。

3. 腹水检查　无并发症时腹水呈漏出性,血清腹水白蛋白梯度（SAAG）常大于11 g/L,并发自发性腹膜炎时腹水检查提示渗出液改变。

4. B型超声波检查　显示肝脏大小外形变化,门脉主干增宽,门脉主干直径大于14 mm时对门脉高压的诊断有帮助,脾静脉增宽,直径可大于10 mm。

5. 肝穿刺活组织检查　对疑难病例时可做经皮肝穿肝活组织检查,可确定诊断。

【治疗】

（一）一般治疗

（1）休息:肝功能代偿者,宜适当减少活动。失代偿期患者应以卧床休息为主。

（2）饮食:一般以高热量、高蛋白质、清淡、维生素丰富而可口的食物为宜;若出现肝性脑病,则应限制蛋白质摄入。

（3）严格戒酒。根据病因的不同尽可能去除病因。

（二）药物治疗

不宜滥用药物,否则将加重肝脏负担而适得其反。

（1）病毒相关肝硬化应根据病情尽早进行抗病毒治疗。

（2）保护肝细胞的药物,如多烯磷脂酰胆碱、水飞蓟素、还原型谷胱甘肽、S-腺苷蛋氨酸等。

（3）改善门脉高压:生长抑素、奥曲肽等可以降低门脉高压,治疗门脉压力过高导致的并发症。

（三）腹水的治疗

在上述一般治疗的基础上,腹水的治疗可采取以下方法,以利尿剂的使用最为广泛。

（1）限制钠、水的摄入:腹水患者必须限钠,给无盐或低盐饮食,每日摄入钠盐500～800 mg（氯化钠 1.2～2.0 g）;进水量限制在 1 000 mL/d 左右,如有显著低钠血症,则应限制在 500 mL 以内。

（2）应用利尿剂:主要使用螺内酯和呋塞米。利尿治疗以每日减轻体重不超过 0.5 kg为宜,剂量不宜过大,利尿速度不宜过猛,以免诱发肝性脑病、肝肾综合征等,腹水渐消退者可将利尿剂逐渐减量。

（3）放腹水加输注白蛋白:单纯放腹水只能临时改善腹胀症状,2～3 d 内腹水迅速复原;放腹水加输注白蛋白治疗难治性腹水,比大剂量利尿剂治疗效果好,可缩短住院时间,且并发症少。

(4)提高血浆胶体渗透压:每周定期少量、多次静脉输注鲜血或白蛋白,对改善机体一般情况、恢复肝功能、提高血浆渗透压、促进腹水的消退等甚有帮助。

顽固性腹水的治疗:腹水浓缩回输、腹腔-颈静脉引流等。经颈静脉肝内门体分流术(TIPSS)对顽固性腹水的治疗有一定的效果,但术后肝性脑病的发病概率可能增加,故在选择分流支架的直径上应根据病情慎重决定,术后注意预防肝性脑病。

(四)并发症的治疗

肝硬化的危害在于各种并发症多发并危重,如处理不恰当可有生命危险。如出现上消化道出血,应按照上消化道出血进行紧急治疗。合并感染者根据病原菌合理选择抗感染药物。出现肝性脑病者应积极去除诱因,改善代谢紊乱。合并肝癌者按肝癌进行治疗。

(五)门静脉高压症的手术治疗

手术治疗的目的主要是降低门静脉系统压力和消除脾功能亢进,有各种分流、断流术和脾切除术等,手术治疗效果与慎重选择病例和手术时机密切相关。一般而言,在无黄疸或腹水、肝功能损害较轻和无并发症者,手术效果较好;大出血时急诊手术、机体一般状况差、肝功能损害显著者,手术效果差。

(六)肝移植

第六节　原发性肝癌

原发性肝癌(如图 3-3-6 所示)是我国常见恶性肿瘤之一,包括肝细胞癌和胆管细胞癌。全世界范围内,约 80% 的肝癌来自发展中国家,其中 50% 来自中国。我国肝癌的年发病数在所有恶性肿瘤中居第 4 位,其中在男性居第 3 位,在女性列第 6 位。肝癌死亡率高,年死亡率可高达 40/10 万以上,在恶性肿瘤死亡率居第 3 位,其中在男性居第 3 位,在女性居第 4 位。我国每年死于肝癌约 11 万人,占全世界肝癌死亡人数的 45%。男女性别之比在肝癌高发区中约(2～4):1。高发区发病以 40～49 岁年龄组最高,低发区多见于老年人。依靠血清甲胎蛋白(AFP)检测结合超声显像对高危人群的监测,肝癌在亚临床阶段即可得出诊断。早期切除的远期效果尤为显著,加之积极综合治疗,已使肝癌的 5 年生存率有了显著提高。

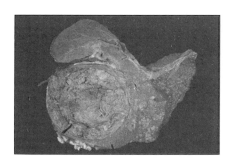

图 3-3-6　原发性肝癌

【病因】

肝癌的发生可由多种因素经多种途径引起,不同地区致癌和促癌因素可能不完全相同。根据高发区流行病学调查,以下因素可能与肝癌流行有关。

（一）病毒性肝炎和肝硬化

乙型肝炎病毒和肝癌关系的研究发现:

(1)肝癌患者血清中乙型肝炎标志物高达90%以上(对照组仅约15%)。

(2)肝癌高发区HBsAg阳性者发生肝癌机会比阴性者高6～50倍。乙肝病毒的致癌机制研究已取得了一定的进展,但尚未最终阐明。

除乙型病毒性肝炎外,丙型病毒性肝炎、各种原因引起的肝硬化均与肝癌的发病相关。

（二）黄曲霉毒素

在肝癌高发区(如南方)以玉米为主粮,地方调查提示肝癌流行可能与黄曲霉毒素对粮食的污染有关,人群尿液黄曲霉毒素B_1的代谢产物黄曲霉毒素M_1含量很高。黄曲霉毒素B_1是动物肝癌最强的致癌剂。

（三）遗传因素

在高发区肝癌有时出现家族聚集现象,尤以共同生活并有血缘关系者的肝癌罹患率高。可能与肝炎病毒垂直传播有关。

（四）其他

其他引起肝癌的其他致癌物质或致癌因素可疑的有:①酒精;②亚硝胺;③农药如有机氯类等;④微量元素,肝癌流行区水、土壤、粮食、人头发及血液中含铜、锌较高,钼较低;⑤中华分支睾吸虫,刺激胆管上皮增生而产生胆管细胞癌;⑥肥胖、糖尿病也与肝癌的发病有一定关系。

【分型】

原发性肝癌约4/5为肝细胞肝癌,1/5为胆管细胞肝癌,两者混合的罕见。

（一）具体分型

1. 块状型　癌块直径在5 cm以上,超过10 cm者为巨块型。此型又可区分为单块、多块和融合块状3个亚型。肿块边缘可有小或散在的卫星结节。

2. 结节型　癌结节最大直径不超过5 cm。此型又可区分为单结、多结节和融合结节3个亚型。有时结节旁有细小的癌结节。

3. 弥漫型　癌结节较小,弥漫地分布于整个肝脏而与肝硬化不易区别。

4. 小癌型　单结节肿瘤直径<3 cm,或相邻两个癌结节直径之和<3 cm。患者无临床症状,但血清AFP阳性,肿瘤切除后降至正常。

胆管细胞性肝癌的癌肿大多为单个肿块,因有较多结缔组织间质,色泽灰白、质坚实,且趋向于向四周不规则浸润。

（二）组织学分型

分为肝细胞型、胆管细胞型、混合型和纤维板层型肝癌。

（三）转移

1. 肝内转移　肝内血行转移发生最早,也最常见,可侵犯门静脉并形成瘤栓。瘤栓脱落在肝内可引起多发性转移病灶,门静脉主干瘤栓阻塞可引起门静脉高压和顽固性腹水。

2. 肝外转移

(1)血行转移:以肺转移率最高。肝静脉发生瘤栓后,向上延伸到下腔静脉,甚至达右心腔,或较小的瘤栓落入肺动脉引起肺小动脉栓塞而形成转移灶。血行转移还可累及肾上腺、骨、肾、脑等器官。

(2)淋巴转移:局部转移到肝门淋巴结最常见,也可转移到主动脉旁、锁骨上、胰、脾等处淋巴结。

(3)种植转移:偶尔发生,如种植于腹膜可导致顽固性腹水,女性尚可有卵巢转移癌。

【临床表现】

起病常隐匿,肝癌早期多在肝病随访或体检普查中应用 AFP 及 B 型超声检查偶然发现,此时患者既无症状,体格检查亦缺乏肿瘤本身的体征,此期称之为亚临床肝癌。一旦出现症状而来就诊者其病程大多已进入中晚期。不同阶段的肝癌,其临床表现有明显差异。

肝癌的症状:肝区疼痛、乏力、纳差、消瘦是最具特征性的临床症状。

1. 肝区疼痛 最常见呈间歇或持续性、钝痛或胀痛,是由于癌细胞迅速生长使肝包膜绷紧所致。肿瘤侵犯膈肌,疼痛可放射至右肩或右背。向右后生长的肿瘤可致右腰疼痛。突然发生的剧烈腹痛和腹膜刺激征提示癌结节包膜下出血或向腹腔破溃。

2. 消化道症状 胃纳减退、消化不良、恶心、呕吐和腹泻等,因缺乏特异性而易被忽视。

3. 乏力、消瘦、全身衰弱 晚期少数患者可呈恶病质状。

4. 发热 一般为低热,偶达 39 ℃ 以上,呈持续或午后低热或弛张型高热。发热与癌肿坏死产物吸收有关。癌肿压迫或侵犯胆管可并发胆道感染。

5. 转移灶症状 肿瘤转移之处有相应症状,有时成为发现肝癌的初现症状。如转移至肺可引起咳嗽咯血,胸膜转移可引起胸痛和血性胸水。癌栓栓塞肺动脉或其分支可引起肺梗死,可突然发生严重呼吸困难和胸痛。癌栓阻塞下腔静脉,可出现下肢严重水肿,甚至血压下降;阻塞肝静脉可出现 Budd-Chiari 综合征,亦可出现下肢水肿。转移至骨可引起局部疼痛,或病理性骨折。转移到脊柱或压迫脊髓神经可引起局部疼痛和截瘫等。颅内转移可出现相应的定位症状和体征,颅内高压亦可导致脑疝而突然死亡。

6. 其他全身症状 癌肿本身代谢异常或癌组织对机体发生各种影响引起的内分泌或代谢方面的症候群称之为伴癌综合征,有时可先于肝癌本身的症状。常见的有:

(1)自发性低血糖症:10%～30%患者可出现,系因肝癌细胞能异位分泌胰岛素或胰岛素样物质;或肿瘤抑制胰岛素酶或分泌胰岛β细胞刺激因子;亦可因肝癌组织过多消耗葡萄糖所致。此症严重者可致昏迷、休克导致死亡,正确判断和及时对症处理可挽救患者避免死亡。

(2)红细胞增多症:2%～10%患者可发生,可能系循环中红细胞生成素增加引起。

(3)其他的尚有血小板增多症、高脂血症、高钙血症、类癌综合征等。

【并发症】

常见的有肝性脑病、上消化道出血、肝癌结节破裂出血和继发感染等。

【诊断】

乙型或丙型肝炎以及肝硬化是肝癌的高危因素,对于肝脏占位性病变的诊断和鉴别诊断有重要的价值。近年来,非酒精性脂肪性肝炎(NASH)与肝癌的关系越来越引起重视。

AFP 在缺乏敏感的影像学方法情况下曾用于肝癌的临床诊断,如果 AFP≥400 μg/L,在排除妊娠、慢性或活动性肝病以及生殖腺胚胎源性肿瘤情况下,则高度提示肝癌。

(1)有乙型肝炎或丙型肝炎,或者有任何原因引起肝硬化者,至少每隔 6 个月进行一次超声及 AFP 检测,发现肝内直径≤2 cm 结节,动态增强 MRI、动态增强 CT、超声造影及普美显动态增强 MRI 四项检查中至少有两项显示有动脉期病灶明显强化、门脉或延迟期强化下降的"快进快出"的肝癌典型特征,则可做出肝癌的临床诊断;对于发现肝内直径>2 cm 的结节,则上述四种影像学检查中只要有一项有典型的肝癌特征,即可临床诊断为肝癌。

(2)有乙型肝炎或丙型肝炎,或者有任何原因引起肝硬化者,随访发现肝内直径≤2 cm 结节,若上述四种影像学检查中无或只有一项检查有典型的肝癌特征,可进行肝穿刺活检或每 2～3 个月密切的影像学随访以确立诊断;对于发现肝内直径>2 cm 的结节,上述四种影像学检查无典型的肝癌特征,则需进行肝穿刺活检以确立诊断。

(3)有乙型肝炎或丙型肝炎,或者有任何原因引起肝硬化者,如 AFP 升高,特别是持续增高,应该进行上述四种影像学检查以确立肝癌的诊断,如未发现肝内结节,在排除妊娠、活动性肝病、生殖胚胎源性肿瘤以及上消化道癌的前提下,应该密切随访 AFP 水平,每隔 2～3 个月进行一次影像学复查。

【治疗】

肝癌有多种治疗方法,包括:手术、放疗、化疗、介入栓塞、射频消融、冷冻、酒精注射、中医中药、生物治疗等,经过多年的研究,目前公认最有效的方法是手术切除为主,配合放疗、化疗等多种方法的联合应用。慢性病毒感染相关的肝癌抗病毒治疗对控制疾病进展有益,如无禁忌,应进行抗病毒治疗。

(一)手术治疗

肝癌的治疗仍以手术切除为首选,早期切除是提高生存率的关键,肿瘤越小,5 年生存率越高。手术适应证为:

(1)诊断明确,估计病变局限于一叶或半肝者。

(2)无明显黄疸、腹水或远处转移者。

(3)肝功能代偿尚好。一般认为 Child-Pugh A 级、ICG R15 值(吲哚菁绿清除试验)<20%～30%是实施手术切除的必要条件,凝血酶原活动度不低于 50%者也说明肝功能储备良好。

(4)心、肾功能耐受者。

(二)介入治疗

以肝动脉化疗栓塞术(transcathether arteril chemo embdization,TACE)为主体的介入治疗目前被公认为肝癌非手术治疗的最常用方法之一,可取得确切疗效,被认为是肝癌非手术疗法中的首选方法,并成为二期手术前的有效措施。此外,随着微导管超选择插管技术的出现,可在基本不损伤正常肝组织的情况下对肿瘤局部进行介入治疗,这对于合并肝硬化、肝功能储备差的患者具有非常重要的临床意义。

(三)药物治疗

(1)靶向治疗:索拉非尼是第一个获得批准用于治疗晚期肝癌的分子靶向药物。

(2)化学抗癌药物治疗:肝癌对全身化学治疗较其他癌肿更不敏感,疗效不够满意。含奥沙利铂的 FOLFOX4(奥沙利铂、亚叶酸钙、氟尿嘧啶)方案在整体反应率、疾病控制率、无进展生存期、总生存期方面,均优于传统化疗药物,在我国被批准用于治疗不适合手术切除或局部治疗的局部晚期和转移性肝癌。

(3)免疫治疗:在手术切除、放疗或化疗后,可应用免疫治疗。肝癌免疫治疗主要包括免疫调节剂[干扰素 α、胸腺肽 α₁(胸腺法新)等]、免疫检查点阻断剂(CTLA-4 阻断剂、PD-1/PD-L1 阻断剂等)、肿瘤疫苗(树突细胞疫苗等)、细胞(细胞因子诱导的杀伤细胞,即 CIK)免疫治疗。这些治疗手段均有一定的抗肿瘤作用,但尚待大规模的临床研究加以验证。

(4)抗病毒及保肝治疗。

(5)对症支持治疗。

(6)中医药治疗:采用活血化瘀、软坚散结、清热解毒等治则,但作用有限。

第七节　慢性病毒性肝炎

慢性病毒性肝炎指肝脏病毒感染病程超过 6 个月的肝脏炎症及肝细胞坏死,可由乙型、丙型及丁型肝炎病毒等感染引起。我国属乙肝病毒感染的中危地区,约有 5%～6% 的人口为乙型肝炎病毒携带者,其中约 10% 发展为慢性肝炎,如重叠丁型肝炎病毒(感染)则病情常常加重。我国慢性丙型肝炎者亦不少见。甲型病毒性肝炎和戊型病毒性肝炎一般不演变为慢性肝炎。WHO 于 2016 年提出了 2030 年消除乙型肝炎(乙肝)作为公共卫生威胁的目标,作为肝病高发地区,中国肝病防控形势对实现这一目标来说,起到举足轻重的作用。

一、慢性乙型肝炎

慢性乙型肝炎是我国常见的慢性传染病之一,严重危害人民健康。中国现有约 2 000 万～3 000多万乙型肝炎患者。

【病原学及流行病学】

乙型肝炎病毒(HBV)属嗜肝 DNA 病毒科,易发生变异。HBV 的抵抗力较强,但 65 ℃ 10 h,煮沸 10 min 或高压蒸气均可灭活 HBV。含氯制剂、环氧乙烷、戊二醛、过氧乙酸和碘伏等也有较好的灭活效果。

HBV 感染呈世界性流行,但不同地区 HBV 感染的流行强度差异很大。据世界卫生组织报道,全球每年约有 88.7 万人死于 HBV 感染相关疾病,其中肝硬化占 30%,原发性肝细胞癌(HCC)占 45%。我国肝硬化和 HCC 患者中,由 HBV 所致者分别为 77% 和 84%。HBV 主要经血和血制品、母婴、破损的皮肤和黏膜及性接触传播。其他如修足、文身、扎耳环孔、医务人员工作中的意外暴露、共用剃须刀和牙刷等也可传播。与 HBV 阳性者性接触,特别是有多个性伴侣者,其感染 HBV 的危险性明显增高。日常工作或生活接触,如同一办公室工作(包括共用计算机等办公用品)、握手、拥抱、同住一宿舍、同一餐厅用餐和共用厕所等无血液暴露的接触,一般不会传染 HBV。经吸血昆虫(蚊、臭虫等)传播未被证实。

人感染 HBV 后,病毒持续 6 个月仍未被清除者称为慢性 HBV 感染。感染时的年龄是影响慢性化的最主要因素。感染的年龄越小,其慢性化的概率越高。

【临床表现】

起病多隐匿或缓慢。轻度患者常无明显症状,于体检时发现。常见症状为乏力、全身不适、食欲减退，部分患者可有肝区不适或疼痛、腹胀。体检时发现面色较晦暗，病程长者可有蜘蛛痣及肝掌，可有巩膜黄染、肝大，有时伴有脾大，病情重者可有腹水、下肢水肿，出血倾向。

肝外表现可有皮疹、关节炎、结节性多动脉炎、肾小球肾炎、血管炎等，可有停经或月经紊乱、男性乳房发育、性功能障碍等。部分患者可有肝性糖尿病，桥本甲状腺炎、甲状腺功能亢进或减退。

【实验室检查】

（一）生化学检查

血清谷丙转氨酶（ALT）和谷草转氨酶（AST）水平一般可反映肝细胞损伤程度，最为常用。血清胆红素水平与肝细胞坏死程度有关，但需与肝内和肝外胆汁淤积所引起的胆红素升高鉴别。凝血酶原时间是反映肝脏凝血因子合成功能的重要指标，慢性肝病时常延长，延长越多者说明肝功能越差；胆碱酯酶活性可反映肝脏合成功能，慢性肝病时该酶活性下降。血清白蛋白下降或球蛋白升高，表现为血清白蛋白/球蛋白比值降低，也反映肝脏合成功能下降。甲胎蛋白（AFP）明显升高往往提示原发性肝癌，故用于监测肝癌的发生；AFP升高也可提示大量肝细胞坏死后的肝细胞再生，可能有助于判断预后。但应注意AFP升高的幅度、持续时间、动态变化及其与ALT、AST的关系，并结合患者的临床表现和B超等影像学检查结果进行综合分析。

（二）HBV血清学检测

HBV血清学标志临床上常称为"乙肝两对半"，包括HBsAg、抗-HBs、HBeAg、抗-HBe、抗-HBc 5个指标（具体临床意义详见表3-3-3）。

表3-3-3　HBV血清学检测临床意义

HBsAg	HBsAb	HBeAg	HBeAb	HBcAb	临床意义	备注
−	−	−	−	−	过去和现在未感染过HBV	
−	−	−	−	+	既往感染，未能测出抗-HBs	
−	−	−	+	+	1. 既往感染过HBV 2. 急性HBV感染恢复期	少数仍有传染性
−	+	−	−	−	1. 注射过乙肝苗有免疫 2. 既往感染	
−	+	−	+	+	急性HBV感染后康复，处于恢复期	
+	−	−	−	+	1. 急性HBV感染 2. 慢性HBsAg携带者	传染性弱
−	+	−	−	+	1. 既往感染，仍有免疫力 2. HBV感染，恢复期	
+	−	−	+	+	1. 急性HBV感染趋向恢复 2. 慢性HBsAg携带者	"小三阳"传染性相对较弱
+	−	+	−	+	急性或慢性乙肝感染	"大三阳"提示HBV复制，传染强

（三）HBV DNA检测

HBV DNA定性和定量检测反映病毒复制情况或水平，主要用于慢性HBV感染的诊断、血清 HBV DNA 及其水平的监测，以及抗病毒疗效的监测。

【临床诊断】

有乙型肝炎或 HBsAg 阳性史超过 6 个月，现 HBsAg 和（或）HBV DNA 仍为阳性者，可诊断为慢性 HBV 感染。根据 HBV 感染者的血清学、病毒学、生化学试验及其他临床和辅助检查结果，可将慢性 HBV 感染分为：①慢性乙型肝炎（包括 HBeAg 阳性慢性乙型肝炎和 HBeAg 阴性慢性乙型肝炎）；②携带者（包括慢性 HBV 携带者和非活动性 HBsAg 携带者）；③隐匿性 HBV 感染；④乙型肝炎肝硬化。

【治疗】

慢性乙型肝炎治疗的总体目标是：最大限度地长期抑制 HBV 复制，减轻肝细胞炎症坏死及肝脏纤维组织增生，延缓和减少肝功能衰竭、肝硬化失代偿、原发性肝细胞癌和其他并发症的发生，改善患者生命质量，延长其生存时间。对于部分适合条件的患者，应追求临床治愈。

慢性乙型肝炎治疗主要包括抗病毒、免疫调节、抗炎保肝、抗纤维化和对症治疗，其中抗病毒治疗是关键，只要有适应证，且条件允许，就应进行规范的抗病毒治疗。

（一）抗病毒治疗

常用的抗病毒药物有：聚乙二醇干扰素、核苷类似物（恩替卡韦、富马酸替诺福韦酯、富马酸丙酚替诺福韦片等），近年将不断有新的核苷类似物问世，为乙肝的治疗提供更多更好的选择。

血清 HBV-DNA 阳性的慢性 HBV 感染者，若其 ALT 持续异常（＞ULN）且排除其他原因导致的 ALT 升高，建议抗病毒治疗。

应注意排除其他病原体感染、药物性肝损伤、酒精性肝炎、非酒精性脂肪性肝炎、自身免疫性肝病、全身系统性疾病累及肝脏等因素所致的 ALT 升高，也应排除因应用降酶药物后 ALT 暂时性正常。

（二）抗炎保肝治疗

甘草酸制剂、水飞蓟素类、多烯磷脂酰胆碱、还原型谷胱甘肽、S-腺苷蛋氨酸等制剂活性成分比较明确，有不同程度的抗炎、抗氧化、保护肝细胞膜及细胞器等作用。

（三）抗纤维化治疗

根据中医学理论和临床经验，肝纤维化和肝硬化属正虚血瘀证范畴，因此，对慢性乙型肝炎肝纤维化及早期肝硬化的治疗，多以益气养阴、活血化瘀为主，兼以养血柔肝或滋补肝肾。复方丹参、复方苦参等中药有一定的抗纤维化效果，但仍需进行大样本、随机、双盲临床试验，以进一步验证各种中药方剂的抗肝纤维化疗效。

【预防】

（一）乙型肝炎疫苗预防

接种乙型肝炎疫苗是预防 HBV 感染的最有效方法。世界卫生组织专家认为，中国最大的抗肝炎经验是乙肝疫苗接种工程。

乙型肝炎疫苗的接种对象主要是新生儿，其次为婴幼儿和高危人群（如医务人员、经常接触血液的人员、托幼机构工作人员、器官移植患者、经常接受输血或血液制品者、免疫功能低下者、易发生外伤者、HBsAg 阳性者的家庭成员、男性同性恋或有多个性伴侣和静脉内注射毒品者等)。乙型肝炎疫苗全程接种共3针,按照0、1、6个月程序,即接种第1针疫苗后,间隔1个月及6个月注射第2针及第3针疫苗。新生儿接种乙型肝炎疫苗越早越好,要求在出生后24 h内接种。接种部位新生儿为大腿前部外侧肌肉内,儿童和成人为上臂三角肌中部肌肉内注射。单用乙型肝炎疫苗阻断母婴传播的保护率为87.8%。

对 HBsAg 阳性母亲的新生儿,应在出生后24 h内尽早注射乙型肝炎免疫球蛋白(HBIg),最好在出生后12 h内,剂量应≥100 IU,同时在不同部位接种乙型肝炎疫苗,可显著提高阻断母婴传播的效果。也可在出生后12 h内先注射1针 HBIg,1个月后再注射第2针 HBIg,并同时在不同部位接种一针乙型肝炎疫苗,间隔1个月和6个月分别接种第2针和第3针乙型肝炎疫苗。后者不如前者方便,但其保护率高于前者。新生儿在出生12 h内注射 HBIg 和乙型肝炎疫苗后,可接受 HBsAg 阳性母亲的哺乳。

接种乙型肝炎疫苗后有抗体应答者的保护效果一般至少可持续12年,因此,一般人群不需要进行抗-HBs 监测或加强免疫。但对高危人群可进行抗-HBs 监测,如抗-HBs<10 mIU/mL,可给予加强免疫。

(二)传播途径预防

大力推广安全注射(包括针刺的针具),对牙科器械、内镜等医疗器具应严格消毒。医务人员应按照医院感染管理中标准预防的原则,在接触患者的血液、体液及分泌物时,均应戴手套,严格防止医源性传播。服务行业中的理发、刮脸、修脚、穿刺和文身等用具也应严格消毒。注意个人卫生,不与他人共用剃须刀和牙具等用品。进行正确的性教育,若性伴侣为 HBsAg 阳性者,应接种乙型肝炎疫苗;对有多个性伴侣者应定期检查,加强管理,性交时应用安全套。对 HBsAg 阳性的孕妇,可在孕24周开始服用抗病毒药物(替比夫定、富马酸替诺福韦酯)以降低 HBV-DNA 含量,减少母婴传播风险,应避免羊膜腔穿刺,并缩短分娩时间,保证胎盘的完整性,尽量减少新生儿暴露于母血的机会。

对慢性 HBV 携带者及 HBsAg 携带者,除不能献血和国家法律规定不能从事的特殊职业(如服兵役等)外,可照常生活、学习和工作,但要加强随访。

二、慢性丙型肝炎

丙型肝炎是一种主要经血液传播的疾病,丙型肝炎病毒(HCV)慢性感染可导致肝脏慢性炎症坏死和纤维化,部分患者可发展为肝硬化甚至肝细胞癌,对患者的健康和生命危害极大,已成为严重的社会和公共卫生问题。

【病原学和流行病学】

HCV 属于黄病毒科,其基因组为单股正链 RNA,易变异。HCV 对一般化学消毒剂敏感;100 ℃ 5 min 或60 ℃ 10 h,高压蒸气和甲醛熏蒸等均可灭活病毒。丙型肝炎呈全球性流行,不同性别、年龄、种族人群均对 HCV 易感。据世界卫生组织估计,2015 年全球有7 100万人有慢性 HCV 感染,39.9 万人死于 HCV 感染引起的肝硬化或原发性肝细胞癌。全国血清流行病学调查资料显示,我国1~59岁人群抗-HCV 阳性率为0.43%。各地抗-HCV 阳性率有一定差异。

传播途径:

(一)血液传播

(1)经输血和血制品传播。

（2）经破损的皮肤和黏膜传播。这是目前最主要的传播方式,在某些地区,因静脉注射毒品导致 HCV 传播占 $60\%\sim90\%$。一些可能导致皮肤破损和血液暴露的传统医疗方法也与 HCV 传播有关;共用剃须刀与牙刷、文身和穿耳环孔等也是 HCV 潜在的经血传播方式。

（二）性传播

（三）母婴传播

抗-HCV 阳性母亲将 HCV 传播给新生儿的危险性约 2%,若母亲在分娩时 HCV-RNA 阳性,则传播的危险性可高达 $4\%\sim7\%$。

部分 HCV 感染者的传播途径不明。接吻、拥抱、喷嚏、咳嗽、食物、饮水、共用餐具和水杯、无皮肤破损及其他无血液暴露的接触一般不传播 HCV。

【诊断】

（一）诊断依据

HCV 感染超过 6 个月,或发病日期不明、无肝炎史,但肝脏组织病理学检查符合慢性肝炎,或根据症状、体征、实验室及影像学检查结果综合分析,亦可诊断。

（二）临床表现

全身乏力、食欲减退、恶心和右季肋部疼痛等,少数可有轻度肝大,部分患者可出现脾大,少数患者可出现黄疸。部分患者无明显症状,表现为隐匿性感染。

（三）慢性丙型肝炎肝外表现

肝外临床表现或综合征可能是机体异常免疫反应所致,包括类风湿性关节炎、干燥性结膜角膜炎、扁平苔藓、肾小球肾炎、混合型冷球蛋白血症、B 细胞淋巴瘤和迟发性皮肤卟啉症等。

（四）实验室诊断

1. 血清生化学检测　ALT、AST 水平变化可反映肝细胞损害程度,但 ALT、AST 水平与 HCV 感染引起的肝组织炎症分度和病情的严重程度不一定平行,血清白蛋白、凝血酶原活动度和胆碱酯酶活性降低,其降低程度与疾病的严重程度成正比。

2. 抗-HCV 检测　抗-HCV 酶免疫法适用于高危人群筛查,也可用于 HCV 感染者的初筛。对于抗-HCV 阳性者,应进一步检测 HCV-RNA,以确定是否为现症感染。但抗-HCV 阴转与否不能作为抗病毒疗效的指标。

3. HCV-RNA 检测　有定性检测及定量检测,在 HCV 慢性感染者中,HCV-RNA 水平在不同个体之间存在很大差异,但同一名患者的血液中水平相对稳定。

4. HCV 核心抗原　HCV 核心抗原是 HCV 复制的标志物,在 HCV-RNA 检测不可及时,它可替代 HCV-RNA 用于诊断急性或慢性 HCV 感染。

【治疗】

血清 HCV-RNA 阳性的丙型肝炎患者需要抗病毒治疗。抗病毒治疗的目标是清除HCV,获得治愈,清除或减轻 HCV 相关肝损害和肝外表现,逆转肝纤维化,阻止进展为肝硬化、失代偿期肝硬化、肝衰竭或 HCC,提高患者的长期生存率,改善患者的生活质量,预防HCV 传播。所有 HCV-RNA 阳性的患者,不论有无肝硬化、合并慢性肾脏疾病或者肝外表现,均应接受抗病毒治疗。慢性 HCV 感染者的抗病毒治疗已经进入直接抗病毒药物(DAA)的泛基因型时代。以索磷布韦/维帕他韦为代表的 DAA 对于大部分丙肝病毒感染均有很好的疗效,其在已知主要基因型和主要基因亚型的 HCV 感染者中都能达到 90% 以上的持续病毒学应答。

【预防】

目前尚无有效疫苗预防丙型肝炎,主要通过以下手段:

(1)筛查及管理:对丙型肝炎高危人群进行筛查及管理,如妊娠期间发现丙型肝炎,可以考虑继续妊娠,分娩并停止哺乳后再进行丙型肝炎的抗病毒治疗。

(2)严格筛选献血员。

(3)经皮和黏膜途径传播的预防:推行安全注射,对牙科器械、内镜等医疗器具应严格消毒。医务人员接触患者血液及体液时应戴手套。对静脉吸毒者进行心理咨询和安全教育,劝其戒毒。不共用剃须刀及牙具等,理发用具、穿刺和文身等用具应严格消毒。

(4)性传播的预防。

(5)母婴传播的预防:对 HCV-RNA 阳性的孕妇,应避免羊膜腔穿刺,尽量缩短分娩时间,保证胎盘的完整性,减少新生儿暴露于母血的机会。

(6)积极治疗和管理感染者。

（张莉娟）

第四章　泌尿系统疾病

第一节　尿路感染

尿路感染(简称尿感)是指病原体在尿路中生长、繁殖而引起的感染性疾病。可分为上尿路感染(主要是肾盂肾炎)和下尿路感染(主要是膀胱炎),很多微生物侵入尿路均可以引起感染,本章所述的是由细菌感染引起的尿路炎症。尿感是最常见的细菌感染性疾病之一。

【病因】

最常见的致病菌是肠道革兰阴性杆菌。其中以大肠杆菌最常见,占尿感的75%～90%,其他依次是克雷伯杆菌、变形杆菌、柠檬酸杆菌属等。5%～15%的尿路感染由革兰阳性细菌引起,主要是肠球菌和凝固酶阴性的葡萄球菌。

【发病机制】

(一)感染途径

1. 上行感染　约占尿路感染95%,即细菌沿尿道上行至膀胱、输尿管乃至肾盂引起感染。正常妇女阴道前庭和尿道口周围定居着少量肠道菌群,这些细菌并不致病。某些因素如性生活、尿路梗阻、生殖器感染等可将女性尿道口周围的细菌挤进膀胱,导致上行感染的发生。

2. 血行感染　细菌从体内感染灶侵入血流,到达肾脏和尿路其他部位引起的感染,很少见,不足2%,多发生于原先已有严重尿路梗阻者或机体免疫能力极差者。常见的病原菌为金黄色葡萄球菌、假单胞菌属等。

3. 直接感染　泌尿系统周围器官、组织发生感染时,病原菌偶可直接侵入泌尿系统导致感染。

4. 淋巴道感染　盆腔和下腹部的器官感染时,病原菌可从淋巴道感染泌尿系统,但罕见。

(二)机体抗病能力

虽然细菌常可进入膀胱,但并不都引起尿感。这主要是因为人体对细菌入侵尿路有自卫能力:

(1)在尿路通畅时,尿液可冲走绝大部分细菌。

(2)尿路和膀胱黏膜有杀菌能力,感染发生后白细胞能很快进入膀胱上皮组织和尿液中,起清除细菌作用。

(3)尿液pH低,内含高浓度尿素及有机酸,尿过于低张或高张,均不利于细菌生长。

(4)男性在排尿终末时前列腺收缩,排泄前列腺液于后尿道,有杀菌作用。

(5)女性阴道的乳酸杆菌对限制致病病原体有重要作用。

(6)输尿管和膀胱连接处的活瓣具有防止尿液、细菌进入输尿管的功能。

（三）易感因素

在各种易感因素影响下，尿路抵抗力会削弱，容易发生尿感：

（1）尿路有复杂情况，而致尿流不通畅，是最主要的易感因素，常见于尿路有器质性梗阻（如结石、前列腺增生、肿瘤）或功能性梗阻（如膀胱输尿管反流、神经源性膀胱）。

（2）泌尿系统畸形和结构异常，如肾发育不良，肾盂及输尿管畸形，特别是后尿道瓣膜病，均易发生尿感。

（3）尿路器械的使用，不但会将细菌带入尿路，而且常使尿路黏膜损伤，因而易引起尿感。

（4）妊娠：2%～8%的妊娠妇女可发生尿路感染，与孕期输尿管蠕动减弱、暂时性膀胱-输尿管活瓣关闭不全及妊娠后期子宫增大致尿液引流不畅有关。

（5）机体抵抗力差，如长期卧床的严重慢性病（糖尿病）、长期使用免疫抑制剂（如肿瘤化疗、肾移植后等），易发生尿感。

（6）性别和性活动：女性尿道较短而宽，距离肛门较近，是女性容易发生尿路感染的重要因素。性生活时可将尿道周围的细菌挤压入膀胱引起尿路感染。包茎和包皮过长是男性尿路感染的诱发因素。前列腺增生导致的尿路梗阻是中老年男性尿路感染的一个重要原因。

（7）有些人因遗传关系而致尿路黏膜局部防御尿感的能力缺陷（如尿路上皮细胞菌毛受体的数目多），易于发生尿感。

（四）细菌的致病力

细菌进入膀胱后，能否引起尿感，和它的致病力有很大关系。并不是所有的大肠杆菌都可以引起有症状的尿感。目前认为，只有少数致病能力强的细菌才能引起急性非复杂性尿感；急性复杂性尿感，不一定都由致病力强的细菌引起。

【流行病学】

尿感以女性居多，未婚少女发病率为2%，已婚女性发病率增加至5%，这与性生活有关。孕妇细菌尿发生率约为7%。男性极少发生尿感，50岁以后因前列腺肥大，才较多发生。老年女性和65岁以上男性的尿感发病率可高达10%，多为无症状性细菌尿。有临床症状的尿感，仍以生育年龄的已婚女性为最多见。

【临床表现】

尿感的临床表现可轻可重，分述如下：

（一）膀胱炎

占尿路感染中的60%。主要表现为尿频、尿急、尿痛、耻骨弓上不适等，但一般无明显的全身感染症状。常有白细胞尿，约30%有血尿，偶可有肉眼血尿。其致病菌多为大肠杆菌，约占75%以上。

（二）急性肾盂肾炎

临床表现除有尿路刺激征（尿频、尿急、尿痛、排尿困难）外，还可有腰痛、肋脊角压痛和（或）叩痛和全身感染性症状如寒战、发热、头痛、恶心、呕吐、血白细胞数升高等。血培养可能阳性。一般无高血压及氮质血症。部分患者出现大肠杆菌败血症。

（三）慢性肾盂肾炎

急性发作时患者症状明显，类似急性肾盂肾炎，后可出现程度不同的低热、间歇性尿频、排尿不适、腰部酸痛及持续性肾小管功能受损表现,如夜尿增多、低比重尿等。影像学检查发现肾外形凹凸不平,且双肾大小不等,静脉肾盂造影可见肾盏、肾盏变形、缩窄。病情持续可发展为慢性肾衰竭。

(四)无症状细菌尿

是一种隐匿性尿感,即患者有真性细菌尿而无任何尿感症状,常在健康人群中进行筛选时,或因其他慢性肾脏病做常规尿细菌学检查时发现。其发病率随年龄增长而增加,老年女性及男性发病率为40%～60%。其致病菌多为大肠杆菌。

(五)复杂性尿路感染

在伴有泌尿系统结构/功能异常(包括异物),或免疫低下的患者发生的尿路感染。患者的临床表现可多样,从轻度的泌尿系统症状到膀胱炎、肾盂肾炎,严重者可导致菌血症、败血症。

【实验室和其他检查】

(一)尿常规检查

尿蛋白常为阴性或微量,尿沉渣镜检白细胞≥5个/高倍视野,多显著增加,如发现白细胞管型,有助于肾盂肾炎的诊断。尿红细胞可增加,仅少部分患者有较明显的镜下血尿,极少数(<5%)可有肉眼血尿。

(二)尿细菌学检查

尿感诊断的确立,主要依靠尿细菌学检查。

1. 尿标本的收集　清洁中段尿和导尿,均不能避免污染,故单纯做细菌培养,而不加以做含菌量计数(尿细菌定量培养),结果是很不可靠的。绝不能依靠中段尿或导尿的定性培养有细菌生长,就做出尿感的诊断。但膀胱穿刺尿做细菌定性培养,却很可靠,不会有假阳性。

2. 尿细菌定量培养　尿感的确诊只能确立在尿细菌定量培养(尿含菌量计算)的基础上。尿细菌定量培养的临床意义为:尿含菌量≥10^5CFU/mL,为有意义的细菌尿;如果临床上无尿感症状,但两次中段尿培养均为10^5CFU/mL,且为同一菌种,可诊断为尿感。在有典型膀胱炎症状的妇女,中段尿培养大肠杆菌、腐生葡萄球菌≥10^2CFU/mL,也支持尿路感染。

(三)亚硝酸盐还原试验

其原理为大肠埃希菌等革兰阴性细菌可使尿内硝酸盐还原为亚硝酸盐,此法诊断尿路感染的敏感性70%以上,特异性90%以上。该方法可作为尿感的过筛试验。

(四)其他实验室检查

急性肾盂肾炎血白细胞升高,并有中性粒细胞核左移,血沉可增快。肾浓缩功能有轻度障碍,但治疗后常可恢复。

(五)影像学检查

影像学检查目的是了解尿路情况,及时发现有无尿路结石、梗阻、反流、畸形等导致尿路感染反复发作的因素。尿感急性期不宜做X线静脉肾盂造影检查(IVP),如有需要,可做B超检查(确定有无梗阻、结石)。男性患者无论是首发还是复发,在排除前列腺炎和前列腺肥大之后,均应行尿路影像学检查以排除尿路解剖和功能上的异常。

【诊断】

尿感的诊断,常不能单纯依靠临床症状和体征,而要依靠实验室检查,特别是细菌学检查。尿感的诊断应以真性细菌尿为准绳,凡是有真性细菌尿者,都可诊断为尿感。根据国际细菌尿研究协会的建议,真性细菌尿的定义为:在排除假阳性的前提下,①膀胱穿刺尿定性培养有细菌生长;②清洁中段尿定量培养$\geq 10^5/mL$,但如临床上无尿感症状,则要求两次清洁中段尿培养的细菌菌落均$\geq 10^5 CFU/mL$,且为同一菌种,才能确定为真性细菌尿。

若女性尿急、尿频、尿痛严重,再加上尿白细胞增多,便可疑为尿感,如尿细菌定量培养$\geq 10^2 CFU/mL$,致病菌为大肠杆菌、克雷伯杆菌、变形杆菌、凝固酶阴性葡萄球菌等则可拟诊为尿感。

留置导尿管的患者出现典型的尿路感染症状、体征,其无其他原因解释,尿标本细菌培养菌落数$\geq 10^3 CFU/mL$时,可考虑导管相关尿路感染的诊断。

【鉴别诊断】

需与下列疾病相鉴别。

(一)全身性感染疾病

有些尿路感染的局部症状不明显,而全身急性感染症状较突出,易被误诊为流行性感冒、疟疾、败血症、伤寒等发热性疾病。详细询问病史,注意尿感的下尿路症状及肾区叩痛,并做尿沉渣和细菌学检查,不难鉴别。

(二)慢性肾小球肾炎

反复镜下血尿、蛋白尿伴白细胞尿,尿路刺激症状不明显,经积极抗感染后,血尿、蛋白尿无明显改善,尿细菌学检查阴性的,需考虑慢性肾小球肾炎。必要时可行肾穿活检进一步鉴别。

(三)肾结核

本病尿频、尿急、尿痛更突出,一般抗生素治疗无效,晨尿培养结核杆菌阳性,尿沉渣可找到抗酸杆菌,而普通细菌培养为阴性。结核菌素试验阳性,血清结核菌抗体测定阳性,尿结核分枝杆菌DNA的PCR检测等快速诊断方法已逐渐用于临床。静脉肾盂造影可发现肾实质虫噬样缺损等表现。部分患者可有肺、附睾等肾外结核,可资鉴别。但要注意肾结核常可与尿感并存。尿感经抗菌药物治疗后,仍残留有尿感症状或尿沉渣异常者,应高度注意肾结核的可能性。

(四)尿道综合征

患者虽有尿频、尿急、尿痛,但多次检查均无真性细菌尿,可资鉴别。尿道综合征分为:

1. 感染性尿道综合征　占约75%,患者有白细胞尿,是由致病的微生物引起,如衣原体、支原体感染等。

2. 非感染性尿道综合征　约占25%,无白细胞尿,病原体检查亦阴性,其病因未明,由于逼尿肌与膀胱括约肌功能不协调、妇科或肛周疾病、焦虑性精神状态所致。

【治疗】

注意休息,多饮水、勤排尿。

抗感染用药原则:①应根据尿路感染的部位和类型分别给予不同的治疗;②在未有药物敏感试验结果时,应选用对革兰阴性杆菌有效的抗菌药物,3 d后无改善,按药敏结果调整用药;③选择在尿和肾内浓度高的抗生素;④选用肾毒性小、副作用少的抗生素;⑤ 单一药物治疗失败、严重感染、混合感染出现时应联合用药。

(一)急性膀胱炎

抗菌药物短期疗程(3～7 d)对非复杂性膀胱炎通常能治愈。停药 7 d 后,复查中段尿细菌定量培养,阴性提示已治愈;如仍有真性细菌尿,应继续给予 2 周疗程抗生素。

(二)急性肾盂肾炎

急性肾盂肾炎致病菌 80% 为大肠杆菌,首选对革兰阴性杆菌有效的药物。72 h 显效者无需换药,否则应按药敏更换抗生素,疗程 10～14 d。严重者可联合应用两种抗菌素。在获得药物敏感试验报告后,可酌情改用肾毒性小且比较便宜的抗菌药物。注射用药至患者退热 72 h 后,可改用口服有效抗菌药物,完成 2 周疗程。

在感染控制后,应尽快做有关尿路影像学检查,以确定有无尿路梗阻,特别是尿路结石引起的梗阻。如不纠正尿液引流不畅,复杂性肾盂肾炎是很难彻底治好的。

(三)无症状性细菌尿

(1)非妊娠妇女的无症状细菌尿一般不予治疗,因长期观察未见不良后果。对妊娠妇女的无症状细菌尿者必须治疗,因治疗对于保护母亲(后期会发生急性肾盂肾炎,且发生子痫的危险性增加)和胎儿(出生后体重不足或早产)都有好处。如经治疗后仍有细菌尿,则应进行长疗程低剂量抑菌疗法。

(2)学龄前儿童及妊娠期无症状细菌尿,要予以治疗。

(3)老年人无症状细菌尿不予治疗,因治疗与否与寿命无关。

(4)尿路有复杂情况(肾移植、尿路梗阻等)的患者,不少伴有无症状细菌尿,因常不能根治,故一般不宜给予治疗。

【预后】

(1)急性非复杂性尿感经治疗后,90% 以上可治愈。

(2)急性复杂性尿感治愈率低,除非纠正了易感因素,否则很难治愈,超过半数于治疗后仍持续有细菌尿或经常复发。

(3)演变为慢性肾盂肾炎,可发生于复杂性尿路感染,发生于非复杂性尿感者罕见。

【预防】

(1)多饮水、勤排尿(2～3 h 排尿一次),是最实用和有效的预防方法。

(2)经常注意阴部的清洁。

(3)尽量避免使用尿路器械,必须应用时严格执行无菌操作。

(4)与性生活有关的反复发作的尿感,于性交后即排尿,并按常用量服一次抗菌药物做预防,能有较好效果。

第二节　肾病综合征

肾病综合征诊断标准是:①大量蛋白尿(>3.5 g/d);②低白蛋白血症:血清白蛋白低于 30 g/L;③水肿;④血脂升高。其中①②两项为诊断所必需。

【病因】

肾病综合征可分为原发性及继发性两大类,可由多种不同病理类型的肾小球病所引起。

【病理生理】

（一）大量蛋白尿

肾小球滤过膜对血浆蛋白（多以白蛋白为主）的通透性增加，致使原尿中蛋白含量增多，当远超过近曲小管回吸收量时，形成大量蛋白尿。

（二）血浆蛋白减低

白蛋白从尿中丢失，同时原尿中部分白蛋白在近曲肾小管上皮细胞中被分解（每日可达10 g）；肝脏需代偿性增加白蛋白的合成，当其合成不足以克服丢失和分解时，则出现低蛋白血症。

（三）水肿

肾病综合征时低蛋白血症、血浆胶体渗透压下降，使水分从血管腔内进入组织间隙，是造成肾病综合征水肿的基本原因。近年的研究表明，约50％患者血容量正常甚或增加，血浆肾素水平正常或下降，提示某些原发于肾内钠、水潴留因素在肾病综合征水肿发生机制中起一定作用。

（四）高脂血症

高胆固醇和（或）高酰甘油三酯血症、血清中低和极低密度脂蛋白浓度增加，常与低蛋白血症并存。其发生与肝脏合成脂蛋白增加及脂蛋白分解和外周利用减弱所致。

【病理类型】

引起原发性肾病综合征的肾小球病主要病理类型有微小病变型肾病、系膜增生性肾小球肾炎、系膜毛细血管性肾小球肾炎、膜性肾病及局灶性节段性肾小球硬化。

【并发症】

（一）感染

与蛋白质营养不良、免疫功能紊乱及应用糖皮质激素治疗有关。常见感染部位顺序为呼吸道、泌尿道、皮肤。感染是肾病综合征的常见并发症。

（二）血栓、栓塞并发症

由于血液浓缩（有效血容量减少）及高脂血症造成血液黏稠度增加；此外，因某些蛋白质丢失及肝代偿性合成蛋白增加，引起机体凝血、抗凝和纤溶系统失衡。另由于肾病综合征时血小板功能亢进、应用利尿剂和糖皮质激素等均可能加重高凝。因此，肾病综合征时容易发生血栓、栓塞并发症，其中以肾静脉血栓最为常见。

（三）急性肾衰竭

肾病综合征患者可因有效血容量不足而致肾血流量下降，诱发肾前性氮质血症。经扩容、利尿后可得到恢复。少数病例可出现急性肾衰竭，其机制可能是因肾间质高度水肿压迫肾小管以及大量蛋白管型阻塞肾小管所致。

（四）蛋白质及脂肪代谢紊乱

长期低蛋白血症可导致营养不良、小儿生长发育迟缓；免疫球蛋白减少造成机体免疫力低下，易致感染。高脂血症增加血液黏稠度，促进血栓、栓塞并发症的发生，还将增加心血管系统并发症。

【诊断和鉴别诊断】

（一）诊断

包括三个方面：

（1）确诊肾病综合征。

（2）确认病因：必须首先排除继发性病因和遗传性疾病，才能诊断为原发性肾病综合征，最好能进行肾活检，做出病理诊断。

（3）判定有无并发症。

（二）鉴别诊断

需与继发性肾病综合征相鉴别。

病因主要包括以下疾病：

（1）过敏性紫癜肾炎：好发于青少年，有典型的皮肤紫癜，可伴关节痛、腹痛及黑粪，多在皮疹出现后 1～4 周左右出现血尿和（或）蛋白尿，典型皮疹有助于鉴别诊断。

（2）系统性红斑狼疮肾炎：好发于青、中年女性，依据多系统受损的临床表现和免疫学检查可检出多种自身抗体，一般不难明确诊断。

（3）糖尿病肾病：好发于中老年，肾病综合征常见于病程 10 年以上的糖尿病患者。早期可发现尿微量白蛋白排出增加，以后逐渐发展成大量蛋白尿、肾病综合征。糖尿病病史及特征性眼底改变有助于鉴别诊断。

（4）肾淀粉样变性：好发于中老年，肾淀粉样变性是全身多器官受累的一部分。肾淀粉样变性常需肾活检确诊。

（5）骨髓瘤性肾病：好发于中老年，男性多见，患者可有多发性骨髓瘤的特征性临床表现。

【治疗】

（一）一般治疗

凡有严重水肿、低蛋白血症者需卧床休息。水肿消失、一般情况好转后，可起床活动。水肿时应低盐（<3 g/d）饮食。

（二）对症治疗

1. 利尿消肿

（1）噻嗪类利尿剂：主要作用于髓袢升支厚壁段和远曲小管前段，通过抑制钠和氯的重吸收，增加钾的排泄而利尿。常用氢氯噻嗪。长期服用应防止低钾、低钠血症。

（2）潴钾利尿剂：主要作用于远曲小管后段，排钠、排氯，但潴钾，适用于有低钾血症的患者。单独使用时利尿作用不显著，可与噻嗪类利尿剂合用。

（3）袢利尿剂：主要作用于髓袢升支，对钠、氯和钾的重吸收具有强力抑制作用。常用呋塞米或布美他尼。

（4）渗透性利尿剂：通过一过性提高血浆胶体渗透压，可使组织中水分回吸收入血，同时造成肾小管内液的高渗状态，减少水、钠的重吸收而利尿。常用不含钠的右旋糖酐-40，随后加用袢利尿剂可增强利尿效果。

（5）提高血浆胶体渗透压：血浆或血浆白蛋白等静脉输注均可提高血浆胶体渗透压，促进组织中水分回吸收并利尿，如接着用呋塞米 60～120 mg 加于葡萄糖溶液中缓慢静脉滴注,每能获得良好的利尿效果。当患者低蛋白血症及营养不良严重时亦可考虑应用。

(6)其他:对严重顽固性水肿患者,上述治疗无效者可试用短期血液超滤脱水,严重腹水患者还可考虑在严格无菌操作条件下放腹水,体外浓缩后自身静脉回输。

对肾病综合征患者利尿治疗的原则是不宜过快过猛,以免造成血容量不足,加重血液高黏倾向,诱发血栓、栓塞并发症。

2. 减少尿蛋白　持续性大量蛋白尿本身可导致肾小球高滤过、加重肾小管—间质损伤、促进肾小球硬化,是影响肾小球病预后的重要因素。已证实减少尿蛋白可以有效延缓肾功能的恶化。

血管紧张素转换酶抑制剂(ACEI)及其他降压药物,可通过其有效的控制高血压作用而不同程度地减少尿蛋白。

此外,ACEI通过直接影响肾小球基底膜对大分子的通透性和降低肾小球内压,可有不依赖于降低全身血压的减少尿蛋白作用。血管紧张素Ⅱ受体拮抗剂也可能具有这种作用。

(三)主要治疗

抑制免疫与炎症反应。

1. 糖皮质激素(简称激素)　可能是通过抑制炎症反应、抑制免疫反应、抑制醛固酮和抗利尿激素分泌,影响肾小球基底膜通透性等综合作用而发挥其利尿、消除尿蛋白的疗效。使用原则和方案一般是:

(1)起始足量:常用药物为泼尼松 1 mg/(kg·d),口服 8 周,必要时可延长至 12 周。

(2)缓慢减药:足量治疗后每 1～2 周减至原用量的 10%,当减至 20 mg/d 左右时症状易反复,应更加缓慢减量。

(3)长期维持:最后以最小有效剂量(10 mg/d)作为维持量,再服半年左右。激素可采取全日量顿服或在维持用药期间两日量隔日一次顿服,以减轻激素的副作用。

根据患者对糖皮质激素的治疗反应,可将其分为"激素敏感型"(用药 8 周内肾病综合征缓解)、"激素依赖型"(激素减量到一定程度即复发)和"激素抵抗型"(激素治疗无效)三类,各自的进一步治疗措施有所区别。

长期应用激素的患者易出现感染、药物性糖尿病、骨质疏松等副作用,少数病例还可能发生股骨头无菌性缺血性坏死,需加强监测,及时处理。

2. 细胞毒药物　这类药物可用于"激素依赖型"或"激素抵抗型"的患者,协同激素治疗。若无激素禁忌,一般不作为首选或单独治疗用药。常用药物为环磷酰胺、苯丁酸氮芥等。

3. 环孢素　能选择性抑制 T 辅助细胞及 T 细胞毒效应细胞,已作为二线药物用于治疗激素及细胞毒药物无效的难治性肾病综合征。常用量为每日每千克体重 3～5 mg,分两次口服,服药期间需监测并维持其血浓度谷值为 100～200 μg/mL。

4. 吗替麦考酚酯　能选择性抑制 T、B 淋巴细胞增殖及抗体形成达到治疗目的。常用量为每日 1.5～2g,分两次口服,疗程 3～6 个月,减量维持半年。

5. 利妥昔抗体　近年来,针对 CD20[+]B 细胞的单克隆抗体应用于原发性膜性肾病的治疗,已取得一定的临床疗效。

(四)并发症防治

肾病综合征的并发症是影响患者疗效和长期预后的重要因素,应积极防治。

【预后】

肾病综合征预后的个体差异很大。决定预后的主要因素包括：

(1)病理类型：一般说来,微小病变型肾病和轻度系膜增生性肾小球肾炎的预后好。微小病变型肾病部分患者可自发缓解,治疗缓解率高,但缓解后易复发;早期膜性肾病仍有较高的治疗缓解率,晚期虽难以达到治疗缓解,但病情进展缓慢,发生肾衰竭较晚;系膜毛细血管性肾小球肾炎、局灶性节段性肾小球硬化及重度系膜增生性肾小球肾炎预后差,疗效不佳,病情较快进入慢性肾衰竭。

(2)临床因素：大量蛋白尿、高血压和高血脂均可促进肾小球硬化,上述因素如长期得不到控制,则成为预后不良的重要因素。

(3)存在反复感染、血栓、栓塞并发症者常影响预后。

第三节　慢性肾衰竭

慢性肾衰竭是各种慢性肾脏病持续进展至后期的共同结局。它是以代谢废物潴留,水、电解质及酸碱平衡失调和全身各系统症状为主要表现的一种临床综合征。

各种原因引起的肾脏结构和功能异常≥3个月,包括肾小球滤过率(GFR)正常和不正常的病理损伤、血液或尿液成分异常,以及影像学检查异常,或不明原因的GFR下降(＜60 mL/min)超过3个月,称为慢性肾脏病(CKD)。分为1～5期。CKD在疾病进展过程中GFR逐渐下降,进展至慢性肾衰竭(CRF)。故慢性肾衰竭代表了GFR下降至失代偿期的那一部分群体,主要为CKD 4～5期。

表 3-4-1　GKD 分期

分期	临床情况	GFR[mL/(min·1.73 m²)]	防治目标-措施
1	GFR 正常或升高	≥90	CKD病因诊治,延缓症状;保护肾功能,延缓CKD进展
2	GFR 轻度下降	60～80	评估、延缓CKD进展;降低CVD(心血管病)风险
3	GFR 中度下降	30～59	延缓CKD进展;评估、治疗并发症
4	GFR 严重下降	15～29	综合治疗;肾脏替代治疗准备
5	终末期肾脏病	＜15 或透析	适时肾脏替代治疗

【患病率与病因】

慢性肾脏病的防治已成为世界各国的重要公共卫生问题。我国目前成年人慢性肾脏病患病率达10.8%。任何泌尿系统疾病能破坏肾脏的正常结构和功能者,均可引起肾衰。如原发和继发性肾小球病、梗阻性肾病、慢性间质性肾炎、肾血管疾病、先天性和遗传性肾病等,都可发展至肾衰。国外常见的病因依顺序是：糖尿病肾病、高血压肾病、肾小球肾炎、多囊肾等,然而在我国则为肾小球肾炎、糖尿病肾病、高血压肾病、多囊肾、梗阻性肾病等。

【发病机制】

（一）慢性肾衰竭的发病机制

其机制目前尚未完全弄清楚，目前认为可能和肾单位高灌注、高滤过、高代谢以及肾组织上皮细胞表型转化、细胞因子和生长因子促纤维化作用有关。

（二）尿毒症各种症状的发生机制

（1）有些症状与水、电解质和酸碱平衡失调有关。

（2）有些症状与尿毒症毒素有关：由于残余肾单位不能充分地排泄代谢废物（主要是蛋白质和氨基酸代谢废物）和不能降解某些内分泌激素，致使其积蓄在体内而起毒性作用，引起某些尿毒症症状。

（3）肾的内分泌功能障碍，如不能产生促红细胞生成素（EPO）、骨化三醇等，也可产生某些尿毒症症状。

【临床表现】

肾衰的早期，除血肌酐升高外，往往无临床症状，而仅表现为基础疾病的症状，到了病情发展到残余肾单位不能调节适应机体最低要求时，肾衰症状才会逐渐表现出来。

（一）水、电解质和酸碱平衡失调

1. 钠、水平衡失调　钠、水潴留，可表现为不同程度的皮下水肿、高血压和心力衰竭。少数患者由于长期低钠饮食、进食差、呕吐等可出现低钠血症、低血容量状态。

2. 钾的平衡失调　GRF 降至 $20\sim25$ mL/min 或更低时，肾脏排钾能力下降，易出现高钾血症。尤其是摄入高钾食物、酸中毒、感染、服用某些容易引起高钾的药物（某些中草药、ACEI/ARB、保钾利尿剂）等情况下更易出现高钾血症。部分患者出现纳差、呕吐导致胃肠道丢失过多、应用排钾利尿剂时，也可出现低钾血症。

3. 代谢性酸中毒　肾衰时代谢产物酸性物质因肾的排泄障碍而潴留，肾小管分泌 H^+ 的功能缺陷和肾小管制造 NH_3^- 的能力差，因而造成血阴离子间隙增加，血 HCO_3^- 浓度下降。这是尿毒症酸中毒的特征。动脉血 $HCO_3^- < 15$ mmol/L，患者可表现为食欲减退、呕吐、乏力、呼吸深长等。

4. 磷和钙的平衡　在慢性肾衰竭的中、晚期（GFR < 20 mL/min）时，血磷浓度逐渐升高，高血磷与血钙结合成磷酸钙沉积于软组织，导致软组织钙化，并使血钙降低，刺激甲状旁腺分泌甲状旁腺素（PTH），导致继发性甲状旁腺功能亢进和肾性骨营养不良。

（二）各系统症状

1. 心血管和肺症状　心血管疾病是肾衰最常见的并发症和最主要的死因，占尿毒症死因的 $45\%\sim60\%$。

（1）高血压和左心室肥大：大部分患者有不同程度的高血压，个别可为恶性高血压。高血压可引起动脉硬化、左心室肥大和心力衰竭。贫血和血液透析（简称血透）用的内瘘，会引起心高搏出量状态，加重左心室负荷。

（2）心力衰竭：是常见死亡原因之一。其原因大都与钠、水潴留及高血压有关，但亦有部分病例可能与尿毒症心肌病有关。

（3）心包炎：可分为尿毒症性或透析相关性心包炎。

（4）动脉粥样硬化：本病动脉粥样硬化进展迅速，血液透析患者更甚于未透析者，冠心病是主要死亡原因之一。

（5）呼吸系统症状：酸中毒时呼吸深而长。体液过多可引起肺水肿。尿毒症毒素可引起"尿毒症肺炎"。后者是一种肺充血，由于肺泡毛细血管渗透性增加，肺部 X 线检查出现"蝴蝶翼"征。

2. 血液系统表现

（1）贫血：肾衰患者常有不同程度贫血，与肾脏分泌促红细胞生成素减少有关。

（2）出血倾向：患者常有出血倾向，可表现为皮肤瘀斑、鼻出血、月经过多等。

（3）血栓形成倾向：指透析患者动静脉内瘘容易阻塞、血栓形成等。

（4）白细胞异常：部分病例可减少。白细胞趋化、吞噬和杀菌的能力减弱，容易发生感染。

3. 神经、肌肉系统症状　早期失眠、注意力不集中，后期性格改变、抑郁等。严重时可出现反应淡漠、幻觉、抽搐、昏迷、精神异常的表现，称为"尿毒症脑病"。周围神经病变也很常见，可有肢体麻木、烧灼感等。

4. 胃肠道症状　消化道症状通常是 CKD 最早的表现。主要表现有食欲减退、恶心、呕吐、口气有尿味。消化道出血在尿毒症患者中也很常见。

5. 皮肤症状　皮肤瘙痒是常见症状，有时难以忍受，可能与继发性甲旁亢有关，透析常不能改善。尿毒症患者面部肤色常较深且萎黄，有轻度浮肿感，称为尿毒症面容，是由于贫血、黑色素沉着于皮肤，再加上面部有些浮肿而形成。

6. 肾性骨营养不良症（简称肾性骨病）　是指尿毒症时骨骼改变的总称。依常见顺序排列包括：纤维囊性骨炎、肾性骨软化症、骨质疏松症和肾性骨硬化症。

7. 内分泌失调　肾衰时内分泌功能出现紊乱。垂体、甲状腺、肾上腺功能通常是相对正常的。感染时有些患者可发生肾上腺皮质功能不全。血浆肾素可正常或升高、骨化三醇降低、促红细胞生成素降低。肾是多种激素的降解场所，如胰岛素、胰升糖素及甲状旁腺激素等，肾衰时其作用延长。本病性功能常障碍。小儿性成熟延迟，透析不能改善。女患者的雌激素水平降低，性欲差，肾衰晚期可闭经、不孕。男患者性欲缺乏和阳痿，透析后可部分改善。

8. 易于并发感染　尿毒症患者易并发严重感染，以肺部感染为最常见，其易于感染与机体免疫功能低下、白细胞功能异常有关。免疫功能下降，可能与尿毒症毒素、酸中毒、营养不良有关。

9. 代谢失调及其他

（1）糖代谢异常：患者空腹血糖正常或轻度升高，许多患者糖耐量减低，通常不需处理，可能是由于尿毒症毒素使外周组织对胰岛素的应答受损，因而糖利用率下降。糖尿病患者在肾衰时胰岛素的用量会减少，因为胰岛素平时在远端小管降解，肾衰时降解减少。

（2）高尿酸血症：尿酸主要由肾清除。当 GFR<20 mL/min 时，则有持续性高尿酸。发生痛风性关节炎者少见。

（3）脂代谢异常：尿毒症患者常有高三酰甘油血症，血浆高密度脂蛋白水平降低，极低密度及低密度脂蛋白升高，而胆固醇水平正常。其原因仍未明，可能与尿毒症毒素、胰岛素的代谢异常等因素有关，透析不能纠正脂代谢异常，慢性透析患者多过早地发生动脉硬化。

【诊断】

慢性肾衰竭诊断通常不难，过去病史不明的，有时需和急性肾衰竭鉴别，贫血、尿毒症面容、高磷血症、低钙血症、血 PTH 水平升高、双肾缩小,支持本病的诊断。慢性肾衰竭应与肾前性氮质血症、急性肾损伤、慢性肾衰竭急性加重相鉴别。病史不清,双肾无明显缩小的,需要时可做肾活检。

(一)基础疾病的诊断

应尽可能地查出引起慢性肾衰竭的基础疾病,因有一些基础疾病可能仍有治疗价值,如原发性膜性肾病、ANCA 相关性血管炎、狼疮性肾炎、肾结核、缺血性肾病等。

(二)寻找促使肾衰竭恶化的因素

肾有强大的贮备能力,当肾功能只有正常肾功能的 25%～50% 时,通常患者仍可无肾衰症状。但在此时如稍加重其损害,则患者即可迅速出现肾衰症状。促使肾功能恶化的因素有:

(1)血容量不足:可使肾小球滤过率下降,加重肾衰,常见于有钠水丢失的患者。

(2)感染:常见的是呼吸道感染、尿路感染,败血症伴低血压时对肾衰影响尤大。

(3)尿路梗阻:最常见的是尿路结石。

(4)心力衰竭和严重心律失常。

(5)肾毒性药物:如使用氨基糖苷类抗生素、非甾体类抗炎药、部分中草药等。

(6)急性应激状态:如严重创伤、大手术。

(7)高血压:如恶性高血压或高血压的降压过快过剧。

(8)高钙血症。

【治疗】

(一)早期防治对策和措施

(1)正常人群以及有肾损害风险的疾患(如高血压、糖尿病)群体中慢性肾脏病患者的筛查,努力做到早期诊断。

(2)对诊断慢性肾脏病患者采取的基本措施:①坚持病因治疗;②避免和消除肾功能急剧恶化的危险因素;③保护健存肾单位,延缓肾衰竭的进展(控制蛋白尿、ACEI 和 ARB 的应用)。

(二)营养治疗

饮食控制可以缓解尿毒症症状,延缓"健存"肾单位的破坏速度。

1. 限制蛋白饮食(如蛋、鱼、肉、牛奶等)　减少含氮代谢物生成,降低血磷和减轻酸中毒,从而减轻症状。

2. 必需氨基酸的应用　限制蛋白饮食易发生蛋白质营养不良症,必须加用必需氨基酸(EAA)或必需氨基酸及其 α-酮酸混合制剂,才可使尿毒症患者维持较好的营养状态。

3. 高热量摄入　摄入足量的碳水化合物和脂肪,以供给人体足够的热量,这样就能减少蛋白质为提供热量而分解,故高热量饮食可使低蛋白饮食的氮得到充分的利用,减少体内蛋白库的消耗。热量每日至少需要 125.6 kJ/kg(30 kcal/kg),食物应富含 B 族维生素、维生素 C 和叶酸。亦可给予片剂口服补充。

4. 其他　①钠的摄入:除有水肿、高血压和少尿者要限制食盐外,一般不宜加以严格限制。②钾的摄入:只要尿量每日超过 1 000 mL,一般无须限制饮食中的钾。③给予低磷饮食,每日不超过 800 mg。④饮水:有尿少、水肿、心力衰竭者,应严格控制进水量。但对尿量大于 1 000 mL 而又无水肿者,则不宜限制水的摄入。

(三)慢性肾衰竭及其并发症的治疗

1. 水、电解质失调

(1)钠、水平衡失调:水肿者应限制盐和水的摄入,使用呋塞米(速尿)20 mg,每日 3 次,水肿较重,而利尿效果不佳者,可试加大其用量。如水肿伴有稀释性低钠血症,则需严格限制水的摄入,每日水的摄入量宜为前一日的尿量再加水 500 mL。

(2)高钾血症:如血钾仅中度升高,应首先治疗引起高血钾的原因和限制从饮食中摄入钾。如果高钾血症>6.5 mmol/L,出现心电图高钾表现,甚至肌无力,必须紧急处理。

(3)代谢性酸中毒:如酸中毒不严重,可口服碳酸氢钠 1~2 g,每日 3 次。HCO_3^- 低于 13.5 mmol/L,尤其伴有昏迷或深大呼吸时,应静脉补碱。

(4)钙磷平衡失调和肾性骨营养不良症:GFR<30 mL/min 时,除限制磷摄入外,可应用磷结合剂,包括碳酸钙、醋酸钙、司维拉姆、碳酸镧等,餐中服用效果最好。对明显低钙血症的患者,可口服骨化三醇。治疗中需监测血钙、磷、PTH 浓度。新型拟钙剂西那卡塞可用于合并高钙、高磷的继发性甲状旁腺功能亢进的患者。iPTH 极度升高(>1 000 pg/mL)时需警惕甲状旁腺腺瘤的发生,必要时行外科手术切除。

2. 心血管和肺并发症

(1)高血压:对高血压进行及时、合理的治疗,不仅是为了控制高血压的症状,也是为了保护心、脑、肾等靶器官。一般非透析患者应控制在 130/80 mmHg 以下,维持透析患者血压不超过 140/90 mmHg。

(2)心力衰竭治疗方法与一般心力衰竭的治疗相同,但疗效常不佳。特别应注意的是要强调清除钠、水潴留,使用较大剂量呋塞米,有需要时做透析超滤。

(3)尿毒症肺炎做透析能迅速获得疗效。

3. 贫血的治疗

(1)重组人红细胞生成素(rHuEPO,简称 EPO),治疗贫血疗效显著。可用于透析或未透析患者。在应用 EPO 时,应同时监测血清铁蛋白(SF)、转铁蛋白饱和度(TSAT),重视补充铁剂。

(2)新型缺氧诱导因子脯氨酸羟化酶抑制剂是一种口服纠正贫血的药物,为肾性贫血患者提供了新的剂型选择。

(3)除非存在需要快速纠正贫血的并发症(如急性出血等),慢性肾衰竭贫血患者通常不建议输注红细胞治疗,因其不仅存在输血相关风险,而且可导致致敏状态而影响肾移植疗效。

4. 感染 抗生素的选择和应用原则,与一般感染相同,唯剂量要调整。在疗效相近的情况下,应选用肾毒性最小的药物。

(四)替代治疗

对于 CKD4 期以上或预计 6 个月内需要接受透析治疗的患者,建议进行肾脏替代治疗的准备。肾脏替代治疗时机目前尚不确定。当 GFR<10 mL/min 并有明显尿毒症症状和体征时,应开始肾脏替代治疗,糖尿病肾病患者,适当提前。透析疗法(血液透析、腹膜透析)仅可部分替代肾脏的排泄功能,但不能代替内分泌和代谢功能。此外,还可进行肾移植。

(叶洪)

第五章　血液系统疾病

第一节　白血病

一、概述

白血病是造血系统的恶性疾病,俗称"血癌",是国内十大高发恶性肿瘤之一,其特点为造血组织中某一类型的白血病细胞在骨髓或其他造血组织中发生克隆性增生,并浸润体内各脏器、组织,导致正常造血细胞受抑制,产生相应症状;临床表现以发热、感染、出血、贫血和浸润为特点。白血病一般按自然病程和细胞幼稚程度分为急性和慢性,按细胞类型分为髓系和淋系等类型,临床表现各有异同之处。积极治疗,大部分可达缓解,一部分可长期存活甚至治愈。

不同类型白血病发病率在不同年龄段有明显差异,小儿的恶性肿瘤中以白血病的发病率为高,主要是急性淋巴细胞白血病。据调查,我国<10 岁小儿白血病的发病率为 2.28/10 万。任何年龄均可发病,男性多于女性,农村多于城市。

【病因】

人类白血病的确切病因至今未明。许多因素被认为和白血病发生有关。病毒可能是主要因素,此外尚有电离辐射、化学毒物或药物、遗传因素等。

1. 病毒　人类白血病的病毒病因研究已有数十年历史,成人 T 细胞白血病肯定是由病毒(HTLV-I)引起的,其他类型白血病尚无法证实其病毒因素,并不具有传染性。

2. 电离辐射　包括 X 射线、γ 射线、电离辐射等,其致白血病作用与放射剂量大小和照射部位有关,一次大剂量或多次小剂量照射均有致白血病作用。

3. 化学物质　苯致白血病作用比较肯定。其他含苯有机溶剂和某些药物如烷化剂、氯霉素等也可能诱发白血病。

4. 遗传因素　某些白血病发病与遗传因素有关,家族性白血病约占白血病的 7/1 000。

二、急性白血病

【分型】

急性白血病在临床上分急性髓细胞白血病(acute myelocytic leukemia,AML)及急性淋巴细胞白血病(acute lymphocytic leukemia,ALL)两大类。根据白血病细胞免疫学和遗传学特点等将 AML 和 ALL 进一步分型。

【临床表现】

(一)起病

急性白血病起病急骤,部分老年人可以起病缓慢。常见的首发症状包括:进行性贫血、显著的出血倾向、发热或感染以及骨关节疼痛等。

（二）发热和感染

发热是急性白血病最常见的症状之一。发热的主要原因是感染，以呼吸道感染和消化道感染常见，严重者还可发生败血症、脓毒血症等。肿瘤本身也可以发热，多数体温不超过39 ℃。感染的病原体以细菌多见，深部真菌感染近年越来越得到重视。病毒感染虽较少见但常较凶险，巨细胞病毒、麻疹或水痘病毒感染易并发肺炎。严重感染是白血病主要死亡原因之一。

（三）出血

出血也是常见症状，出血部位可遍及全身，皮肤黏膜、内脏均可。血小板低下是常见原因，凝血功能异常也不少见。严重内脏出血，特别是脑出血是常见死亡原因。

（四）贫血

早期即可出现，患者表现为乏力、面色苍白、心悸、气促，活动后加重。少数病例可在确诊前数月或数年先出现难治性贫血，以后再发展成白血病。

（五）白血病细胞浸润

1. 肝、脾和淋巴结肿大　ALL 比 AML 明显。

2. 神经系统　主要见于长期生存的 ALL 患者；部分高危患者早期也可以出现中枢神经系统白血病浸润。

3. 骨与关节　骨与关节疼痛是白血病的重要症状之一，ALL 多见。

4. 皮肤　可有特异性和非特异性皮肤损害两种，前者表现为斑丘疹、脓疱、肿块、结节、红皮病、剥脱性皮炎等，多见于成人单核细胞白血病，后者则多表现为皮肤瘀斑、斑点等。

5. 口腔　齿龈肿胀、出血多见于 AML-M5，严重者整个齿龈可极度增生，肿胀如海绵样、表面破溃易出血。

6. 心脏　大多数表现为心肌白血病浸润，出血及心外膜出血，心包积液等。

7. 肾脏　可浸润肾上腺或/和肾实质。

8. 胃肠系统　表现为恶心呕吐、食欲减退、腹胀、腹泻等。

9. 肺及胸膜　主要浸润肺泡壁和肺间隙，也可浸润支气管、胸膜、血管壁等。

10. 其他　子宫、卵巢、睾丸、前列腺等皆可被白细胞浸润。女性患者常有阴道出血和月经周期紊乱；男性患者可有性欲减退。

【实验室检查】

1. 血象　大多数患者白细胞增多，也可以正常或减少，分类检查可见数目不等的原始或幼稚细胞，红细胞、血红蛋白和血小板减少常见。有时候血象无明显异常。

2. 骨髓象　是诊断急性白血病的主要依据。WHO 认为原始细胞比例达 20% 及以上即可诊断。Auer 小体仅见于 AML，有独立诊断意义。

3. 细胞化学　用于协助形态学分类。过氧化物酶染色（POX）阳性见于 AML；POX 阴性见于 ALL 和部分 AML。

4. 免疫学检查　根据白血病细胞表达的系列相关抗原，确定其系列来源，不但可以分类 AML 和 ALL，还可以分类 T 细胞和 B 细胞，以及双克隆、双系列或混合细胞来源。

5. 遗传学检查　常伴有特异的染色体核型异常和基因改变，包括融合基因或者基因突变。这是 60 岁以下 AML 危险分层的主要依据。例如 AML 伴 t(15;17)(q22;q21)（对应

PML/RARα 融合基因）或者 AML 正常核型伴孤立性 NPM1 突变都属于良好预后,而 AML 伴复杂核型或 FLT3-ITD 则属于预后不良。

6. 血液生化改变　血清尿酸、LDH 浓度增加等。

【诊断与鉴别诊断】

（一）诊断

根据临床症状、体征、血象、骨髓象特点,白血病诊断一般不难,结合细胞化学、免疫学、遗传学等能够比较准确分类。关键是要按预后因素进行危险分层治疗。

（二）鉴别诊断

需注意与再生障碍性贫血、骨髓增生异常综合征、恶性组织细胞病、特发性血小板减少性紫癜、巨幼细胞性贫血等鉴别。

【治疗】

（一）一般治疗

（1）处理高白细胞血症:当白细胞＞$100×10^9$/L,应该进行白细胞分离术,清除过高的白细胞,防止白细胞淤滞症。同时给予化疗药物和水化处理,碱化尿液,并预防高尿酸血症、酸中毒、电解质紊乱、凝血异常等并发症。

（2）防治感染:白血病患者常有粒细胞减少,特别在化疗、放疗后粒细胞缺乏将持续较长时间,容易发生感染。在此期间患者进住消毒隔离病房或净化病房可有效减少感染机会。粒细胞集落因子(G-CSF)的使用可以缩短粒细胞缺乏时间。如有发热感染,应做相应病原学检查并积极抗感染治疗。

（3）输血支持:对于有贫血、出血表现,血红蛋白和血小板明显减少的应给予相应的成分输血支持。

（4）防治尿酸性肾病。

（5）维持营养。

（二）抗白血病治疗

治疗分为三期:诱导缓解治疗、巩固治疗、维持治疗。近年来,由于新的抗白血病药物不断出现,化疗方案和治疗方法不断改进,白血病的预后明显改善。现代的治疗目标已不是单纯获得缓解,而是争取长期存活,最终达到治愈,并提高生活质量。治疗原则需根据患者年龄、疾病生物学特征、患者体能和器官功能状态等分层,进行个体化治疗。

1. 联合化疗　是目前白血病治疗的主要手段,并贯彻治疗的始终。设计化疗方案时,应考虑周期特异性与周期非特异性药物联合应用,选择周期特异性药物时,应选用不同时相的药物配伍。

（1）诱导缓解治疗:其目的是争取达到完全缓解(CR)。ALL 常用的方案有 CVDLP、Hyper-CVAD 等;AML 常用的方案有 DA、IA、HA 等。

（2）巩固和强化治疗:经诱导缓解达到 CR 后,用原诱导方案或更强烈的方案或更换其他方案交替使用。

（3）"庇护所"预防:由于血脑屏障和血睾屏障的存在,一般剂量的化疗药物很难通过,容易发生中枢神经系统白血病(CNSL)和睾丸白血病。随着白血病生存期的延长,CNSL 和睾丸白血病的发病数逐渐增高。头颅放射治疗或鞘内注射化疗、中大剂量 Ara-C 全身化疗是有效办法。

急性白血病对化疗药物产生耐药是导致治疗失败主要原因,是当前最难解决的问题之一。中西药物联合应用,多药交替序贯治疗,大剂量冲击治疗等方法应用于临床,有望克服耐药,进一步提高疗效。

2. 诱导分化治疗 急性早幼粒细胞白血病应用维甲酸诱导细胞分化治疗有效率达90％以上;砷剂的使用具有类似作用,并且对维甲酸耐药的也有效,同时能清除白血病干细胞。二者联合治疗是首选方案,可以实现非化疗治愈白血病。

3. 基因靶向治疗 很多白血病患者伴有特异性基因表达,并且有相应靶向治疗药物。如成人 ALL 伴 ph 染色体或 bcr/abl 融合基因应用伊马替尼或达沙替尼治疗,FLT3-ITD 突变应用米哚妥林或吉瑞替尼,缓解率明显提高。不适合强化疗的 AML 患者应用阿扎胞苷联合维奈克拉靶向治疗可以获得高缓解率。

4. 造血干细胞移植 仍然是治愈中高危白血病的最有效手段。

三、慢性髓细胞白血病

【概述】

慢性髓细胞白血病(chronic myelocytic leukemia,CML)是一种以外周血粒细胞增高和出现各阶段幼稚粒细胞、嗜碱粒细胞增高,常有血小板增多和脾大为特征的造血干细胞克隆性疾病。本病有从慢性期(chronic phase,CP)演变为加速期(accelerate phase,AP),最终进入急变期(blastic phase,BP)这样一个病理演变过程,白血病细胞有特征性 t(9;22)(q34;q11)染色体易位异常。CML 的年发病率为 1/10 万,约占成人白血病的 15％～20％,高峰发病年龄为 50～60 岁,男性：女性为 1.4：1。

【临床表现】

起病缓慢,常无自觉症状,偶尔因体检发现。常见症状有倦怠乏力、腹部不适、体重减轻或多汗。查体时多有脾大、胸骨下段压痛。

少数患者由于高白细胞数(WBC 计数超过 300×10^9/L)可引起肺、中枢神经系统,某些特殊感觉器官和阴茎等循环血管内血流受阻,出现相应的症状和体征,如呼吸急促、呼吸困难、发绀、头晕、语言不清、谵妄、昏迷、视物模糊、复视、耳鸣、听力减退或阴茎异常勃起。

【实验室检查】

1. 血象 初诊时以外周血白细胞计数增高为主,一般＞25×10^9/L,约一半患者＞100×10^9/L,可见各阶段幼稚粒细胞。嗜酸和嗜碱粒细胞常增高。约 50％的患者有血小板计数增高,在病程中血小板＞$1\,000 \times 10^9$/L 者并非少见。

2. 骨髓象 有核细胞增生极度活跃,粒红比例常为(10～30)：1,嗜碱、嗜酸粒细胞常增高,巨核细胞数常增高。中性粒细胞碱性磷酸酶(NAP)活性减低或缺如。

3. 遗传学 特征性 t(9;22)(q34;q11)染色体易位,产生 bcr-abl 融合基因。

【诊断】

典型的 CML 伴有脾大,外周血白细胞数增高,可见各阶段幼稚细胞,嗜酸和嗜碱粒细胞增高。骨髓增生明显或极度活跃,以粒细胞系增生为主,中性晚幼及杆状核粒细胞明显增生,嗜酸和(或)嗜碱粒细胞亦增多,巨核细胞系常增生,NAP缺如或减低。没有特征性遗传学改变不能诊断本病。

根据本病的临床表现,以血象、骨髓象特征诊断本病并不难。但须进一步分期以利于治疗方案的制订。按照分期标准可以分为慢性期、加速期和急变期,如表3-5-1所示。

表 3-5-1 CML 分期标准

CML 分期	分期定义
慢性期	①外周血或骨髓中原始细胞<10% ②没有达到诊断加速期或急变期的标准
加速期	①外周血或骨髓中原始细胞占10%~19% ②血中嗜碱细胞≥20% ③与治疗不相关的持续血小板减少(<100×10^9/L)或增高(>1 000×10^9/L) ④克隆演变 ⑤进行性脾脏增大或白细胞计数增高
急变期	①外周血或骨髓中原始细胞≥20% ②骨髓活检原始细胞集聚成片 ③髓外原始细胞浸润

【治疗】

CML的疗效判断包括血液学缓解、细胞遗传学缓解和分子生物学缓解。CML治疗的主要目标是尽快达到深度分子学反应、提高生活质量和功能性治愈。

(一)酪氨酸激酶抑制剂(TKI)

具有高度特异性阻断酪氨酸激酶途径的作用,从而有效减少P210蛋白的合成,起到治疗作用。目前,慢性期一线治疗可以选择一代TKI伊马替尼或者二代TKI尼洛替尼、氟马替尼、达沙替尼,二代有更快、更深的分子学反应,可以实现不治疗缓解;三代TKI主要用于二代不耐受或者耐药的患者。对加速期和急变期选择二代TKI或者移植治疗。

(二)造血干细胞移植

异基因造血干细胞移植(Allo-HSCT)通常用于多线TKI治疗无效或者进展期患者。

(三)干扰素治疗

不适合上述治疗方法时选择干扰素,特别是长效干扰素,可以改善遗传学异常,副作用较少。

(四)化疗

羟基脲可以控制细胞增殖达到血液学缓解,但不能改变遗传学异常,不能阻止病情进展。

第二节 缺铁性贫血

贫血是指人体外周血红细胞容量减少,低于正常范围下限的一种常见的临床表现。我国血液病学家认为在我国(海平面地区),成年男性Hb<120 g/L,成年女性(非妊娠)Hb<110 g/L,孕妇Hb<100 g/L就有贫血。

缺铁性贫血(iron-deficiency anemia，IDA)是由于体内缺少铁质而影响血红蛋白合成所引起的一种常见贫血。本病是贫血中常见类型，普遍存在于世界各地。在育龄妇女(特别是孕妇)和婴幼儿中这种贫血的发病率很高。

【病因】

铁是血红蛋白合成的必备元素，各种病因导致贮存铁耗竭，即可发生贫血。

(一)造血需求增加而摄入量相对不足

儿童在生长期和婴儿哺乳期需铁量增加，尤其是早产儿、孪生儿或母亲原有贫血者。婴儿原来铁贮量已不足，如果仅以含铁较少的人乳喂养，出牙后又不及时补给蛋类、青菜类、肉类和动物肝等含铁较多的副食品，即可导致缺铁性贫血。妊娠和哺乳期中需铁量增加，加之妊娠期胃肠功能紊乱，胃酸缺乏，影响铁吸收，尤其是在多次妊娠后，很容易引起缺铁性贫血。青少年因生长迅速，需铁量增加，尤以青年妇女，由于月经失血，若长期所食食物含铁不足，也可发生缺铁。

(二)铁丢失过多

最常见于慢性消化道出血、月经过多。此外，阵发性睡眠性血红蛋白尿、人造机械心瓣膜引起的机械性溶血，以及特发性肺含铁血黄素沉着症，均可因长期尿内失铁而致贫血。

(三)铁摄入、吸收不良

见于饮食含铁量不足、因病铁吸收不良或手术后吸收障碍等。

【临床表现】

临床表现的轻重主要取决于贫血程度及其发生速度。急性失血常有原发病表现，并且由于血容量迅速减少，即使贫血程度不重，也会引起明显的临床症状，而慢性贫血由于发病缓慢，人体通过调节能逐步适应而不出现症状。

(一)症状

面色萎黄或苍白，倦怠乏力，食欲减退，恶心嗳气，腹胀腹泻，吞咽困难。头晕耳鸣，甚则晕厥，稍活动即感气急，心悸不适。伴有冠状动脉硬化患者，可促发心绞痛。妇女可有月经不调、闭经等。

(二)体征

久病者可有指甲皱缩、不光滑、反甲，皮肤干枯，毛发干燥脱落。心动过速，心脏强烈搏动，心尖部或肺动瓣区可听到收缩期杂音。出现严重贫血可导致充血性心力衰竭，也可发生浮肿。还可有舌炎、口角破裂。

(三)常见并发症

严重持久的贫血可导致贫血性心脏病，甚至心衰。

【实验室检查】

(一)血象

呈小细胞低色素性贫血，MCV、MCH、MCHC 减低，RDW 升高，血片可见成熟红细胞以小细胞为主，大小不等，中央淡染区扩大。网织红细胞正常或轻度升高。血小板常轻度升高。

(二)骨髓象

骨髓显示细胞增生活跃，主要为幼红细胞增多，幼红细胞体积较小、胞浆发育不平衡。

铁染色提示细胞外铁阴性或明显减少。

（三）生化检查

血清铁蛋白低于 $12\ \mu g/L$。血清铁明显降低，总铁结合力升高，转铁蛋白饱和度下降。

【诊断与鉴别诊断】

确定小细胞低色素贫血并有贮存铁缺乏即可诊断缺铁性贫血，关键是要明确缺铁病因。通常需要与其他小细胞贫血鉴别。

1. 铁粒幼细胞贫血　可以是遗传性或者是获得性，小细胞贫血，铁蛋白、血清铁增高，细胞内外铁增多，环形铁粒幼细胞明显增多。

2. 海洋性贫血　有家族史，有溶血表现，血片可见多量靶形红细胞，并有珠蛋白肽链结构异常的证据。

3. 慢性病贫血　小细胞贫血，贮存铁增多，血清铁、血清铁饱和度、总铁结合力减低。

【治疗】

原则是祛除病因，补足贮铁。

（一）病因治疗

防治寄生虫病，如驱除钩虫等；治疗慢性胃肠疾患；积极治疗慢性失血；给易感人员以预防性铁剂治疗，等等。

（二）补充铁剂

首选口服，常用铁剂有力蜚能、速力菲、硫酸亚铁、富马酸亚铁等，有胃肠道疾病或急需增加铁供应者可选用静脉注射用铁剂，如蔗糖铁。贫血纠正后还要补充铁剂 3 个月以上，以补足贮存铁。

第三节　再生障碍性贫血

再生障碍性贫血（aplastic anemia，AA）简称再障，是一种由于多种病因（如生物、化学、物理等）引起的骨髓造血功能衰竭性疾病，最终导致全血细胞减少，临床表现为贫血、出血、感染。在我国，再障年发病率约 8/100 万，各年龄组均可发病，在中国及亚洲某些地区以青少年居多，而欧美各国以老年居多。

【病因】

（一）化学因素

化学物品以苯及其衍生物、有机磷农药多见，常见引发此病的药物有氯（合）霉素、解热镇痛剂及磺胺类药物、四环素类、抗肿瘤药物、抗结核药（如异烟肼）、吸虫药、抗甲状腺药（如他巴唑、甲基硫脲嘧啶）等。

（二）物理因素

主要是各种电离辐射，如 X 线、放射性同位素、γ 射线等。接受放射线治疗或过于频繁地诊断性照射，患 AA 的危险度为对照组的 10 倍。

（三）生物因素

与 AA 发病关系密切的是病毒感染。最常见的有 B19 细小病毒、肝炎病毒，肝炎引起AA 的机理，是由于肝炎病毒对骨髓造血干细胞直接毒害作用的结果；从胚胎发生学角度看,肝与骨髓均属于单核-巨噬细胞系统,此种抑制因子与肝-骨髓可能有交叉作用。

（四）其他因素

长期未经治疗的各种贫血、慢性肾功能衰竭、垂体前叶及甲状腺机能减退症、免疫因素、遗传因素均能引起 AA,部分阵发性睡眠性血红蛋白尿症(PNH)也可转化为 AA,AA 也可以转化 PNH,甚至二者共存,称"AA-PNH 综合征"。

多数 AA 原因不明,实际上可能存在未被发现的致病因素。

关于发病机理,至今尚无满意的解释,一般形象地归纳为"种子"（造血干细胞）、"土壤"（造血微环境）和"虫子"（免疫异常）三者的相互影响。发病机制是错综复杂的,有些患者由于干细胞缺陷,有些患者由于造血微环境的损伤,有些患者则由于血中有抑制因子或细胞的抑制作用。

【临床表现】

AA 临床表现为贫血、出血及感染。根据病情轻重分为重型和非重型。

（一）重型

重型通常发病急,病情重,进展迅速。

1. 贫血　多呈进行性加重,苍白、乏力、头昏、心悸和气短等症状明显,疾病早期可以没有贫血或轻度贫血。

2. 感染　多数患者有发热,体温在 38 ℃以上。个别患者自发病到死亡均处于难以控制的感染之中。以呼吸道感染最为常见,其他有消化道、泌尿生殖道及皮肤感染等。感染的菌种以革兰氏阴性杆菌、金黄色葡萄球菌和真菌为主,常合并脓毒血症。

3. 出血　均有程度不同的皮肤黏膜及内脏出血。皮肤出血表现为出血点或大片的瘀斑,口腔黏膜有小血疱;可有鼻衄、龈血、眼结合膜出血等。所有脏器都有可能出血,但只有开口于外部的脏器出血才易为临床所查知。临床上可见呕血、便血、尿血,女性有阴道出血,其次为眼底出血和颅内出血,后者常危及患者生命。出血部位由少增多,由浅表转为内脏,常预兆会有更严重的出血。

（二）非重型

非重型起病和进展较缓慢,病情较轻。

1. 贫血　慢性过程,常见苍白,乏力、头昏、心悸、活动后气短等。经输血症状改善,但维持时间不长。

2. 感染　高热比急性型少见,感染相对容易控制。

3. 出血　出血倾向较轻,以皮肤出血为主,内脏出血少见。久治无效的晚期患者有发生脑出血者。此时,患者可出现剧烈的头痛和呕吐。

部分非重型再障(NSAA)后期病情进展,出现重型再障(SAA)表现。

【实验室检查】

（一）血象

多表现为全血细胞减少的正细胞正色素性贫血,少数 SAA 早期表现一系或二系细胞减少。

（二）骨髓象

有核细胞增生低下,造血细胞减少,非造血细胞增多,可见非造血细胞团,骨髓小粒空虚,重型尤甚。NSAA 有时增生活跃,需多部位穿刺。骨髓活检显示造血组织减少。

(三)发病机制检查 CD4$^+$ 细胞

CD8$^+$ 细胞比值减低,Th1:Th2 型细胞比值增高,CD8$^+$ T 细胞、CD25$^+$ T 细胞比例增高,血清 IL-2、INF、TNF 水平增高,NAP 强阳性,溶血检查均阴性。

【诊断标准】

(1)全血细胞减少。

(2)一般无肝脾大。

(3)骨髓至少 1 个部位增生减低或重度减低(如增生活跃,须有巨核细胞明显减少),骨髓小粒非造血细胞增多(有条件者做骨髓活检等检查,显示造血组织减少,脂肪组织增加)。

(4)能除外引起全血细胞减少的其他疾病,如 PNA、MDS 中的难治性贫血(MDS-RA)、急性造血功能停滞、骨髓纤维化、急性白血病、恶性组织细胞病等。

(5)一般抗贫血药物治疗无效。

SAA 和 NSAA 的鉴别:

SAA 除临床表现进行性加重,血象须具备以下两项:

(1)网织红细胞小于 1%,绝对值 $<20 \times 10^9$/L。

(2)白细胞明显减少,中性粒细胞绝对值(ANC)$<0.5 \times 10^9$/L。

(3)血小板小于 20×10^9/L。

也有将 ANC$<0.2 \times 10^9$/L 的 SAA 称为极重型再障(vSAA)。不符合 SAA 的再障为 NSAA,需要定期输血支持的 NSAA 称输血依赖性 NSAA。

【治疗】

AA 一旦确诊,应明确疾病严重程度,尽早治疗,阻止病情进一步发展。AA 的治疗分为目标治疗和支持治疗两部分。目标治疗从根本上重建衰竭的骨髓造血功能,治疗疾病本身,如免疫抑制治疗(IST)或异基因造血干细胞移植(HSCT),恢复正常造血功能;支持治疗的目的是预防和治疗全血细胞减少相关并发症。

(一)去除病因

禁止使用抑制造血功能的药物;除必须检查外,避免与放射线接触;有病毒性肝炎者,积极治疗肝炎。

(二)支持治疗

严重贫血时应当输血。目前成分输血较普遍,根据血液有形成分缺少及出血、感染等情况,采用相应的成分输血,主要是悬浮红细胞和单采血小板。出血倾向明显,可加用止血药。感染应积极控制,感染常加重出血和贫血。

(三)非重型再障的治疗

主要为雄性激素,如丙酸睾丸酮、康力龙、达那唑等,加或不加环孢素 A 治疗。如果病情进展为输血依赖性、粒细胞缺乏合并感染或重型再障,可按重型再障治疗。

(四)重型再障的治疗

除了积极支持治疗,更重要的是目标治疗,即 IST 或 HSCT。

1.IST　IST 适用于 50 岁以上或者无法找到同胞全相合干细胞来源的 SAA 患者。其机制主要是抑制激活的 T 淋巴细胞对骨髓造血功能的损害,恢复正常的造血功能。抗胸腺细胞球蛋白(ATG)联合环孢素 A 治疗 SAA 为首选方案,多在治疗 3～4 个月后才起效;联合艾曲泊帕治疗效果更好,已经写入欧美一线治疗指南。

2. HSCT　这是治愈 SAA 的常用方法之一,但风险大,费用高。初诊 SAA 进行 HSCT 条件是年龄小于 40 岁且有 HLA 相合同胞供者。

【预后与转归】

NSAA 起病相对缓和,并发感染出血症状不严重,但治疗显效时间较长,予以雄激素和(或)环孢素 A 以及中医中药等治疗,大部分患者可使病情缓解,有效率在 80% 左右,预后良好;但若误于施治,可迁延不愈,少数转为 SAA,严重影响患者的生存。SAA 是一组发病急、进展快的骨髓衰竭性疾病,常伴内脏出血、严重感染,常危及生命,预后不良;但随着治疗技术的进步、新型抗生素的应用,大多数患者得以救治并长期生存。

第四节　特发性血小板减少性紫癜

特发性血小板减少性紫癜(idiopathic thrombocytopenic purpura,ITP)是一组因血小板免疫性破坏,导致外周血中血小板减少的出血性疾病,也称免疫性血小板减少。

ITP 在血小板减少性紫癜中发病率最高。在儿童,其年发病率约 46/100 万,而成人约 38/100 万。40 岁以下女性和 60 岁以上老人多发。

【病因与发病机制】

多数 ITP 病因未明。部分发病前 1 周有上呼吸道感染等诱发因素,如病毒、细菌感染或预防接种史。多数患者起病隐匿、病因不清,但并发病毒或细菌感染时血小板减少和出血症状加重。

关于 ITP 的发病机制目前仍未完全阐明,但通过对患者血小板相关抗体的研究证实本病是一组与自身免疫有关的疾病。目前认为病毒感染引起 ITP 不是由于病毒的直接作用而是有免疫机制参与。因为常在病毒感染后 2～3 周发病,且患者血清中大多数存在血小板表面包被抗体(PAIgG)增加,引起血小板被吞噬细胞所破坏。急性型比慢性型抗体量更高,血小板破坏更多。有的患者同时发生血小板减少性紫癜和自身免疫性溶血(称 Evans 综合征),新生儿患者半数母亲患有同样疾病,这些现象都支持 ITP 是免疫性疾病。

【临床表现】

ITP 出血的特点是皮肤、黏膜自发性出血,多为散在性针头大小的皮内或皮下出血点,形成瘀点或瘀斑;四肢较多,但也可为全身性出血斑或血肿;有些患者以鼻衄(约占 20%～30%)或齿龈出血为主诉。黑便多为口鼻出血时咽下所致,发生真正胃肠道大出血者并不多见。球结膜下出血也是常见表现。偶见肉眼血尿。约 1% 患者发生颅内出血,成为 ITP 致死的主要原因。青春期女孩可见月经过多。其他部位出血如胸腔、腹腔、关节等处,极为少见。

少数患者有轻度脾大。少数发病伴有发热。出血严重者可有失血性贫血,甚至发生失血性休克。颅内出血时表现为头痛、嗜睡、昏迷、抽搐、麻痹等症状。

临床上常根据病程将 ITP 划分为三期:①新诊断的 ITP:确诊后 3 个月以内;②持续性 ITP:确诊后 3～12 个月持续血小板减少;③慢性 ITP:血小板减少 12 个月以上。

【诊断】

ITP 的主要诊断依据是：①多次化验血小板数<100×10⁹/L，血细胞形态无异常。②脾脏一般不增大。③骨髓检查：巨核细胞数增多或正常，有成熟障碍。④能排除其他继发性血小板减少症，如假性血小板减少、先天性血小板减少、自身免疫性疾病、甲状腺疾病、药物性血小板减少、同种免疫性血小板减少、淋巴系统增殖性疾病、骨髓增生异常（再生障碍性贫血和骨髓增生异常综合征等）、恶性血液病、慢性肝病脾功能亢进、血小板消耗性减少、妊娠血小板减少以及感染等导致的继发性血小板减少。

【治疗】

儿童 ITP 可表现为急性自限性疾病，在病后半年内恢复；而成人 ITP 自发缓解者少见。因此，成人 ITP 的治疗尤为重要。原则上，发病时患者血小板计数在 30×10⁹/L 以上时，一般不会有出血危险性，可以不予治疗，仅给予观察和随诊；如果发病时患者血小板计数<30×10⁹/L 或伴明显出血，则需治疗。

1. 一线治疗　糖皮质激素是新诊断 ITP 的首选药物。激素的作用机制是抑制抗体被覆的血小板被巨噬细胞吞噬；减少血小板自身抗体的生成以及促进骨髓血小板的生成。另外，激素也能减轻毛细血管的渗出。

（1）泼尼松 1 mg/(kg·d)，通常 5～7 d 起效，起效后尽快减量，6～8 周内停药，减停药不能维持疗效则二线治疗。

（2）大剂量地塞米松(40mg×4 d)疗效肯定，副作用小于常规剂量的泼尼松，更多选用。

2. 二线治疗

（1）促血小板生成药物：首选药物，如艾曲泊帕、海曲泊帕等，也可以注射促血小板生成素短期使用。

（2）利妥昔单抗：375 mg/m² 或 100 mg 静脉输注，每周 1 次，共 4 周。作用机制是抑制生成抗血小板自身抗体的异常 B 淋巴细胞。

（3）脾切除：脾脏是产生抗血小板抗体及破坏被覆抗体的血小板的主要场所。因此，脾切除治疗被认为是仅次于皮质激素的主要治疗方式。脾切除适用于药物不能稳定病情、出血持续存在并威胁生命者。

3. 其他　常用药物有达那唑、长春新碱、环磷酰胺、硫唑嘌呤、维 A 酸、地西他滨和环孢素 A 等。

4. 急症处理　适用于血小板计数<20×10⁹/L 并有出血，广泛而严重的出血，发生或怀疑颅内出血，近期要实施手术或分娩。处理方法：血小板输注，静脉注射大剂量丙种球蛋白，大剂量皮质激素冲击或血浆置换。

（郑正津）

第六章 内分泌系统及代谢疾病

第一节 概 述

内分泌是相对于外分泌而言的,外分泌组织分泌物质排出体外,如汗腺和消化腺;内分泌组织分泌生物活性物质(激素)进入血循环再作用于特定组织,与受体结合而发挥作用。内分泌和神经系统是机体的主要调控系统。

【内分泌器官】

传统的内分泌器官主要包括下丘脑、垂体、甲状腺、肾上腺、性腺(睾丸和卵巢)、甲状旁腺和胰岛等,它们都分泌一种或数种激素;但实际上,不仅这些内分泌器官能分泌激素,许多组织器官虽不是内分泌器官,也会分泌激素,如肾脏可分泌肾素、促红细胞生成素和活性维生素 D 等,神经系统和消化系统可以合成和分泌多达几十种的激素。甚至可以说,几乎机体的所有组织、器官都可以分泌激素,如脂肪组织,曾经一直以为只是储存能量的惰性组织,现在发现可以分泌多种激素如瘦素、脂联素等,成为体内最大的内分泌组织。

【内分泌特点】

(一)生物节律

激素分泌具有节律波动性,有昼夜节律如皮质醇,有月节律如女性激素,有年节律如甲状腺激素。

(二)反馈机制

腺体分泌激素受上一级激素调控(刺激或抑制),反过来,被调控的激素或代谢物对调控激素也起调节作用,如垂体分泌的促甲状腺素可促进甲状腺合成、分泌甲状腺素,反过来甲状腺素又可作用于垂体调节促甲状腺素的分泌;又如胰岛分泌胰岛素调节血糖,血糖又反过来调节胰岛素的分泌,构成了一个相互调节的反馈环。起抑制作用的为负反馈,起兴奋作用的为正反馈,以前者为多见。

【内分泌病理】

内分泌病理按功能状况可分为功能亢进、功能减退和功能正常者。

【实验室及影像学检查】

实验室检查对于内分泌疾病的诊断和治疗的监测都很重要。轻者可能需要多次检查才能得到确诊,临床表现典型者可能一眼就可以看出来,如侏儒症,但最后要确认诊断都需要进行实验室检查。

实验室检查包括生化检查、生物活性测定法和免疫测定法,大多数激素含量很少,只能用免疫测定法。

影像学检查则可使用 B 超、计算机断层扫描(CT)、磁共振(MR)和核素扫描(ECT)等。

【内分泌疾病的诊断】

内分泌疾病的诊断与其他系统疾病一样,也通过分析病史、临床表现和实验室检查,最终做出诊断,但更为依赖实验室检查。同时,诊断过程通常有三个步骤:

(一)定性诊断(评估内分泌功能状况)

对于一个疑有内分泌疾病的患者,首先就是要通过测定体液(血浆、尿液和唾液等)中激素或代谢物质的浓度,来评价可能病变的内分泌器官的功能,是亢进、正常还是减低。若病变程度较轻,尚需进行动态实验来"放大",一般来讲,疑有功能亢进者应行抑制试验,疑有功能减低者应行兴奋(刺激)试验。

(二)定位诊断(确定病变所在的部位)

明确了功能状况后,接下来就要通过激素测定来推断或通过影像学检查来确定病变部位。

(三)定因诊断(寻找病因)

最后,尽可能寻找病因。

【治疗】

内分泌疾病的治疗一般分为三个层次:病因的去除、功能异常的纠正和对症治疗。

若病因已明确者,应尽可能针对病因治疗,如肾上腺结核,应给予抗结核治疗,病因去除后,有可能使疾病得到痊愈。

但许多内分泌疾病病因仍不太清楚,即使有些病因很明确,但目前的医疗水平尚不能治疗(如染色体病),有些针对病因的治疗可能弊大于利,如自身免疫异常引起的桥本甲状腺炎应用免疫抑制疗法。在这些情况下,则重点应是纠正其异常的功能。

功能减退者主要采取替代治疗,就是补充绝对或相对缺乏的激素,如甲状腺功能减低症补充左甲状腺素。原则上应该缺什么补什么,缺多少补多少,并尽可能模拟生理性的分泌。

功能亢进者则主要通过三种方法减低其功能:手术切除、放射破坏和药物抑制治疗,如甲状腺功能亢进症可采取次全切除甲状腺、放射性[131]碘或甲巯咪唑抑制治疗。

同时可给予对症治疗,有时既不能去除病因,又不能纠正功能异常,那就只能对症治疗或姑息性治疗。

【思考题】

1. 体内有哪些内分泌腺体? 内分泌有何特点?
2. 内分泌疾病的诊断有哪些步骤?
3. 内分泌疾病的治疗有哪些特点?

第二节　甲状腺功能亢进症

甲状腺分泌甲状腺激素[包括三碘甲状腺原氨酸(T_3)和四碘甲状腺原氨酸(T_4)]进入血循环并作用于全身各组织细胞而发挥生理作用。若因多种原因导致血液中甲状腺激素过多,从而产生一系列临床综合征,是为甲状腺毒症。最常见的是因甲状腺合成和分泌过多甲状腺激素者,称甲状腺功能亢进症(hyperthyroidism,简称甲亢),如弥漫性甲状腺肿伴甲亢(即 Graves 病)、结节性甲状腺肿伴甲亢和高功能性甲状腺瘤等;也可以是炎症等原因破坏甲状腺而释放增加(合成没有增加),如亚急性甲状腺炎等;较少见的是服用过量的甲状腺素(医源性)。

【病因】

甲亢中最常见的是 Graves 病,此系自身免疫性疾病,有一定的遗传倾向。在某种诱因的刺激下,机体产生刺激性的促甲状腺激素(TSH)受体抗体(TRAb),后者可与甲状腺滤泡上皮细胞膜上的 TSH 受体结合,产生与 TSH 类似的作用,其结合时间更持久,且不受负反馈抑制;甲状腺受到 TRAb 的持续刺激,导致滤泡上皮增生,合成和分泌甲状腺激素增加。

【临床表现】

Graves 病以女性多见,好发于 20～40 岁的青年。典型的临床表现主要有三方面:

(一)甲状腺激素分泌过多的表现

过多的甲状腺激素可作用于全身各个系统,表现为高代谢和兴奋的症状:怕热、多汗、手足震颤;神经过敏、多言好动、失眠;心悸、心动过速、脉压增宽、心房颤动;食欲亢进、食量增加而又消瘦、排便次数增加,等等。

(二)甲状腺肿大

一般为弥漫性、对称性的肿大,无痛,两侧可闻及血管杂音。

(三)眼征

分单纯性(良性)突眼和浸润性(恶性)突眼。前者只有上睑挛缩所致的眼征:①眼裂增宽;②瞬目减少;③下视时上睑不能跟随眼球下落而露出眼白;④上视时不能皱额。后者尚有畏光、流泪、异物感等症状或眼球突出、眼肌麻痹等,严重者可因角膜溃疡而致失明。各种原因的甲亢都可引起单纯性突眼,但只有 Graves 病才会发生浸润性突眼,有时没有甲亢或在甲亢发生前就有浸润性突眼,也称甲状腺相关性眼病。

【实验室检查】

(一)血清甲状腺激素水平

总甲状腺素(TT_4)、总三碘甲状腺原氨酸(TT_3)、游离甲状腺素(FT_4)和游离三碘甲腺原氨酸(FT_3)均有不同程度的升高。

(二)促甲状腺激素(TSH)

甲亢时,TSH 被升高的甲状腺激素负反馈抑制,故血浆水平明显降低。现在大多数实验室使用免疫度量分析法测得的为敏感 TSH(sTSH)或超敏 TSH(uTSH),对甲亢的诊断非常有用。甲亢者几乎都是降低的,故如果 sTSH 没有降低,仅有 T_3、T_4 升高,诊断应慎重。

(三)甲状腺摄[131]碘率

甲状腺增生或肿瘤等所致甲亢时摄[131]碘率增高,高峰提前,但不是诊断所必需。但医源性或甲状腺破坏如甲状腺炎引起的甲状腺毒症、摄入碘过多所致的碘甲亢等则摄[131]碘率降低,可借此鉴别。

(四)TRAb

出现 TRAb 等自身抗体说明甲亢为自身免疫紊乱所致,故测定 TRAb 有助于 Graves 病的诊断。

【诊断与鉴别诊断】

甲亢的诊断一般容易明确,有些突眼明显者甚至一眼就可看出是甲亢,但确诊都得进行实验室检查。

TT_3、TT_4、FT_3 和 FT_4 升高，sTSH 降低是诊断甲亢的重要依据。必要时可检查甲状腺摄[131]碘率和 TRAb 以判别其病因。

有时症状不典型时，应与单纯性甲状腺肿、神经症等疾病鉴别。

【治疗】

甲亢者应适当休息，补充能量和维生素，因出汗多，宜多饮水。碘虽不是大多数甲亢的病因，但它是合成甲状腺素的原料，摄入过多可能使疗效降低，故除了术前准备之外，一般应减少碘的摄入，如不吃紫菜、海带等含碘高的食物。

针对功能亢进的治疗主要有三种方法，其中药物治疗属于抑制性治疗，手术与[131]碘治疗属于破坏性治疗。

（一）抗甲状腺药物

包括甲巯咪唑（他巴唑）和丙硫氧嘧啶。这类药物的主要作用是抑制甲状腺激素的合成。连续使用 2 年左右，可使 40％～50％ 患者得到根治，优点是没有破坏甲状腺，不会造成永久性甲减，缺点是疗程长，复发率高。这类药的一些副作用应予关注，特别是极少数可引起严重的粒细胞缺乏症，若未及时发现并停药、延误治疗则死亡率高。少数人发生皮肤过敏，偶见肝损害。

（二）[131]碘治疗

口服[131]碘后，会被甲状腺摄取、浓集，故对全身其他组织几乎没有损害。[131]碘在甲状腺局部释放出 β 射线（射程只有 1～2 mm，故对邻近组织没有破坏）而破坏甲状腺组织，达到内科性切除的目的。其最主要的优点就是简便、安全、有效，故在美国应用相当广泛，70％ 以上的患者都是应用这种方法治疗。其缺点是很多患者今后转变成甲状腺功能减低，发生率高达 50％ 以上。其他副作用少见，妊娠及哺乳者禁用，青少年最好不用。

（三）手术治疗

通过甲状腺次全切除术，使其功能恢复正常。这可使 70％ 得到根治，但仍有近 10％ 的复发率，另有约 20％ 变成甲状腺功能减退。并发症有：术后出血等压迫气管引起窒息可危及生命，伤及喉返神经可引起声音嘶哑，伤及甲状旁腺可引起低钙血症。如果术前准备不充分，可能发生甲亢危象，但现已极少见。另外颈部遗留瘢痕影响美观。

【思考题】

1. 甲亢主要有哪些症状？

2. 甲亢的诊断主要依据什么？

3. 甲亢治疗有哪些方法？各有什么优缺点？

第三节　糖尿病

糖尿病类似于中医的消渴症，中医里没有糖尿病这一病症，糖尿病一词来源于日本人对 diabetes mellitus 的翻译。diabetes 在希腊语里是多尿的意思，mellitus 意为甜的。顾名思义，最早所指的糖尿病就是一种尿中含糖的疾病，但随着医学的进展，这种说法是不准确的。现在认为，糖尿病的核心是胰岛素的问题，突出表现在血糖的异常，即糖尿病是一种由多种原因引起的胰岛素分泌不足和/或胰岛素效力下降(胰岛素抵抗),进而引起糖代谢紊乱,同时也伴有脂肪、蛋白质等的代谢异常,临床标志就是高血糖。

【分型】

(一)1 型糖尿病

是指胰岛 β 细胞遭自身免疫等原因的破坏,常引起胰岛素的绝对缺乏,这一类型糖尿病一般必须依赖胰岛素治疗。

(二)2 型糖尿病

可能主要是胰岛素抵抗引起胰岛素相对不足,也可能是胰岛素分泌减少为主伴有胰岛素抵抗。这一型患者年龄常较大,多肥胖。

(三)其他特殊类型糖尿病

即病因相对清楚的糖尿病,如胰腺疾病、药物引起的糖尿病等。

(四)妊娠糖尿病

是指妊娠期间发作或首次发现的糖尿病,不管其程度如何,也不管其是否在妊娠前即已存在(但未发现)。妊娠前已知有糖尿病者不算此类,应属妊娠合并糖尿病。

【病因】

不同类型的糖尿病的病因是不一样的。有些糖尿病的病因是明确的,这类糖尿病称作特殊类型糖尿病,如任何引起升糖激素分泌增加的内分泌疾病都会引起糖尿病,常见的有分泌过多生长激素的肢端肥大症(或巨人症)、分泌过多皮质醇的皮质醇增多症(即库欣综合征)等;又如胰腺疾病引起胰岛素分泌减少也会导致糖尿病,常见的如胰腺炎、胰腺癌、胰腺创伤或切除等;而应用有些药物或摄入毒物也可引起糖尿病,如糖皮质激素、噻嗪类利尿药等;有些病毒可以直接破坏胰岛而引起糖尿病,如巨细胞病毒等;有些则是明确的基因异常,如胰岛素或胰岛素受体基因异常等,特别是有一类型叫幼年起病的成年型糖尿病(MODY),其病因已很明确是基因异常。

随着医学的发展,这类病因明确的糖尿病所占的比例将越来越大,但至今大多数糖尿病的病因仍不十分清楚,这包括 1 型和 2 型糖尿病,目前认为,这两型糖尿病的病因和发病机理是不一样的。

1 型糖尿病的发病机理研究较为深入,现大多认为是在遗传易感基因的基础上,在一些外在环境因素的激发下发生的自身免疫反应,使胰岛产生炎症而破坏。1 型糖尿病在北欧国家如瑞典和丹麦的发病率最高,这可能与遗传因素有关。外在因素可能是病毒,如柯萨奇病毒,但病毒不是直接破坏胰岛,而是激发自身免疫反应,产生自身抗体如胰岛细胞抗体、胰岛素抗体和谷氨酸脱羧酶抗体等,这些抗体就会破坏自己的胰岛而引起糖尿病。总的说来,1 型糖尿病是因为患者具有某种特殊的遗传基因,具有这种基因的人较容易产生针对自身胰岛细胞的免疫反应,如无外在因素影响,可能不发病,而一旦被外在因素所激发,就会引起免疫反应,把自己的胰岛给破坏掉,当胰岛破坏到分泌的胰岛素不能满足机体的需要时就表现出糖尿病。

2 型糖尿病的病因更是不很清楚,但显然也存在遗传与环境两方面的因素。遗传的证据是确凿的,糖尿病患者的亲属中糖尿病的发生率比无糖尿病家族史的普通人要高得多,而单卵双生的双胞胎患糖尿病的一致性也比双卵双生的双胞胎要高得多,这说明确实存在遗传因素,但单卵双生的一致性也不是100%,说明除了遗传外还有其他外在的因素。而且糖尿病遗传的方式还不太清楚,可能是一种多基因遗传。

外在环境因素对2型糖尿病的发病也是重要的,只有遗传因素,没有外在因素的作用,糖尿病可能并不显露出来。举两个例子,一个是美国比马部落的印第安人,以前他们的糖尿病患病率与一般人群无太多差别,到了21世纪初,由于政府的补贴,他们生活水平大大提高,糖尿病的患病率就大幅度增加,现在40岁以上的成年人中有一半以上是糖尿病患者,成为全世界糖尿病患病率最高的群体之一;另一个是我们国家,据调查,改革开放初我国糖尿病的患病率仅为0.68%,改革开放后,随着生活水平的提高,劳动强度的普遍降低,30年间糖尿病的患病率增加了十余倍,2013年有一流行病学调查显示我国糖尿病患病率高达11.6%。这两个例子说明了外在因素的重要性,而且主要是由于生活水平提高,摄入能量增加,同时劳动强度下降,能量消耗减少,这时过多的能量就以脂肪的形式贮存起来,引起肥胖。肥胖是2型糖尿病发病的重要因素,有的人按身高体重来算可能不是肥胖,但体脂是增加的,特别是那种腹部脂肪过多者即腰围大者,这种肥胖也称作中心型肥胖,不仅与糖尿病有关,而且与血脂紊乱、高血压、动脉粥样硬化、冠心病等也关系密切,这些疾病也统称为代谢综合征,至于它们之间的因果关系目前尚不清楚。总之,2型糖尿病的发病是因为肥胖或基因异常等因素使组织(特别是脂肪、肌肉和肝脏等)对胰岛素的敏感性降低,这时胰岛就要分泌更多的胰岛素来满足需要,如果没有基因异常、胰岛功能能很好代偿,就可不发生糖尿病,如果存在某种基因异常,胰岛无法完全代偿,胰岛素虽分泌增加,但仍满足不了需要,就会发生糖尿病。

【临床表现】

糖尿病的病情轻重差别很大,有些轻症或发病早期可无自觉症状,普查、体检或因患其他病而查尿常规或血糖时始得发现,重者则有明显的临床表现,最典型的症状就是所谓的"三多一少",即多尿、多饮、多食和体重减少。

产生这些症状的根本原因是因为胰岛素相对或绝对不足,使得葡萄糖不能很好地被利用,以致血糖浓度升高,当超过肾糖阈时,葡萄糖就从肾脏排出,出现尿糖,葡萄糖是一种渗透因子,当它从尿中排出时,就会带走水分,故出现多尿。由于多尿失水,血液变浓,渗透压增高,刺激下丘脑的口渴中枢,患者就会感觉口渴喜饮,尿越多,口渴就越严重。

因为从尿中丢失了糖分,而且由于胰岛素不足,葡萄糖在体内不能很好利用,故患者经常处于饥饿状态,食量就增多。这时很易产生恶性循环,尿糖越多,饥饿感越明显,吃得越多,而吃得多,血糖就越高,尿糖就越多。

体重减轻也是糖尿病常见的症状,吃得多又体重减轻常提示糖尿病。体重减轻是由于葡萄糖在尿中丢失,脂肪与蛋白质分解增加的缘故,失水也是原因之一。

【实验室检查】

(一)血糖(BG)

葡萄糖代谢障碍是糖尿病的最主要特点,血糖升高是糖尿病最主要异常,故目前诊断糖尿病主要靠测定血糖,而糖尿病的治疗核心目前也主要是控制血糖,故测定血糖也是观察糖尿病控制好坏的主要指标。

(二)口服葡萄糖耐量试验(OGTT)

在空腹血糖还不足以诊断糖尿病而又怀疑有糖尿病时,应进行口服葡萄糖耐量试验,即空腹口服 75 g 葡萄糖(溶于 300 mL 的水中),2 h 时抽血测血糖。葡萄糖耐量试验的目的是诊断糖尿病,故已确诊为糖尿病者不需做也不应做此试验,否则可能使病情加重。

（三）胰岛素与 C-肽

胰岛素是糖尿病发病中最重要的角色,糖尿病是由于胰岛素的绝对或相对不足所致,但不能应用胰岛素来诊断糖尿病,因为糖尿病时胰岛素可降低,也可正常甚至升高。临床上一般应用胰岛素释放试验来区别糖尿病类型,也可用于评价胰岛功能、作为选择治疗方案的参考。若空腹血胰岛素低于正常或测不出,且进食后仍不增高者考虑为 1 型糖尿病;若空腹正常、增高或稍低,进食后有增高,但高峰值延迟,则考虑为 2 型糖尿病。C-肽也叫连接肽,与胰岛素以等分子数从胰岛分泌出来,因此测定 C-肽与胰岛素有同样的意义,而且因为 C-肽在体内分解少、测定不受胰岛素抗体和外源性胰岛素的影响,所以认为更有价值。

（四）胰岛细胞抗体(ICA)、胰岛素抗体(IAA)、谷氨酸脱羧酶抗体(GAD)等

这些抗体的出现说明了体内存在针对胰岛的自身免疫反应,若抗体阳性为 1 型糖尿病。

（五）糖化血红蛋白(HbA1c)

血中的葡萄糖可以与蛋白质产生反应而结合,这种结合不需酶的参与,反应速度较慢,但结合相当牢固,其产生量与血糖的高低呈正比关系。糖化血红蛋白就是葡萄糖与红细胞中的血红蛋白结合反应的产物,因为结合牢固,其寿命与红细胞的一样即 120 d,因此测定其水平可反映测定前 8~12 周血中葡萄糖的平均水平。故作为监测糖尿病控制好坏的主要指标,特别对于血糖波动较大者,糖化血红蛋白更为可靠。一般可每 3 个月测一次。目前也作为糖尿病的诊断指标之一。

【诊断】

因为糖尿病是一慢性疾病,诊断确立后需长期治疗,所以下诊断宜慎重。

糖尿病的诊断要根据症状、体征,可检查尿糖,但最后要确诊都需检查血糖和/或糖化血红蛋白,不能在检查之前就戴上糖尿病的"帽子"开始应用降糖药。

目前国际上统一应用以下标准:

(1)有明显的症状如三多一少(多尿、多饮、多食、体重减少)、视物模糊等,随时(不管餐前还是餐后)查血糖≥11.1 mmol/L。

(2)空腹血糖≥7.0 mmol/L(空腹是指早餐前,且至少 8 h 内未进含能量的食物)。

(3)行 OGTT,2 h 血糖≥11.1 mmol/L。

(4)HbA1c≥6.5%。

满足以上四点中的任何一点即可考虑为糖尿病,但必须复查一次(不需同一项目),若仍符合标准,即可诊断为糖尿病。

正常人的空腹血糖应<5.6 mmol/L,2 h 血糖应<7.8 mmol/L,若 2 h 血糖≥7.8 mmol/L而<11.1 mmol/L 则为糖耐量减低(IGT),若空腹血糖≥5.6 mmol/L 而<7.0 mmol/L 则为空腹血糖受损(IFG)。这两种情况不属于糖尿病,不予以诊断,一般也不予以治疗,但又不是正常是一种临界状态,也称糖尿病前期。有资料显示,过几年后这些人中有 1/3 发展成糖尿病,故应引起重视。同时又有许多调查资料表明,这类人比血糖正常的人更易患高血压、血脂紊乱、冠心病等,有人主张应予积极的干预治疗,但在目前对药物干预治疗还没有定论的情况下,一般主张主要应控制或调整饮食、增加运动量、改变生活方式、减轻体重以预防进一步发展。

【治疗】

糖尿病的治疗强调五个方面:患者的教育、饮食调整、运动疗法、药物治疗和自我(家庭)血糖监测。

(一)糖尿病患者的教育

糖尿病会发展许多并发症,血糖又会随时波动,所以患者及其家属甚至周围的人应对糖尿病有所了解,发生意外时能及时处理,因此进行糖尿病知识的普及教育是非常必要的。

(二)医学营养治疗

是所有糖尿病患者的基础治疗,不论是哪一型糖尿病、病情是轻是重、有无并发症、是否应用药物治疗、应用口服药还是胰岛素,均应长期坚持饮食治疗。

饮食治疗要达到以下目的:

(1)维持健康,维持机体正常的生命活动,使成人能从事各种正常的活动,儿童能正常地生长发育。

(2)维持正常体重,肥胖者较少热量摄入使体重下降以改善胰岛素的敏感性,消瘦者提高热量摄入使体重增加以增强对疾病的抵抗力。

(3)减轻胰岛负担,单用饮食治疗或与运动和药物治疗配合,以纠正代谢紊乱,使血糖、尿糖、血脂达到或接近正常值以预防或延缓各种并发症的发生和发展。

(4)使患者愿意接受,肯于坚持饮食治疗。食谱设计要切合实际,符合患者的饮食习惯和经济条件等情况,从而提高生活质量。

要达到以上的目的,不同类型的患者应有不同的重点要求,对肥胖的 2 型糖尿病患者的重点要求是降低饮食中的热量摄入,减轻体重。2 型糖尿病的发病早期常常是肥胖或超重的,这主要是由于进食过多、营养过剩而体力活动较少造成的。这种患者经过适当的限制饮食,在数周内即可使血糖下降,症状改善。坚持长期的合理饮食可使体重逐渐降低,趋向正常,减少胰岛素抵抗和胰岛的负担,有利于血糖长期维持在正常范围,避免糖尿病的恶化。同时对高血压和血脂异常的治疗也有极为有利的影响。

而对 1 型糖尿病患者的重点要求是饮食的定时、定量,并掌握好胰岛素、饮食与活动量三者之间的平衡关系,避免发生低血糖。对以往病情控制不好、生长发育受到影响及营养不良的青少年,要给予足够的热量以保证其正常的生长发育、营养和体重。应用胰岛素治疗的体重减少的 2 型糖尿病患者也应采取类似 1 型糖尿病患者的措施。而对一些特殊情况如糖尿病合并妊娠、糖尿病肾病等,则应采取特殊的措施。

(三)运动疗法

对 1 型糖尿病,运动的重点应注意定时、定量,运动之前适当加餐,运动过程中注意低血糖的发生。另外,如果胰岛素不足,血糖控制不佳,这时进行运动,可加重病情,甚至诱发酮症酸中毒。

对于 2 型糖尿病,特别是肥胖者,应特别强调运动的重要性,运动可增加胰岛素的敏感性,有助于血糖的控制,一般提倡每天 30 min 以上,每周至少 3 d,最好 5 d 以上或每周 150 min 以上的中等强度活动量。

(四)药物治疗

近年发展很快,传统的药物包括胰岛素、口服降糖药(胰岛素促泌剂、双胍类、α 糖苷酶抑制剂和噻唑烷二酮类)。近年发展的新药有:胰高血糖素样多肽 1(GLP1)受体激动剂、二肽基肽酶 4(DPP4)抑制剂和肾小管钠-葡萄糖协同转运蛋白 2(SGLT$_2$)抑制剂。

1. 胰岛素　胰岛素的治疗实际上就是直接替代其绝对或相对的不足,使其血糖降低,对于 1 型糖尿病,都必须使用胰岛素治疗;对于妊娠合并糖尿病或妊娠糖尿病,若饮食调整后血糖仍不能得到有效控制,就必须应用胰岛素;对于 2 型糖尿病,若应用饮食、运动疗法及口服降糖药仍未能达到控制目标,则应使用胰岛素。

胰岛素按作用时间分为速效、短效、中效和长效以及预混胰岛素;按结构分为动物胰岛素、人胰岛素和胰岛素类似物。动物胰岛素主要是猪和牛胰岛素,使用量已逐渐减少。人胰岛素通过基因重组技术获得,结构与人体分泌的胰岛素一样,已成为临床上使用的主要胰岛素,如诺和灵和优泌林等。但人胰岛素在皮下的吸收不能很好模拟正常人的生理分泌,因此通过基因重组改变胰岛素结构上的一至数个氨基酸,而获得胰岛素类似物,主要有速效、长效和超长效胰岛素类似物,能更好地控制血糖,如速效的有赖脯胰岛素(优泌乐)和门冬胰岛素(诺和锐),长效的有甘精胰岛素(来得时)和地特胰岛素(诺和平),超长效的有德谷胰岛素(诺和达)和浓缩甘精胰岛素(来优时)。

胰岛素的剂量一般从每日 0.2～0.4 U/kg 体重开始,以后根据血糖水平调整剂量,犹似酸碱滴定,血糖高加量,血糖低则减量。

2. 胰岛素促泌剂　包括磺脲类和格列奈类。

磺脲类主要通过直接刺激胰岛分泌胰岛素而起降糖作用,故其作用依赖于尚存的胰岛功能,若大多数胰岛已遭破坏,则此类药无效,如 1 型糖尿病和胰源性糖尿病。

第一代磺脲类因副作用较大等原因,临床上已很少使用。第二代磺脲类有格列本脲(优降糖)、格列齐特(达美康)、格列吡嗪(美吡达、瑞易宁)、格列喹酮(糖适平)和格列美脲(亚莫利)。这类药物的主要副作用是低血糖,其次有胃肠道不适、过敏等,肝功异常和骨髓抑制很少见。

另一类促泌剂称格列奈类,作用机理类似于磺脲类,但作用持续时间短,低血糖较少,此类有瑞格列奈(诺和龙)和那格列奈(唐力),缺点是降糖作用较弱,每天需服药 3 次。

3. 双胍类　有苯乙双胍(降糖灵)和二甲双胍(格华止),前者副作用较大,特别是会引起乳酸酸中毒,现已很少使用,但二甲双胍极少引起乳酸酸中毒,一般作为 2 型糖尿病的一线治疗药物。

双胍类主要通过抑制肝糖输出、增加胰岛素敏感性和抑制肠道吸收起作用,单用一般不会引起低血糖,最严重的副作用为乳酸酸中毒,故容易诱发乳酸酸中毒的情况不应使用,如肝肾功能不全、心肺功能不全引起的缺氧等,常见的副作用为胃肠道不适。

4. α 葡萄糖苷酶抑制剂　有阿卡波糖(拜唐苹)和伏格列波糖(倍欣)。通过抑制肠道的 α 葡萄糖苷酶(分解碳水化合物的酶)使碳水化合物分解减慢,吸收被延缓,起到降低餐后血糖的目的。此类药应与食物同时服用。副作用主要是腹胀、排气过多、重者腹泻。

5. 噻唑烷二酮类　也叫胰岛素增敏剂,有罗格列酮(文迪雅)和吡格列酮(艾可拓),通过增加胰岛素的敏感性降低血糖,一般不会引起低血糖,主要副作用有水肿、体重增加,可加重心衰,很少引起肝功损害。

6. GLP1 受体激动剂　GLP1 是肠道 L 细胞分泌的一种激素,可刺激胰岛分泌胰岛素、抑制食欲及减慢胃蠕动,故可降低血糖,且减轻体重,但天然的 GLP1 很容易被一种称为二肽基肽酶-4 的酶所降解,半衰期仅数分钟,无法在临床实际使用。通过改变部分结构,制成不被酶所降解的模拟剂或延缓在皮下的吸收,即为 GLP1 受体激动剂,目前有短效的艾塞那肽(百泌达)、利拉鲁肽(诺和力),每天皮下注射 1～2 次;长效的有度拉糖肽(度易达)和司美格鲁肽(诺和泰),每周注射 1 次。一般不会引起低血糖,副作用主要有厌食、恶心、呕吐等胃肠道不适症状。

7. DPP4 抑制剂　通过抑制降解酶,使生理分泌的 GLP1 降解减少,浓度升高而起到与 GLP1 受体激动剂类似的作用。目前有西格列汀(捷诺维)、沙格列汀(安立泽)、阿格列汀(尼欣那)、维格列汀(佳维乐)和利格列汀(欧唐宁)等,一般每日 1 片口服,副作用很少,一般不发生低血糖。

8. SGLT$_2$抑制剂　经肾小球滤过的原尿中含较多的葡萄糖,经过肾小管时由 SGLT$_2$ 被重吸收,最后仅微量的糖从尿中排出。通过抑制 SGLT$_2$,使葡萄糖重吸收减少,从尿中排出增加,则可达降低血糖目的。有达格列净(安达唐)、卡格列净(怡可安)、恩格列净(欧唐静)和艾托格列净(捷诺妥),每日 1 片口服,不发生低血糖,可降低体重,但外阴部真菌感染增加。

9. 药物选择的原则　①1 型糖尿病必须使用胰岛素,必要时可加用二甲双胍和 α 葡萄糖苷酶抑制剂等;②妊娠糖尿病只能使用胰岛素,一般不用口服降糖药;③特殊类型糖尿病一般以使用胰岛素为好;④2 型糖尿病初诊时,在饮食、运动的基础上加用二甲双胍,若未达标,另加一种药(可以是口服的 DPP4 抑制剂、SGLT$_2$抑制剂、噻唑烷二酮类、磺脲类,或注射的 GLP1 受体激动剂、胰岛素等),若仍未达标,可再加第三种药,最后多需加用或改用胰岛素。

(五)自我血糖监测

糖尿病是慢性病,血糖又会经常波动,因此进行密切监测对病情控制是很有好处的,但患者不可能每天或经常到医院去检查,因此家庭自测是很必要的。由于袖珍血糖仪的问世,使得自我血糖监测成为可能。由于技术的进一步改善,这种血糖仪的准确性已大大提高,若操作得当,结果接近大型仪器,虽现还多不主张把袖珍血糖仪的结果用于糖尿病的诊断,但用于血糖控制的监测是完全可以的,而且在有低血糖反应的症状时,可以马上检查,观察血糖有无降低,以便及时处理。现在还有可佩戴的、每 5～15 min 测定一次、可连续测定 14 d 的连续血糖测定仪,使得观察血糖变化更为细致。

【思考题】

1. 糖尿病分几型? 诊断标准是什么?

2. 为什么要做 OGTT? 测定胰岛素、C-肽有何意义? 测定 HbA1c 又有什么意义?

3. 糖尿病治疗有哪些方面? 有哪些常用药物种类? 各类药物的作用机理是什么? 副作用有哪些?

(林益川)

第七章 神经系统疾病

第一节 概 述

神经病学(neurology)是专门研究人类神经系统疾病与骨骼肌疾病的一门临床医学学科。神经系统的组成:中枢——脑,脊髓;周围神经——颅神经,脊神经。

【分类】

神经系统按病变部位分:

1. 脑疾病 脑血管病、癫痫、脑炎。
2. 脊髓疾病 急性脊髓炎、脊髓出血。
3. 周围神经疾病 三叉神经痛、Guillain-Barre 综合征。
4. 神经肌肉接头病 重症肌无力。
5. 骨骼肌疾病 肌营养不良,周期性瘫痪。

【病因】

先天发育异常;外伤;中毒;感染;营养缺陷、代谢障碍;血管病变;免疫障碍;肿瘤;变性疾病;遗传。

【症状】

按其发生机制可分为:缺损症状、释放症状、刺激症状、断联休克症状。

1. 缺损症状 指神经受损时,正常功能的减弱或丧失。

(1)一侧内囊出血所致对侧偏瘫、偏身感觉缺失和偏盲。

(2)面神经炎所致面肌瘫痪。

2. 释放症状 指高级中枢受损后,原来受其制约的低级中枢因抑制解除而出现功能异常。

(1)锥体束损害后瘫痪肢体的肌张力增高、腱反射亢进和巴宾斯基(Babinski)征阳性。

(2)额叶损害时出现的额叶释放征有强握、摸索等。

3. 刺激症状 指神经结构受刺激后产生的过度兴奋活动。

(1)大脑运动区皮质肿瘤可引起局限性运动性癫痫。

(2)腰椎间盘突出造成坐骨神经痛。

4. 断联休克症状 指中枢神经系统局部发生急性严重损害时,引起在功能上与其有密切联系的远隔部位神经功能短暂丧失。

(1)如内囊出血急性期引起对侧偏瘫肢体的肌张力减低、腱反射消失。

(2)急性脊髓炎早期(脊髓休克期),损害平面以下的弛缓性瘫痪(脊髓休克)。

【诊断的基本方法】

首先进行定位诊断,然后再进行定性诊断。

1. 定位诊断(解剖诊断,anatomical diagnosis)　确定损伤部位,如脑、脊髓、周围神经、肌肉等。

2. 定性诊断(qualitative diagnosis)　确定病因及性质,如血管病变、感染、中毒、肿瘤、变性、外伤、遗传性疾病、自身免疫、先天异常等。

3. 辅助检查是重要的诊断方法

(1)神经放射:头和脊柱平片、CT、CTM、MRI、MRA、DSA、脑磁图。

(2)神经病理:CSF、肌肉或神经活检。

(3)神经电生理：EMG,EEG,NCV,BAEP,SEP,VEP。

(4)神经心理:智能、记忆等。

(5)神经生化:乳酸、丙酮酸试验。

(6)神经免疫:寡克隆区带。

(7)超声医学:TCD。

(8)核医学:SPECT、PET 等脑功能检查。

辅助检查如 CT、MRI 检查清晰地显示脑和脊髓的结构,从而改进了神经疾病的定位诊断,但辅助检查无法取代病史和体检的作用。应清楚每项检查能够提供什么,有何帮助,避免滥用和盲目依赖辅助检查。

【治疗】

从治疗的角度来看,神经疾病可区分为三类:

1. 可治愈或根治疾病　如大多数炎症性疾病、营养缺乏性疾病、良性肿瘤等。

2. 不能根治但症状或病情能够完全得到控制或缓解的疾病　如癫痫、三叉神经痛、重症肌无力和周期性瘫痪等。

3. 尚无有效治疗的疾病　如 Alzheimer 病、运动神经元病、遗传性共济失调、Prion 病、AIDS 所致神经系统损害、晚期恶性肿瘤等。

尽管在疾病诊断、治疗和预防方面已有一些引人注目的进步,但许多神经系统疾病目前尚无特殊的有效治疗方法。

第二节　周围神经疾病

一、三叉神经痛

三叉神经痛是一种原因未明的三叉神经分布区内反复发作的阵发性、短暂的、剧烈疼痛而不伴三叉神经功能破坏的症状。

【病因】

病因不清,可能为异常血管、小的脑膜瘤及狭窄的颅骨孔使三叉神经受压(血管或机械压迫学说)、营养三叉神经的动脉硬化(缺血学说)。此类致病因子使三叉神经脱髓鞘而产生异位冲动或伪突触传递所致。

【临床表现】

1. 性别与年龄　年龄多在 40 岁以上,以中、老年人为多。女性多于男性,约为 3:2。

2. 疼痛部位　右侧多于左侧,疼痛由面部、口腔或下颌的某一点开始扩散到三叉神经某一支或多支,以第二支、第三支发病最为常见,第一支者少见。其疼痛范围不超越面部中线,亦不超过三叉神经分布区域。偶尔有双侧三叉神经痛者,占3%。

3. 疼痛性质　如刀割、针刺、撕裂、烧灼或电击样剧烈难忍的疼痛,持续1～2 min。

4. 疼痛的规律　疼痛发作一般有规律但常无预兆。每次疼痛发作仅持续数秒到1～2 min后骤然停止。初期起病时发作次数较少,间歇期亦长,数分钟、数小时不等,随病情发展,发作逐渐频繁,间歇期逐渐缩短,疼痛亦逐渐加重而剧烈。夜晚疼痛发作减少。间歇期无任何不适。

5. 诱发因素　说话、吃饭、洗脸、剃须、刷牙以及风吹等均可诱发疼痛发作,以致患者不敢洗脸、刷牙、进食,说话也小心,唯恐引起发作。

6. 扳机点　扳机点亦称"触发点",常位于上唇、鼻翼、齿龈、口角、舌、眉等处。轻触或刺激扳机点可激发疼痛发作。

7. 神经系统检查　无异常体征。

【诊断与鉴别诊断】

1. 诊断　根据疼痛部位、性质、"扳机点"、无阳性体征等。

2. 鉴别诊断　牙痛、舌咽神经痛、继发性三叉神经痛(应进一步询问病史,并进行全面神经系统检查,必要时进行腰穿、颅底和内听道摄片、颅脑CT、MRI等检查以助鉴别)。

【治疗】

1. 药物治疗　是最常用和首选的基本疗法。一般卡马西平为首选药物,其他尚有奥卡西平、普瑞巴林、加巴喷丁、苯妥英钠、氯硝西泮、丙戊酸钠等。

2. 封闭治疗　将无水酒精或其他化学药物,如甘油、维生素B_{12}、泼尼松龙等直接注入到三叉神经分支或半月神经节内,使之发生凝固性坏死,以阻断神经的传导功能,注射神经分布区的面部感觉丧失,从而获得止痛效果。

3. 经皮半月神经节射频热凝治疗　在X线监视下或在CT引导下将射频电极经皮插入三叉神经半月神经节,然后开动射频电流,以一定温度热凝损毁受累神经,从而达到止痛效果。

4. 手术治疗　三叉神经微血管减压术或三叉神经感觉根部分切断术,前者为首选。手术需开颅在显微镜下进行,在脑干旁找到三叉神经发出部位,将附着其上的血管分离或选择性切断其感觉根部分。

二、特发性面神经麻痹

特发性面神经麻痹(idiopathic facial palsy)又称面神经炎或Bell氏麻痹(Bell's palsy),是因茎乳孔内面神经非特异性炎症所致的周围性面瘫。

【病因】

病因未明,长期认为本病与嗜神经病毒感染有关,受凉或上呼吸道感染后发病,可能是面神经急性病毒感染和水肿所致神经受压或局部血液循环障碍产生。多数认为属于自身免疫反应所致。部分可由带状疱疹病毒引起膝状神经节炎。

【临床表现】

(1)通常急性起病,症状于数小时或 1～3 d 内达到高峰。

(2)病初可有麻痹侧耳后的疼痛,表现为病变侧表情肌的完全性麻痹,额纹消失,眼裂变大,眼睑闭合不全或不能闭合。闭眼时,麻痹侧眼球向外上方转动,露出白色巩膜,称 Bell 麻痹;患侧鼻唇沟变浅,口角下垂,示齿时口角歪向健侧;口轮匝肌麻痹使鼓气和吹口哨时漏气;颊肌麻痹使食物滞留于病侧齿颊之间。特发性面神经炎多为单侧性。

(3)鼓索神经以上部位病变时,出现同侧舌前 2/3 味觉丧失;病变在膝状神经节时,除有周围性面神经麻痹、舌前 2/3 味觉丧失、听觉过敏,尚有患侧乳突疼痛、耳郭和外耳道感觉减退,外耳道或鼓膜出现疱疹,称 Hunt 综合征。

【诊断与鉴别诊断】

根据急性起病和典型的临床特点,周围性面瘫即可诊断,但需与以下疾病鉴别。

1. Guillain-Barre 综合征　肢体对称性迟缓性瘫痪,伴双侧周围性面瘫及脑脊液蛋白-细胞分离现象。

2. 继发性面神经麻痹　腮腺病变、中耳炎、麻风和颌下化脓性淋巴结炎所致,多有原发性部位病变的症状及体征。

3. 后颅窝病变　桥小脑肿瘤、多发性硬化、颅底脑膜炎及鼻咽部肿瘤颅底转移所致面神经麻痹,多起病较慢,且有原发病及其他脑神经受损表现。

4. 糖尿病神经病变　常伴其他脑神经麻痹,以动眼、外展、面神经麻痹多见,也可表现单一颅神经病变。

【治疗】

治疗原则:改善局部血液循环,减轻面神经水肿,缓解神经受压,促进功能恢复。

1. 皮质激素　急性期使用一个疗程的皮质类固醇激素治疗:可用泼尼松 30 mg/d,7～10 d;地塞米松 10 mg/d,7～10 d。如系带状疱疹所致的 Hunt 综合征,可用阿昔洛韦 0.2 g,每日 5 次;或伐昔洛韦 0.3 g,每日 2 次,连服 7～10 d。

2. B 族维生素　维生素 B_1 100 mg、维生素 B_{12} 500 μg,肌内注射,每日 1 次。

3. 理疗及针刺治疗　超短波透热疗法、红外线照射或局部热敷针刺或电针疗法。

4. 康复疗法　只要患侧面肌能活动即应尽可能开始自我功能锻炼,可对镜做皱眉、举额、闭眼、露齿、鼓腮和吹口哨等动作,每日数次,辅以面部肌肉按摩。

5. 预防眼部合并症　可用眼罩、眼药水和眼膏保护暴露角膜及预防结膜炎。

6. 手术治疗　病后 2 年仍未恢复者,可考虑做面—副神经、面—舌神经吻合,但疗效不肯定。

本病经及时适当的治疗,约 90% 患者的面瘫可以完全恢复,仅有 10% 左右的患者留有不同程度的后遗症。总体预后良好。

三、急性炎症性脱髓鞘性多发性神经病

急性炎症性脱髓鞘性多发性神经病(acute inflammatory demyelinating polyneuropathy,AIDP)又称格林-巴利综合征(Guillain-Barre syndrome,GBS),是以周围神经和神经根的脱髓鞘及小血管周围淋巴细胞及巨噬细胞浸润的自身免疫性疾病。年发病率为(0.6～

1.9)/10 万,男性略多于女性,16～25 岁以及 45～60 岁为两个发病高峰。

【病因】

病因尚未完全阐明。目前认为是由于病原体的某些组分与周围神经髓鞘的一些组分相似,机体产生错误识别,针对周围神经发生免疫答,引起髓鞘脱失。

【临床表现】

(1)病前 1～4 周有前驱感染史。

(2)急性或亚急性起病,数日至 2 周达高峰。

(3)弛缓性瘫痪:四肢对称性,少数可不对称,重者呼吸肌麻痹。

(4)感觉障碍:感觉异常多见,烧灼感、麻木等。感觉缺失较少见,呈手套袜套样改变。

(5)颅神经麻痹:双侧面瘫最常见,其次为舌咽迷走神经麻痹。

(6)自主神经症状:皮肤潮红、多汗、窦性心动过速,体位性低血压,暂时性尿潴留。

【实验室检查】

(1)脑脊液:典型改变为蛋白-细胞分离现象,病后第 3 周最明显。

(2)神经传导速度(NCV)减慢,远端潜伏期延长,F 波或 H 反射延迟或消失。

(3)心电图可异常,常见窦性心动过速和 T 波改变。

(4)腓肠神经活检:脱髓鞘及炎性细胞浸润。

【诊断与鉴别诊断】

1. 诊断　根据病前 1～4 周感染史,急性或亚急性起病,四肢对称性弛缓性瘫痪,末梢型感觉障碍及脑神经受累,脑脊液蛋白-细胞分离,肌电图早期 F 波或 H 反射延迟等。

2. 鉴别诊断　急性脊髓灰质炎;周期性麻痹;全身型重症肌无力。

【治疗】

(1)急性期:抑制抑制炎症反应,消除致病因子,促进神经再生。

①血浆交换。

②免疫球蛋白静脉滴注,0.4 g/(kg・d),连续应用 5 d。

③皮质类固醇激素,有大宗试验认为无效。

(2)气道管理 :本病最主要死亡原因是呼吸肌麻痹,需密切观察呼吸功能,保持呼吸道通畅,必要时气管切开,机械通气。

(3)对症治疗。

(4)预防并发症:吞咽困难者应尽早鼻饲饮食,尿潴留者留置导尿,积极预防肺部感染。

(5)康复治疗:患肢处于功能位,早期康复,防止肢体挛缩。

第三节　急性脊髓炎

急性脊髓炎是指非特异性炎症引起的急性横贯性脊髓损害。绝大多数在感染后或疫苗接种后发病。以胸髓(T_3～T_5)节段最常受累。临床特点为病损平面以下的肢体瘫痪,传导束性感觉缺失和以膀胱、直肠功能障碍为主的植物神经功能损害。

【病因】

病因未明,大部分病例因病毒感染或疫苗接种后引起自身免疫反应。

【临床表现】

(1)急性或亚急性起病,常先有背部疼痛或腹痛或胸腹束带感,双下肢麻木、无力,多数患者于数小时或数日内发展为截瘫。

(2)脊髓横贯性损害症状依受损节段而定,以胸段脊髓损害最多见。

(3)运动障碍:病变部位支配的肢体呈下运动神经元性瘫痪;损伤病变部位以下支配的肢体呈上运动神经元性瘫痪。早期因脊髓"休克期",表现为弛缓性瘫痪,3~4周出现痉挛性瘫痪状。

(4)感觉障碍:部分患者可有病损平面根性疼痛或束带感及感觉过敏带区,病损平面以下深浅感觉减退或缺失。

(5)植物神经障碍:脊髓休克期表现为尿潴留、大便失禁、阳痿。休克期后呈现反射性膀胱、大便秘结,阴茎可有异常勃起。病损平面以下皮肤、指(趾)甲营养障碍。

(6)少数病变迅速向上发展,以致颈髓及延髓受累,称为"上升性脊髓炎",出现呼吸麻痹、吞咽困难,可危及生命。

【实验室检查】

1. 脑脊液　压力正常,外观无色透明,细胞数、蛋白含量正常或轻度增高,淋巴细胞为主,糖、氯化物含量正常。

2. 神经电生理检查　视觉诱发电位正常,下肢体感诱发电位波幅明显降低,运动诱发电位异常,肌电图呈失神经改变。

3. 影像学检查　MRI典型病变显示病变脊髓增粗,髓内多发片状或斑点状病灶,呈T1低信号、T2高信号。

【诊断与鉴别诊断】

1. 诊断　根据急性或亚急性起病,病前有感染史或疫苗接种史,迅速出现脊髓横贯性损害的表现,结合脑脊液和MRI检查可以确诊。

2. 鉴别诊断　应与急性硬膜外脓肿、脊柱结核或转移性肿瘤、视神经脊髓炎、脊髓出血相鉴别。

【治疗】

急性横贯性脊髓炎早期诊断,尽早治疗,早期康复训练对改善预后很重要。

1. 一般治疗:加强护理,防治各种并发症。

(1)皮肤护理。

(2)防治坠积性肺炎。

(3)防治尿路感染。

(4)高位脊髓炎出现呼吸肌麻痹尽早气管切开,机械通气,吞咽困难应予放置胃管。

2. 药物治疗

(1)皮质激素:可性期可采用大剂量甲基强的松龙短程疗法,后改糖皮质激素口服,维持4~6周逐渐减量停药。

(2)免疫球蛋白:0.4g/(kg·d),连续应用3~5天为一疗程。

(3)抗生素:防治感染应适当使用抗生素。

(4)B族维生素。

（5）其他：急性期可选用血管扩张药。

3.康复治疗　早期进行功能锻炼。

第四节　脑血管疾病

一、短暂性脑缺血发作

短暂性脑缺血发作（transient ischemic attack，TIA）是指脑或视网膜局灶性缺血所致的,不伴有急性梗死的短暂性神经功能缺损发作。TIA 的症状多于 1～2 h 内恢复,不遗留神经系统阳性体征。

【病因】

微栓塞、血流动力学改变、血液成分改变。

【临床表现】

1.发病特点

（1）起病突然；常伴脑血管病高危因素。

（2）脑或视网膜局灶性缺血症状。

（3）持续时间短暂,一般在 1～2 h 恢复。不遗留神经功能缺损。

（4）恢复完全。

（5）常反复发作。

2.TIA 临床表现

（1）颈内动脉系统 TIA：偏身运动障碍；偏身感觉障碍；同侧单眼一过性黑蒙；一过性语言障碍。

（2）椎基底动脉系统 TIA：眩晕、平衡障碍、复视、吞咽困难和构音障碍；交叉性运动障碍和（或）感觉障碍；猝倒发作。

【诊断与鉴别诊断】

1.诊断　临床诊断主要依靠病史及典型症状。

2.鉴别诊断　局灶性癫痫、晕厥、美尼尔综合征、良性位置性眩晕、偏头痛、低血糖、低血压、脑肿瘤、硬膜下血肿。

【治疗】

1.药物治疗

（1）抗血小板制剂：首选阿司匹林或氯吡格雷。

（2）抗凝治疗：主要包括肝素、低分子肝素和华法林。

（3）钙拮抗剂：如尼莫地平、盐酸氟桂嗪口服。

（4）其他：降纤等。

2.病因治疗　积极查找病因,积极干预脑血管病危险因素,如高血压、糖尿病、血脂异常、心脏疾病。合理运动,避免酗酒,适度减重,建立健康生活方式。

二、脑梗死

脑梗死又称缺血性脑卒中,是脑部血流减少或供血中断,出现局灶性神经系统症状体征。是脑血管病中最常见的一种类型。

【分型】

国际常用 TOAST 五大分型:大动脉粥样硬化、心源性栓塞、小动脉闭塞、有其他明确病因和不明原因型。

【临床表现】

1. 临床特点

(1)多见于中老年,中青年以动脉炎多见。

(2)常伴有高血压、糖尿病、冠心病、高脂血症等危险因素。

(3)部分病例发病前有 TIA 前驱症状。

(4)多在安静、休息、睡眠时发病。

(5)发病后 10 余小时或 1～2 d 症状达到高峰。

(6)意识障碍及颅高压症状较轻。

2. 临床常见表型

(1)颈内动脉系统(前循环)脑梗死:对侧偏瘫、偏身感觉障碍、同向性偏盲、同侧单眼一过性失明、同侧霍纳征、优势半球—运动性失语、非优势半球—体像障碍。

(2)椎基动脉系统(后循环)脑梗死:表现为眩晕、呕吐、眼球震颤、共济失调。累及椎基动脉主干可出现四肢瘫痪、延髓麻痹、深昏迷、中枢性高热、针尖样瞳孔、呼吸功能衰竭。

【诊断与鉴别诊断】

1. 诊断依据

(1)50 岁以上有动脉粥样硬化病史或伴有高血压、糖尿病、冠心病患者。

(2)在安静、休息、睡眠时突发起病。

(3)有脑部局灶性损害的症状体征,并且可归因于颅内动脉闭塞综合征。

(4)无明显头痛、呕吐、意识障碍。

(5)CT 或 MRI 有助于确诊(常规 CT 多在 24 h 后逐渐出现低密度梗死灶;MRI 可显示早期脑梗死,对小脑、脑干病变较 CT 可靠)。

2. 鉴别诊断　需与脑出血、颅内占位性病变、硬膜下血肿或硬膜外血肿相鉴别。

【治疗】

1. 治疗原则　超早期治疗、个体化治疗、整体化治疗、防治并发症。

(1)内科综合支持治疗,应特别注意血压的调控。

(2)抗脑水肿、降颅高压。

(3)改善脑血液循环。

2. 溶栓治疗　溶栓治疗目的是挽救半暗带,恢复梗死区的血液供应。

(1)静脉溶栓:重组组织型纤溶酶原激活剂(rt-PA)是唯一一种有效治疗急性缺血性脑卒中的药物。其治疗时间窗应在 3～4.5 h 内。禁忌证:过敏、活动性内出血、3 个月内有卒中史、近期颅内或脊髓内手术或外伤,以及治疗前评估有颅内出血、可疑蛛网膜下腔出血、颅内肿瘤、动静脉畸形或动脉瘤、出血体质、无法控制的高血压。

(2)动脉溶栓。

3. 抗血小板治疗

4. 抗凝治疗

5. 降纤、神经保护治疗

6. 外科或介入治疗

7. 康复治疗

8. 卒中单元　卒中单元模式是近年来脑血管病治疗领域中出现的一种新生事物,是一种以改善住院卒中患者生存质量的全新医疗管理模式。患者入院后,由神经科医师、专业护士、心理治疗师、语言训练师、康复理疗师共同探讨、承担治疗任务。对患者实行入院后检查、药物治疗、语言训练、心理治疗、康复理疗及健康教育等服务。

三、脑出血

脑出血是指原发性脑实质出血,占全部脑卒中的 10％～30％。

【病因】

高血压合并脑小动脉病变;先天性脑血管畸形、动脉瘤;血液病;脑动脉炎;脑淀粉样血管病;抗凝或溶栓治疗。

【临床表现】

1. 发病特点

(1)常发生于 50～70 岁,冬春季易发。

(2)活动或情绪激动后起病。

(3)起病急,数小时内发展至高峰,50％患者出现头痛、呕吐、血压明显升高。

(4)易出现意识障碍,死亡率高。

2. 临床类型

以基底节区最常见,占 70％。

(1)内囊出血:三偏征(病灶对侧偏瘫、偏身感觉缺失、偏盲)。

(2)脑桥出血。

(3)小脑出血。

(4)脑室出血。

(5)脑叶出血。

【诊断与鉴别诊断】

1. 诊断依据

(1)50 岁以上高血压患者。

(2)于活动或情绪激动后发病。

(3)迅速出现头痛、呕吐、意识障碍和偏瘫等局灶性体征。

(4)CT 或 MRI 检查。

2. 鉴别诊断　需与蛛网膜下腔出血、外伤性脑出血、中毒性脑病相鉴别。

【治疗】

1. 治疗原则　保持安静,防止再出血;积极抗脑水肿,降低颅内压;调整血压;加强护理,防止并发症。

2. 内科治疗

(1)一般治疗:保持气道通畅,稳定呼吸和循环功能。

(2)血压的调控:缓慢、平稳降低血压。

(3)降低颅内压和控制脑水肿。

(4)超早期止血治疗。

(5)亚低温脑保护治疗。

(6)预防并发症。

3. 外科治疗

(1)开颅去骨瓣减压血肿清除术。

(2)小骨窗血肿清除术。

(3)微创手术治疗。

(4)脑室引流。

四、蛛网膜下腔出血

蛛网膜下腔出血通常为脑底部或脑表面动脉瘤或脑动静脉畸形破裂,血液直接流入蛛网膜下腔所致。

【病因】

(1)先天性动脉瘤,占 75%。

(2)动静脉畸形(AVM),占 10%。

(3)梭形动脉瘤。

(4)脑底异常血管网病(Moyamoya 病)。

(5)脑肿瘤、血管炎、血液病、抗凝治疗。

【临床表现】

(1)各年龄段均可发病,以青壮年多见。

(2)发病突然,可有情绪激动、用力排便、咳嗽等诱因。

(3)最常见症状:突然剧烈头痛、恶心呕吐,半数有意识障碍。

(4)脑膜刺激征明显。

(5)眼底检查见玻璃体下片块状出血(10%)。

(6)常见并发症:再出血、血管痉挛、脑积水。

【诊断与鉴别诊断】

1. 诊断依据

(1)突发剧烈头痛、呕吐、脑膜刺激征阳性。

(2)伴或不伴意识障碍。

(3)检查无局灶性神经系统体征。

(4)CT 证实蛛网膜下腔或脑池有高密度出血。

(5)DSA、MRA、CTA 证实存在动脉瘤。

2. 鉴别诊断 需与脑出血、颅内感染、瘤性卒中相鉴别。

【治疗】

(1)防治再出血(抗纤溶治疗)。

(2)防治继发性脑血管痉挛。

(3)降低颅内压、控制脑水肿。

(4)脑脊液分流术。

(5)去除病因(外科手术治疗、血管内治疗)。

第五节 癫 痫

癫痫是由于脑部神经元阵发性过度放电而引起的发作性、短暂性脑机能失调,表现为抽搐、感觉、意识、行为或植物神经方面的异常。

【病因】

1. 特发性 病因不明。

2. 症状性 染色体异常、先天性畸形、围产期损伤、颅脑外伤、中枢神经系统感染、中毒、脑肿瘤、脑血管疾病、寄生虫、代谢遗传性疾病、变性疾病、药物与毒物等。

【临床表现】

1. 部分性发作 发作时始于一侧,起初无意识不清。

(1)单纯性:无意识障碍,可分为运动、体感或特殊感觉、自主神经和精神症状。

(2)复杂性:有意识障碍。

(3)继发泛化:由部分起始扩展为全面性强直-阵挛发作(GTCS)。

2. 全面性发作 包括双侧对称性发作,有意识障碍,包括失神、肌阵挛、强直、强直-阵挛、阵挛、失张力发作。

3. 不能分类的癫痫发作

【诊断与鉴别诊断】

1. 癫痫的诊断步骤

(1)首先确定是否为癫痫发作,若为首次发作尤应注意。

(2)其次确定患者发作的类型及可能属于哪种癫痫综合征。

(3)最后确定病因,若为首次发作须排除可能引起急性症状发作的各种内科、神经内科疾病及药物和毒物中毒。

2. 鉴别诊断 晕厥、假性癫痫发作、发作性睡病、低血糖症。

【治疗】

(1)癫痫诊断及发作类型一经确定,及时服用抗癫痫药物(AEDs)控制发作。

(2)病因明确者应进行病因治疗。

(3)根据发作类型选择 AEDs。

(4)注意常用剂量,观察不良反应。

(5)坚持单药治疗原则。

(6)合理的联合治疗。

(7)长期坚持。

(8)注意增减药物、停药及换药原则。

第六节　帕金森病

帕金森病(Parkison's disease,PD)又名震颤麻痹,是一种老年人常见的神经系统变性疾病,临床上以静止性震颤、运动迟缓、肌强直和姿势平衡障碍为主要特征。

【病因】

病因迄今未明,可能与遗传、环境、年龄老化等因素有关。目前认为其病理上的主要变化是黑质内多巴胺能神经元损害,使纹状体内多巴胺含量明显降低,多巴胺—乙酰胆碱平衡失调,后者功能相对亢进,引起一系列的临床表现。

【临床表现】

帕金森病起病缓慢,是一种缓慢的、进展性的发展过程。患者最突出的三大症状:运动障碍、震颤、肌强直。

1. 运动症状

(1)震颤:表现为缓慢、节律性的震颤。典型的震颤表现为静止性震颤。主要累及上肢,两手如"搓丸子那样"颤动,有时累及下肢。

(2)肌强直：铅管样强直或齿轮样强直。

(3)运动迟缓:肌肉僵直,肢体活动费力、沉重和无力感,面部表情僵硬和眨眼动作减少,造成"面具脸"。书写字体越写越小,呈"小字征"。

(4)姿势平衡障碍:身体向前弯曲,走路、转颈和转身动作特别缓慢、困难。行走时上肢协同摆动动作消失,步幅缩短,结合屈曲体态,可使患者以碎步、前冲动作行走,出现"慌张步态"。

2. 非运动症状

(1)感觉障碍。

(2)睡眠障碍。

(3)自主神经功能障碍。

(4)精神障碍。

【诊断与鉴别诊断】

1. 诊断要点

(1)中年以后起病,病因不明。

(2)隐袭起病,缓慢进展。

(3)具有肌强直、震颤、运动迟缓、姿势步态异常等四个症状中的两项。

(4)除锥体外系症状外,无锥体系统、小脑及周围神经损害等症状和体症,并为神经影像学检查所证实。

(5)排除其他疾病引起的帕金森病如脑炎、中毒、脑血管病、外伤及药物等。

2.鉴别诊断 需与特发性震颤、抑郁症、帕金森叠加综合征相鉴别。

【治疗】

1.用药原则 应坚持"剂量滴定""细水长流、不求全效"的用药原则;用药剂量应以最小剂量达到满意效果为原则;治疗既应遵循一般原则,又应强调个体化特点。

2.治疗用药

(1)抗胆碱能药物:如安坦。

(2)金刚烷胺[促进多巴胺(DA)在神经末梢的释放,并阻止其再吸收]。

(3)复方左旋多巴(美多芭、息宁控释片)。

(4)多巴胺受体激动剂:麦角类衍生物(溴隐亭、协良行、克瑞帕、卡麦角林);非麦角类衍生物(泰舒达、罗匹尼罗、阿扑吗啡、罗替戈汀)。

(5)单胺氧化酶 B(MAO-B)抑制剂:丙炔苯丙胺。

(6)儿茶酚-氧位-甲基转移酶(COMT)抑制剂:恩他卡朋、托卡朋。

3.外科治疗

(1)毁损术:丘脑切开术、苍白球切开术、丘脑底核毁损术。

(2)电刺激术:Vim、Gpi、STN。

(3)干细胞移植术。

第七节 痴 呆

痴呆是一种获得性、进行性认知功能障碍综合征。

【病因】

常见老年期痴呆的病因分类可概括为:

1.变性病 路易体痴呆、帕金森病痴呆、额颞叶痴呆、亨廷顿病等。

2.血管性 多发脑梗死性、皮质下白质脑病、淀粉样变性脑血管病、蛛网膜下腔出血、慢性硬膜下血肿等。

3.外伤 拳击性痴呆、颅脑外伤性等。

4.感染 多发性硬化性、人类免疫缺陷病毒病(HIV)性、克-雅病性、单纯疱疹病毒性脑炎、神经梅毒、进行性多灶性白质脑病。

5.中毒 酒精中毒性、一氧化碳中毒性等。

6.占位病变 颅脑肿瘤性等。

7.其他 代谢障碍性、糖尿病、维生素缺乏等。

【临床表现】

老年性痴呆(阿尔茨海默病)是以进行性痴呆为主要症状的大脑变性疾病。以隐袭起病、持续进行性的智能衰退为特征,记忆障碍通常是本病的首发症状,而后出现视空间技能损害、思维及判断能力障碍、语言障碍、计算障碍等大脑高级功能障碍以及行为异常等症状。

1.记忆障碍方面 最早出现的是近记忆障碍,即记不起新近发生的事情,经常会遗失东西,忘记东西置放的地方,忘记刚刚与别人谈话的内容;学习新事物的能力大大降低。到后期,远期记忆也会逐渐减退,即回忆不起从前的经历等。

2. 视空间技能障碍 表现为不能准确地判断物品所在的位置,取物时抓空,或放置物品时放偏掉地;在熟悉的环境中迷路。中期时在家中也会迷路,找不到厕所,找不到自己的房间;穿衣困难,不能判断衣服上下左右,将衣服穿反,或是将裤腿当成袖子。

3. 语言障碍的变化 过程具有一定的特殊性。最初的语言障碍是明显的找词困难,而使言语过于啰唆,或是缺乏实质词而不能表达实际内容。随着疾病的发展,患者的理解能力也出现进行性的下降,答非所问,交谈能力逐渐下降,到晚期患者会出现重复问话,而不能理解其含义,发生构音障碍,最后甚至不能交谈。疾病初期书写困难表现为词不达意,后期出现大量错字,以至于不认识自己的名字。

4. 思维和判断力障碍方面 开始表现为不能掌握技术上或学识的要点,后对原有认识也模糊不清。谈话中出现对抽象名词的概念含糊不清。疾病的早期即可发生计算障碍,开始表现为计算错误,后期甚至不认识计算数字和符号,不能辨别检查者伸出的是几根手指。

5. 性格改变方面 出现原有性格特点的病态演变,如性格开朗者变成浮夸,谨慎者变得退缩,勤俭者变成吝啬。少数患者可以出现和原来性格相反的现象。兴趣和社会活动范围趋于缩小。

6. 情感障碍方面 常见轻度忧郁,表现为呆滞、退缩、不信任感;也可以出现情绪高涨,表现为盲目的欣快。部分患者易受激惹,可发作暴怒和冲动行为。

7. 神经系统体征方面 患者可以出现肌张力增高,肌肉强直,部分病例可出现震颤和运动迟缓。

【诊断与鉴别诊断】

1. 诊断 主要根据详细病史、临床症状、精神量表。

2. 鉴别诊断 需与老年良性健忘症、轻度认知障碍、假性痴呆(抑郁症)相鉴别。

【治疗】

1. 胆碱酯酶抑制剂 目前常用的药物有:多奈哌齐(Donepezil)、石杉碱甲(Huperzine A)、利凡斯的明(卡巴拉汀,Rivastigmine,RSM)。

2. 脑血管扩张剂 这类药具有松弛小动脉血管壁平滑肌作用,促使血管舒张和增加脑的血流,提高脑皮质细胞的供血供氧。如氟桂利嗪(Flunarizine)、尼莫地平(Nimodipine)。

3. 脑代谢赋活药物 常用的有双氢麦角碱(喜得镇)、尼麦角林(脑通)、吡拉西坦(脑复康)、茴拉西坦(三乐喜)、吡硫醇(脑复新)等。

4. 中药 中医认为老年性痴呆的发病机制与年老脏腑衰老、心血渐耗、肾精亏虚,以致心肾失养、髓海空虚有关系,一般采用滋补肝肾、活血化瘀、化痰通络治则。

5. 其他 胞二磷胆碱、银杏叶提取物。

第八节 单纯疱疹病毒性脑炎

单纯疱疹病毒性脑炎(HSE)是由单纯疱疹病毒引起的急性中枢神经系统感染,是中枢神经系统最常见的病毒感染性疾病。常累及大脑颞叶、额叶及边缘系统,引起脑组织出血性坏死和变态反应性损害,又称急性坏死性脑炎或出血性脑炎。

第七章 神经系统疾病

【病因】

单纯疱疹病毒是一种嗜神经 DNA 病毒,分为Ⅰ、Ⅱ型,近90％是由Ⅰ型病毒引起,病毒先引起 2～3 周的口腔和呼吸道原发感染,然后沿三叉神经分支经轴突逆行至三叉神经节,在此潜伏。机体免疫力下降时,诱发病毒激活,病毒由嗅球和嗅束直接侵入脑叶,或口腔感染后病毒经三叉神经入脑而引起脑炎。

【临床表现】

1. 任何年龄发病　50％以上为 20 岁以上的成人,四季均可发病。前驱期有发热、头痛、肌痛、嗜睡、腹痛和腹泻等症状。

2. 多急性起病　可有口唇疱疹史,体温可达 38.4～40.0 ℃,并有头痛,轻微的意识障碍和人格改变,有时以全身性或部分性运动性发作为首发症状。随后病情缓慢进展,精神症状表现突出,如注意力不集中、反应迟钝、言语减少、情感淡漠和表情呆滞,患者呆坐或窝床,行动懒散,甚至不能自理生活,或表现为木僵、缄默,或有动作增多、行为奇特及冲动行为,智力障碍也较明显,部分患者可因精神行为异常为首发或唯一症状而就诊于精神科。

3. 神经症状　可表现为偏盲、偏瘫、失语、眼肌麻痹、共济失调、多动、脑膜刺激征等弥散性及局灶性脑损害。多数患者有意识障碍,约 1/3 患者可出现全身性或部分性痫性发作,重症者可因广泛脑实质坏死和脑水肿引起颅内压增高致脑疝形成而死亡。病程为数日至 1～2 个月。

4. 辅助检查

(1)脑电图检查:常出现弥漫性高波幅慢波,以单侧或双侧颞额区异常为明显,甚至可出现颞区的尖波和棘波。

(2)影像学变化:CT 扫描可正常,也可见局部低密度区;MRI 有助于发现脑实质内长 T1 长 T2 信号的病灶。

(3)脑脊液检查:压力正常或轻度增高,淋巴细胞数增多,蛋白轻度增高,糖和氯化物正常。

(4)病原学检测:HSV 特异性抗体检测;HSV-DNA 检测。

【诊断与鉴别诊断】

1. 诊断依据

(1)口唇或生殖道疱疹史,或本次发病有皮肤黏膜疱疹。

(2)出现发热、精神异常、抽搐、意识障碍及早期局灶性神经系统损害体征。

(3)脑脊液细胞数增多,蛋白轻度增高,糖和氯化物正常。

(4)脑电图以颞额区损害为主的弥漫性异常。

(5)头颅 CT 或 MRI 发现颞叶局灶性出血性脑软化灶。

(6)特异性抗病毒药物治疗有效可间接支持诊断。

2. 鉴别诊断

需与带状疱疹病毒性脑炎、肠道病毒性脑炎、巨细胞病毒性脑炎、急性播散性脑脊髓炎相鉴别。

【治疗】

主要包括病因治疗,辅以免疫治疗和对症支持治疗。

1. 抗病毒化学药物治疗

(1)无环鸟苷:常用剂量为 15 mg/(kg·d)。连用 14～21 d。

(2)更昔洛韦:抗 HSV 的疗效是阿昔洛韦的 25～100 倍,用量是 5～10 mg/(kg·d),静脉滴注,疗程为 10～14 d。

2. 免疫治疗　包括干扰素及其诱生剂、转移因子、肾上腺皮质激素。

3. 全身支持治疗　加强营养补液。

4. 对症治疗　对高热的患者进行物理降温,以及抗惊厥镇静和脱水降颅压等,严重脑水肿的患者应早期脱水降颅压,短程给予肾上腺皮质激素。恢复期可进行康复治疗。

第九节　闭合性颅脑损伤

闭合性颅脑损伤指硬脑膜仍属完整的颅脑损伤,其特点是伤后颅腔内容物并未与外界相通,硬脑膜完整,无脑脊液漏。

【病因】

高空坠下;失足跌倒;交通事故;难产和产钳助产时的婴儿颅脑损伤也有所见。

【临床表现】

1. 轻型

(1)短暂昏迷,不超过半小时。

(2)临床症状有伤后头痛、头晕、恶心、呕吐、逆行性遗忘,神经系统检查无明显阳性体征,腰穿压力及脑脊液化验值正常。

(3)CT 检查无异常发现。

2. 中型

(1)伤后昏迷<12 h。

(2)伤后症状有头痛、恶心、呕吐、有或无癫痫,神经系统检查有肢体瘫痪及失语,有脑受压及生命体征轻度改变。

(3)CT 检查可有局限性小出血及血肿,脑水肿,中线结构移位<3 mm。

(4)腰穿压力中度增高,可见血性脑脊液。

3. 重型

(1)伤后昏迷>12 h,GCS 评分为 6～8 分。

(2)临床表现有偏瘫、失语或四肢瘫痪,有生命体征改变。

(3)CT 检查有蛛网膜下腔出血及颅内散在出血灶,血肿>60 mL,脑池变窄或封闭,中线结构移位>3 mm。

(4)腰穿压力显著增高,大于 3.43 kPa(350 mm H_2O),脑脊液为血性。

4. 特重型

(1)伤后昏迷>12 h 或持续昏迷,GCS 评分为 3～5 分。

(2)临床表现为发生脑疝在 3 h 以上,四肢瘫痪,脑干反射消失。

(3)CT 检查有蛛网膜下腔出血,颅内血肿或大面积梗死,环池封闭,中线结构移位>10 mm。

(4)腰穿压力严重增高,大于 4.9 kPa(500 mm H_2O),CSF 为血性改变。

【治疗】

1. 轻型　以卧床休息和一般治疗为主,一般需卧床 1～2 周,注意观察生命体征、意识和瞳孔改变,予普通饮食。多数患者经数周后即可正常工作。

2. 中型　绝对卧床休息,在 48 h 内应定期测量生命体征,并注意意识和瞳孔改变,清醒患者可进普通饮食或半流质饮食。意识未完全清醒者静脉输液,每日总量控制于 2 000 mL 左右。颅内压增高者给予脱水治疗,合并脑脊液漏时应用抗生素。

3. 重型

(1)保持呼吸道通畅。

(2)严密观察病情,伤后 72 h 内每半小时或 1 h 测呼吸、脉搏、血压一次,随时检查意识、瞳孔变化,注意有无新症状和体征出现。

(3)防治脑水肿,降颅内压治疗。

(4)神经营养药物的应用。

(5)手术治疗的目的在于清除颅内血肿等占位病变,以解除颅内高压,防止脑疝形成或解除脑疝。手术包括颅骨钻孔探查、血肿清除术和脑组织清创减压术。

(6)防止并发症,加强护理。早期应以预防肺部和尿路感染为主,晚期则需保证营养供给,防止褥疮和加强功能训练等。

(张健)

第八章　风湿病

风湿性疾病(rheumatic disease)是一组累及骨与关节及其周围软组织(如肌肉、肌腱、滑膜、滑囊、韧带和软骨等)及其他相关组织和器官的慢性疾病。风湿性疾病包含 10 大类 100 余种疾病,病因多种多样,发病机制不甚明了,但多数与自身免疫反应密切相关。风湿性疾病既可以是某一局部的病理损伤,也可以是全身性疾病,如果不及时得到诊治,这些疾病中大多数都有致残甚至致死的风险,给社会和家庭带来沉重的负担。随着社会发展、卫生水平的提高和生活方式的改变,风湿性疾病的疾病谱也发生了显著变化,感染相关的风湿病已明显减少,而骨关节炎、痛风性关节炎的发病率呈上升趋势。随着分子生物学、免疫学、遗传学和临床医学研究的深入,许多新的风湿病不断被认识,再加上许多新的治疗药物不断涌现,风湿病学的发展显示出了更广阔的前景。

第一节　类风湿关节炎

类风湿关节炎(rheumatoid arthritis,RA)是一种病因不明的自身免疫性疾病。主要表现为对称性、慢性、侵蚀性多关节炎。病理改变为关节滑膜慢性炎症、增生形成血管翳,侵犯关节软骨、软骨下骨、韧带和肌腱等,从而造成关节软骨、骨和关节囊破坏,最终导致关节畸形和功能丧失。

本病呈全球性分布,多见于中年女性,我国的患病率约为 0.32%～0.36%,属中医"痹病"范畴,是造成人类丧失劳动力和致残的主要原因。因此,早期诊断、早期治疗至关重要。

【病因】

病因尚不清楚,可能与下列因素有关:

(一)环境因素

尚无被证实有导致本病的直接感染因子,但一些病毒、支原体、细菌都可能通过某些途径影响 RA 的发病和病情进展。

(二)遗传倾向

流行病学调查显示 RA 现症患者的一级家属患 RA 概率为 11%,HLA-DRB1 等位基因突变与 RA 发病有关,说明有一定的遗传倾向。

(三)免疫紊乱

免疫紊乱是 RA 主要发病机制,活化的 T、B 细胞及巨噬细胞、滑膜成纤维细胞均在 RA 滑膜炎的发生及演化中发挥作用。

【病理】

RA 的基本病理改变是滑膜炎。血管炎可以发生在 RA 关节外的任何组织。

【临床表现】

本病在成人任何年龄都可发病,80% 发病于 35～50 岁,临床可见关节和关节外表现。

(一)关节表现

(1)病情和病程个体差异大,急性或者慢性起病。

(2)受累关节以近端指间关节,掌指关节、腕、肘、肩、膝和足趾关节最为多见。颈椎关节,肩、髋关节及颞颌关节亦可受累。

(3)关节炎常表现为对称性,持续性肿胀和压痛,常常伴有晨僵。

(4)畸形:最常见的关节畸形是腕和肘关节强直,掌指关节半脱位,手指向尺侧偏斜,或呈"天鹅颈"样或"纽扣花"样表现。

(5)重症患者关节呈纤维性或骨性强直,并因关节周围肌肉萎缩、痉挛失去关节功能,致使生活不能自理而致残。

(二)关节外表现

除关节症状外,本病尚可出现类风湿结节及肺部、血液系统和神经系统的表现。

【实验室及其他辅助检查】

(一)血液检查

1. 急性活动期　炎症标志物等多为异常。

(1)血沉增快。

(2)C-反应蛋白增加。

(3)血象:有轻、中度贫血,血小板增高,血细胞及分类基本正常。

2. 自身抗体　类风湿因子(RF)、抗瓜氨酸化蛋白抗体[角质蛋白抗体(AKA)、抗核周因子(APF)、抗环瓜氨酸抗体(抗CCP)]常阳性。

(二)关节影像学检查

1. X线检查　分为Ⅰ期(无破坏改变,可见骨质疏松)、Ⅱ期(可有轻度的软骨破坏,有或没有轻度的软骨下骨质破坏,关节间隙变窄)、Ⅲ期(关节面出现虫蚀样改变)、Ⅳ期(纤维性或骨性强直,关节半脱位)。

2. 关节MRI　对早期诊断有意义,较X线更敏感。

3. 关节超声　能反映滑膜增生情况,亦可指导关节穿刺及治疗。

【诊断和鉴别诊断】

诊断主要基于症状、体征、实验室及影像学检查。

常用诊断标准:

(一)1987年美国风湿病协会(ARA)类风湿关节炎分类标准

(1)晨僵:关节及其周围僵硬感至少持续1 h(病程≥6周)。

(2)3个或3个区域以上关节部位的关节炎(病程≥6周)。

(3)手关节炎:腕、掌指或近端指间关节炎中,至少有一个关节肿胀(病程≥6周)。

(4)对称性关节炎:两侧关节同时受累(双侧近端指间关节掌指关节及跖趾关节受累时,不一定绝对对称)(病程≥6周)。

(5)类风湿结节:医生观察到在骨突部位,伸肌表面或关节周围有皮下结节。

(6)类风湿因子阳性:任何检测方法证明血清类风湿因子含量异常,而该方法在正常人群中的阳性率小于5%。

（7）放射学改变：在手和腕的后前位相上有典型的类风湿关节炎放射学改变，必须包括骨质侵蚀或受累关节及其邻近部位有明确的骨质脱钙。

以上 7 条满足 4 条或 4 条以上，并排除其他关节炎即可诊断类风湿关节炎。该标准敏感性为 60.59%，特异性为 94%，但对早期、不典型 RA 敏感性低。

（二）2010 年欧洲抗风湿病联盟（EULAR）/美国风湿病学会（ACR）联合制定的 RA 分类标准

为早期诊断，早期治疗，2010 年欧洲抗风湿病联盟（EULAR）/美国风湿病学会（ACR）联合提出了新的 RA 分类标准和评分系统，包括关节受累情况、血清学指标、滑膜炎持续时间和急性时相反应物四部分，总得分 6 分以上可确诊，相较于 1987 年的分类标准，2010 标准敏感性提高到 85.17%，能更早发现早期 RA。具体见下表。

目标人群：

（1）有至少一个关节具有明确的临床滑膜炎（肿胀）。

（2）具有滑膜炎，用其他疾病不能得到更好解释的。

（3）X 线没有见到典型的骨侵蚀改变。

评分算法：A～D 的项目评分相加；患者如果按下列标准评分≥6/10，明确诊断为类风湿性关节炎。

表 3-8-1　2010 年 EULAR/ACRRA 评分系统

A. 受累关节	得分
1 个大关节	0
2～10 个大关节	1
1～3 个小关节（伴或不伴有大关节受累）	2
4～10 个小关节（伴或不伴有大关节受累）	3
＞10 个关节（至少一个小关节）	5
B. 自身抗体	得分
RF 及抗 CCP 抗体均阴性	0
RF 或抗 CCP 抗体至少一项低滴度阳性（＞正常上限）	2
RF 或抗 CCP 抗体至少一项高滴度阳性（＞正常上限 3 倍）	3
C. 急性期反应物	得分
CRP 和 ESR 正常	0
CRP 或 ESR 升高	1
D. 滑膜炎持续时间	得分
＜6 周	0
≥6 周	1

【治疗】

类风湿关节炎不能根治，目前按照早期、达标、个体化原则，包括药物治疗，外科治疗和心理康复治疗等。RA 治疗主要依赖药物。治疗类风湿关节炎的常用药物分为四大类：即非甾体类抗炎药(NSAIDs)、改善病情的抗风湿药(DMARDs)(含生物制剂)、糖皮质激素和植物药。

(一)非甾体类抗炎药(NSAIDs)

具有镇痛抗炎的作用,但不能真正改变 RA 的疾病进程。

(二)改善病情药(DMARDs)

分为传统合成 DMARDs 和生物制剂类靶向 DMARDs。该类药物较 NSAIDs 发挥作用慢,但可延缓和控制病情发展。临床症状的明显改善大约需 1~6 个月,故又称慢作用药。一般首选甲氨蝶呤,并将它作为联合治疗的基本药物。

(1)传统 DMARDs:甲氨蝶呤、柳氮磺吡啶、来氟米特、羟氯喹、艾拉莫德、金制剂等。

(2)生物制剂类靶向 DMARDs:近 30 年来 RA 治疗的革命性进展,治疗靶点为细胞因子和细胞表面分子。包括:TNF-α 拮抗剂、IL-1 拮抗剂、IL-6 受体拮抗剂、CD20 单克隆抗体、CTLA-4 抗体、JAK 抑制剂等。但要注意长期使用可增加肿瘤和感染的风险。

(三)糖皮质激素

(1)能迅速减轻关节疼痛、肿胀,在关节炎急性发作或伴有心、肺、眼和神经系统等器官受累的重症患者,可给予短效激素,其剂量依病情严重程度而调整。

(2)小剂量糖皮质激素(每日泼尼松 10 mg 或等效其他激素),可缓解多数患者的症状,并起到 DMARDs 起效前的"桥梁"作用。

(四)植物类药物

雷公藤多苷片、白芍总苷等。

第二节 系统性红斑狼疮

系统性红斑狼疮(systemic lupus erythematosus,SLE)是一种临床表现有多系统损害症状的慢性系统性自身免疫病,其血清具有以抗核抗体为主的大量不同的自身抗体。本病在我国的患病率为(30.13~70.41)/10 万,以女性多见,尤其是 20~40 岁的育龄女性。通过早期诊断及综合治疗,本病的预后已较前明显改善。

【病因】

(一)遗传

1. 流行病学及家系调查 资料表明 SLE 患者第 1 代亲属中患 SLE 患者 8 倍于无 SLE 患者家庭。单卵双胞胎患 SLE 者 5~10 倍于异卵双胞胎的 SLE 发病率。临床上 SLE 患者的家族中也常有患其他结缔组织病的亲属。

2. 易感基因 经多年研究已证明 HLA 易感性与多个基因相关。SLE 的发病是很多易感基因异常的叠加效应。然而,现已发现的 SLE 相关基因也只能解释约 15% 的遗传可能性。

(二)环境因素

(1)紫外线使皮肤上皮细胞出现凋亡,新抗原暴露而成为自身抗原。

(2)药物、化学试剂、微生物病原体等也可诱发疾病。

(三)雌激素

女性患者明显高于男性,在更年期前阶段女性:男性为 9:1;儿童及老人为 3:1。

【发病机制及免疫异常】

SLE 的发病机制非常复杂,尚未完全阐明。目前认为主要是外来抗原(如病原体药物等)引起人体 B 细胞活化。易感者因免疫耐受减弱,B 细胞通过交叉反应与模拟自身组织组成成分的外来抗原相结合并将抗原提呈给 T 细胞,使之活化,在 T 细胞活化刺激下,B 细胞得以产生大量不同类型的自身抗体,造成大量组织损伤。

【临床表现】

(一)全身症状

活动期患者大多数有全身症状。约 90% 患者在病程中出现各种热型的发热,尤其以低、中度热为常见,此外尚可有疲倦、乏力、体重下降等。

(二)皮肤黏膜

80% 患者在病程中出现皮疹,包括颊部呈蝶形的红斑、丘疹,盘状红斑,指掌部或甲周红斑,指端缺血,面部及躯干皮疹。其中以颊部蝶形红斑最具有特征性。口腔及鼻黏膜无痛性溃疡和脱发(弥漫性或斑秃)较常见,常提示疾病活动。

(三)浆膜炎

半数以上患者在急性发作期出现多发性浆膜炎,包括双侧中小量胸腔积液,中小量心包积液。

(四)肌肉骨骼

关节痛是常见的症状之一,出现在指、腕、膝关节,伴红肿者少见。关节 X 线片多无关节骨破坏。部分患者出现肌痛,5% 出现肌炎。

(五)肾

几乎所有患者的肾组织有病理变化,但有临床表现者仅约 27.9%~70%,可表现为蛋白尿、血尿、管型尿、肾性高血压、肾功能不全等。

(六)心血管

约 30% 患者有心血管表现,其中以心包炎最常见,可为纤维素性心包炎或为心包积液。约 10% 患者有心肌损害,约 10% 可发生周围血管病变,如血栓性血管炎等。

(七)肺

约 35% 患者有胸腔积液,多为中小量、双侧性。患者可发生狼疮肺炎,少数患者可出现肺间质性病变。肺动脉高压多出现在有肺血管炎或有雷诺现象患者。

(八)神经系统

中枢神经系统和外周神经系统均可累及,尤以累及脑为多见,称之为神经精神狼疮。这类患者表现为头痛、呕吐、偏瘫、癫痫、意识障碍,或为幻觉、妄想、猜疑等各种精神障碍症状。

(九)消化系统

约 30% 患者有食欲减退、腹痛、呕吐、腹泻、腹水等,还可出现失蛋白肠病和肝脏病变。

(十)血液系统

活动性 SLE 中血红蛋白下降、白细胞和(或)血小板减少常见。约 20% 患者有无痛性轻或中度淋巴结肿大,病理往往表现为反应性增生,少数为坏死性淋巴结炎。约 15% 患者有脾大。

(十一)抗磷脂综合征(antiphospholipid syndrome,APS)

可以出现在 SLE 的活动期,其临床表现为动脉和(或)静脉血栓形成、反复的自发流产、血小板减少,患者血清不止一次出现抗磷脂抗体,SLE 患者血清可以出现抗磷脂抗体,但不一定是 APS。

(十二)干燥综合征

有约 30％的 SLE 患者有继发性干燥综合征并存,有唾液腺和泪腺功能不全。

(十三)眼部表现

约 15％患者有眼底病变,如视网膜出血、视网膜渗出、视盘水肿等,其原因是视网膜血管炎。另外,血管炎可累及视神经,两者均影响视力,重者可在数日内致盲。

【实验室检查】

(一)抗核抗体谱

1. 抗核抗体(ANA)　见于几乎所有 SLE 患者,特异性低,其效价与病情活动程度不一定平行。

2. 抗双链 DNA(抗 dsDNA)　抗体具有诊断特异性,其效价随病情缓解而下降。

3. 抗 Sm 抗体　为 SLE 标志性抗体,阳性率 20％～30％,该抗体通常与病情活动性无关。

4. 抗 ENA 抗体谱　是一组临床意义不相同的抗体。①抗 Sm 抗体:是诊断 SLE 的标记抗体,特异性 99％,但敏感性仅 25％,有助于早期和不典型患者的诊断或回顾性诊断。②抗 RNP 抗体:阳性率 40％,对 SLE 诊断特异性不高,往往与 SLE 的雷诺现象和肺动脉高压相关。③抗 Sa(Ro)抗体:与 SLE 中出现光过敏、血管炎、皮损、白细胞减低、平滑肌受累、新生儿狼疮等相关。④抗 SS-B(La)抗体:与抗 SSA 抗体相关联,与继发干燥综合征有关,但阳性率低于抗 Sa(Ro)抗体。⑤抗 RNP 抗体:往往提示有 NP-SLE 或其他重要的脏器损害。

(二)抗磷脂抗体

与 SLE 的神经系统损害、血小板减少、溶血性贫血、心脏损伤、血管栓塞等并发症相关。

(三)补体

血清总补体(CH50)、C3 含量降低,与病情活动有关。

(四)其他

病情活动时血沉(ESR)常增快,白细胞或血小板减少,贫血。肾脏受累时常有蛋白尿、血尿、管型尿等。中枢神经受累时常有脑脊液压力增高、蛋白和白细胞增多。

(五)肾活检病理

对狼疮肾炎的诊断、治疗和预后估计均有价值,尤其对指导狼疮肾炎治疗有重要意义。

【诊断和鉴别诊断】

目前较广泛使用的是 2012 年国际狼疮研究临床协作组(SLICC)或 2019 年欧洲抗风湿病联盟(EULAR)/美国风湿病学会(ACR)制定的 SLE 分类标准对疑似 SLE 者进行诊断。

(一)2012 年国际狼疮研究临床协作组(SLICC)分类标准

1. 临床标准

(1)急性皮肤型狼疮(蝶形红斑、大疱性狼疮、中毒性表皮坏死松解症型 SLE、狼疮性丘疹样皮疹、光过敏,或亚急性皮肤狼疮)。

(2)慢性皮肤型狼疮(经典型盘状红斑、增殖性疣状狼疮、狼疮脂膜炎、黏膜狼疮、肿胀性红斑狼疮、冻疮样狼疮、盘状狼疮/扁平苔藓重叠)。

(3)口腔溃疡:上颚、颊、舌或鼻溃疡(除外白塞病、感染、炎症性肠病、反应性关节炎和酸性食物等)。

(4)非瘢痕性脱发:弥漫性稀疏变细变脆(除外斑秃、药物性、缺铁、脂溢性等)。

(5)滑膜炎:累及 2 个或更多关节;肿胀/积液或压痛且伴有至少 30 min 晨僵。

(6)浆膜炎:持续 1 d 以上典型胸膜炎或胸腔积液或胸膜摩擦音;持续 1 天以上典型心包炎疼痛或心包积液或心包摩擦音或心电图证实的心包炎,除外其他。

(7)肾脏病变:24 h 尿蛋白≥0.5 g 或红细胞管型。

(8)神经病变:癫痫、精神障碍、多发性单神经炎(除外原发性血管炎),或脊髓炎、外周及颅神经病变(除外原发性血管炎、感染、糖尿病),或急性精神混乱状态(除外中毒、代谢、尿毒症、药物)。

(9)溶血性贫血。

(10)白细胞减少($< 4 \times 10^9$/L)或淋巴细胞减少($< 1.0 \times 10^9$/L)。

(11)血小板减少($< 100 \times 10^9$/L)。

2. 免疫学标准

(1)ANA 阳性。

(2)抗 dsDNA 抗体阳性。

(3)抗 Sm 抗体阳性。

(4)抗磷脂抗体阳性(抗心磷脂抗体、狼疮抗凝物、抗 β_2-GP1、梅毒血清试验假阳性)。

(5)补体降低(C3 或 C4 或 CH50 降低)。

(6)直接 Coombs 试验阳性(在不存在溶血性贫血的情况下)。

满足分类标准中的 4 条,其中包括至少 1 条临床标准和 1 条免疫学标准,或有活检证实的狼疮肾炎,伴有 ANA 阳性或抗 dsDNA 阳性,可诊断系统性红斑狼疮。

其分类标准特异性为 84%,敏感性为 97%。

(二)2019 年欧洲抗风湿病联盟(EULAR)/美国风湿病学会(ACR)制定的 SLE 分类标准

先决条件:抗核抗体(ANA)滴度≥1∶80(Hep-2 细胞方法)。①如果不符合,不考虑 SLE 诊断;②如果符合,进一步参照附加标准。

附加标准说明:如果该标准,可以被其他比 SLE 更符合的疾病解释,不计分;SLE 分类标准要求至少包括 1 条临床分类标准以及总分≥10 分可诊断;所有的标准,不需要同时发生;在每个定义维度,只计算最高分。

表 3-8-2　2019 年 EULAR/ACR 分类标准

项目		分值
临床表现		
全身表现	发热>38.3℃	2
皮肤系统	非瘢痕性脱发	2
	口腔溃疡	2
	亚急性皮疹或盘状红斑狼疮	4
	急性皮肤狼疮	6

续表

项目		分值
关节表现	≥2 个关节滑膜炎(关节肿胀或积液); 或≥2 个关节压痛和晨僵≥30 min	
浆膜炎	胸腔积液或心包积液	5
	急性心包炎	6
肾脏	蛋白质>0.5 g/d 或同等意义的尿蛋白/肌酐比	4
	肾活检Ⅱ/Ⅴ型 LN	8
	肾活检Ⅲ/Ⅴ型 LN	10
血液系统	白细胞减少(<4×10⁹/L)	3
	血小板减少(<100×10⁹/L)	4
	自身免疫性溶血	4
神经系统	谵妄	2
	神经病样症状	3
	癫痫发作	5
免疫学表现		
抗磷脂抗体	抗心磷脂抗体阳体;或抗 β₂-GP1 抗体阳性;狼疮抗凝物阳性	2
补体	C3 或 C4 降低	3
	C3 和 C4 降低	4
SLE 特异性抗体	抗 dsDNA 抗体阳性;或抗 Sm 抗体阳性	6
诊断	在 ANA≥1∶80 的基础上,总评分≥10 分 (每一项记录中最高得分,其中至少包含一项临床标准,除外其他可能的诊断)	

其分类标准特异性为 93%,敏感性为 96%。

SLE 应与下述疾病鉴别:类风湿关节炎、各种皮炎、癫痫病、精神病、特发性血小板减少性紫癜和原发性肾小球肾炎等。也需和其他结缔组织病做鉴别。

【治疗】

(一)一般治疗

(1)患者宣教:正确认识疾病,消除恐惧心理,明白规律用药的意义,强调长期随访的必要性。避免过多的紫外线暴露,使用防紫外线用品,避免过度疲劳,自我认识疾病活动的征象,配合治疗、遵从医嘱,定期随诊。

(2)对症治疗和去除各种影响疾病预后的因素,如注意控制高血压,防治各种感染。

(二)药物治疗

SLE 目前还没有根治的办法,但恰当的治疗可以使大多数患者达到病情的完全缓解。强调早期诊断和早期治疗,以避免或延缓不可逆的组织脏器的病理损害。SLE 是一种高度异质性的疾病,临床医生应根据病情的轻重程度,掌握好治疗的风险与效益之比。既要清楚药物的毒副反应,又要懂得药物给患者带来的生机。

（1）糖皮质激素：具有强大的抗炎作用和免疫抑制作用，是治疗 SLE 的基础药。

（2）环磷酰胺（Cyclophosphamide，CYC）。

（3）硫唑嘌呤。

（4）羟氯喹。

（5）钙调磷酸酶抑制剂：环孢素、他克莫司等。

（6）霉酚酸酯。

（7）生物制剂：针对 B 细胞（如 CD20 单克隆抗体、抗 BAFF 单抗等）、针对 T 细胞及免疫调控各环节靶点的生物制剂均在尝试和开展治疗，带来新的希望。

（三）特殊治疗

血浆置换、大剂量丙种球蛋白等治疗 SLE，不宜列入诊疗常规，应视患者具体情况选择应用。

（四）妊娠生育

一般来说，在无重要脏器损害、病情稳定 1 年或 1 年以上，细胞毒免疫抑制剂（环磷酰胺、甲氨蝶呤等）停药半年，激素仅需小剂量时方可怀孕，多数能安全地妊娠和生育。非缓解期的 SLE 妊娠，存在流产、早产、死胎和诱发母体 SLE 病情恶化的危险。因此病情不稳定时不应怀孕。SLE 患者妊娠后，需要产科和风湿科双方共同随访。出现 SLE 病情活动时，每日泼尼松≤30 mg 对胎儿影响不大，对于有习惯性流产病史和抗磷脂抗体阳性的孕妇，主张口服低剂量阿司匹林（50 mg/d）和（或）小剂量肝素抗凝防止流产或死胎。

（李艳）

第四篇　传染病

第一章　新型冠状病毒肺炎

新型冠状病毒肺炎（新冠肺炎，COVID-19）为新发急性呼吸道传染病，目前已成为全球性重大的公共卫生事件。通过积极防控和救治，我国境内疫情基本得到控制，仅在个别地区出现局部暴发和少数境外输入病例。由于全球疫情持续存在，我国仍面临传播和扩散的风险。

【流行病学特征】

（一）传染源

传染源主要是新型冠状病毒感染的患者和无症状感染者，在潜伏期即有传染性，发病后5 d内传染性较强。

（二）传播途径

经呼吸道飞沫和密切接触传播是主要的传播途径。接触病毒污染的物品也可造成感染。在相对封闭的环境中长时间暴露于高浓度气溶胶情况下存在经气溶胶传播的可能。由于在粪便、尿液中可分离到新型冠状病毒，应注意其对环境污染造成接触传播或气溶胶传播。

（三）易感人群

人群普遍易感。感染后或接种新型冠状病毒疫苗后可获得一定的免疫力，但持续时间尚不明确。

【临床特征】

（一）临床表现

潜伏期1～14 d，多为3～7 d。

以发热、干咳、乏力为主要表现。部分患者以嗅觉、味觉减退或丧失等为首发症状，少数患者伴有鼻塞、流涕、咽痛、结膜炎、肌痛和腹泻等症状。重症患者多在发病1周后出现呼吸困难和（或）低氧血症，严重者可快速进展为急性呼吸窘迫综合征、脓毒症休克、难以纠正的代谢性酸中毒和出凝血功能障碍及多器官功能衰竭等。极少数患者还可有中枢神经系统受累及肢端缺血性坏死等表现。值得注意的是重型、危重型患者病程中可为中低热，甚至无明显发热。

轻型患者可表现为低热、轻微乏力、嗅觉及味觉障碍等,无肺炎表现。少数患者在感染新型冠状病毒后可无明显临床症状。

多数患者预后良好,少数患者病情危重,多见于老年人、有慢性基础疾病者、晚期妊娠和围产期女性、肥胖人群。

儿童病例症状相对较轻,部分儿童及新生儿病例症状可不典型,表现为呕吐、腹泻等消化道症状或仅表现为反应差、呼吸急促。极少数儿童可有多系统炎症综合征(MIS-C),出现类似川崎病或不典型川崎病表现、中毒性休克综合征或巨噬细胞活化综合征等,多发生于恢复期。主要表现为发热伴皮疹、非化脓性结膜炎、黏膜炎症、低血压或休克、凝血障碍、急性消化道症状等。一旦发生,病情可在短期内急剧恶化。

(二)胸部影像学检查

早期呈现多发小斑片影及间质改变,以肺外带明显。进而发展为双肺多发磨玻璃影、浸润影,严重者可出现肺实变,胸腔积液少见。MIS-C 时,心功能不全患者可见心影增大和肺水肿。

(三)实验室检查

1. 一般检查

发病早期外周血白细胞总数正常或减少,可见淋巴细胞计数减少,部分患者可出现肝酶、乳酸脱氢酶、肌酶、肌红蛋白、肌钙蛋白和铁蛋白增高。多数患者 C-反应蛋白(CRP)和血沉升高,降钙素原正常。重型、危重型患者可见 D-二聚体升高、外周血淋巴细胞进行性减少,炎症因子升高。

2. 病原学及血清学检查

(1)病原学检查:采用 RT-PCR、NGS 等方法在鼻、口咽拭子、痰和其他下呼吸道分泌物、血液、粪便、尿液等标本中可检测出新型冠状病毒核酸。检测下呼吸道标本(痰或气道抽取物)更加准确。

核酸检测会受到病程、标本采集、检测过程、检测试剂等因素的影响,为提高检测阳性率,应规范采集标本,标本采集后尽快送检。

(2)血清学检查:新型冠状病毒特异性 IgM 抗体、IgG 抗体阳性,发病 1 周内阳性率均较低。由于试剂本身阳性判断值原因,或者体内存在干扰物质(类风湿因子、嗜异性抗体、补体、溶菌酶等),或者标本原因(标本溶血、标本被细菌污染、标本贮存时间过长、标本凝固不全等),抗体检测可能会出现假阳性。一般不单独以血清学检测作为诊断依据,需结合流行病学史、临床表现和基础疾病等情况进行综合判断。

【诊断】

(一)诊断原则

根据流行病学史、临床表现、实验室检查进行综合分析,做出诊断。新型冠状病毒核酸检测阳性为确诊的首要标准。未接种新型冠状病毒疫苗者新型冠状病毒特异性抗体检测可作为诊断的参考依据。接种新型冠状病毒疫苗者和既往感染新型冠状病毒者,原则上抗体不作为诊断依据。

(二)诊断标准

1. 疑似病例

有下述流行病学史中的任何 1 条,且符合临床表现中任意两条。

无明确流行病学史的,符合临床表现中的三条;或符合临床表现中任意两条,同时新型冠状病毒特异性 IgM 抗体阳性(近期接种过新型冠状病毒疫苗者不作为参考指标)。

(1)流行病学史:

①发病前 14 d 内有病例报告社区的旅行史或居住史。

②发病前 14 d 内与新型冠状病毒感染的患者和无症状感染者有接触史。

③发病前 14 d 内曾接触过来自有病例报告社区的发热或有呼吸道症状的患者。

④聚集性发病(14 d 内在小范围如家庭、办公室、学校班级等场所,出现 2 例及以上发热和/或呼吸道症状的病例)。

(2)临床表现:

①发热和(或)呼吸道症状等新型冠状病毒肺炎相关临床表现。

②具有上述新型冠状病毒肺炎影像学特征。

③发病早期白细胞总数正常或降低,淋巴细胞计数正常或减少。

2. 确诊病例

疑似病例具备以下病原学或血清学证据之一者:

(1)新型冠状病毒核酸检测阳性。

(2)未接种新型冠状病毒疫苗者新型冠状病毒特异性 IgM 抗体和 IgG 抗体均为阳性。

(三)鉴别诊断

新型冠状病毒肺炎轻型表现需与其他病毒引起的上呼吸道感染相鉴别。新型冠状病毒肺炎主要与流感病毒、腺病毒、呼吸道合胞病毒等其他已知病毒性肺炎及肺炎支原体感染鉴别,尤其是对疑似病例要尽可能采取包括快速抗原检测和多重 PCR 核酸检测等方法,对常见呼吸道病原体进行检测。还要与非感染性疾病,如血管炎、皮肌炎和机化性肺炎等鉴别。

【治疗原则】

(一)根据病情确定治疗场所

(1)疑似及确诊病例应在具备有效隔离条件和防护条件的定点医院隔离治疗,疑似病例应单人单间隔离治疗,确诊病例可多人收治在同一病室。

(2)危重型病例应当尽早收入 ICU 治疗。

(二)一般治疗

(1)卧床休息,加强支持治疗,保证充分能量摄入;注意水、电解质平衡,维持内环境稳定;密切监测生命体征、指氧饱和度等。

(2)根据病情监测血常规、尿常规、CRP、生化指标(肝酶、心肌酶、肾功能等)、凝血功能、动脉血气分析、胸部影像学等。有条件者可行细胞因子检测。

(3)及时给予有效氧疗措施,包括鼻导管、面罩给氧和经鼻高流量氧疗。

(4)抗菌药物治疗:避免盲目或不恰当使用抗菌药物,尤其是联合使用广谱抗菌药物。

(三)抗病毒治疗

在抗病毒药物应急性临床试用过程中,相继开展了多项临床试验,虽然仍未发现经严格"随机、双盲、安慰剂对照研究"证明有效的抗病毒药物,但某些药物(α-干扰素、利巴韦林、磷酸氯喹、阿比多尔)经临床观察研究显示可能具有一定的治疗作用。目前较为一致的意见认为,具有潜在抗病毒作用的药物应在病程早期使用,建议重点应用于有重症高危因素及有重症倾向的患者。

（四）免疫治疗

包括康复者恢复期血浆、静注 COVID-19 人免疫球蛋白以及托珠单抗治疗。

（五）糖皮质激素治疗

对于氧合指标进行性恶化、影像学进展迅速、机体炎症反应过度激活状态的患者,酌情短期内使用糖皮质激素。

（六）重型、危重型病例的治疗

在上述治疗的基础上,积极防治并发症,治疗基础疾病,预防继发感染,及时进行器官功能支持,包括呼吸支持、循环支持、抗凝治疗、血液净化治疗等治疗措施。患者常存在焦虑恐惧情绪,应当加强心理疏导,必要时辅以药物治疗。

（七）中医治疗

本病属于中医"疫"病范畴,病因为感受"疫疬"之气,各地可根据病情、当地气候特点以及不同体质等情况,进行辨证论治,选择合适的方案,如清肺排毒汤、寒湿疫方、宣肺败毒方等。

（八）早期康复

重视患者早期康复介入,针对新冠肺炎患者呼吸功能、躯体功能以及心理障碍,积极开展康复训练和干预,尽最大可能恢复体能、体质和免疫能力。

【预防】

（一）新型冠状病毒疫苗接种

接种新型冠状病毒疫苗是预防新型冠状病毒感染、降低发病率和重症率的有效手段,符合接种条件者均可接种。

（二）一般预防措施

保持良好的个人及环境卫生,均衡营养、适量运动、充足休息,避免过度疲劳。提高健康素养,养成"一米线"、勤洗手、戴口罩、公筷制等卫生习惯和生活方式,打喷嚏或咳嗽时应掩住口鼻。保持室内通风良好,科学做好个人防护,出现呼吸道症状时应及时到发热门诊就医。近期去过高风险地区或与确诊、疑似病例有接触史的,应主动进行新型冠状病毒核酸检测。

（李晨）

第二章　艾滋病

1981年,美国某医院报告在年轻的男性同性恋者中出现一些卡氏肺囊虫感染和卡波西肉瘤病例。这些疾病一般都是人体免疫系统被破坏后才会出现,很少在年轻的健康人中发生,因此这一现象引起美国疾病控制中心的重视。1983年美国疾病控制中心在《疾病与死亡周报》上报告了此种情况。随后其他国家也陆续报告了这种现象的发生,报告病例主要是同性恋者、静脉吸毒者、血友病患者、受血者以及患者的家属。1983年,法国和美国的研究人员分别分离出了导致该疾病的病毒——人类免疫缺陷病毒(HIV),这种疾病被命名为"获得性免疫缺陷综合征(AIDS)",简称艾滋病。

2017年,我国艾滋病报告例数57 194例,死亡例数15 254例,2013—2017年,艾滋病患者的报告死亡数均居我国乙类传染病死亡数首位。

全球统计显示,在过去的40年里,艾滋病已经导致3 500万人死亡。联合国艾滋病署(UNAIDS)公布的全球报告显示,随着以抗病毒治疗为主的一系列控制措施的逐渐普及,截至2016年,全球存活的艾滋病患者为3 670万,这一数字比2015年的3 610万有所上升。截至2017年7月,接受抗病毒治疗并存活的艾滋病患者为2 090万。2016年新感染艾滋病患者数为180万,较2010年以来下降了16%,导致新感染的一个重要因素是15~24岁的青年人在艾滋病毒和检测、治疗和预防方面的知识落后于其他人群。

【诊断依据】

AIDS是由HIV感染引起的,主要侵犯、破坏$CD4^+$T淋巴细胞,导致机体出现严重免疫缺陷,最终并发各种机会性感染和肿瘤的传染性疾病。在不同时期临床表现不同。因此,其感染各期的确诊必须根据流行病学史、临床表现和实验室检查结果综合分析,慎重诊断。

(一)流行病学

1. 传染源　感染HIV的人是本病的唯一传染源,包括AIDS患者和无症状的HIV感染者。血清HIV-RNA阳性而抗HIV抗体阴性的窗口期感染者亦是重要传染源,窗口期通常为2~6周。

2. 传播途径　AIDS的传播与体液交换有关。感染者和患者的血液、精液、子宫颈分泌液(阴道分泌物)、乳汁、唾液、脑脊液、泪液、尿液、脑组织及淋巴结中可分离到HIV,但经证实的只有血液、精液、阴道分泌物等有传染性。因此,AIDS的传播途径主要通过性接触(包括同性、异性和双性性接触)、血液及血制品(包括共用针具静脉吸毒、介入性医疗操作等)和母婴(包括产前、产中和产后)三种途径传播。此外接受HIV感染者的器官移植、人工授精、医务人员被HIV污染的针头刺伤等也可受感染。握手、拥抱、礼节性亲吻、同吃同饮、共用厕所和浴室、共用办公室、公共交通工具、娱乐设施等日常生活接触不会传播AIDS。

3. 高危行为人群　主要为女性性工作者、选择多性伴生活方式的男男性接触者、静脉药物依赖者(静脉药瘾者)、性病患者、接受可疑血及血制品或器官移植者、12岁以下儿童其双亲或双亲之一是HIV感染者。

4. 流行病学史　主要包括不安全性生活史、静脉注射毒品史、输入受 HIV 污染的血液和血液制品史、HIV 抗体阳性者所生子女、有职业暴露或医源性感染史。

(二)临床表现

本病潜伏期较长,平均 8～9 年,可短至数月,长达 15 年。

1. AIDS 的临床分期　HIV 感染人体后分为三期。

(1)HIV 急性感染期。进入体内的 1～6 周发生。这一阶段的临床症状一般持续 1～3 周后无须治疗即自行缓解。主要症状表现为发热、出汗、乏力、肌痛、厌食、腹泻和无渗出的咽炎、头痛、畏光和脑膜刺激征。1/4～1/2 者躯干出现皮疹(斑丘疹、玫瑰疹或荨麻疹)。少数人可出现脑炎、周围神经炎和急性多发性神经炎。颈、腋、枕部淋巴结肿大,偶有肝、脾肿大,个别有口腔食道溃疡或念珠菌感染。此时血液中可检出 HIV-RNA 及 P24 抗原。

(2)无症状感染期。此期持续时间约 6～8 年。这一阶段绝大多数人无任何临床症状和体征,但少数人除腹股沟淋巴结外,有两处或更多处(主要是颈部、腋下)淋巴结持续性无痛性肿大。此期外周血单个核细胞可检出 HIV-DNA,抗 HIV 阳性,血液中的 HIV 病毒(载量)稳定在较低水平,但 CD4 缓慢地进行性减少。

(3)艾滋病期。为感染 HIV 后终末期。由于 HIV 大量复制,机体免疫功能严重受损,此期主要临床表现为 HIV 相关症状、机会性感染和恶性肿瘤;实验室检查以抗 HIV 阳性,CD4<200/μL 为特征 。

2. HIV 相关症状　主要表现为持续 1 个月以上的发热、盗汗、腹泻;体重减轻 10% 以上。部分患者表现为神经精神症状,如记忆力减退、精神淡漠、性格改变、头痛、癫痫及痴呆等。另外还可出现持续性全身性淋巴结肿大,其特点为:①除腹股沟以外有两个或两个以上部位的淋巴结肿大;②淋巴结直径≥1 cm,无压痛,无粘连;③持续时间 3 个月以上。

3. 常见的机会性感染和恶性肿瘤

(1)肺孢子菌肺炎。

(2)弓形虫病。

(3)白色念珠菌病。

(4)分枝杆菌病。AIDS 患者常出现分枝杆菌病,包括结核病和鸟分枝杆菌感染。

结核病发生在 AIDS 病程的早期和晚期。肺外结核常见,更具有侵袭性,易发生全身扩散。鸟分枝杆菌感染可见于 AIDS 病程的晚期。

(5)巨细胞病毒感染。AIDS 患者巨细胞病毒感染可以引起胃肠道溃疡、间质性肺炎、肾小球肾炎、视网膜炎。巨细胞病毒也可感染脑与脊髓的各个部位,包括脊神经根和颅神经。尸体解剖检查,肾上腺和呼吸系统最常受累。

(6)卡波西肉瘤。卡波西肉瘤是 AIDS 患者最常见的肿瘤。

流行型卡波西肉瘤或 AIDS 相关的卡波西肉瘤与其他类型不同:①同性恋或双性恋的男性多见,也可见静脉吸毒者;②病变为多中心,侵袭力更强,不仅累及皮肤,而且累及内脏(约 75% 病例累及内脏),依次为肺、淋巴结、胃肠道、肝、泌尿生殖系统,甚至少数累及肾上腺、心和脾。皮肤卡波西肉瘤呈红色或紫红色,早期为平坦的斑点;进而发展为隆起的斑块;最终形成结节,并可发生糜烂、溃疡。肿瘤由梭形细胞构成,能够形成血管裂隙,其内可见红细胞,肿瘤细胞具有内皮细胞和平滑肌细胞的特点。人疱疹病毒 8 型与卡波西肉瘤的发生有关。

（三）实验室检测

关键的实验室检测有四种：初筛试验、确证试验、CD4 细胞计数和病毒载量检测。前两种化验用于判断是否为 HIV 感染者。后两种化验用于判断病情严重程度和指导治疗。

1. 初筛试验　主要依靠酶联免疫吸附实验法（ELISA），如初筛阴性且不处于窗口期（一般通过问病史确认，严格需经 3 个月后复查确认），则排除 HIV 感染。

2. 确证试验　由国家指定的实验室进行，采用蛋白印迹法（Western blot）进行。初筛阳性时必须做确证试验，如果确证实验阳性，才可确认。通常需数日后，才能给出确证试验结果报告，如果患者来自流行区或确有高危行为，在确证试验较难进行的情况下，若采用两种不同原理（其中一种为 ELISA 法）的实验方法均阳性，亦可基本确认为感染者。值得注意的是，近十年，全球报道有数十例 HIV 抗体阴性的艾滋病患者。

3. HIV-RNA 检测　直接确认血中有无 HIV 的 RNA，可用于在窗口期确诊是否为 HIV 感染。

4. CD4 计数　$CD4^+$ T 淋巴细胞是 HIV 侵犯感染的主要靶细胞，采用流式细胞术检测 $CD4^+$ T 淋巴细胞绝对数量，可以了解 HIV 感染者机体免疫状况和病情进展，确定疾病分期和治疗时机，判断治疗疗效和临床合并症。

5. 病毒载量测定　用于检测血浆中 HIV-RNA 的数量。

HIV 抗体检测是 HIV 感染诊断的金标准，病毒载量测定和 $CD4^+$ T 淋巴细胞计数是判断疾病进展、临床用药、疗效和预后的两项重要指标。

【诊断标准】

（一）诊断原则

HIV 感染者/AIDS 患者的诊断需结合流行病学史、临床表现和实验室检查等进行综合分析，慎重做出诊断。诊断 HIV/AIDS 必须是 HIV 抗体阳性（经确认试验证实），而 HIV-RNA 和 P24 抗原的检测有助于 HIV/AIDS 的诊断，尤其是能缩短抗体"窗口期"和帮助早期诊断新生儿的 HIV 感染。

（二）鉴别诊断

AIDS 可出现与大量病种的临床表现、实验室检查相似的表现。特别是 AIDS 伴发的机会性感染和肿瘤本身在某种意义上又是独立病种。因此，关键是积极检测抗 HIV 抗体。

【防治措施】

（一）治疗

尚无特效疗法，因而强调综合治疗，包括抗病毒、免疫调节、控制机会性感染和抗肿瘤治疗等。

（1）高效抗逆转录病毒治疗（HAART）：鉴于仅使用一种抗病毒药物容易诱发 HIV 变异，产生耐药性，目前主张联合用药，称为高效抗逆转录病毒治疗。

（2）免疫重建：通过抗病毒治疗使 HIV 患者受损的免疫功能恢复或者接近正常称为免疫重建，在免疫重建过程中，患者可能会出现一组临床综合征，临床表现为发热、潜伏感染的出现或原有感染的加重或者恶化，称为免疫重建炎症反应综合征（IRSI）。

（3）机会性感染和肿瘤的治疗：对症治疗，并给予抗病毒治疗。

（4）加强营养支持治疗，有条件可以辅以心理治疗。

（二）预防

预防与控制 HIV/AIDS 主要采取综合性措施，目前适用的为"四个坚持"原则。即坚持预防为主、防治结合、综合治理；坚持政府主导、多部门合作、全社会参与；坚持依法防治、科学防治；坚持突出重点、分类指导、注重实效。

（1）控制传染源：及早发现 HIV 感染者/AIDS 患者，以便对他们采取综合性防治措施。目前我国实施了 AIDS 自愿免费血液初筛检测和相关咨询，开展高危人群流行病学调查，力求准确掌握 HIV 感染者和患者数量、疫情变化阶段性情况和流行趋势。

（2）切断传播途径：广泛开展预防 HIV/AIDS 的健康教育活动，针对不同人群特点进行行为干预。例如节欲、性自慰，提倡并鼓励"一对一"性关系，开展 100％安全套行动，安全使用药物（毒品）行为（在毒品使用人群中开展美沙酮治疗，推广一人一针一管，针具交换活动），坚持安全用血行为，进行 AIDS 预防性治疗以切断母婴传播等。

（3）目前我国政府开展的其他救助工作：对农村居民和城镇未参加基本医疗保险等医疗保障制度的经济困难人员中的 AIDS 患者免费提供抗病毒治疗药物；在全国范围内为自愿接受 AIDS 咨询检测的人员免费提供咨询和初筛检测；为感染 HIV 的孕妇提供免费母婴阻断药物及婴儿检测试剂；对 AIDS 患者的孤儿免收上学费用；将生活困难的 AIDS 患者纳入政府救助范围，按照国家有关规定给予必要的生活救济。积极扶持有生产能力的 AIDS 患者开展生产活动，增加其收入。

（4）加强 AIDS 防治知识的宣传，避免对 HIV 感染者和患者的歧视。

（李晨）

第五篇 外科学常见疾病

第一章 概　述

第一节　　无菌术

无菌术(asepsis)是临床医学的一个基本操作规范。对外科而言,其意义尤为重要,在人体和周围环境中,普遍存在各种微生物。在手术、穿刺、插管、注射及换药等过程中,必须采取一系列严格措施,防止微生物通过接触、空气或飞沫进入伤口或组织,否则就有可能引起感染。无菌术就是针对微生物及感染途径所采取的一系列预防措施。无菌术包括灭菌、消毒法、操作规则及管理制度。

灭菌(sterilization),是指杀灭一切活的微生物,消毒(disinfection)则是指杀灭病原微生物和其他有害微生物,但并不要求清除和杀灭所有微生物(如芽孢等)。消毒和灭菌都必须能杀灭所有病原微生物和其他有害微生物,达到无菌术的要求。无菌术中的操作规则和管理制度则是为了防止已经灭菌和消毒的物品、已行无菌准备的手术人员和手术区再被污染所采取的措施。任何人都应严格遵守这些规定,否则无菌术的目的就不能达到。

一、手术器械、物品、敷料的灭菌和消毒法

【高压蒸汽灭菌法】

这种灭菌法的应用最普遍,效果亦很可靠。当蒸汽压力达到 $104.0\sim137.3$ kPa($15\sim20$ lbf/in^2)时,温度可达 121 ℃～126 ℃,在此状态维持 30 min,即能杀灭包括具有顽强抵抗力的细菌芽孢在内的一切微生物。物品经高压灭菌后,可保持包内无菌两周。各种物品所需灭菌时间有些不同。高压蒸汽灭菌法用于能耐高温的物品,如金属器械、玻璃、搪瓷、敷料、橡胶制品等物品。

【煮沸法】

在水中煮沸至 100 ℃并持续 $15\sim20$ min,一般细菌即可被杀灭,但带芽孢的细菌至少需煮沸 1 h 才能被杀灭。高原地区气压低,水的沸点低,煮沸灭菌时间需要相应延长,海拔

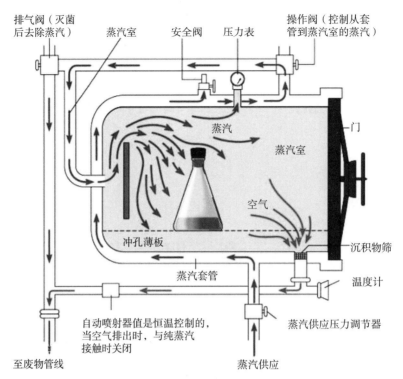

排气阀（灭菌后去除蒸汽）　蒸汽室　安全阀　压力表　操作阀（控制从套管到蒸汽室的蒸汽）

蒸汽　门

蒸汽室

空气

冲孔薄板

沉积物筛

蒸汽套管

温度计

自动喷射器值是恒温控制的，当空气排出时，与纯蒸汽接触时关闭

蒸汽供应压力调节器

至废物管线　蒸汽供应

图 5-1-1　高压蒸汽灭菌法示意

高度每增高 300 m，灭菌时间延长 2 min，为了节省时间和保证灭菌质量，可用压力锅做煮沸灭菌，压力锅的蒸汽压力一般为 127.5 kPa，锅内温度可达 124 ℃，10 min 即可灭菌。此法适用于金属器械、玻璃制品及橡胶类等物品。

【火烧法】

金属器械的灭菌可用此法。将器械置于搪瓷或金属盆中，倒入少许 95％酒精，点火直接燃烧，也可达到灭菌目的。但此法常使锐利器械变钝，又会使器械失去原有的光泽，因此仅用于急需的特殊情况。

【药物浸泡法】

锐利器械、内镜和腹腔镜等不适宜热力灭菌的器械，可用化学药液浸泡消毒。常用的化学灭菌剂和消毒剂有如下几种：

(1)2％中性戊二醛水溶液：浸泡时间 30 min，常用于刀片、剪刀、缝针及显微器械的消毒。灭菌时间为 10 h。药液宜每周更换一次。

(2)10％甲醛溶液：浸泡时间 20～30 min，适用于尿管等树脂类、塑料类以及有机玻璃等制品的消毒。

(3)70％酒精：浸泡时间 30 min，用途与戊二醛大致相同，用于已经消毒过物品的浸泡，以维持消毒状态。

(4)1∶1 000 苯扎溴铵(新洁尔灭)溶液，浸泡时间为 30 min，目前用于已经消毒过持物钳的浸泡。

(5)1∶1 000 氯己定(洗必泰)溶液，浸泡时间为 30 min。抗菌作用较新洁尔灭强。

【甲醛蒸气熏蒸法】

熏蒸 1 h 即可达到消毒目的,但灭菌需 6～12 h。

二、手术人员和患者手术区域的准备

【手术人员的术前准备】

(1)一般准备:进手术室前洗手换衣裤、清洁鞋,戴好口罩、帽子,剪短指甲、去除甲下积垢等,手或臂部皮肤有破损或有化脓性感染时,不能参加手术。

(2)手臂消毒法:手臂消毒法仅能清除皮肤表面的细菌,并不能消灭藏在皮肤深处的细菌,所以手臂消毒后还要穿上无菌手术衣,戴上无菌橡胶手套,以防止这些细菌污染手术伤口。

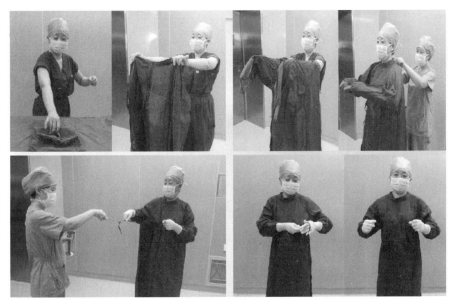

图 5-1-2　穿包背式无菌手术衣示意

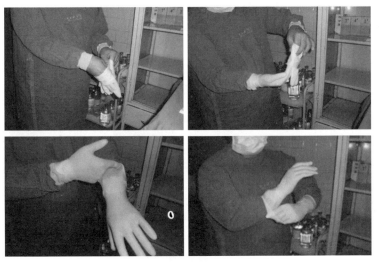

图 5-1-3　戴无菌手套示意

【患者手术区的准备】

　　备皮,刮去体毛,消毒皮肤常用 2.5%～3%碘酊消毒、70%酒精脱碘,稚嫩皮肤、会阴区,面部、口腔等部位可选用碘伏消毒,手术区消毒后铺无菌布单。注意事项:①涂擦上述药物时,应由手术区中心部向四周涂擦。如为感染伤口或肛门等处手术,则应自手术区外周涂向感染伤口或会阴肛门处。已经接触污染部位的药液纱布,不应再擦清洁处。②手术区皮肤消毒范围要包括手术切口周围 15 cm 的区域。如手术时有延长切口的可能,则应适当扩大消毒范围。现将不同手术部位的皮肤消毒范围,如图说明。

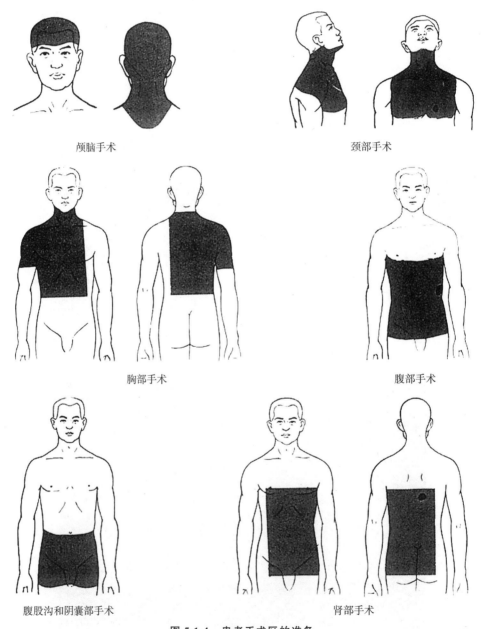

图 5-1-4　患者手术区的准备

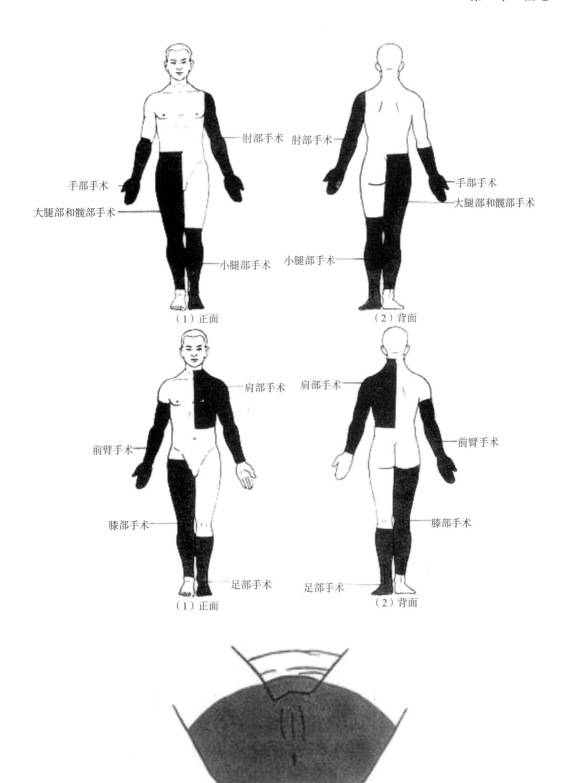

（1）正面　　（2）背面

（1）正面　　（2）背面

会阴部和肛门部手术

图 5-1-4　患者手术区的准备（续图）

三、手术进行中的无菌原则

在手术过程中,虽然器械和物品已灭菌、消毒,手术人员也已经洗手、消毒并戴无菌手套,患者手术区已消毒和铺盖无菌手术巾,为手术提供一个无菌操作环境,但是仍然需要一套所有手术人员必须认真执行的规章制度,即称为无菌操作原则。主要包括以下几个方面:

(1)手术人员一经"洗手",手臂即不准再接触未经消毒的物品。穿无菌手术衣和戴无菌手套后,背部、腰部以下和肩部以上都应认为是有菌地带,不能接触;同样,手术台边缘以下的布单,也不要接触。

(2)不可在手术人员的背后传递器械及手术用品。坠落到无菌巾或手术台边以外的器械物品,不准拾回再用。

(3)手术中如手套破损或接触到有菌地方,应另换无菌手套。前臂或肘部碰触有菌地方,应更换无菌手术衣或加套无菌袖套。无菌巾、布单等物,如已被湿透,其无菌隔离作用不再完整,应加盖干的无菌单。

(4)在手术过程中,同侧手术人员如需调换位置时,应先退后一步,转过身,背对背地转到另一位置,以防止污染。

(5)手术开始前要清点器械、敷料,手术结束时,检查胸、腹等体腔,核对器械、敷料数无误后,才能关闭切口,以免异物遗留腔内,产生严重后果。

(6)切口边缘应以大纱布垫或手术巾遮盖,并用巾钳或缝线固定,仅显露手术切口。

(7)做皮肤切口以及缝合皮肤之前,需用70%酒精或0.1%新洁尔灭溶液,再涂擦消毒皮肤一次。

(8)切开空腔脏器前,要先用纱布垫保护周围组织,以防止或减少污染。

(9)参观手术人员不可太靠近手术人员或站得太高,也不可经常在室内走动,以减少污染的机会。

四、手术室的清洁与消毒

【日常清洁消毒工作】

(1)每次手术完毕后或每日工作结束时,先打开门窗通风,清除污物和杂物等。室内的桌面、手术床、地面、吸引器等均用消毒药水行湿式打扫。地面用0.1%苯扎溴铵喷洒拖抹后,再以清水擦洗,然后关闭门窗用紫外线照射消毒。每1 m²地面面积,约用紫外线灯电功率2 W,照射有效距离不超过2 m,照射时间2 h。

(2)每周大扫除一次后采用乳酸消毒法进行空气消毒。按每100 m³空间用80%乳酸12 mL计算,加等量的水,置于酒精灯上加热,乳酸蒸发完毕灭火,房间继续关闭30 min后再开窗通风。或用甲醛熏蒸法,按每立方米空间40%甲醛2 mL加高锰酸钾19 g计算,将甲醛溶液倒入高锰酸钾内,即产生蒸汽,关闭门窗,12 h后开窗通风。(有建议用40%甲醛20~60 mL/m³空间。在室温18℃以上,相对湿度70%以上时,可提高灭菌效果。)

(3)定期做室内空气细菌培养,应符合指标要求。

【严重感染手术后的消毒】

原则上是在手术后立即做室内空气熏蒸消毒或灭菌;随后充分通风,并彻底打扫,用消毒药液湿洗室内器具及地面、墙壁;最后进行紫外线照射,必要时应再次药物熏蒸。器械、敷料、布单等亦须特殊处理。

(1)铜绿假单胞菌(绿脓杆菌)感染手术后,先用乳酸进行空气消毒1~2 h,然后进行扫除,再用0.1%苯扎溴铵清洗室内的物品和地面,并开窗通风1 h。

(2)破伤风、气性坏疽手术后,可先用甲醛熏蒸消毒,按40%甲醛40 mL/m³计算用量,密闭手术间24 h。

(3)HBsAg阳性的患者手术后,地面和手术台等可撒布10%漂白粉或0.1%次氯酸钠溶液,30 min后拖洗和擦拭。空气净化是现代化手术室的空气消毒方法,即采用高效能水平层流式或垂直层流式气流过滤器,过滤空气中尘埃与微生物,使进入室内的空气达到几乎无尘无菌状态,能较好保持手术室超洁净无菌环境。

(蒋伟忠　许春森)

第二节　外科感染

一、概述

【定义】

传统意义上,外科感染一般认为是那些需要外科治疗的感染(如复杂的腹腔内感染和皮肤软组织感染)。

广义上,外科感染包括影响外科患者的任何感染,使外科围术期变得复杂的感染疾病包括手术部位感染、中心导管相关血行感染,泌尿系感染,医院或呼吸机相关性肺炎等。

【分类】

(一)按病菌种类和病变性质分类

非特异性感染,也称化脓性感染或一般性感染,占感染大多数,常见的有疖、痈、急性淋巴结炎、急性乳腺炎、急性阑尾炎、急性腹膜炎,一般致病菌有金黄色葡萄球菌、大肠杆菌、铜绿假单胞菌(俗称绿脓杆菌)等。特异性感染,常见的有结核、破伤风、气性坏疽、炭疽、念珠菌病等,在致病菌、病程演变及治疗处置上与非特异性感染不同。

(二)按病程分类

分为急性、亚急性、慢性感染三种,病程3周以内者为急性感染,病程超过两个月者为慢性感染,介于二者之间为亚急性感染。

【临床表现】

(一)局部症状

急性炎症表现为红、肿、热、痛和功能障碍等典型表现。

(二)器官—系统功能障碍

感染侵及某一器官,该器官或系统可出现功能异常,泌尿系统感染可出现尿频、尿急症状。肝脓肿可出现腹痛、黄疸等表现。

（三）全身症状

发热、乏力、头痛、呼吸急促、食欲减退等表现。

（四）特殊表现

破伤风有肌强直性痉挛，气性坏疽可出现皮下捻发音（气泡）等。

【诊断】

（一）临床检查

详细询问病史和体格检查，一般体表感染多可诊断，必要时可行穿刺，有助于诊断。

（二）实验室检查

血常规：白细胞计数及分类，白细胞升高，总数大于 $12\times10^9/L$ 或小于 $4\times10^9/L$，或出现未成熟的白细胞，常提示重症感染。尿常规、肝功能等可选择性检查。

（三）病原体检查

脓液或病灶渗出液涂片，细菌培养，特殊检测手段（结核、包虫等疾病）。

（四）影像学检查

B超、CT等可选择性检查。

【治疗】

治疗原则是消除感染病因和毒性物质，制止病菌生长，增强人体抗感染能力以及促使组织修复。应从局部处理和全身治疗两方面着手，对于轻度感染，有时仅需局部治疗即可治愈。

1. 局部处理 保护感染部位，避免受压，适当限制活动或加以固定，以免感染扩散；理疗和外用药物；手术治疗，形成脓肿的需要切开引流，或切除炎症组织，阑尾炎行阑尾切除术。

2. 抗感染药物的应用 较轻或局限的感染可不用或口服抗生素，范围较大或有扩展趋势的感染，需全身用药。并根据细菌种类、药物敏感性和病情轻重选择抗菌素。

3. 全身支持治疗 营养支持，脏器功能的支持，低白蛋白血症可以选用白蛋白，重症感染可短程使用皮质激素或炎症介质抑制剂。

二、炎症反应与全身性外科感染

【全身炎症反应综合征(systemic inflammatory response syndrome,SIRS)】

1. 发病特点

全身炎症反应综合征（SIRS）是因感染或非感染病因作用于机体而引起的机体失控的自我持续放大和自我破坏的全身性炎症反应。它是机体修复和生存而出现过度应激反应的一种临床过程。当机体受到外源性损伤或感染毒性物质的打击时，可促发初期炎症反应，同时机体产生的内源性免疫炎性因子而形成"瀑布效应"。危重患者因机体代偿性抗炎反应能力降低以及代谢功能紊乱，最易引发 SIRS。严重者可导致多器官功能障碍综合征（MODS）。

2. 临床表现

临床上出现下述两项或两项以上表现时，既为 SIRS。

（1）体温＞38 ℃或＜36 ℃。

（2）心率＞90 次/min。

（3）呼吸频率＞20 次/min 或过度通气，PaCO₂＜32 mmHg。

（4）WBC 计数＞12×10⁹/L 或＜4×10⁹/L，未成熟粒细胞＞10％。

（三）治疗方案

针对 SIRS 的发病机制，对于全身炎症反应综合征的防治应当注意采取积极治疗措施，减轻各种临床侵袭对机体的打击，缓解应激反应。控制感染，减少细菌、毒素及坏死组织激发炎症反应的作用。针对炎症介质与内源性炎症连锁反应的免疫调理治疗近年来有很多方法用于临床，如各种细胞因子拮抗剂、细胞因子单克隆抗体、抗内毒素抗体、血栓素合成酶抑制剂、氧自由基清除剂等，作为新的治疗途径，其效果有待临床验证。

【脓毒症】

脓毒症（sepsis）是由细菌等病原微生物侵入机体引起的全身炎症反应综合征。除全身炎症反应综合征和原发感染病灶的表现外，重症患者还常有器官灌注不足的表现。大体包括既往的败血症和脓毒血症。

（一）发病特点

脓毒症是指由感染引起的全身炎症反应综合征（SIRS），临床上证实有细菌存在或有高度可疑感染灶。虽然脓毒症是由感染引起，但是一旦发生后，其发生发展遵循其自身的病理过程和规律，故从本质上讲脓毒症是机体对感染性因素的反应。脓毒症可以由任何部位的感染引起，临床上常见于肺炎、腹膜炎、胆管炎、泌尿系统感染、蜂窝织炎、脑膜炎、脓肿等。其病原微生物包括细菌、真菌、病毒及寄生虫等，但并非所有的脓毒症患者都有引起感染的病原微生物的阳性血培养结果，仅约 45％的脓毒性休克患者可获得阳性血培养结果。脓毒症常常发生在有严重疾病的患者和有慢性疾病的患者中。

按脓毒症严重程度可分脓毒症、严重脓毒症（severe sepsis）和脓毒性休克（septic shock）。严重脓毒症，是指脓毒症伴有器官功能障碍、组织灌注不良或低血压。脓毒性休克，是指严重脓毒症给予足量的液体复苏后仍然伴有无法纠正的持续性低血压，也被认为是严重脓毒症的一种特殊类型。

（二）临床表现

（1）SIRS 的表现，指具有 2 项或 2 项以上的下述临床表现：①体温＞38 ℃或＜36 ℃；②心率＞90 次/min；③呼吸频率＞20 次/min 或 PaCO₂＜32 mmHg；④外周血白细胞＞12×10⁹/L 或＜4×10⁹/L 或未成熟细胞＞10％。

（2）脓毒症患者一般都会有 SIRS 的一种或多种表现。最常见的有发热、心动过速、呼吸急促和外周血白细胞增加。但 2001 年"国际脓毒症专题讨论会"认为 SIRS 诊断标准过于敏感，特异性不高，重新界定脓毒症的诊断须同时具有以下三方面表现：①原发感染灶的症状和体征；②SIRS 的表现；③脓毒症进展后出现的休克及进行性多器官功能不全表现。

（三）诊断依据

（1）由于认为既往"感染＋SIRS 表现"的诊断指标过于敏感，目前临床上诊断成人脓毒症要求有明确感染或可疑感染加上以下指标：

①全身情况：发热（＞38.3 ℃）或低体温（＜36 ℃）；心率增快（＞90 次/min）或＞年龄正常值之上 2 个标准差；呼吸增快（＞30 次/min）；意识改变；明显水肿或液体正平衡＞

20 mL/kg,持续时间超过 24 h;高血糖症(血糖＞7.7 mmol/L)而无糖尿病史。

②炎症指标:白细胞增多(＞12×10⁹/L)或白细胞减少(＜4×10⁹/L)或白细胞正常但不成熟细胞＞10%;血浆 C-反应蛋白＞正常值 2 个标准差;血浆降钙素原＞正常值 2 个标准差。

③血流动力学指标:低血压(收缩压＜90 mmHg,平均动脉压＜70 mmHg 或成人收缩压下降＞40 mmHg,或低于年龄正常值之下 2 个标准差);混合静脉血氧饱和度(SvO_2)＞70%;心脏指数(CI)＞3.5 L/(min·m²)。

④器官功能障碍参数:氧合指数(PaO_2/FiO_2)＜300 mmHg;急性少尿[尿量＜0.5 mL/(kg·h)];肌酐增加≥44.2 μmol/L;凝血功能异常(国际标准化比值＞1.5 或活化部分凝血活酶时间＞60 s);肠麻痹:肠鸣音消失;血小板减少(＜100×10⁹/L);高胆红素血症(总胆红素＞70 mmol/L)。

⑤组织灌注参数:高乳酸血症(＞3 mmol/L);毛细血管再充盈时间延长或皮肤出现花斑。

需要注意的是:新的诊断标准并未强调必须是在感染的基础上加上以上 5 条或其中几条以上表现才可以诊断为脓毒症,而更强调以异常的指标结合临床专科的具体病情变化来做出更符合临床实际的脓毒症临床诊断。

(2)严重脓毒症:合并出现器官功能障碍表现的脓毒症。

(3)脓毒性休克:其他原因不可解释的,以低血压为特征的急性循环衰竭状态,是严重脓毒症的一种特殊类型。包括:

①收缩压＜90 mmHg 或收缩压较原基础值减少＞40 mmHg 至少 1 h,或依赖输液及药物维持血压,平均动脉压＜60 mmHg。

②毛细血管再充盈时间＞2 s。

③四肢厥冷或皮肤花斑;

④高乳酸血症。

⑤尿量减少。

(四)治疗方案

1.监测　准确了解脓毒症患者的疾病状态是治疗脓毒症休克不可缺少的部分,其中能够反映机体血流动力学和微循环灌注的指标尤为重要,因此掌握脓毒症常用的监测指标的方法及临床意义是医生的重要技能。

(1)中心静脉压(CVP)和肺动脉嵌压(PAWP):CVP 和 PAWP 分别反映右心室舒张末压和左心室舒张末压,是反映前负荷的压力指标,中心静脉导管应该在严重脓毒症患者中尽早放置,肺动脉漂浮导管则根据病情考虑放置。

(2)中心静脉血氧饱和度($ScvO_2$)和混合静脉氧饱和度(SvO_2):在严重脓毒症和脓毒症休克的早期,即使此时机体的血压、心率、尿量和 CVP 处于正常范围内,此时全身组织灌注就已经发生灌注不足,而 $ScvO_2$ 和 SvO_2 能较早地反映组织这种灌注状态。研究表明在严重脓毒症和脓毒症休克中,SvO_2＜70% 提示病死率显著增加。

(3)血乳酸:血乳酸是反映组织是否处于低灌注状态和是否缺氧的灵敏指标,如乳酸水平高于 4 mmol/L 时死亡率明显升高。而动态监测血乳酸变化或计算乳酸清除率对疾病状态的评估更有价值。

（4）组织氧代谢：脓毒症导致的胃肠道血流低灌注可导致其黏膜细胞缺血缺氧，H^+ 释放增加与 CO_2 积聚。消化道黏膜 pH 值（pHi）是目前反映胃肠组织细胞氧合状态的指标。

2. 早期液体复苏

在脓毒症中由于血管收缩舒张功能异常和通透性增加，机体在早期就出现了血容量降低，组织器官出现低灌注状态，因此及时进行有效液体复苏成为脓毒症治疗的关键措施。有证据表明，早期液体复苏有助于改善脓毒症休克患者的预后，脓毒症治疗指南也提出脓毒症早期目标指导性治疗（EGDT）策略，提出 6 h 内应达到：①中心静脉压（CVP）8～12 mmHg；②平均动脉压（MAP）≥65 mmHg；③尿量≥0.5 mL/kg/h；④$ScvO_2$≥70%或 SvO_2≥65%。

3. 控制感染

（1）获取生物学证据：尽可能在使用抗生素之前留取生物学标本，进行细菌/真菌培养，标本包括血液、痰液、尿液、伤口分泌物等标本，培养结果有助于进行针对性的使用抗生素治疗。但并非脓毒症所有的生物学标本培养都会有阳性结果。

（2）使用抗生素：由于早期不可能很快获得细菌培养的结果，因此脓毒症早期应尽快给予经验性抗生素治疗，所谓经验性抗生素治疗应是根据本地区细菌流行病学特点和疾病的特点，针对性地选择一种或多种抗生素，所选抗生素应对所有可能的病原微生物（细菌/真菌）均有效，并能达到足够的治疗浓度，同时根据病情进行疗效评估，既保证疗效又要防止发生细菌耐药。一旦获得细菌培养结果，应根据药敏结果结合临床情况尽快改为靶向治疗，使用有效的窄谱抗生素。合理进行经验性抗生素治疗和靶向治疗，是避免抗生素滥用和发生抗生素耐药的重要措施。

（3）祛除感染源：在脓毒症治疗的同时，即应该积极寻找引起感染的原因，如涉及外科感染（如化脓性胆管炎、脓肿形成、肠梗阻、化脓性阑尾炎等），应及时手术干预，清除病灶或进行引流；如为医源性材料感染（如静脉导管、导尿管或植入人工器材等）应及时取出材料并做微生物培养。

4. 血管活性药物　血管活性药物的应用最好在便于进行血流动力学监测的 ICU 内进行。

（1）如果液体复苏后仍不能使患者的血压和脏器低灌注状态得到改善，则应给予血管活性药物升压治疗，而如果患者面临威胁生命的休克时，即使其低容量未被纠正，此时亦应该给予升压治疗。

（2）对于出现脓毒性休克的患者，去甲肾上腺素和多巴胺是首选药物，此外亦可选择多巴酚丁胺、血管加压素等。

（3）对于出现心脏低心输出量时，多巴酚丁胺是首选的心肌收缩药物。

需要注意的是，如果患者处于严重代谢性酸中毒情况下（pH＜7.15），使用血管活性药物效果往往欠佳，需积极纠正酸中毒。

5. 糖皮质激素　严重脓毒症和脓毒症患者往往存在肾上腺皮质功能不全，因此对于经液体复苏后仍需给予升压药物维持血压的患者，可以考虑给予小剂量的糖皮质激素治疗，通常选择氢化可的松，每日剂量在 200～300 mg 范围。

6. 机械通气辅助通气　对严重脓毒症患者在出现急性肺损伤/急性呼吸窘迫综合征（ALI/ARDS）时，应及时进行机械通气治疗以缓解组织缺氧状态，并且建议选择低平台压、小潮气量通气、允许性高碳酸血症的保护性肺通气策略。

7. 血糖控制　脓毒症患者存在胰岛素抵抗情况,而循证医学证实脓毒症患者的血糖过高是其不良预后的危险因素,因此应把脓毒症患者的血糖控制在合理的水平($<$8.3 mmol/L),但同时应注意防止患者发生低血糖,因此应加强血糖监测。既往强调脓毒症患者进行强化血糖控制,但近年来的研究证实强化血糖控制并未显著降低患者的整体病死率,反而容易导致严重的低血糖发生。

8. 重组人体活化蛋白C(rhAPC)　对于出现脏器功能衰竭的脓毒性休克患者,除外出血风险等禁忌后,可以给予 rhAPC,但同时应密切监测其凝血功能状态。但由于后期的大型临床对照研究未能再次证实 rhAPC 的疗效,目前 rhAPC 的应用尚存争议。

此外,可给予适当镇静,加强肾脏、肝脏等脏器支持,防止出现应激性溃疡、深静脉血栓、DIC 等并发症等治疗。

9. 早期目标指导性治疗和集束化治疗　为了更好地落实脓毒症治疗指南,规范严重脓毒症和脓毒性休克的治疗,目前推荐将上述脓毒症治疗指南的重要措施进行组合,形成一套措施,即早期目标指导性治疗和集束化治疗。

(1)早期目标指导性治疗(EGDT):是指一旦临床诊断严重脓毒症合并组织灌注不足,应尽快进行积极的液体复苏,并在出现血流动力学不稳定状态的最初 6 h 内达到以下目标:中心静脉压 8~12 mmHg;中心静脉氧饱和度($ScvO_2$)$\geqslant$70%;平均动脉压(MAP)$\geqslant$65 mmHg;尿量$>$0.5 mL/(kg·h)。

(2)早期集束化治疗(sepsis bundle):包括早期血清乳酸水平测定;在应用抗生素前获取病原学标本;急诊在 3 h 内、ICU 在 1 h 内开始广谱抗生素治疗;执行 EGDT 并进行血流动力学监测,在 1~2 h 内放置中心静脉导管,监测 CVP 和 $ScvO_2$;控制过高血糖;小剂量糖皮质激素应用;机械通气平台压$<$30 mmHg 及小潮气量通气等肺保护策略;有条件可使用 rhAPC。早期集束化治疗策略的实施,有助于提高临床医师对脓毒症治疗指南的认知和依从性,并取得较好的临床疗效。但是,近年来不同的研究者从不同角度对集束化治疗提出疑问,而且集束化治疗容易忽视脓毒症患者个体化差异。由于脓毒症的根本发病机制尚未阐明,因此判断集束化治疗的综合收益/风险并非轻而易举,期待更多的临床循证医学研究和国际国内合作研究对其进行评估和完善。

三、常见的软组织急性化脓性感染

【疖(fruncle)】

(一)病因和病理

疖是一个毛囊及其所属皮脂腺的急性化脓性感染,常扩展到皮下组织。致病菌大多为金黄色葡萄球菌和表皮葡萄球菌。疖常发生于毛囊和皮脂腺丰富的部位,如颈、头、面部、背部、腋部、腹股沟部及会阴部和小腿。

多个疖同时或反复发生在身体各部,称为疖病。常见于营养不良的小儿或糖尿病患者。

(二)临床表现

最初,局部出现红、肿、痛的小结节,以后逐渐肿大,呈锥形隆起。数日后,结节中央因组织坏死而变软,出现黄白色小脓栓;红、肿、痛范围扩大。再数日后,脓栓脱落,排出脓后,炎症便逐渐消失而愈。

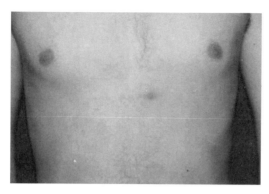

图 5-1-5 胸前壁疖

疖一般无明显的全身症状。但若发生在血液丰富的部位，全身抵抗力减弱时，可引起不适、畏寒、发热、头痛和厌食等毒血症状。面部特别是所谓"危险三角区"的上唇周围和鼻部疖，如被挤压或挑刺，感染容易沿内眦静脉和眼静脉进入颅内的海绵状静脉窦，引起化脓性海绵状静脉窦炎，出现延及眼部及其周围组织的进行性红肿和硬结，伴疼痛和压痛，并有头痛、寒战、高热甚至昏迷等，病情十分严重，死亡率很高。

（三）预防

注意皮肤清洁，特别是在盛夏，要勤洗澡、洗头、理发，勤换衣服、剪指甲，幼儿尤应注意。用金银花、野菊花煎汤代茶喝。疖周围皮肤应保持清洁，并用70％酒精涂抹，以防止感染扩散到附近的毛囊。

（四）治疗

对炎症结节可用热敷或物理疗法（透热、红外线或超短波），亦可外敷鱼石脂软膏、红膏药或金黄膏。已有脓头时，可在其顶部点涂石炭酸。有波动时，应及早切开引流。对未成熟的疖，不应特意挤压，以免引起感染扩散。

面部疖，有全身症状的疖和疖病，应给予磺胺药或抗生素。并注意休息，补充维生素，适当增加营养。

【痈（carbuncle）】

（一）病因和病理

痈是多个相邻的毛囊及其所属皮脂腺或汗腺的急性化脓性感染，或由多个疖融合而成。致病菌为金黄色葡萄球菌。中医称为疽。颈部痈俗称"对口疮"，背部痈俗称"搭背"。常发生于颈、项、背等厚韧皮肤部。由于皮肤厚，感染只能沿阻力较弱的皮下脂肪柱蔓延至皮下组织，沿着深筋膜向四周扩散，侵及附近的许多脂肪柱，再向上传入毛囊群而形成具有多个"脓头"的痈。糖尿病患者较易患痈。

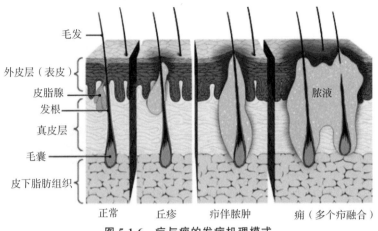

毛发

外皮层（表皮）

皮脂腺

发根

真皮层

毛囊

皮下脂肪组织

脓液

正常　　丘疹　　疖伴脓肿　　痈（多个疖融合）

图 5-1-6　疖与痈的发病机理模式

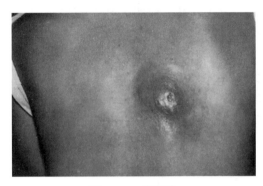

图 5-1-7　背部痈

（二）临床表现

痈呈一片稍隆起的紫红色浸润区，质地坚韧，界线不清，在中央部的表面有多个脓栓，破溃后呈蜂窝状。以后，中央部逐渐坏死、溶解、塌陷，像"火山口"，其内含有脓液和大量坏死组织。痈易向四周和深部发展，周围呈浸润性水肿，局部淋巴结有肿大和疼痛。除有局部剧痛外，患者多有明显的全身症状，如畏寒、发热、食欲减退、白细胞计数增加等。痈不仅局部病变比疖重，且易并发全身性化脓性感染。唇痈容易引起颅内的海绵静脉窦炎，危险性更大。

（三）预防

注意个人卫生，保持皮肤清洁，及时治疗疖，以防止感染扩散。

（四）治疗

1. 全身治疗　患者应适当休息和加强营养，必要时用镇痛剂。可选用磺胺间甲氧嘧啶或青霉素、红霉素等抗菌药物。如有糖尿病，应根据病情同时给予胰岛素及控制饮食等治疗。

2. 局部处理　初期红肿阶段，治疗与疖同。已有破溃者，可用八二丹掺入伤口中，外敷太乙膏。如红肿范围大，中央部坏死组织多，或全身症状严重，应做手术治疗，但唇痈不宜采用。一般用"＋"字或"＋＋"字形切口，有时亦可做"|||"形。切口的长度要超出炎症范围少

许,深达筋膜,尽量剪去所有坏死组织,伤口内用纱布或碘仿纱布填塞止血。以后每日换药,并注意将纱条填入伤口内每个角落,掀起边缘的皮瓣,以利于引流。伤口内用生肌散,可促进肉芽组织生长。如分离面过大,待肉芽组织健康时,可考虑植皮。亦有直接做痈切除术,肉芽组织长出后即植皮,可缩短疗程。

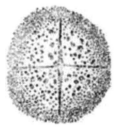 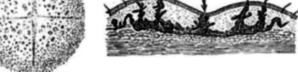 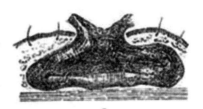

A. "十"字切口 B.切开深达筋膜 C.生理盐水纱布条填塞法

图 5-1-8 痈的切开引流示意

【急性蜂窝织炎】

(一)病因和病理

急性蜂窝织炎是皮下、筋膜下、肌间隙或深部蜂窝组织的一种急性弥漫性化脓性感染。其特点是病变不易局限,扩散迅速,与正常组织无明显界线。致病菌主要是溶血性链球菌,其次为金黄色葡萄球菌,亦可为厌氧性细菌。炎症可由皮肤或软组织损伤后感染引起,亦可由局部化脓性感染灶直接扩散经淋巴、血流传播而发生。溶血性链球菌引起的急性蜂窝织炎,由于链激酶和透明质酸酶的作用,病变扩展迅速,有时能引起败血症。由葡萄球菌引起的蜂窝织炎,比较容易局限为脓肿。

(二)临床表现

常因致病菌的种类、毒性和发病的部位、深浅而不同。表浅的急性蜂窝织炎,局部明显红肿、剧痛,并向四周迅速扩大,病变区与正常皮肤无明显分界。病变中央部位常因缺血发生坏死。如果病变部位组织松弛,如面部、腹壁等处,则疼痛较轻。深在急性蜂窝织炎,局部红肿多不明显,常只有局部水肿和深部压痛,但病情严重,全身症状剧烈,有高热、寒战、头痛、全身无力、白细胞计数增加等。口底、颌下和颈部的急性蜂窝织炎,可发生喉头水肿和压迫气管,引起呼吸困难,甚至窒息;炎症有时还可以蔓延到纵隔。由厌氧性链球菌、拟杆菌和多种肠道杆菌所引起的蜂窝织炎,又称捻发音性蜂窝织炎,可发生在被肠道或沁尿道内容物所污染的会阴部、腹部伤口,局部可检出捻发音,蜂窝组织和筋膜有坏死,且伴有进行性皮肤坏死,脓液恶臭,全身症状严重。

(三)治疗

休息,患处用热敷、中药外敷或理疗。适当加强营养。必要时给止痛、退热药物。应用磺胺药或抗生素。如经上述处理仍不能控制其扩散者,应做广泛的多处切开引流。口底及颌下的急性蜂窝织炎,经短期积极的抗炎治疗无效时,即应及早切开减压,以防喉头水肿,压迫气管而窒息致死;手术中有时会发生喉头痉挛,应提高警惕,并做好急救的准备。对捻发音性蜂窝织炎应及早做广泛的切开引流,切除坏死组织,伤口用 3% 过氧化氢溶液冲洗和湿敷。

【丹毒】

（一）病因和病理

丹毒是皮肤及其网状淋巴管的急性炎症,由β-溶血性链球菌从皮肤、黏膜的细小伤口入侵所致。丹毒蔓延很快,很少有组织坏死或化脓。

（二）临床表现

丹毒的好发部位为下肢和面部。起病急,患者常有头痛、畏寒、发热。局部表现为片状红疹,颜色鲜红,边缘清楚,并略隆起。手指轻压可使红色消退,但在压力除去后,红色即很快恢复。在红肿向四周蔓延时,中央的红色消退、脱屑,颜色转为棕黄。红肿区有时可发生水疱。局部有烧灼样痛。附近淋巴结常肿大、足癣或血丝虫感染可引起下肢丹毒的反复发作,有时并可导致淋巴水肿,甚至发展为象皮肿。

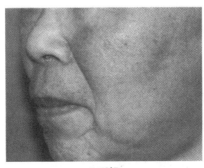 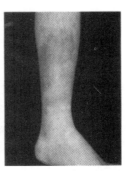

A.面部　　　　　　　　　B.下肢

图 5-1-9　丹毒

（三）治疗

休息,抬高患处。局部用 50％硫酸镁湿热敷,或用青敷膏外敷。全身应用磺胺药或青霉素,并在全身和局部症状消失后仍继续应用 3～5 d,以免丹毒再发。对下肢丹毒,如同时有足癣,应将足癣治好,以避免丹毒复发。还应防止接触性传染。

【急性淋巴管炎和急性淋巴结炎】

（一）病因和病理

致病菌从损伤破裂的皮肤或黏膜侵入,或从其他感染性病灶,发疖、足癣等处侵入,经组织的淋巴间隙进入淋巴管内,引起淋巴管及其周围的急性炎症,称为急性淋巴管炎。淋巴管腔内有细菌、凝固的淋巴液和脱落的细胞。如急性淋巴管炎继续扩散到局部淋巴结,或化脓性病灶经淋巴管蔓延到所属区域的淋巴结,就可引起急性淋巴结炎。如上肢、乳腺、胸壁、背部和脐以上腹壁的感染引起腋部淋巴结炎;下肢、脐以下腹壁、会阴和臀部的感染,可以发生腹股沟部淋巴结炎;头、面、口腔、颈部和肩部感染,引起颌下及颈部的淋巴结炎。急性淋巴管炎和急性淋巴结炎的致病菌常为金黄色葡萄球菌和溶血性链球菌。

（二）临床表现

急性淋巴管分为网状淋巴管炎和管状淋巴管炎。丹毒即为网状淋巴管炎。管状淋巴管炎常见于四肢,以下肢为多,因为它常并发于足癣感染。

管状淋巴管炎可分为深、浅两种。浅层淋巴管炎,在伤口近侧出现一条或多条"红线",

硬而有压痛。深层淋巴管炎不出现红线,但患肢出现肿胀,有压痛。两种淋巴管炎都可以产生全身不适、畏寒、发热、头痛、食欲减退等症状。

急性淋巴结炎,轻者仅有局部淋巴结肿大和略有压痛,并常能自愈。较重者,局部有红、肿、痛、热,并伴有全身症状。通过及时治疗,红肿即能消退,但有时由于瘢痕和组织增生,可遗留一小硬结;炎症扩展至淋巴结周围,几个淋巴结可粘连成团;也可以发展成脓肿。此时,疼痛加剧,局部皮肤变暗红、水肿,压痛明显。

（三）预防

及时处理损伤,治疗原发病灶如扁桃体炎、龋齿、手指感染及足癣感染等。

（四）治疗

主要是对原发病灶的处理。本病早期做抗炎治疗。急性淋巴结炎已形成脓肿的,应做切开引流。

四、有芽孢厌氧菌感染

【破伤风】

（一）发病特点

破伤风是一种历史较悠久的梭状芽孢杆菌感染,破伤风杆菌侵入人体伤口,生长繁殖,产生毒素可引起的一种急性特异性感染。破伤风杆菌及其毒素不能侵入正常的皮肤和黏膜,故破伤风是常和创伤相关联的一种特异性感染。除了可能发生在各种创伤后,还可能发生于不洁条件下分娩的产妇和新生儿。病菌是梭状芽孢杆菌,革兰氏阳性厌氧菌。平时存在于人畜的肠道,随粪便排出体外,以芽孢状态分布于自然界,尤以土壤中常见。此菌对环境有很强的抗力,能耐煮沸。

（二）临床表现

1. 前驱症状　全身乏力、头晕、头痛、咀嚼无力、局部肌肉发紧、扯痛、反射亢进等。

2. 典型症状　是在肌紧张性收缩(肌强直、发硬)的基础上,阵发性强烈痉挛,通常最先受影响的肌群是咀嚼肌,随后顺序为面部表情肌、颈、背、腹、四肢肌,最后为膈肌。

3. 相应表现　张口困难(牙关紧闭)、蹙眉、口角下缩、咧嘴"苦笑"、颈部强直、头后仰;当背、腹肌同时收缩,因背部肌群较为有力,躯干因而扭曲成弓,结合四肢的屈膝、弯肘、半握拳等痉挛姿态,形成"角弓反张"或"侧弓反张";膈肌受影响后,发作时面唇青紫,通气困难,可出现呼吸暂停。

4. 发作特点　上述发作可因轻微的刺激,如光、声、接触、饮水等而诱发。间隙期长短不一,发作频繁者,常示病情严重。发作时神志清楚,表情痛苦,每次发作时间由数秒至数分钟不等。强烈的肌痉挛,可使肌断裂,甚至发生骨折。膀胱括约肌痉挛可引起尿潴留。持续的呼吸肌和膈肌痉挛,可造成呼吸骤停。患者死亡原因多为窒息、心力衰竭或肺部并发症。

5. 病程　病程一般为3~4周,如积极治疗、不发生特殊并发症者,发作的程度可逐步减轻,缓解期平均约1周。但肌紧张与反射亢进可继续一段时间;恢复期间还可出现一些精神症状,如幻觉、言语、行动错乱等,但多能自行恢复。

（三）诊断要点

依据受伤史、典型临床表现以及无破伤风预防免疫接种史,破伤风一般均可及时诊断,故做临床诊断时不要求常规做厌氧培养和细菌学证据。

（四）治疗方案

破伤风是一种极为严重的疾病，死亡率高，尤其是新生儿和吸毒者，为此要采取积极的综合治疗措施，包括清除毒素来源，中和游离毒素，控制和解除痉挛，保持呼吸道通畅和防治并发症等。

1. 处治伤口　伤口内存留坏死组织、引流不畅者，应在抗毒血清治疗后，在良好麻醉、控制痉挛下进行伤口处理、充分引流，局部可用3％过氧化氢溶液冲洗。有的伤口看上去已愈合，应仔细检查痂下有无窦道或死腔。

2. 抗毒素的应用　目的是中和游离的毒素。所以只在早期有效，毒素已与神经组织结合，则难收效。分别由肌内注射与静脉滴入。静脉滴入应稀释于5％葡萄糖溶液中，缓慢滴入。用药前应做皮内过敏试验。连续应用或加大剂量并无意义，且易致过敏反应和血清病。破伤风人体免疫球蛋白在早期应用有效，一般只用一次。

3. 镇静解痉　患者入院后，应住隔离病室，避免光、声等刺激；避免骚扰患者。据病情可交替使用镇静、解痉药物，以减少患者的痉挛和痛苦。可供选用的药物有：10％水合氯醛保留灌肠量，苯巴比妥钠肌内注射，地西泮肌内注射或静脉滴注，一般每日1次。病情较重者，可用冬眠1号合剂，静脉缓慢滴入，但低血容量时忌用。痉挛发作频繁不易控制者，可用硫喷妥钠缓慢静注，但要警惕发生喉头痉挛和呼吸抑制。用于已做气管切开者比较安全。但新生儿破伤风要慎用镇静解痉药物，可酌情用洛贝林、可拉明等。

4. 防治并发症　主要并发症在呼吸道，如窒息、肺不张、肺部感染；防止发作时掉下床、骨折、咬伤舌等；对抽搐频繁、药物又不易控制的严重患者，应尽早进行气管切开，以便改善通气，清除呼吸道分泌物，必要时可进行人工辅助呼吸；严格无菌技术，防止交叉感染；已并发肺部感染者，根据菌种选用抗生素，如伤口有混合感染，则相应选用抗菌药物，如青霉素肌内注射或大剂量静脉滴注，可抑制破伤风梭菌，也可给甲硝唑，分次口服或静脉滴注，持续7～10 d。

5. 支持治疗　由于患者不断阵发痉挛、出大汗等，故每日消耗热量和水分丢失较多。因此要十分注意营养（高热量、高蛋白、高维生素）补充和水与电解质平衡的调整。必要时可采用中心静脉肠外营养。

【气性坏疽】

（一）发病特点

亦称梭状芽孢杆菌性肌坏死，是由梭状芽孢杆菌引起的特异性感染，致病菌产生外毒素引起严重的毒血症及肌肉组织的广泛坏死，如不及时诊治，可丧失肢体或危及生命，发生气性坏疽主要有三个因素：①有梭状芽孢杆菌污染伤口，即产气荚膜梭状芽孢杆菌、生孢子梭状芽孢杆菌及溶组织梭状芽孢杆菌，其中以产气荚膜梭状芽孢杆菌较为常见，通常数种细菌混合感染更为常见。②组织失活。伤口内有失活的或有血液循环障碍的组织，尤其是肌肉组织。③适合厌氧杆菌生长的缺氧环境。

（二）临床表现

因创伤性质与细菌种类不同，潜伏期长短不一，短者数小时，长者5～6 d，一般为1～4 d。

1. 全身表现　早期出现神情不安、口唇皮肤苍白、脉快，在数小时内变为忧虑、恐惧或精神欣快。在感染发展到严重状态以前，患者神志一直清醒，有时表情淡漠，面色灰白，并大量出汗,体温可高达 38 ℃～39 ℃,体温与脉搏可不成比例,脉搏 100～140 次/min,细弱无力,节律不齐。随着感染的发展,毒血症加重,体温可高达 41 ℃左右。血压在早期正常,后期则下降。伴有血红蛋白下降,白细胞计数增高。晚期有严重贫血及脱水,有时有黄疸,致循环衰竭。

2. 局部表现 先有伤肢沉重、疼痛,感觉敷料或石膏包扎过紧,用止痛药效果不佳。伤口周围水肿,指压留有白色压痕。伤口内有浆液血性渗出液,可含气泡。分泌物涂片可查出革兰阳性粗大杆菌。触诊有捻发音,气体的出现也不尽一致,有些出现早,有些后期方明显,以产气荚膜梭状芽孢杆菌为主者,产气早而多;以水肿梭状芽孢杆菌为主者,则气体形成晚或无气体。有气时 X 线片可见深层软组织内存有气体影。伤口常有硫化氢恶臭味。根据菌种不同可有辛辣、甜酸、臭或恶臭等不同气味。后期肢体高度肿胀,皮肤出现水疱,肤色呈棕色有大理石样斑纹或黑色。肌肉由伤口膨出者,呈砖红色而至橄榄绿色,最后呈黑色腐肉。

(三)诊断要点

本病的诊断依靠临床表现,外伤或手术伤口处疼痛加重,伴全身毒性反应、发热、组织中积气等均支持本病的诊断。伤口检得 CP 的意义不大,80％以上的外伤性伤口内存在梭菌而无感染的依据,若气体量增加或呈线性或沿肌肉和筋膜面扩展,则提示为本病;在病程后期,肌束内可见到气体积聚。

(四)治疗方案

1. 手术

(1)手术方法:一是再次清创,二是对全身毒血症状严重、肢体坏死已无法保留者,施行截肢。再清创时,充分暴露伤口,做广泛多处的纵深切口,彻底切除坏死组织,直到能见出血的健康组织为止。如感染仅限于某一筋膜腔,可把受累肌肉全部切除,术后敞开伤口。整个肢体均坏死者,如不截肢将加重全身毒血症,有生命危险者,应果断截肢。在正常部位用快速高位截断术,如截肢部位必须通过受累组织时,应把残端皮肤纵行切开,并将残余的受累肌肉从起点全部切除,截肢后不缝合伤口。手术时禁用止血带。手术中,用 3％过氧化氢或 1：4 000 高锰酸钾液反复冲洗伤口,并持续滴注;继续输液,视情况给予输血。

(2)术后护理:全身支持治疗,适当输血、输液,保持每天尿量在 1 500 mL 以上,有助于毒素的排泄。给予易消化的高营养饮食。伤口敞开,每半小时用 3％过氧化氢液冲洗伤口 1 次或用 1：4 000 高锰酸钾液持续滴入伤口,直至伤口感染完全被控制。

2. 抗生素治疗 大剂量青霉素钠静脉滴注,每日 1 000 万～2 000 万 U,控制梭状芽孢杆菌感染,青霉素过敏者可用克林霉素;甲硝唑 500 mg,每 6～8 h 1 次,静脉滴注,对厌氧菌有效。

3. 紫外线强红斑量照射 紫外线照射伤口,对本症有较好的疗效。照射范围包括伤口及其周围 5～10 cm 的健康皮肤,用量为强红斑量,局部炎症控制后减量,直至可做二期缝合或植皮时为止。

4. 高压氧 高压氧治疗并不能代替手术。用高压氧治疗气性坏疽取得了满意的疗效,用 2～3 个绝对大气压,每次 2～4 h,第一天 3 次,第二、三天各 2 次,通常 3～4 d 即可控制病情。

五、抗菌药物治疗性应用的基本原则

【诊断为细菌性感染者方有指征应用抗菌药物】

根据患者的症状、体征、实验室检查或放射、超声等影像学结果,诊断为细菌、真菌感染者方有指征应用抗菌药物;由结核分枝杆菌、非结核分枝杆菌、支原体、衣原体、螺旋体、立克次体及部分原虫等病原微生物所致的感染亦有指征应用抗菌药物。缺乏细菌及上述病原微生物感染的临床或实验室证据,诊断不能成立者,以及病毒性感染者,均无应用抗菌药物指征。

【尽早查明感染病原,根据病原种类及药物敏感试验结果选用抗菌药物】

抗菌药物品种的选用,原则上应根据病原菌种类及病原菌对抗菌药物敏感性,即细菌药物敏感试验(以下简称药敏试验)的结果而定。因此有条件的医疗机构,对临床诊断为细菌性感染的患者应在开始抗菌治疗前,及时留取相应合格标本(尤其血液等无菌部位标本)送病原学检测,以尽早明确病原菌和药敏结果,并据此调整抗菌药物治疗方案。

【抗菌药物的经验治疗】

对于临床诊断为细菌性感染的患者,在未获知细菌培养及药敏结果前,或无法获取培养标本时,可根据患者的感染部位、基础疾病、发病情况、发病场所、既往抗菌药物用药史及其治疗反应等推测可能的病原体,并结合当地细菌耐药性监测数据,先给予抗菌药物经验治疗。

待获知病原学检测及药敏结果后,结合先前的治疗反应调整用药方案;对培养结果阴性的患者,应根据经验治疗的效果和患者情况采取进一步诊疗措施。

【按照药物的抗菌作用及其体内过程特点选择用药】

各种抗菌药物的药效学和人体药动学特点不同,因此各有不同的临床适应证。临床医师应根据各种抗菌药物的药效学特点,按临床适应证正确选用抗菌药物。

【综合患者病情、病原菌种类及抗菌药物特点制订抗菌治疗方案】

根据病原菌、感染部位、感染严重程度和患者的生理、病理情况及抗菌药物药效学和药动学证据制订抗菌治疗方案,包括抗菌药物的选用品种、剂量、给药次数、给药途径、疗程及联合用药等。在制订治疗方案时应遵循下列原则。

(一)品种选择

根据病原菌种类及药敏试验结果尽可能选择针对性强、窄谱、安全、价格适当的抗菌药物。进行经验治疗者可根据可能的病原菌及当地耐药状况选用抗菌药物。

(二)给药剂量

一般按各种抗菌药物的治疗剂量范围给药。治疗重症感染(如血流感染、感染性心内膜炎等)和抗菌药物不易到达的部位的感染(如中枢神经系统感染等),抗菌药物剂量宜较大(治疗剂量范围高限);而治疗单纯性下尿路感染时,由于多数药物尿药浓度远高于血药浓度,则可应用较小剂量(治疗剂量范围低限)。

(三)给药途径

对于轻、中度感染的大多数患者,应予口服治疗,选取口服吸收良好的抗菌药物品种,不必采用静脉或肌内注射给药。仅在下列情况下可先予以注射给药：

(1)不能口服或不能耐受口服给药的患者(如吞咽困难者)。

(2)患者存在明显可能影响口服药物吸收的情况(如呕吐、严重腹泻、胃肠道病变或肠道吸收功能障碍等)。

(3)所选药物有合适抗菌谱,但无口服剂型。

(4)需在感染组织或体液中迅速达到高药物浓度以达杀菌作用者(如感染性心内膜炎、化脓性脑膜炎等)。

(5)感染严重、病情进展迅速,需给予紧急治疗的情况(如血流感染、重症肺炎患者等)。

(6)患者对口服治疗的依从性差。肌内注射给药时难以使用较大剂量,其吸收也受药动学等众多因素影响,因此只适用于不能口服给药的轻、中度感染者,不宜用于重症感染者。

接受注射用药的感染患者经初始注射治疗病情好转并能口服时,应及早转为口服给药。

抗菌药物的局部应用宜尽量避免:皮肤黏膜局部应用抗菌药物后,很少被吸收,在感染部位不能达到有效浓度,反而易导致耐药菌产生,因此治疗全身性感染或脏器感染时应避免局部应用抗菌药物。抗菌药物的局部应用只限于少数情况:

(1)全身给药后在感染部位难以达到有效治疗浓度时加用局部给药作为辅助治疗(如治疗中枢神经系统感染时某些药物可同时鞘内给药,包裹性厚壁脓肿脓腔内注入抗菌药物等)。

(2)眼部及耳部感染的局部用药等。

(3)某些皮肤表层及口腔、阴道等黏膜表面的感染可采用抗菌药物局部应用或外用,但应避免将主要供全身应用的品种做局部用药。

局部用药宜采用刺激性小、不易吸收、不易导致耐药性和过敏反应的抗菌药物。青霉素类、头孢菌素类等较易产生过敏反应的药物不可局部应用。氨基糖苷类等耳毒性药不可局部滴耳。

(四)给药次数

为保证药物在体内能发挥最大药效,杀灭感染灶病原菌,应根据药动学和药效学相结合的原则给药。青霉素类、头孢菌素类和其他 β-内酰胺类、红霉素、克林霉素等时间依赖性抗菌药,应一日多次给药。氟喹诺酮类和氨基糖苷类等浓度依赖性抗菌药可一日给药一次。

(五)疗程

抗菌药物疗程因感染不同而异,一般宜用至体温正常、症状消退后 72～96 h,有局部病灶者需用药至感染灶控制或完全消散。但血流感染、感染性心内膜炎、化脓性脑膜炎、伤寒、布鲁菌病、骨髓炎、B 组链球菌咽炎和扁桃体炎、侵袭性真菌病、结核病等需较长的疗程方能彻底治愈,并减少或防止复发。

(六)抗菌药物的联合应用

单一药物可有效治疗的感染不需联合用药,仅在下列情况时有指征联合用药。

(1)病原菌尚未查明的严重感染,包括免疫缺陷者的严重感染。

(2)单一抗菌药物不能控制的严重感染,需氧菌及厌氧菌混合感染,2 种及 2 种以上复数菌感染,以及多重耐药菌或泛耐药菌感染。

(3)需长疗程治疗,但病原菌易对某些抗菌药物产生耐药性的感染,如某些侵袭性真菌病;或病原菌含有不同生长特点的菌群,需要应用不同抗菌机制的药物联合使用,如结核和非结核分枝杆菌。

(4)毒性较大的抗菌药物,联合用药时剂量可适当减少,但需有临床资料证明其同样有效。如两性霉素 B 与氟胞嘧啶联合治疗隐球菌脑膜炎时,前者的剂量可适当减少,以减少其毒性反应。

联合用药时宜选用具有协同或相加作用的药物联合,如青霉素类、头孢菌素类或其他 β-内酰胺类与氨基糖苷类联合。联合用药通常采用 2 种药物联合,3 种及 3 种以上药物联合仅适用于个别情况,如结核病的治疗。此外必须注意联合用药后药物不良反应亦可能增多。

(蒋伟忠　许春森)

第三节　体液平衡

水和电解质是体液的主要成分。体液可分为细胞内液和细胞外液两部分,其分布以及成分与性别、年龄及胖瘦有关,成年男性体液量约为体重的 60%,而成年女性的体液量约占体重的 50%,两者均有±15%的变化幅度。细胞内液绝大部分存在于骨骼肌中,男性约占体重的 40%;女性肌肉不如男性发达,细胞内液约占体重 35%。细胞外液约占体重 20%。细胞外液又可分为血浆和组织间液两部分。血浆量约占体重的 5%,组织间液约占体重的 15%。绝大部分组织间液能迅速与血管内液体和细胞内液交换并取得平衡。细胞外液中主要的阳离子是 Na^+,主要阴离子是 Cl^-、HCO_3^-。细胞内液中主要阳离子是 K^+ 和 Mg^{2+},主要阴离子是 HPO_4^{2-} 和蛋白质。

【体液平衡及渗透压的调节】

正常人体的血浆渗透压为 290~310 mmol/L。体液及渗透压的稳定是神经—内分泌系统调节的,通过下丘脑—垂体后叶—内分泌系统调节,体液正常渗透压通过下丘脑—垂体后叶—抗利尿激素系统来恢复和维持,血容量的恢复和维持则是通过肾素—醛固酮系统。此两系统共同作用于肾,调节水及钠等电解质的吸收和排泄,从而达到维持体液平衡,使内环境保持稳定的目的。

【酸碱平衡的维持】

正常人体内的酸碱度保持在一定的范围,即 pH 值为 7.35~7.45(7.40±0.05),血液中的缓冲系统以 HCO_3^-/H_2CO_3 最为重要,肾在调节酸碱平衡中起最重要的作用,通过吸收和排出酸碱物质的量来维持血浆的 HCO_3^- 浓度,使 pH 值保持稳定。肺主要通过排出 CO_2 来调节酸碱平衡。

一、水和钠的代谢紊乱

【等渗性缺水】

(一)病因和病理生理

常见的病因有:

(1)消化液的急性丧失,如大量呕吐,肠外瘘。

(2)体液丧失在感染区或组织间隙内,如腹腔内或腹膜后感染、肠梗阻、烧伤等。

这些丧失体液成分与细胞外液基本相同。等渗性缺水可造成细胞外液量迅速减少,由于渗透压基本不变,细胞内液基本不向细胞外液转移。机体对等渗性缺水的代偿启动机制是肾入球小动脉压力感受器感受到管内压力下降的刺激以及肾小球滤过率下降所致的远曲小管 Na^+ 的减少,引起肾素—醛固酮系统的兴奋,醛固酮促进远曲小管的水、钠再吸收,从而使细胞外液量代偿性回升。

(二)临床表现

患者常有恶心、厌食、乏力、少尿等,但不口渴,当短期内体液丧失量达到体重的5%,患者可出现脉搏细速、湿冷、血压不稳等血容量不足之症状,当丧失的体液量达体重的6%～7%时则可出现更严重的休克表现。休克的微循环障碍必然导致代谢性酸中毒。

(三)诊断

根据病史和临床表现常可得出诊断,血常规检查可发现血液浓缩,血清 Na^+、Cl^- 等一般正常,尿比重增高。

(四)治疗

病因治疗十分重要,若能消除病因,则缺水将容易得到纠正。对等渗性缺水的治疗,是针对性纠正其细胞外液量的减少,可静脉滴注平衡盐溶液或生理盐水。

【低渗性缺水】

(一)病因和病理生理

主要病因有:

(1)胃肠道消化液的持续丧失,以致大量的钠随消化液排出。

(2)大创面的慢性渗液。

(3)不适当应用排钠利尿剂。

(4)等渗性缺水时补充水分过多。

低渗性缺水是水和钠同时丢失,但失钠多于失水,血清钠低于正常,细胞外液呈低渗状态。机体的代偿机制是抗利尿激素分泌减少,使水再吸收减少,尿量排出增多,但可引起循环血量更进一步地减少,于是细胞间液进入血循环,以补偿血容量。循环血量的减少,刺激肾素—醛固酮系统的兴奋,使肾排钠减少,增加水和 Cl^- 的再吸收。

(二)临床表现

与缺钠程度有关,一般均无口渴感,常见有恶心、呕吐、头晕、软弱无力。根据缺钠的程度,可分为三度:轻度缺钠,血钠浓度在 135 mmol/L 以下,患者疲乏、头晕、手足麻木;中度缺钠,血清钠在 130 mmol/L 以下,恶心、呕吐、脉搏细速、血压不稳、视物模糊、尿量少,尿中几乎不含钠和氯;重度缺水,血清钠在 120 mmol/L 以下,患者神志不清,抽搐,休克甚至昏迷。

(三)诊断

根据临床表现可初步诊断:

(1)尿液检查,尿比重在 1.010 以下,尿 Na^+、Cl^- 明显减少。

(2)血钠浓度在 135 mmol/L 以下。

(3)血红蛋白、红细胞计数、血细胞比容升高,尿素氮升高。

(四)治疗

积极处理病因,低渗性缺水原则上输入含盐溶液或高渗盐水,静脉输液原则是:先盐后糖,先快后慢,总输入量分次完成。

【高渗性缺水】

(一)病因和病理生理

(1)水分摄入不够,吞咽困难,危重患者给水分不足。

(2)水分丧失过多,高温大汗,大面积烧伤暴露疗法。

血清钠高于正常上限,细胞外液渗透压升高,细胞内液向细胞外液移动,高渗刺激视丘的口渴中枢,患者口渴明显,另外细胞外液高渗状态引起抗利尿激素分泌增多,使肾小球对水的再吸收增加,尿量减少。

(二)临床表现

分为三度:

(1)轻度缺水:缺水量为体重2‰~4‰,患者出现口渴外,无其他症状。

(2)中度缺水:缺水量为体重4‰~6‰,有乏力,尿少、尿比重增加,皮肤失去弹性,烦躁不安。

(3)重度缺水:缺水量超过体重6‰,出现神经系统症状,甚至昏迷。

(三)诊断

根据病史及临床表现可初步诊断:

(1)尿液检查、尿比重等。

(2)血钠浓度多在150 mmol/L以上。

(3)血红蛋白、红细胞计数、血细胞比容轻度增高。

(四)治疗

病因治疗最为重要,可以口服糖盐水或者低渗的盐水,无法口服的患者,可以补充葡萄糖溶液或0.45%氯化钠溶液。

二、体内钾的异常

钾是机体重要的矿物质之一,体内钾含量的98%存在于细胞内,是细胞内最主要的电解质,细胞外液的含钾量是总量的2%,正常血钾的浓度为3.5~5.5 mmol/L。钾有许多重要的生理功能,参与、维持细胞的正常代谢,维持细胞内液的渗透压和酸碱平衡,维持神经肌肉的兴奋性,以及维持心肌的正常功能。

【低钾血症】

(一)病因和病理生理

血钾浓度低于3.5 mmol/L,表示有低钾血症。病因有:

(1)长期进食不足。

(2)应用利尿剂。

(3)患者补充含钾液体不足。

(4)呕吐、胃肠减压等肾外途径丧失。

(5)钾向细胞内转移,大量输注含葡萄糖和胰岛素的液体,代谢性碱中毒等。

(二)临床表现

首先表现的是肌肉无力,先是四肢,后向躯干和呼吸肌发展。腱反射减弱,肠蠕动消失,甚至出现肠麻痹等表现。心脏受累主要表现为传导阻滞和节律异常,典型的心电图表现是 T 波降低、变平或倒置,随后出现 S-T 段降低,Q-T 间期延长和 U 波,但并非每个患者都有心电图改变,故不能仅凭心电图异常来诊断低钾血症。

（三）诊断

根据病史和临床表现,血清钾低于 3.5 mmol/L,即可诊断。

（四）治疗

能口服补钾的尽量口服,但外科低钾血症大部分不能靠口服补充。静脉补钾须注意以下几点：

(1)先扩容,再补钾。

(2)尿量超过 40 mL/h 后,开始补钾。

(3)每升输液中钾含量不宜超过 40 mmol(相当于氯化钾 3.0 g)。

【高钾血症】

（一）病因和病理生理

(1)进入体内钾太多,如口服或静脉输入钾太多,大量输入库存血。

(2)肾排钾功能减退,肾功能不全是最常见原因。

(3)细胞内钾的移出,如溶血、酸中毒,组织损伤。

（二）临床表现

高钾血症临床表现没有特异性,可有视物模糊,感觉异常和肢体软弱无力,最危险的高钾血症可致心搏骤停。

（三）诊断

血清钾高于 5.5 mmol/L 即可诊断。临床表现无特异性,心电图的表现是 T 波高尖,P 波波幅下降,QRS 增宽。

（四）治疗

(1)停止输入一切含钾的药物或溶液。

(2)降低血钾浓度：透析疗法；阳离子交换树脂的应用；促进钾向细胞内转移,包括静脉输入 5％碳酸氢钠溶液、葡萄糖和胰岛素混合溶液。

三、酸碱平衡的失调

【代谢性酸中毒】

（一）病因和病理生理

酸性物质产生过多或 HCO_3^- 减少即可引起代谢性酸中毒。

(1)酸性物质产生过多。休克或急性循环衰竭可引起酸性物质产生过多。

(2)碱性物质丢失过多,如肠瘘、胰瘘、胆瘘。

(3)肾功能不全,排酸功能减弱,吸收 HCO_3^- 能力减弱。

（二）临床表现

轻度可无临床表现,重症患者可有疲乏,眩晕嗜睡,感觉迟钝或烦躁。呼吸表现为又深又快,呼出气体带有酮味。出现心率加快、心律不齐、急性肾功能不全等表现。

（三）诊断

根据病史和临床表现可初步诊断。做血气分析可明确诊断。此时血液 pH 值和

HCO_3^- 明显下降,代偿期 pH 值可在正常范围,但 HCO_3^-、碱剩余和 $PaCO_2$ 均有一定程度的降低。

（四）治疗

病因治疗放在首位。轻度的酸中毒可以通过纠正补充血容量,纠正休克得到改善,对于 HCO_3^- 小于 15 mmol/L 应立即输液和补充碱剂进行治疗。最常用的是补充 5％的碳酸氢钠。

【代谢性碱中毒】

（一）病因和病理生理

体内 H^+ 丢失或 HCO_3^- 增多可引起代谢性碱中毒。

（1）胃液丧失过多,这是患者发生代谢性碱中毒最常见的原因。

（2）碱性物质摄入过多,长期服用碱性药物,如小苏打。

（3）缺钾。

（4）利尿剂的应用,代谢性碱中毒时,氧合曲线左移,使氧不易从氧合血红蛋白释出,此时尽管血氧含量正常,但组织仍存在缺氧。

（二）临床表现

轻度临床表现不典型,重度患者可表现为兴奋、躁动、谵语、嗜睡,严重可昏迷。呼吸表现为浅而慢。可有手足搐搦,腱反射亢进等神经肌肉兴奋性增加的表现。

（三）诊断

根据病史可初步做出诊断。一般无明显症状,有时呼吸变浅变慢或精神方面异常。血气分析可做出诊断,失代偿期时,血液 pH 值和 HCO_3^- 明显升高,$PaCO_2$ 正常,代偿期 pH 值可正常,但 HCO_3^- 和剩余碱均有一定程度的升高。

（四）治疗

积极治疗原发病,对丧失胃液的代谢性碱中毒,可补充等渗盐水或葡萄糖生理盐水。严重者可补充盐酸精氨酸。

（蒋伟忠）

第二章 烧 伤

【概述】

烧伤外科学为外科学的一个分支,是研究烧伤的发生、发展规律,以及救治理论及技术方法的学科。烧伤泛指由热力、电流、化学物质、激光、放射线等所致的组织损害。烧伤是一种古老而又常见的创伤,以往多归属于外科或皮肤科,一直到第二次世界大战后期,烧伤伤员剧增,才受到人们重视,并作为独立的学科进行研究。我国则是在 1958 年以后才在全国范围内开展了正规的烧伤防治工作。

烧伤是一门边缘学科。严重烧伤不仅伤在体表,而且反应波及全身。严重烧伤的治疗涉及内、外、妇、儿等几乎所有临床学科的知识。近年来,基础研究、营养学、整复外科、显微外科及心理学等学科在烧伤领域广泛应用,开创了烧伤治疗新的天地。

【烧伤严重程度的估计与分类】

(一)临床常以烧伤原因来分类

1. **热液烫伤**　如开水、热汤、热油、热茶、热洗澡水等烫伤。

2. **火焰烧伤**　如煤气、瓦斯爆炸、火灾等造成的烧伤。

3. **吸入性损伤(呼吸道烧伤)**　火灾现场,密闭、半密闭空间内烧伤后若有头面部烧伤,鼻毛烧焦,声音嘶哑,呼吸困难或吸入化学性、刺激性气体后出现上述情况时,须高度怀疑合并吸入性损伤。此类烧伤常严重影响呼吸功能,病情危重,死亡率高。

4. **化学烧伤**　常为强酸、强碱烧伤,多发生于暴露部位,特别是颜面及眼部,引起蛋白变性、组织脱水、脂肪皂化等损伤。吸入化学性气体可引起严重的吸入性损伤。

5. **电烧伤**　机体接触电源引起的烧伤。临床分电接触烧伤、电弧烧伤两类。伤员常在触电后立即发生心搏、呼吸骤停,现场应在脱离电源后行紧急心肺复苏。严重电烧伤可引起肌组织广泛坏死,红细胞大量破坏,肌球(红)蛋白可阻塞肾小管导致急性肾功能衰竭。电烧伤是严重创伤,容易致畸致残,尽管烧伤面积可能不大,伤后也应急诊送医。

6. **其他**　如接触烫伤(排气管、热金属),晒伤,激光、射线烧伤及冻伤等。

(二)烧伤严重程度的估计

1. 烧伤面积的估计

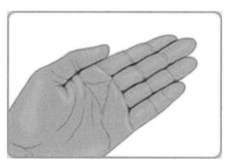

图 5-2-1　手掌法

(1)新九分法:将全身体表面积分为 11 个 9%＋1%,即:头、面、颈 9%;双上肢 18%;躯干(前、后躯干各 13%、会阴 1%)27%;双下肢 46%(包括双臀 5%)。

(2)手掌法(如图 5-2-1 所示):伤员手掌并拢的面积相当于自己体表面积的 1%。

(3)儿童头大,肢体小,面积随年龄而异,需用下列公式计算:

$$头、面、颈部面积百分比＝[9＋(12－年龄)]\%$$
$$双下肢面积百分比＝[46－(12－年龄)]\%$$

2.烧伤深度的估计

(1)三度四分法:Ⅰ度红、Ⅱ度疱、Ⅲ度皮肤全坏掉。

(2)四度五分法,见表 5-2-1 所示。

表 5-2-1　烧伤深度估计的四度五分法

深度	组织损伤	外观特点及临床体征	感觉	拔毛试验	局部温度	创面愈合过程
Ⅰ度 (红斑性)	伤及表皮角质层、透明层、颗粒层、棘状层等,生发层健在	局部红、肿、热、痛,无水疱,干燥,无感染	轻微过敏 烧灼感	痛	微增	2～3 d 内症状消退。3～5 d 脱屑,不留瘢痕
浅Ⅱ度 (水疱性)	伤及生发层、真皮乳头层(浅层)	疱大,疱皮薄,创面湿润,基底红、肿,可见红色细斑点或细脉络状血管网	剧痛 感觉过敏	痛	增高	无感染,1～2 周愈,多不留瘢痕
深Ⅱ度	伤及真皮深层	疱小或无,疱皮厚,创面微湿,红白相间,可见红色粗斑点或较粗脉络状血管网,水肿明显	剧痛 感觉迟钝	微痛	略低	3～4 周愈,遗瘢痕、畸形
Ⅲ度	伤及皮肤全层及皮下脂肪	创面苍白,栓塞血管网明显	疼痛消失 感觉迟钝	不痛 易拔除	局部凉	3～4 周焦痂溶解,肉芽生成,须植皮修复,遗留瘢痕、畸形
Ⅳ度	伤及肌肉、骨骼甚至脏器	创面焦黄、炭化,皮革样,干燥,多数可见粗大栓塞静脉网	疼痛消失 感觉迟钝	疼痛消失 感觉迟钝	局部凉	3～4 周呈黑色、干瘪、坏死、感染,须截肢(指)或皮瓣修复

(三)烧伤严重程度的分类

按照 1970 年全国烧伤会议提出的标准,将烧伤严重程度分为四类:

1.轻度烧伤　总面积小于 10% 的Ⅱ度烧伤。

2.中度烧伤　总面积 11%～30% 或Ⅲ度烧伤 10% 以下。

3.重度烧伤　总面积 31%～50% 或Ⅲ度烧伤 11%～20%,或烧伤面积虽未达上述标准,但有下列情况之一者:①伴有休克;②伴有复合伤或合并伤(严重创伤、冲击伤、放射伤、化学中毒等);③中、重度吸入性烧伤。

4.特重烧伤　总面积超过 50% 或Ⅲ度烧伤超过 20%。

【急救处理与转送】

伤害发生时,伤者或家人、亲友首先应冷静应对,做好现场急救,最大限度地降低伤害程度。

（一）热液烫伤的现场急救

热液烫伤的现场急救五步骤：

迅速以流动清水（自来水）冲洗，或将受伤部位浸泡于冷水中，以快速降低皮肤表面温度。

充分浸泡后，小心除去衣物，必要时剪开（可暂时保留粘住的部分）。尽量避免将创面上的水疱弄破。

持续浸泡 20 min 以上，可减轻疼痛、减轻水肿、稳定情绪。烫伤面积大、年龄小、体质虚弱、老年人，不宜浸泡过久，以免体温下降过度或诱发休克，延误治疗。

用干净床单或布单覆盖创面。勿任意自行涂抹外用药物或民间偏方，以免引发创面感染，影响对病情的判断和治疗。

除非创面极小可以自理外，伤后都应送医院做进一步处理。面积大，伤势重者，应转送至专科住院治疗。

（二）火焰烧伤的现场急（自）救

火焰烧伤的现场急（自）救四原则：

不慌、不跑、不呼喊。他人帮助用棉衣、棉被压住灭火或用湿被褥、大块布巾压灭火焰。

双手掩住脸部，保护脸部，就地卧倒。

卧倒后翻滚或以大块布巾包裹后翻滚灭火。

火熄后再依热液烫伤急救方式处理。

（三）电烧伤现场急救

电烧伤现场急救切记：先断电，后施救，再转送。

（1）急救时，先切断电源，或用绝缘体将附着的电线移开。伤者发生呼吸、心跳停止时，应立即施行人工呼吸及体外心脏挤压急救，再尽快转送医院做进一步治疗。

（2）除非是单纯"电火"烧伤（衣物着火烧伤），一般电烧伤的损害程度都较严重，不但有皮肤的深度烧伤，而且常有深层肌肉、神经等组织的损毁，现场急救后不必经过上述冲水、泡水等过程，应直接送医急诊。

（四）化学烧伤现场急救

化学烧伤现场急救以"水冲"为主。

（1）无论化学剂的成分或酸碱度如何，伤后立即以大量流动清水（自来水）冲洗伤处，冲洗时间应不少于 20 min，以降低皮肤表面的化学剂浓度，减轻损害。

（2）注意"五官"，特别是眼睛的冲洗。

（五）烧伤患者的转送

危重烧伤患者忌休克期长途转送，强调就地治疗。严重烧伤伤员经长途转送，因各种原因，休克加重，创面感染加重，死亡率高，如有可能，尽量创造条件，就地进行早期治疗。

1. 转送时机

研究发现，转送时机可因烧伤面积的不同而不同：

（1）烧伤面积＜30％的烧伤伤员休克发生率低，与入院时间无明显关系，可根据当地条件，随时转送。

（2）烧伤面积 30％～49％的伤员，最好能在 8 h 内送到指定医院。

（3）烧伤面积 50％～69％的伤员，最好能在伤后 4 h 内送到指定医院，或就地抗休克使伤员情况相对稳定后,再行转送。

(4)烧伤面积 $70\%\sim100\%$ 的伤员,最好能在伤后 $1\sim2\,h$ 内送到附近指定医院,否则应在原单位积极进行抗休克处理(可申请专科医疗小组支援),待休克被控制后,再行转送。

2. 转送前的准备

(1)整理好医疗文件,以利于收容医院了解病情及治疗经过。要有医务人员陪送。

(2)建立静脉通道,按计划补液。

(3)保持气道通畅。

(4)留置尿管,定时观察并记录尿量。

(5)创面简单包扎以防污染。冬天注意保暖。

(6)伴有复合伤的患者,必须先经初期处理。

(7)口渴患者可少量多次口服烧伤饮料或含盐液体,切忌大量饮水。

【休克的防治】

烧伤休克一般发展较缓慢,可以根据烧伤严重程度预测体液丢失量,若给予及时适当的处理,常常可以预防休克的发生或减轻其严重程度。及时正确地补液是防治烧伤休克的有效措施。

(一)液体复苏

临床上常用的补液公式是属于胶体、电解质混合型公式。

总补液量＝TBSA(%)×体重(kg)×1.5＋2 000～3 000(mL),为第一个 24 h 总预计补液量。应在伤后第 1 个 8 h 输入第 1 个 24 h 估算出来的液体总量的一半,余下一半在后 16 h 内输入;第二个 24 h 预计量除基础水分仍为 2 000～3 000 mL 外,胶体和电解质均为第一个 24 h 实际补液量的一半。但近几年研究发现:伤后 3～4 h 内输入总量的 30%,伤后 8 h 输入总量的 $60\%\sim65\%$ 可能更符合实际需要。值得注意的是临床治疗不可拘泥于公式。

(二)烧伤休克的其他处理

(1)保持良好的呼吸功能:主要是保持呼吸道通畅,维持良好的气体交换和氧供。

(2)镇静止痛:剧痛和烦躁可加重休克,故镇静止痛对休克的防治有辅助作用,应注意血容量不足可使脑缺氧而烦躁不安,此时需注意补充血容量。

(3)其他药物治疗:血管活性药物,强心药物,皮质激素等。

(4)纠正患者酸碱平衡及电解质紊乱。

(5)抗氧化剂的应用。

(6)其他对症处理。

(三)休克期补液观察指标

(1)神志、末梢循环及温度:患者安静,末梢循环良好及肢端温暖,提示血容量相对充足,液体复苏效果好。

(2)尿量:尿量一般要求应不小于 $1\,mL/(kg\cdot h)$,现在有的学者提倡应达到 $90\sim120\,mL/h$。

(3)心率及脉搏:严重烧伤一般应小于 120 次/min。

(4)呼吸:如有吸入性损伤及头、面、颈部肿胀明显,主张尽早气管切开。

(5)血压:烧伤休克较不敏感的指标,且危重烧伤患者四肢常有烧伤,测量不方便。

【创面处理】

(一)烧伤创面早期处理的目的

烧伤创面早期处理的目的是移除致伤物质,减轻损害,清洁创面,减少污染,防止感染,保护创面,减轻疼痛,预防并发症和促进创面愈合。

(二)清创时机的选择

中小面积烧伤伤员,伤后可立即清创,伤后 6 h 内;已发生休克或有可能休克者,应在休克控制后进行清创。

(三)创面处理方法

1. 保守治疗　通过清创换药,清除腐皮,防止创面感染,促进创面愈合。适用于浅度烧伤创面。具体方法有以下两种:

(1)包扎疗法:清创后创面使用药物及生物敷料包扎固定,每日 1 次或视病情更换。

(2)暴露疗法:无法妥善包扎的部位,焦痂或特殊感染需暴露的创面。

2. 手术治疗

(1)焦痂处理:包括焦痂切开减压,切痂、削痂等手术,以消灭创面,避免并发症。

(2)植皮覆盖:对切、削痂后创面及肉芽创面行自体皮片移植封闭。

(3)各类皮瓣移植:修复深度、毁损性创面。

(王顺宾)

第三章　心脏外科疾病

第一节　猝死与心肺复苏

一、心脏性猝死

【概述】

猝死是指突然的、快速的、意想不到的、自然的死亡。20 世纪 60 年代，WHO 提出猝死的定义是：突然未能预期（自然发生）的死亡，或从急性症状及体征发生后估计在 24 h 内的死亡。70 年代，WHO 猝死的定义修改为在 6 h 内意想不到地发生非暴力性死亡。80 年代后，心脏病学家将在症状起始后 1 h 内的死亡称为猝死。但从猝死的突发和意外性而言，多数心脏病专家将 1 h 作为心脏性猝死的时间标准。

猝死分心脏性及非心脏性两类，而心脏性猝死或心脏骤停是指原为健康人或在病情显著改善过程中的患者，因心脏原因引起突然和意外的死亡，占猝死的 70%。心脏性猝死中冠心病占 70%，其他各种心脏病占 20%，另有 5%～10%心脏无器质性改变，认为是由于交感神经过度兴奋导致儿茶酚胺大量释放的结果。

心脏性猝死是当前心血管病学中一项重要的研究课题。发达国家心脏性猝死发生率很高。以美国为例，年心脏性猝死 45 万例，相当于每日 1 200 例。北京心血管患者群监测协作组 1988 年报道 1984 年在总死亡 1 995 人中冠心病死亡为 159 人（均为 40 岁以后），男性 1 h 内猝死率为 22.2/10 万，女性为 7.7/10 万。随着 20 年来各类心血管病发生比重的变化，冠心病患者增多，心脏猝死的发病率也会增加。

【心脏骤停的病因】

(一)心脏病

1. 冠状动脉病　动脉粥样硬化、先天畸形、栓塞、冠脉血管炎、冠状动脉痉挛等。

2. 心肌病　肥厚型心肌病、扩张型心肌病、限制型心肌病等。

3. 心肌炎　各种感染性或非感染性心肌炎。

4. 心脏瓣膜病　风湿性或先天性瓣膜病等。

5. 先天性心脏病　已手术纠正或未手术者。

6. 心脏电生理紊乱　传导系统疾病，长 Q-T 综合征，预激综合征，无已知心脏器质性病变的原发性室颤。

7. 心包填塞

(二)呼吸系统疾病

缺氧导致低氧血症和儿茶酚胺过度释放而致心脏骤停，在支气管哮喘，迷走神经介导的低血压和心动过缓；突发的窒息性哮喘由于严重支气管痉挛可能呼吸停止引起心脏骤停。

大面积肺血栓直接导致心脏骤停。

（三）神经系统疾病

交感神经功能失调所致 Q-T 间期延长可引起致命性心律失常。脑梗死或蛛网膜下腔出血伴发的自主神经功能异常，引起除极和复极异常，亦可导致心脏骤停。心肌梗死后心率变异性降低（反映交感优势）可预示室颤和猝死的发生。

（四）创伤

意外伤害中的猝死占心脏骤停的相当比例。各种创伤均可导致心脏骤停，而肢体创伤所致急性肺脂肪栓塞和亚急性肺血栓栓塞是猝死的又一原因。创伤时交感神经过度兴奋、电解质紊乱、代谢失常以及合并的多器官功能衰竭均与猝死有关。

（五）代谢及内分泌紊乱

内分泌紊乱所伴发的电解质失衡，如肾上腺皮质功能不全时高血钾等，可致严重心律失常。Q-T 间期延长可见于甲状腺功能低下。

（六）中毒

洋地黄、抗心律失常药、可卡因、甲苯、酒精、氯仿、合成的类固醇、三环抗抑郁药等药物中毒可致严重致命的心律失常。

【猝死的诱因】

（一）自主神经功能紊乱

精神紧张、情绪波动等精神因素可导致自主神经功能紊乱，严重者可致冠状动脉痉挛，从而发生急性冠状动脉闭塞。另有研究证明，刺激大脑皮层、下丘脑后部、左侧星状神经节，使交感神经过度兴奋，可降低室颤阈值，发生猝死。

（二）过度体力活动

儿茶酚胺的大量释放，心肌耗氧量增加，使供血和耗氧不平衡，导致急性心肌缺血、急性心肌梗死或严重的心律失常，从而发生猝死。

（三）电解质紊乱

血钾、镁异常均可诱发室速和室颤，导致猝死。

（四）抗心律失常药物的致心律失常作用

文献报道，不同抗心律失常药物的致心律失常作用发生率为 6%～36%。可引起 Q-T 间期延长和尖端扭转型室速的抗心律失常药物主要有ⅠA类和Ⅲ类的胺碘酮。

【心脏骤停时心脏电生理状态】

（一）心室颤动

心室颤动是心脏骤停中最常见的类型，是心室肌发生不协调的、不规则的、快速的连续颤动；心电图上 QRS 波群消失，代之以不规则的心室颤动波，频率150～400 次/min。是猝死的常见原因。

（二）无脉电活动

也称电机械分离，心电图可表现为 QRS 增宽畸形，振幅较低，频率多在 20～30 次/min，但心室已无机械性收缩及射血功能。

（三）心脏停搏

心电图上房室均无激动波可见。常见于两种情况，一是完全性房室传导阻滞或双结（窦房结和房室结)病变导致心电起搏受阻,临床可表现反复发作;二是从心室颤动发展来,心电活动丧失,是终末期的表现。

院外发生的心脏骤停患者的心律失常中,心室颤动占 60%～80%,心室停顿占 20%～30%,持续性室性心动过速不足 2%。

【心脏骤停发生的电生理机制】

心肌兴奋-收缩脱耦联是心跳骤停的电生理基本机制。缺氧、酸中毒时电压依赖性钙通道不能开放,抑制了钙离子内流。酸中毒时心肌细胞膜 β 肾上腺素能受体密度下调,同时内源性去甲肾上腺素减少,受体控制的钙通道不能开放,钙内流受阻;其次酸中毒产生的大量氢离子抑制肌球蛋白 ATP 酶活性,使肌动-肌球蛋白复合体不能形成,以致兴奋-收缩耦联减弱或丧失,最终导致心肌收缩无力或丧失收缩力。

【心脏骤停后心脑病理生理改变】

(一)心脏

心脏的重量为全身重量的 0.4% 左右,但其耗氧量却占全身基础代谢 7%～20%。全身各组织由动脉血中平均摄氧量只占动脉血氧含量的 22%,而心肌的摄氧量却可高达 71%,所以心脏是高耗氧耗能器官。在常温下心肌缺血 3～4 min 后,心肌内磷酸肌酸减少到正常含量的 1/4～1/3;缺氧缺血 8～10 min,几乎全部耗尽,心肌失去收缩能力。若心跳停止 3～4 min 内恢复,心肌供血改善,心肌张力可以很快完全恢复;8～10 min 内恢复供血,仍可恢复功能;10 min 以上方恢复心跳,心肌损伤不能完全恢复。

(二)脑

脑的血流量比全身肌肉和其他器官组织高 18～20 倍,所以脑也是高耗氧器官。正常脑血流为 45～66 mL/(min·100 g 脑组织),如低于 20 mL/(min·100 g 脑组织)即有功能损害。此值为神经功能衰竭的临界值。低于 8～10 mL/(min·100 g 脑组织),导致不可逆性损害,此值为脑衰竭的临界值。大脑缺血缺氧时,10～15 s 内神经功能丧失,在 30 s 内内源性葡萄糖就降到正常的 25%,在 1 min 内就会完全消失,5 min 内所有的能量贮备全部耗竭。

【猝死高危患者的检出】

(1)不稳定型心绞痛发作,或急性心肌梗死,尤其并发心律失常者。

(2)致命性心律失常及潜在致命性心律失常。室早二联律,R-on-T 室早,多形性或多源性室早,成对(串)室早,Q-T 间期延长的室早,特别在急性心肌缺血、急性心肌梗死、心力衰竭、电解质紊乱存在时。

(3)特征性心电图改变:

①S-T 段缺血性压低。

②S-T 段抬高及 T 波直立高耸。为冠脉主干痉挛性闭塞,其远端无血液充盈,临床上表现为变异型心绞痛或急性心肌梗死超早期。

③AMI 后 S-T 段持久抬高,提示并发室壁瘤。

(4)左室射血分数(LVEF)<40% 的冠心病,猝死率增加 5～10 倍。

(5)心率变异性:为近年来国内外用于预测猝死的主要方法之一。交感神经张力增高及副交感神经张力降低,表现为心率变异性(HRV)指数增加;由于迷走神经活动相对降低,从而交感神经活动相对增加,于是导致心电不稳定性增加和室颤阈值降低,容易发生室颤而猝死。

(6)心肌缺血、炎症、坏死及其他损伤时,心肌的不应期长短不一,Q-T间期长短不等,因而容易发生微折返,导致心室纤颤而猝死。

(7)晚电位检查:晚电位阳性患者,心室晚电位阳性只见于心室微小折返。

(8)心肺复苏成功的患者有40%在成功复苏后24~48 h再次心脏骤停,因此必须防治心律失常。

【心脏性猝死的预防】

(一)积极开展冠心病的二级预防

1.2"A" 阿司匹林和血管紧张素转化酶抑制剂。

2.2"B" 积极控制血压和应用β受体阻滞剂。

3.2"C" 控制吸烟和调节血脂。

4.2"D" 控制糖尿病和改变不良的饮食习惯。

5.2"E" 适当运动和接受健康教育。

(二)改善心肌缺血

主要服用硝酸酯类药物,减少用药次数,可应用长效制剂。

(三)防治冠脉痉挛

应用长效钙拮抗剂。

(四)及时纠治各种器质性心脏病

如先天性心脏病和各种瓣膜病的患者及时手术治疗。心肌病患者及时接受治疗。

(五)纠正电解质紊乱

对呕吐腹泻或不能正常进食的或使用利尿剂的患者应补充钾盐及镁盐,预防因低血钾产生心律失常。

(六)合理应用抗心律失常药物和洋地黄类等强心剂

二、心肺复苏(CPR)

【定义】

心脏骤停指各种原因所致的心脏突然停止有效搏动,泵血功能突然终止,造成全身循环中断、呼吸停止和意识丧失,引起全身严重缺血、缺氧,是最严重的心血管病急症。以突然意识丧失,四肢抽搐,大动脉搏动消失为临床特征。心肺复苏(cardio pulmonary resuscitation,CPR)是对心脏停跳和呼吸终止的患者,采用人工呼吸和心外按摩来进行急救的一种技术。

【心肺复苏时效性】

动物实验发现,复苏开始每晚1 min则存活率下降3%,除颤每晚1 min则存活率下降4%。大脑对缺氧的耐受性为4~6 min,小脑10~15 min,延髓20~25 min。心脏骤停1 min则延髓麻痹而呼吸骤停,心脏停搏4 min则脑损害不可逆。说明复苏必须尽快启动,不应晚于4 min。时间就是生命,在心脏停跳的最初2 min复苏成功率可达50%;4~6 min后复苏成功率降为10%;6~10 min成功率更低,仅为4%;10 min以上成功率几乎为0。由于心脏骤停50%发生在医院外,普及心肺复苏术非常必要。

【心肺脑复苏过程】

1. 初始处理阶段　为 4 min 内的初始处理,基本生命支持阶段(basic life support, BLS),包括开通气道、人工呼吸及心脏按压 3 个步骤,简称 ABC。是心肺脑复苏成功的第一步。

2. 第二期处理阶段　为心脏骤停后 5～10 min,为进一步生命支持阶段(advanced life support, ALS)。包括建立静脉输液通道、药物、电除颤、气管插管、机械通气等一系列维持和监测心肺功能的措施。

3. 第三期处理阶段　也称延续生命维持阶段(prolonged life support, PLS),继第二个阶段之后以脑复苏为重点的复苏。

【心脏骤停的识别与呼救】

1. 心脏骤停的诊断

(1)突然意识丧失。

(2)伴有大动脉搏动(颈动脉和股动脉)的消失。

(3)呼吸停止。

(4)心音消失。

以前两者为最重要判断标准。一般检查者左手拍喊患者以判断其是否存在意识,同时用右手食指和中指指尖轻轻触摸患者的颈动脉,了解有无搏动,若两者均消失,即可肯定心脏骤停的诊断而应立即施行心肺复苏。对怀疑心脏骤停的患者,反复听诊或测血压,反而浪费时间,延误抢救时机。瞳孔变化的可靠性也较小。

2. 呼救告急　在不影响实施初期复苏的情况下,必须及时尽早进行呼救告急,设法呼喊或通过他人应用现代通信手段来通知急救中心系统,从而尽快实施进一步的生命支持,提高复苏效果。

【心肺复苏 ABC 具体方法】

(一)开通气道(Airway)

去掉枕头,头后仰;抬高颈部、颌部;有条件者应用撑口器、舌钳;清除气道内异物和呕吐物。

(二)人工呼吸(Breath)

1. 口对口的人工呼吸

(1)方法:救护者用左手拇指和食指闭合患者鼻孔,同时深吸气后,用自己的口唇包住患者的口唇,然后用力向患者口内吹气,可以看到患者的胸廓抬起。

(2)依据:每次吹气量可达 800～1 000 mL,因正常人过度换气后呼出的气体氧含量高达 16%～21%,二氧化碳浓度仅为 2%,该方法可使患者动脉血氧饱和度在 90%以上。

(3)要点:深吸气,连续进行 2 次快速的大吹气后进行胸外按压,人工呼吸应与胸外按压同时进行。单人操作胸外按压与人工呼吸比是 30∶2,双人操作则是 15∶1。

2. 口对鼻呼吸　适用于张口受限,牙关紧闭者。救护者用手闭合患者的口,用口封住患者的鼻进行吹气。

3. 简易呼吸器人工呼吸　适用于医院内进行,患者取头后仰下颌前移位,用面罩罩住患者的口和鼻,面罩接简易呼吸器进行人工呼吸。

4. 气管插管　抢救心脏骤停患者,有条件时应即刻进行气管插管,接简易呼吸气囊或呼吸机通气。

（三）人工循环（Circulation）

1. 拳击　适用于在目击心脏骤停特别是对监护下的患者,如出现扭转性室速、室颤。抢救者握拳从 20～30 cm 高度向胸骨中部捶击 1 次。一次拳击可产生 5～14 J 的能量,起到除颤作用。如无效应立刻胸外按压。

2. 胸外心脏按压

（1）方法:胸外心脏按压部位为胸骨中下段,患者取仰卧位,背为硬板。术者应站在患者的右侧,术者右手食指和中指横放在胸骨下切迹即剑突,食指上方的胸骨正中部位即为按压区,术者左手掌根部放在按压区,然后右手手掌置于左手手掌的背部,两手指抬起,不接触胸壁,按压时术者手臂伸直,双肩在患者胸骨的正上方,垂直向下用力按压,按压时要以髋关节为支点,以肩、臂部的力量垂直向下按压,使胸骨下陷 4～5 cm,有节奏地连续按压,不是冲击式猛压。成人每分钟为 100 次。注意抬起时手掌不能离开胸壁,按压和松弛时程比为 1∶1,每进行 30 次按压,给予人工呼吸 2 次。

（2）机制:除胸骨下陷挤压心脏外,更重要是改变胸腔正负压,通过虹吸作用增加静脉回心血量及心脏排血量,心泵学说占 20%,胸泵学说占 80%。

（3）有效标志:缺氧情况明显改善;瞳孔由大变小;按压时可及大动脉搏动;有知觉反射、呻吟或出现自主呼吸。

（4）常见并发症:肋骨骨折、胸骨骨折、血胸、气胸、肝脾破裂、心包积血、肺破裂及纵隔皮下气肿等。

（5）胸外按压禁忌证:胸廓先天畸形,严重鸡胸,脊柱畸形,肋骨骨折,胸骨骨折,胸腹联合伤,心包填塞。

（6）注意事项:手法和部位正确,用力不可过猛;按压与人工呼吸同时进行。按压时分秒必争,不能过于频繁地做心脏听诊、测心电图,如按压无效,或已经出现胸骨骨折、广泛的肋骨骨折、气胸等并发症应改为开胸按压。

3. 电除颤　心脏骤停绝大多数为心室纤颤,为了争取时间应尽早直流电除颤,不必等心电图证实后再电击除颤。现代除颤器具备经电极板的心电监测功能,可以有效避免盲目除颤。开始用 200～300 J,无效时可以再次电击,适当加大能量。

4. 开胸心脏按压　取左胸前外侧切口经第 4 肋间进胸。纵行剪开心包,用手指指腹进行心脏挤压。适应证:胸部外伤,气胸,胸部手术,顽固性室颤,电击不能转复,常规胸外心脏按压 15 min 无效者。

（四）给药途径

1. 静脉给药　中心静脉给药明显好于外周静脉。尽量用上肢静脉,不用下肢静脉。

2. 气管内给药　气管内各部位均有良好的吸收作用,肺泡毛细血管膜是最理想的部位,有效吸收面积达 65 m^2。

3. 心内注射途径　目前不主张,有人提出废用此法。

（五）药物的应用

1. 肾上腺素　心肺复苏的首选药物,可使外周动脉血管收缩,降低动脉血管容量,增加主动脉舒张压,从而改善心肌和脑血流供应,提高复苏率。美国心脏病学会推荐肾上腺素剂量,成人标准剂量为每次 1.0 mg,3～5 min 一次,或自动加量给药,即 1 mg—3 mg—5 mg。

2. 利多卡因　利多卡因是各种室性心律失常较安全的首选药物。复苏中推荐剂量为 1.0～1.5 mg/kg,必要时每 3～5 min 重复,总量为 3 mg/kg。

3. 阿托品　能解除迷走神经对心脏的抑制作用,尤其是迷走神经反射所致的心跳骤停。静脉推 1.0 mg,3～5 min 可重复,消除迷走作用最大剂量 0.04 mg/kg。

4. 碳酸氢钠　消除心脏骤停时代谢性酸中毒的损害作用。多在复苏后 5～10 min 使用。首次剂量:1 mmol/kg,以后根据血气分析给予补充。

【复苏的后期处理】

1. 防治脑水肿

(1)降温:降温包括物理(水袋)降温和药物降温,降温开始越早越好。主要在头部放置冰帽。

(2)脑细胞脱水:脑细胞脱水和降温同时进行,常用 20％甘露醇、利尿剂,地塞米松、白蛋白等,甘露醇还有较好清除脑自由基作用。

2. 维护血压稳定防止心律失常　持续使用多巴胺和多巴酚丁胺,维持动脉压力在 90 mmHg 以上。注意血钾的维护,及时处理心律失常。

3. 肾功能衰竭的防治　保持足够动脉血压,适当使用多巴胺、利尿药,保持维持水电、酸碱平衡。

4. 纠正低氧血症　保持呼吸道通畅、加压给氧等一系列措施,以纠正低氧血症。

5. 预防弥漫性血管内凝血　心脏骤停时引起血液循环中断,组织损伤及复苏后的再灌注损伤,细胞因子的释放,凝血因子活跃亢进,血液处在高凝状态。应及早应用肝素、654-2等。

6. 防治肺部感染　需要及早进行防治,包括及早翻身、化痰、排痰、引流、解除支气管痉挛、应用抗生素等措施。

【终止复苏指征】

临床上终止复苏的指征:循环停止 15 min 以上,标准复苏 30 min 仍无心电活动者;室颤经 1 h 以上多次除颤与抢救,室颤仍存在者;经 30～60 min 标准复苏,始终不能出现自主、有效的心搏者。

【复苏失败原因】

1. 抢救时间距心脏骤停过久　时间就是生命,心脏复苏开始越早越易成功。心脏复苏距心脏骤停的时间以 4 min 为界,4 min 以内作为"黄金时期",在此期内复苏容易成功。

2. 抢救方法无效

(1)胸外心脏按压无效,或人工呼吸与胸外心脏按压方法配合不好。

(2)气管内有异物未能清除或肺间质发生水肿,影响氧气交换,低氧血症持续存在。

3. 病因或诱因未解除　存在心脏结构异常如严重瓣膜病变,严重先心,心脏破裂或心包积液;中毒;血栓栓塞;张力性气胸。严重的电解质紊乱,高血钾。

【复苏顺序的认识】

2010 年《国际心肺复苏及心血管急救指南》提出 CAB 的复苏顺序,理由如下:正常生理状态下,认为控制停止呼吸数分钟,意识仍清晰,而心脏一旦停跳 5 s 以上,即可发生阿-斯发作。国外的动物实验结果表明,心脏停跳 5 min 后进行复苏,且在开始的 2 min 内仅实施心脏按压而不给予通气,30 s 内血氧分压的下降和二氧化碳分压的升高并没有实际的临床意义。另有学者应用同样的方法对实验犬进行 4 min 的心脏按压后,测定动脉血氧饱和度仍高达 90%,因此有人认为,心脏停止后早期,即使不通气仅进行单纯的心脏按压,仍可基本维持机体的通气要求。有文献报道,首次心前驱拳击或心外按压,可使部分阿-斯综合征发作或室颤终止而复苏。

【新的复苏方法及复苏器的临床应用】

(1)利用电力压缩空气或人工杠杆作动力,以硬橡皮硅胶制成按压泵,有一定应用价值,可省人力。附加的腹部按压术,可提高主动脉舒张压和冠脉的灌注压,增加静脉回流,但需两人同时操作。一人常规心外按压,另一人以两手掌交叉置于患者脐部,在压胸松开时用力压腹,压胸与压腹交替进行。

(2)人工主动加压减压式或正负压心肺复苏。

第二节 心脏瓣膜病

心脏瓣膜病指的是心脏瓣膜由于感染、肿瘤、自身免疫性疾病、外伤、医源性原因导致的心脏瓣膜及其附属结构(瓣环、瓣叶、腱系及乳头肌等)的损害,造成单个或多个瓣膜狭窄和(或)关闭不全为主要临床表现的一组心脏病。尤其以风湿性心脏瓣膜病最为常见。风湿性心脏瓣膜病是指风湿性心脏炎反复发作后遗留的慢性心脏瓣膜及其附属结构(如瓣环、瓣叶、腱索及乳头肌等)的损害,造成单个或多个瓣膜狭窄和(或)关闭不全为主要临床表现的一组心脏病。最常受累的是二尖瓣,约占 70%,以二尖瓣狭窄最多见;二尖瓣病变并主动脉瓣病变者占 20%～30%;单纯主动脉瓣病变者占 2%～5%;单纯累及三尖瓣病变者少见,三尖瓣多继发二尖瓣或主动脉瓣病变。肺动脉瓣受累罕见。心脏瓣膜病发病时间多在首次风湿热后 2 年以上。约有 1/3～1/2 心脏瓣膜病患者以往无明确的风湿热病史。内科药物治疗主要是对症处理缓解症状,没有解决瓣膜狭窄或关闭不全的根本问题,只有手术才能解决瓣膜病变产生的血液动力学障碍,因此风湿性瓣膜病是属于心脏外科的范畴。

一、二尖瓣狭窄

【病因和病理】

二尖瓣狭窄主要以风湿性改变为主。风湿性二尖瓣狭窄主要的病理改变为:瓣叶纤维化、增厚、僵硬和钙化;交界处或瓣叶游离缘粘连融合(此为风湿性二尖瓣狭窄的标志性改变);腱索或乳头肌融合、增厚和缩短,最终导致二尖瓣狭窄。

正常成人的二尖瓣瓣口面积为 4～6 cm^2,当减小至 2 cm^2 时,可出现症状。瓣口面积 1.5～2.0 cm^2 为轻度狭窄;瓣口面积 1.0～1.5 cm^2 为中度狭窄;瓣口面积＜1.0 cm^2 为重度狭窄。

【临床表现】

（一）症状

1. 心悸　为最早期的症状，多在活动后出现，休息后好转。随病程发展而加重。

2. 呼吸困难　为常见的早期症状。初为劳力性呼吸困难，后渐发展为夜间阵发性呼吸困难和端坐呼吸，甚至发展为急性肺水肿。

3. 咯血　有时表现为痰中带血，严重时表现为咳粉红色泡沫样痰，甚至大量咯鲜红色血。

4. 咳嗽　常见，多于活动或夜间睡眠时发生，多为干咳，可能与支气管黏膜水肿引起慢性支气管炎，或左房增大压迫左支气管有关。

5. 压迫症状　如左房增大压迫食管，引起吞咽困难；压迫喉返神经引起声音嘶哑。

6. 腹胀　为肺动脉高压继发。

（二）体征

1. 二尖瓣面容　双颧呈绀红色。

2. 心脏体征　二尖瓣狭窄最典型的体征是心脏听诊在二尖瓣听诊区闻及舒张中晚期低调、隆隆样、呈递减—递增型的杂音，常常伴有舒张期震颤，二尖瓣开瓣音亦是二尖瓣狭窄听诊的特征性改变。

3. 肺动脉高压和右心功能不全的体征　轻度发绀，下肢浮肿，腹胀，颈静脉怒张。

【辅助检查】

1. X线检查　肺部淤血，左右心房扩大，肺动脉段凸出，右室扩大。心影呈梨形。

2. 心电图　P高尖或双峰。右室肥厚。

3. 超声心动图　为确定和定量诊断二尖瓣狭窄的可靠方法。了解瓣膜质量，狭窄程度，瓣口面积，左房大小，是否血栓，肺动脉压力，以及左心室大小和收缩功能。

【并发症】

1. 心房颤动　为左心房失代偿的表现。

2. 急性肺水肿和充血性心力衰竭　左心房压力肺静脉压力在短时间急剧升高，剧烈运动、肺炎常是诱发原因。

3. 左房血栓与器官栓塞，特别是脑栓塞　常可致偏瘫。

4. 肺动脉高压，严重出现右心功能不全

5. 感染性心内膜炎　在单纯二尖瓣狭窄的发生率较低。

6. 肺部感染　常见，加重和诱发心功能不全。

【治疗】

轻度或中度依靠内科药物治疗，缓解症状，重度狭窄必须及时外科手术治疗。

（一）内科治疗

（1）预防链球菌感染和风湿热复发：30岁以前应持续给予长效青霉素120万单位，肌内注射，每个月1次。

（2）对于近日有链球菌感染者，应选用短效青霉素，2周为1个疗程；如果青霉素过敏，可改为林可霉素，预防感染性心内膜炎。

（3）对症处理：症状明显或心功能不全的患者应使用利尿剂，对于心室率快的患者可以应用洋地黄类药物和少量 β 受体阻滞剂。

(4)合并房颤要注意预防血栓形成,使用华法林抗凝治疗。

(二)介入治疗

经皮球囊二尖瓣扩张成形术。

适应证:中度狭窄或重度狭窄的患者但无肺动脉高压;无二尖瓣关闭不全;瓣叶特别是前叶活动度好,瓣叶无明显增厚、钙化,瓣下结构无明显增厚;经食道超声检查未见左房血栓;窦性心律。

(三)外科手术治疗

可选二尖瓣闭式分离术,直视二尖瓣修复成形术,人工二尖瓣置换术。

1. 二尖瓣闭式分离术 适应证基本同经皮球囊二尖瓣扩张成形术,心房颤动但无心房血栓的患者以及瓣膜增厚但无钙化者可以选择该术式。单纯二尖瓣狭窄无左房血栓患者出现急性肺水肿内科疗效差时可以急诊行二尖瓣闭式分离术以挽救生命。

2. 二尖瓣修复成形术 需要在体外循环下进行,由于风湿活动反复性,故远期疗效不佳。多在联合瓣膜病变主动脉换瓣时,二尖瓣病变较轻时应用二尖瓣成形术。

3. 人工二尖瓣置换术 是最常用的手术治疗方法。需要在体外循环下进行。合并左心房血栓者须同时行血栓清除术,左心房重度扩大者需要行左心房折叠成形术。合并三尖瓣环扩大伴关闭不全者需行三尖瓣成形术。

(1)适应证:适合所有瓣口面积重度狭窄者不宜做分离手术的患者,包括瓣膜钙化,二尖瓣狭窄合并二尖瓣关闭不全者,合并左心房或心耳血栓形成者。

(2)禁忌证:风湿活动;其他重要器官功能衰竭者。但年龄老化、合并心内膜炎、合并重度肺高压不是禁忌证。

(3)人工瓣膜类型:机械瓣耐久性好,手术植入容易,瓣膜开闭有金属音,血栓发生率高,需要终身服用抗凝药物华法林,有抗凝并发症,潜在机械故障可能。生物瓣取材于牛心包或猪主动脉瓣,消毒保存条件高,手术植入操作有一定难度,无噪声,不需终身抗凝治疗,但使用寿命较短,目前多数生物瓣使用寿命在 10 年左右,故适合于 65 岁以上老年患者,或有生育要求的女性患者,或有抗凝禁忌的患者。

二、二尖瓣关闭不全

由于二尖瓣膜或瓣下结构病变,如瓣缘增厚卷缩对合不良,腱索乳头肌融合缩短导致二尖瓣在左心室收缩时不能正常关闭,一方面产生血液反流至左心房,引起肺淤血;另一方面前向性心脏排血减少,从而一起一系列血液动力学改变,主要表现为左房和左室扩大。在风湿瓣膜病变中,二尖瓣关闭不全多合并有二尖瓣狭窄。

【临床表现】

(一)症状

单纯二尖瓣关闭不全早期常常无明显症状,因为二尖瓣关闭不全主要是左心室代偿,代偿能力强,无症状期可以很长,有的长达 20 余年,但一旦出现症状,多有不可逆的心功能损害,病情迅速恶化。可以表现为咳嗽、劳力性呼吸困难、乏力及心悸等。

(二)体征

最特征的心脏体征是心尖区可闻及响亮粗造、音调较高的全收缩期吹风样杂音,可向左腋下传导。

【辅助检查】

1. 心电图　房性 P 波,心房颤动,左室高电压及劳损。

2. X 线检查　左心房和左心室扩大,肺部淤血,肺动脉高压。

3. 超声心动图　是最重要的辅助检查。了解关闭不全的部位及程度,了解左房左室的内径及左室射血功能。

【治疗】

(一)内科治疗

(1)对无症状左心室轻度扩大者定期随诊,预防风湿活动和感染性心内膜炎。

(2)有症状者药物治疗是使用利尿剂、强心剂和血管扩张剂。心房颤动的患者应积极控制心室率,同时预防血栓栓塞。

(二)手术治疗

(1)对于重度二尖瓣关闭不全者,左心室舒张末径大于 40 mm 应及早施行手术治疗。症状的有无不能作为判断手术指征。左心室重度扩大,收缩功能严重减退的患者,失去换瓣手术机会,预后极差,易猝死,应选择心脏移植手术。

(2)手术方式首选是二尖瓣成形术,因瓣膜钙化、挛缩导致瓣膜质量不佳、瓣膜穿孔严重、外科医生此术式技术有限的,可选择二尖瓣置换术,但必须在体外循环下进行,瓣膜选择同上所述。目前国内外均有报道,二尖瓣夹闭治疗二尖瓣关闭不全,仅适用于单纯二尖瓣关闭不全患者。

三、主动脉瓣关闭不全

由于各种病变使主动脉瓣叶增厚,瓣缘卷缩,导致主动脉瓣不能正常关闭,常见瓣膜感染、先天畸形等。主要表现为左室舒张末容量增加,左心室扩大,最终可出现左心功能不全。且可以出现舒张压降低,出现周围血管征,表现为脉压差增大。

【临床表现】

(一)症状

早期可无症状,主动脉瓣关闭不全主要是左心室代偿,代偿能力强,无症状期也可以很长,一旦出现症状说明失代偿,病情很快发展恶化。晚期可出现心悸、心前区不适感、头晕、胸痛及气促等。严重者出现急性心力衰竭。

(二)体征

心脏特征性体征表现为胸骨左缘第 3～4 肋间(主动脉瓣第二听诊区)可闻及哈气样、递减型舒张期杂音,可向胸骨左下方和心尖部传导,前倾坐位时杂音明显。主动脉瓣关闭不全还有一个周围血管征较突出,表现为毛细血管搏动征,枪击音以及水冲脉。

【辅助检查】

1. X 线检查　表现为左室增大,主动脉弓突出,搏动明显。

2. 心电图　左室肥厚伴劳损的表现以及心律失常。

3. 超声心动图　可以明确诊断。

【治疗】

（一）内科治疗

（1）轻度关闭不全可定期随访,限制体力活动,预防风湿活动。拔牙或其他手术时,应给予抗生素预防感染性心内膜炎。

（2）只要没有禁忌证,应该早期使用 ACEI 类药物,以改善心肌重塑,但要掌握好剂量,特别是舒张压低的患者,可能进一步降低舒张压,导致心肌供血不足,加重心功能不全。

（3）出现心功能不全时,应严格控制体力活动,并使用强心药(洋地黄类药物和非洋地黄类)、利尿剂。

（二）外科治疗

（1）严重主动脉瓣关闭不全,伴左室明显增大者,应及时行瓣膜置换手术治疗。瓣膜选择同"二尖瓣狭窄"内容。手术疗效满意。

（2）年龄大于 70 岁,无法耐受外科体外循环手术、升主动脉严重钙化者,可行经胸主动脉瓣植入术(TAVR)。

四、主动脉瓣狭窄

反复多次病变使主动脉瓣增厚,交界粘连,导致主动脉瓣开启受限,主要表现为左室射血受阻,左室收缩负荷加重,早期表现为左心室向心性肥厚,左室腔变小,舒张功能下降,长时间严重的狭窄最终使左心室失代偿,心室扩大出现左心功能不全。目前随着我国生活水平的提高,瓣膜病因以老年瓣膜钙化、感染所致居多,风湿性病变逐年下降。根据主动脉瓣跨瓣压差,将主动脉瓣狭窄分为轻度:30～49 mmHg;中度:50～69 mmHg;重度:70 mmHg以上。

【临床表现】

（一）症状

轻度狭窄可无症状,主动脉瓣狭窄也是左心室代偿,代偿能力强,无症状期也可以很长,一旦出现症状说明失代偿,病情很快发展恶化。早期可出现劳累后心悸、心前区不适感、乏力、头晕,可出现类似心绞痛表现,晚期出现气促、呼吸困难、胸痛等,严重者出现急性心力衰竭。

（二）体征

心脏特征性体征表现为胸骨左缘第 3～4 肋间(主动脉瓣第二听诊区)可闻及吹风样杂音,向颈部传导。严重心功能不全时可有肺部湿性啰音,下肢浮肿,腹胀。

【辅助检查】

1. X 线检查　早期可无特殊表现,后期可表现为左室增大,主动脉弓突出,搏动明显。心衰时表现肺淤血。

2. 心电图　左室肥厚伴劳损的表现以及心律失常。

3. 超声心动图　可以明确诊断狭窄的程度,了解左心室腔的大小、室壁的厚度以及左心室收缩功能。

【治疗】

（一）内科治疗

（1）轻度狭窄可定期随访,限制体力活动,预防风湿活动。拔牙或其他手术时,应给予抗生素预防感染性心内膜炎。

（2）中度狭窄,或有症状的轻度狭窄患者可予β受体阻滞药和钙拮抗剂,适当利尿治疗。慎用强心治疗和扩血管治疗。

（3）重度狭窄、无心衰者,不能使用扩血管药物及强心药物,应利尿为主,合并使用钙拮抗剂和心肌营养药预防心律失常。重度主动脉瓣狭窄的患者由于心肌肥厚,易因心律失常而猝死,故尽快手术治疗。

（4）一旦出现急性心衰,药物治疗非常困难,效果极差。

（5）年龄大于70岁,无法耐受外科体外循环手术、升主动脉严重钙化者,可行经皮主动脉瓣植入术（TAVR）。

（二）外科治疗

1. 主动脉瓣置换术

中度以上狭窄应及时行主动脉人工瓣膜置换手术治疗。手术成功率高,远期效果满意。对于重度狭窄及出现心衰的患者多数仍然有手术机会,但手术风险增加,特别是手术后心律失常发生率明显增加。主动脉瓣膜置换手术常规在体外循环下进行,瓣膜选择同二尖瓣人工瓣膜。

2. 经胸主动脉瓣植入术（TAVR）

年龄大于70岁,无法耐受外科体外循环手术,升主动脉严重钙化,股动脉钙化、狭窄严重无通路者,可行经胸主动脉瓣植入术（TAVR）。

第三节　胸主动脉疾病

一、主动脉夹层

主动脉夹层（aortic dissection）,系指由各种原因造成主动脉内膜局部撕裂、剥离,血液通过内膜的破口进入主动脉壁中层导致血管壁分层,剥离的内膜片将动脉分隔形成真、假两腔。过去曾称为主动脉夹层动脉瘤,但有别于主动脉瘤。主动脉夹层的男女发病率之比为（2～5）∶1,常见的发病年龄在45～70岁,近年有年轻化趋势。

【发病因素】

首先主动脉壁中层病变是夹层产生的基础,动脉硬化产生血管壁中层粥样病变,马凡综合征的主动脉中层囊性黏液退行性变化,这些病理改变动脉壁的结构,致使主动脉壁各层间的附着力减弱,抵抗血流的剪切力下降,容易导致夹层。在此基础上,若血压高,血流剪切力增加,导致内膜损伤和夹层的机会就成倍增加。所以高血压的控制对于主动脉夹层是最基本和最不能忽视的治疗和预防手段。

【分型】

根据主动脉夹层内膜裂口的位置和夹层累及的范围,将其分为 DeBakey 分型和 Stanford 分型:

1. DeBakey 分型

(1)DeBakey Ⅰ型:主动脉夹层累及范围自升主动脉到降主动脉甚至到腹主动脉。

(2)DeBakey Ⅱ型:主动脉夹层累及范围仅限于升主动脉。

(3)DeBakey Ⅲ型:主动脉夹层累及降主动脉,如向下未累及腹主动脉者为 DeBakey Ⅲ A 型;向下累及腹主动脉者为 DeBakey Ⅲ B 型。

2. Stanford 分型

(1)Stanford A 型:凡动脉剥离范围累及升主动脉者均称为 A 型,相当于 DeBakey Ⅰ型和 DeBakey Ⅱ型。

(2)Stanford B 型:凡动脉剥离范围仅限于降主动脉者均称为 B 型,相当于 DeBakey Ⅲ型。

按照起病时间分为急性和慢性(以 2 周为界)。

【临床症状】

突发性的剧烈的撕裂样胸部疼痛是典型的急性主动脉夹层临床表现。疼痛部位可在前胸部心前区,也可在胸背部、腰背部,多为持续性,严重的可以出现晕厥、休克,甚至突然死亡;多数患者同时伴有难以控制的高血压。

由于剥离分层病变可累及的范围不同,表现也变化甚大。无名动脉夹层可出现晕厥,左右上肢血压不同,或一侧脑梗死致偏瘫;肾动脉夹层可引起少尿、腹部疼痛,腹腔动脉肠系膜上动脉受累可有腹痛腹胀,引起肠麻痹甚至肠坏死;累及髂动脉股动脉可出现腿痛,双腿苍白,股动脉搏动消失。胸腔积液也是主动脉夹层的一种常见体征,多出现于左侧。

【临床辅助检查】

(一)胸片

普通胸片可以提供诊断的线索有限,对于急性胸背部撕裂样疼痛,伴有高血压的患者,如果发现胸片中上纵隔影增宽,或主动脉影增宽,对诊断有一定的提示作用。

(二)超声心动图检查

在升主动脉范围内可显示内膜裂口,可见飘动的内膜片,显示真、假腔的状态及血流情况,还可显示并发的主动脉瓣关闭不全、心包积液及主动脉弓分支动脉的阻塞等情况。但对降主动脉显示受限。

(三)胸主动脉 CTA(CT 造影)

是目前最常用的术前影像学评估方法,其敏感性达 90% 以上,其特异性接近 100%。CTA 断层扫描可观察到夹层隔膜将主动脉分割为真、假两腔,重建图像可提供主动脉全程的二维和三维图像,其主要缺点是要注射造影剂,可能会出现相应的并发症,而主动脉搏动产生的伪影也会干扰图像和诊断。

【诊断】

典型的病例,根据突发剧烈胸痛病史,排除心绞痛,结合心脏超声和胸部主动脉 CTA,诊断并不困难。最重要的是接诊医师必须有对该病的警惕性。不典型及慢性夹层的病例,更容易漏诊和误诊,需要详细病史和相关的检查,特别是主动脉 CTA。

【预后】

急性胸主动脉夹层是临床最为凶险的急症,如不及时处理,多数在 48 h 内死亡。文献报告,DeBakey Ⅰ型和Ⅱ型的患者 1 周内的死亡率高达 80%。

【治疗】

(一)早期处理

对急性主动脉夹层的患者,首先应强力镇静和止痛,控制血压,控制心率。通常需要应用强有力的药物,如镇痛药吗啡、杜冷丁,降压药硝普钠,抑制心率的药物心得安等,迅速安排急诊手术。而对于情况危急的患者,往往需要急诊气管插管、急诊抢救手术,但风险大和死亡率高。

(二)手术治疗

对于 DeBakey Ⅲ型,以微创介入腔内隔绝治疗为主。

对于裂口位于升主动脉的 DeBakey Ⅰ型或 DeBakey Ⅱ型需要在急性期行升主动脉置换术,如合并主动脉瓣关闭不全或夹层累及冠脉开口需要进行更复杂的 Bentall 手术。由于疾病的复杂,手术并发症和死亡率较高。

二、胸主动脉瘤

胸主动脉瘤(thoracic aortic aneurysms)是由于各种原因造成的主动脉血管壁一处或多处向外异常扩张,变形膨出,出现的像"瘤子一样"的改变,不是真正的肿瘤。胸主动脉瘤指的是发生在主动脉窦、升主动脉、主动脉弓或降主动脉的动脉瘤。

【发病原因】

胸主动脉瘤主要继发于动脉粥样硬化,其他因素:马凡氏综合征,白塞氏病,梅毒,心内膜炎以及胸部钝挫伤。大多发生于 60 岁以后,男女之比为 10∶2。胸主动脉瘤的患病率占主动脉瘤的 20.3%～37%。

胸主动脉中层囊性变性是导致胸主动脉瘤的最重要原因,由于主动脉中层的平滑肌细胞坏死、弹性纤维变性和黏液样物质沉积,使主动脉壁变薄、扭曲形成梭形动脉瘤,若发生在主动脉根部可引起主动脉瓣反流。胸主动脉瘤常合并有高血压,后者可影响主动脉壁的强度,加速动脉瘤的膨胀。在胸部,局限性囊性动脉瘤比环状或弥漫性动脉瘤更为常见。

胸主动脉瘤好发部位依次可分为:降主动脉、升主动脉、主动脉弓及胸腹主动脉。①升主动脉瘤,可并发主动脉瓣关闭不全。②主动脉弓动脉瘤,从无名动脉至左锁骨下动脉。③胸部降主动脉瘤,从左锁骨下动脉起至膈肌一段主动脉。④胸部降主动脉下端,从胸部降主动脉下端至腹主动脉上端。

【临床表现】

本病发病缓慢,早期多无症状和体征,至后期由于动脉瘤压迫周围组织而产生症状,其临床表现由于动脉瘤的大小、形状、部位和生长方向而有不同。如主动脉瘤压迫气管和支气管可引起咳嗽、气急、肺炎和肺不张;压迫食管引起吞咽困难;压迫喉返神经引起声音嘶哑;压迫膈神经引起膈肌麻痹;压迫上腔静脉和头臂静脉可引起上肢及颈部、面部、上胸部浮肿;压迫胸骨可引起胸痛。若出现撕裂样剧痛,可能为瘤体扩展,濒临破裂。

【辅助检查】

（一）X 线胸片

纵隔阴影增宽或形成局限性块影与胸主动脉某部相连而不能分开。一般升主动脉瘤位于纵隔的右前方，弓降部和降主动脉动脉瘤多位于左后方。瘤壁有时可有钙化。瘤体（尤其囊状）可压迫侵蚀周围器官，如压迫脊椎或胸骨的侵蚀性骨缺损，有助于动脉瘤的诊断。

（二）超声心动图

可显示升主动脉某段的梭形和囊状扩张，并可直接测量其径线，还可显示动脉瘤内附壁血栓的情况。

（三）胸主动脉 CTA

是最重要的诊断手段，可显示动脉瘤的存在和瘤壁的钙化，可测量其宽径。对比增强扫描，可清楚显示附壁血栓及其范围，重建图像可提供主动脉全程的二维和三维图像。

（四）MRI 和血管造影

目前多被 CTA 所替代。胸主动脉数字减影血管造影（DSA），可直接显示梭形或（和）囊状动脉瘤及其部位、大小、范围以及动脉分支受累情况。多在行介入手术中使用。

【诊断】

有压迫症状的患者，根据临床表现和心脏超声检查以及胸部 CTA 的检查，诊断不困难。对于无症状的患者，容易漏诊，需要结合病史、家族史，根据胸片异常的情况，进一步进行心脏超声或经食道超声检查，必要时胸部 CTA 可明确诊断。

【预后】

有症状的患者预后比无症状者差，未行手术治疗的胸主动脉瘤患者 1 年、3 年和 5 年生存率分别为 65%、36% 和 20%。动脉瘤的大小和动脉瘤膨大的速度也是动脉瘤破裂的危险因素。直径＞7 cm 的胸主动脉瘤破裂概率明显增加。

【治疗】

瘤体小于 5 cm、没有压迫症状的患者，可以严密随访，服用 β 受体阻滞剂，控制血压和心率、抗血脂治疗。

外科指征包括动脉瘤迅速地扩大、瘤体大于 5 cm，严重的主动脉瓣反流或伴有相关症状。

外科手术：切除动脉瘤并用适当大小的人造血管修复替换。大多数治疗中心报道，选择性胸主动脉瘤切除术的早期存活率为 90%，术后早期死亡的最常见原因是心肌梗死、出血、呼吸衰竭和感染。高龄、急诊手术、主动脉钳夹时间过长、动脉瘤的扩展和术中低血压等是决定围术期病死率的最重要因素。

介入手术：主动脉腔内隔绝术，对降主动脉瘤，若瘤两端有足够长度的正常血管锚钉区，则可以选择介入手术。创伤小，恢复快。

第四节　先天性心脏病

一、总　论

【概述】

先天性心脏病(congenital heart disease,CHD)是指胎儿时期心脏血管发育异常而致的心血管畸形,是小儿最常见的心脏病。在 1 000 个出生存活的婴儿中,发生本病者约 6～8 名。中国每年大约有 15 万新生婴儿患有各种类型的 CHD。近几十年来,由于超声心动图、心导管检查、心血管造影术等技术的成熟和应用,以及在低温麻醉和体外循环下心脏直视手术的发展,使许多常见的先天性心脏病得到准确的诊断,绝大多数获得彻底根治;部分新生儿时期的复杂心脏畸形如大动脉转位等在及时确诊后也可手术治疗。先天性心脏病的预后已大为改观。

【病因与预防】

目前认为多数先天性心脏病是由多基因与环境因素共同作用所致。

(1)内在因素:主要与遗传有关,特别是染色体易位与畸变,占总数 15％。

(2)外在因素:①妊娠早期宫内感染如风疹、流感、腮腺炎、柯萨奇病毒等;②孕母接触大剂量放射线;③有代谢性疾病如糖尿病、高钙血症、高同型半胱氨酸血症等;④药物如抗癌药、抗癫痫药等;⑤孕母子宫有慢性缺氧性疾病;⑥妊娠早期酗酒、吸食毒品等。

【分类】

1. 左向右分流型(潜伏紫绀型)　室间隔缺损、房间隔缺损、动脉导管未闭等。

2. 右向左分流型(紫绀型)　法洛氏四联征、大动脉转位等。

3. 无分流型　肺动脉狭窄、主动脉缩窄等。

【临床检查】

1. X 线　观察心脏和大血管的搏动、位置、形态以及肺血管的粗细、分布,但不能观察细微病变。

2. 心电图　对心脏病的诊断有一定的帮助,特别对各种心律失常,心电图是确诊的手段,但特异性不强。

3. 超声心动图　是一种无创检查技术,不仅可以提供详细的心脏解剖结构信息,还能提供心脏功能及部分血流动力学信息,是最重要的也是首选的诊断工具,有以下几种:M 型超声心动图、二维超声心动图、多普勒超声、三维超声心动图。

4. 心导管检查　是先天性心脏病进一步明确诊断和决定手术前的重要检查方法之一,根据检查部位不同分为右心导管、左心导管检查两种。

5. 心血管造影　明确心血管的解剖畸形,尤其对复杂性先天性心脏病及血管畸形,心血管造影仍是主要检查手段。数字减影血管造影技术(DSA)的发展及新一代造影剂的出现降低了心血管造影对人体的伤害,使诊断更精确。

6. 磁共振成像 MRI　具有无电离辐射损伤、多剖面成像能力等特点。常用于诊断主动脉弓等血管病变,可很好地显示肺血管发育情况。

7. 计算机断层扫描(CT)　电子束计算机断层扫描(EBCT)和螺旋型 CT 对下列心脏病有较高的诊断价值:大血管及其分支的病变,心脏瓣膜、心包和血管壁钙化,心腔内血栓和肿块、心包缩窄、心肌病。

【治疗】

(一)内科治疗

(1)建立合理生活制度,特别是良好的喂养习惯。

(2)合用利尿剂,预防心衰,应及时手术。

(3)合理使用抗生素防治肺炎和亚急性细菌性心内膜炎。

(4)紫绀型先心病应防治血栓形成,预防缺氧发作,有动脉导管开放的,要防止导管闭合。

(5)新生儿早期或早产儿动脉导管未闭可试用消炎痛关闭导管。

(二)外科手术治疗

多数先天性心脏病需要手术治疗,手术时机根据病情需要,不受年龄限制,病情重应及时实施手术根治,病情允许可以学龄前期手术。手术方式有传统心脏外科手术、介入性导管术等。

二、房间隔缺损

【概述】

房间隔缺损约占先天性心脏病发病总数的 10% 左右,男女比为 1∶2,且有家族遗传倾向。

【分类】

第一孔型(原发孔型)缺损、第二孔型(继发孔型)缺损,本章讨论是继发孔型。

【病理生理】

房间隔缺损时由于左房的压力高于右房,所以形成左向右分流,从而导致肺循环的血流量超过体循环的血流量,持续的肺血流量增多导致肺淤血,肺淤血使右心的容量负荷增多,肺血管顺应性下降,从功能性肺动脉高压发展为器质性肺动脉高压,右心系统的压力随之持续增高,使原来的左向右分流逆转为右向左分流而发展为艾森曼格综合征。

【临床表现】

1. 症状　婴儿期房间隔缺损大多无症状,一般由常规体检或闻及杂音而发现此病。儿童期可表现为乏力,活动后气促,易患呼吸道感染。大分流量病例可因体循环血量不足而影响发育,并因肺循环充血而易患支气管炎或肺炎。

2. 体征　心前区较饱满,右心搏动增强,心浊音界扩大,第一心音正常或分裂。最典型的体征为肺动脉瓣区第二心音亢进呈固定分裂,并可闻及 Ⅱ～Ⅲ 级收缩期喷射性杂音,系肺动脉瓣血流增速产生的杂音。

【辅助检查】

1. 心电图　多见右心前导联 QRS 波呈 rSr′ 或 rSR′ 波或 R 波伴 T 波倒置,电轴右偏,有时可有 P-R 延长。

2. X 线表现 可见右房、右室增大、肺动脉段突出及肺血管影增多。

3. 超声心动图 可见肺动脉增宽,右房右室增大;剑下心脏四腔图可显示房间隔缺损的部位和大小。

【诊断及鉴别诊断】

典型的心脏听诊、心电图、X 线表现可提示房间隔缺损存在,超声心动图可以确诊。

应与肺静脉畸形引流、肺动脉瓣狭窄及小型室间隔缺损等鉴别。

【治疗】

肺循环血流量的 1 倍以上者,均应在 2～6 岁行手术治疗。婴儿症状明显或并发心力衰竭者可早期施行手术治疗。目前治疗方法有:①内科介入封堵术;②外科开胸手术:经胸或经皮封堵术、经胸修补术。

三、室间隔缺损

【概述】

室间隔缺损(ventricular septal defect,VSD)是胚胎心室间隔发育不全而形成的左右心室间的异常交通,在心室水平产生左向右分流的先心病。约占先心病的 25%,是先天性心脏病中最常见的类型。

【分类】

1. 膜部缺损 约占 78%,分为单纯膜部缺损、嵴下型和隔瓣下型三个亚型。

2. 漏斗部缺损 约占 20%,分为干下型和嵴内型两个亚型。

3. 肌部缺损 约占 2%,分为流入道和小梁区两个亚型。

【病理生理】

肺循环血量增多;左室容量负荷增大;体循环血量下降。

持续的肺血流量增多导致肺淤血,肺淤血使右心的容量负荷增多,肺血管顺应性下降,从功能性肺动脉高压发展为器质性肺动脉高压,右心系统的压力随之持续增高,使原来的左向右分流逆转为右向左分流而发展为艾森曼格综合征。

【临床表现】

1. 症状 取决于缺损的大小、肺动脉血流量和肺动脉压力。中型及大型室间隔缺损在新生儿后期及婴儿期即可出现症状,如喂养困难、吮乳时气急、苍白、多汗、体重不增、反复呼吸道感染,出生后半年内常发生充血性心力衰竭。

2. 体征 胸骨左缘第 3、4 肋间有响亮而粗糙的全收缩期杂音,伴有震颤。第二心音增强或亢进。随着病情的发展,肺血管阻力增高,左向右分流减少,出现艾森曼格综合征,收缩期杂音减弱或消失而肺动脉区第二心音明显亢进。

【辅助检查】

1. 心电图 较小缺损的心电图大多正常或有左室高电压;中等缺损的心电图示左心室肥厚;大型缺损常为双心室肥厚或右心室肥厚。

2. X 线 大室缺表现为肺动脉及其主要分支扩张及心影的扩大。

3. 超声心动图 缺损小的患者可无阳性所见,或仅有左心室容量负荷增大的现象;缺损较大的患者可见室间隔回声中断征象。脉冲多谱勒和彩色多普勒血流显像,可明确心室内分流的存在,并可间接测肺动脉的压力。

【诊断及鉴别诊断】

典型的室缺根据临床表现和超声心动图即可确诊,但应与肺动脉瓣狭窄和大房缺鉴别。

【治疗】

部分小型室间隔缺损、膜周部缺损、肌部缺损(直径小于 3 mm)可能在 2～4 岁自行关闭。任何年龄的大型缺损内科治疗无效,婴儿期已出现肺动脉高压,且肺循环和体循环比例大于 2∶1 以及嵴上型室间隔缺损等均有外科手术指征。如出现艾森曼格综合征则无手术指征。

先心病室缺患者两种治疗方法有内科介入治疗和外科手术治疗,后者包括经胸封堵术和修补术。

四、动脉导管未闭

【概述】

动脉导管未闭是主动脉和肺动脉之间的一种先天性异常通道,多位于主动脉峡部和左肺动脉根部之间,是小儿先天性心脏病常见类型之一,约占先心病的 15%,男女之比约为1∶3。动脉导管未闭大部分单独存在,但有 10% 合并有其他心脏畸形。

【分类】

根据未闭动脉导管的大小、长短和形态不一,一般分为三型:管型、漏斗型、窗型。

【病理生理】

分流量的大小与导管的粗细及主、肺动脉的压差有关。主动脉水平左向右分流:无论在收缩还是舒张期主动脉压均高于肺动脉压,血液便会持续地自主动脉分流至肺动脉,左心室负荷增加。血液分流至肺动脉使肺动脉血流量增多,血液经肺到达左心房、左心室而使左心室容量负荷增加,为弥补主动脉至肺动脉的分流对体循环造成的损失,左心室代偿性地增加心排血量。这两种因素均可造成左心房与左心室肥厚、扩大,最终导致左心衰竭。随着病程进展,出现肺动脉高压,超过主动脉压时,左向右分流明显减少或停止,产生肺动脉血流逆向分流入主动脉,患儿呈现差异性青紫(differential cyanosis),下半身青紫,左上肢有轻度青紫,右上肢正常。

【临床表现】

(1)未闭动脉导管内径较小,临床上可无主观症状,突出的体征为胸骨左缘第 2 肋间及左锁骨下方可闻及连续性机械样杂音,可伴有震颤,脉压可轻度增大。

(2)中等分流量者常有乏力、劳累后心悸、气喘胸闷等症状,听诊杂音性质同上,更为响亮伴有震颤,传导范围更广,周围血管征阳性,如水冲脉、指甲床毛细血管搏动等。

(3)分流量大伴有继发性严重肺动脉高压者可导致右向左分流,上述典型杂音的舒张期成分减轻或消失,继之收缩期杂音亦可消失而仅可闻及因肺动脉瓣关闭不全的舒张期杂音,此时患者多有上下肢差异性青紫且临床症状严重。

【辅助检查】

1. 心电图　可在心电图上发现左心室肥大和左心房肥大。肺血管阻力和右心压力增大,心电图逐渐从单纯左心肥厚向左右心肥大和右心肥大发展,同时可有电轴右偏。

2. X线　胸部X线平片可见心尖下移、左心室增大,肺动脉高压时可见右心室增大、肺动脉段隆起、肺血管影加深,呈肺血增多表现。

3. 超声心动图　应用二维超声心动图探明主动脉及肺动脉的导管连接部,并可见左室内径增大;超声心动图可探及主肺动脉间的异常血流。

4. 心导管　肺动脉血氧含量较右心室高,肺动脉和右心室压力可高或正常。导管可经未闭的动脉导管到降主动脉。逆行主动脉造影直接显示动脉导管和主动脉,肺动脉同时显影。

【诊断及鉴别诊断】

根据典型杂音、X线及超声心动图的表现,可做出正确诊断。本病需与主动脉瓣关闭不全合并室间隔缺损、主动脉窦瘤破裂等可引起连续性杂音的病变鉴别。

【治疗】

1. 药物治疗　新生儿早期或早产儿动脉导管未闭可在生后1周内试用消炎痛关闭导管。症状明显者,需抗心力衰竭治疗。

2. 外科治疗　动脉导管的结扎术或切断缝合术;经胸动脉导管封堵术。

3. 介入治疗

五、先天性肺动脉瓣狭窄

【概述】

先天性肺动脉瓣狭窄即肺动脉口的狭窄,是一种由于肺动脉瓣病变导致血流从右心室到肺动脉血流受阻的心脏畸形,占先天性心脏病的5%～8%,可单独存在,也可以合并其他的心脏畸形。

【病理生理】

当肺动脉瓣病变,如瓣环狭窄,瓣叶增厚、粘连、融合,致使瓣叶开放受到限制,产生血流梗阻,导致右心室代偿性加强收缩,出现心肌逐渐肥厚,进而加重血流梗阻。重度狭窄时,右室、右房压力增高,大量的非氧合血不通过右室,而是通过卵圆孔(两心房间的交通,正常新生儿均存在)从右房到左房,与氧合血混合,使动脉血氧含量下降,从而表现为口唇、指(趾)甲床青紫。

【临床表现】

根据跨肺动脉瓣压力差,将肺动脉瓣狭窄分为轻度狭窄(30～40 mmHg)、中度狭窄(40～100 mmHg)和重度狭窄(100 mmHg以上)。

轻度肺动脉瓣狭窄的患儿临床上无症状,可正常生长发育并有正常的生活能力。中度肺动脉瓣狭窄患者,随着年龄的增长狭窄会加重,从而出现活动后心悸、气急,导致右心室负担进一步加重,出现右心衰竭症状。

严重肺动脉瓣狭窄患者,患儿出生后早期即可出现明显发绀、严重缺氧、喂养困难、心功能衰竭,15％的患儿可在出生后1个月内死亡。重度肺动脉瓣狭窄需要紧急处理。

体格检查主要体征是在心前区胸骨第2肋间可闻及收缩期杂音,第二心音减弱。重症患儿有发绀,营养不良的表现。

【辅助检查】

1. 心电图　在轻、中度肺动脉瓣狭窄中,心电图通常是正常的。严重肺动脉瓣狭窄时,心电图可以提示扩大的右心室,甚至是右心室劳损。

2. 胸部X线片　一般显示肺血少,右心扩大。

3. 超声心动图　是最重要的无创性检测和评价手段。超声心动图可以准确地了解瓣膜的形态,瓣叶交界的情况以及瓣环情况等。彩色多普勒可以较准确地估计瓣膜狭窄的程度。超声心动图也可以探明其他合并心脏畸形合并房间隔缺损、室间隔缺损等。

4. 心导管及造影　心导管一般很少用于诊断肺动脉瓣狭窄,而是结合球囊扩张术同时进行。

【诊断及鉴别诊断】

根据临床表现,主要是心脏的杂音,结合胸片和心脏超声检查,诊断不困难。心脏杂音需要与房间隔缺损和室间隔缺损鉴别,肺动脉瓣狭窄的患者第二心音是减弱的,肺部X线提示肺血减少。

【治疗】

(1)轻度肺动脉瓣狭窄一般不需要治疗,可以门诊超声心动图、心电图随访。

(2)中度狭窄建议接受手术治疗。

(3)内科介入治疗:经皮导管肺动脉瓣球囊扩张。

(4)外科手术:肺动脉瓣疏通术;经胸肺动脉瓣球囊扩张术。

六、法洛氏四联征

【概述】

法洛四联征是1岁以后最常见的紫绀型先天性心脏病,发病率占所有先天性心脏病的10％。1888年法国医生 Etienne Fallot 详细描述了该病的病理特点及临床表现,因而得此名。其由4个畸形组成:①肺动脉狭窄:以漏斗部狭窄多见;②室间隔缺损:多属高位膜部缺损;③主动脉骑跨:主动脉骑跨双室上;④右心室肥厚:继发于肺动脉狭窄。

【病理生理】

取决于肺动脉狭窄的程度。

【临床表现】

1. 青紫　青紫的程度和出现的早晚均与肺动脉狭窄的程度有关。

2. 蹲踞　该体位可使静脉回心血量减少,减轻心脏负荷;同时下肢动脉受压,体循环阻力增加,使右向左分流减少,从而缓解缺氧症状。

3. 杵状指趾　患儿长期处于缺氧环境中,可使指、趾端毛细血管扩张增生,局部软组织和骨组织也增生肥大,表现为指(趾)端膨大如鼓槌状,在青紫后6个月以上渐明显。

4. 阵发性缺氧发作　婴儿易发生,常在吃奶或哭闹后出现阵发性呼吸困难,严重者突然昏厥、抽搐,严重者可引起死亡,是因右心室流出道肌部痉挛,引起脑缺氧加重所致。年长儿常诉头痛、头昏。

5. 并发症　脑血栓、脑脓肿、感染性心内膜炎。

6. 体检　发育不良,心前区隆起,胸骨左缘第2～4肋间闻及Ⅱ～Ⅲ级喷射性收缩期杂音。流出道痉挛时杂音暂时消失。肺动脉第二音减弱,因主动脉骑跨在肺动脉瓣区,常只听到响亮的主动脉单一的第二音。

【辅助检查】

1. 心电图　心电图电轴右偏,右心室肥大,严重者心肌劳损,亦可见右心房肥大。

2. X线　心尖钝圆上翘,肺动脉段凹陷,心脏大小正常或增大,构成"靴状"心影,肺门血管影缩小,肺纹理减少,透亮度增加,侧支循环丰富者两肺野呈现网状肺纹理。

3. 超声心动图　主动脉骑跨于室间隔上,内径增宽;右心室内径增宽;左心室内径缩小。多普勒显示异常血流。

4. 心导管　导管可从右室经骑跨的主动脉入主动脉,又可经室间隔缺损进入左心室。导管不易进入肺动脉。肺动脉和左心室之间有压力阶差,右心室压力增高,肺动脉压力降低,股动脉血氧饱和度降低,右心室造影可见主动脉与肺动脉同时显影。

【诊断及鉴别诊断】

根据典型杂音、X线及超声心动图的表现,可做出正确诊断。

本病需与大血管转位右向左分流的紫绀型先天性心脏病及艾森曼格综合征相鉴别。

【治疗】

1. 一般护理　平时应常饮水,预防感染,及时补液,防治脱水和并发症。婴幼儿则需特别注意护理,以免引起阵发性缺氧发作。

2. 缺氧发作治疗　发作轻者使其取胸膝位即可缓解,重者应立即吸氧,给予5%碳酸氢钠1.5～5.0 mL/kg纠正酸中毒,心得安0.1 mg/kg静脉注射或新福林0.05 mg/kg静脉注射,必要时也可吗啡0.1～0.2 mg/kg皮下注射减轻右室流出道痉挛。常有缺氧发作者,可口服心得安1～3 mg/(kg·d)。平时应去除诱因如贫血、感染,尽量保持患儿安静,经上述处理后仍不能有效控制发作者,应考虑急症手术修补。

3. 外科手术治疗　轻症患者可考虑于1岁以后行根治手术,但症状稍重的患儿应尽早行根治术。年龄过小的婴幼儿可先行姑息分流手术。对重症患儿,肺血管发育差,Magoon指数小于1.2,宜先行姑息手术,待年长后一般情况改善,肺血管发育好转后,再做根治手术。

（方冠华　王齐敏）

第四章　消化道出血

消化道出血是常见病,随着年龄的增加,发病率也有所增加。在成年人,急性消化道出血一次失血量达到800 mL以上时,或占循环总血量的20%,就可出现视物模糊、头晕、手足冰冷等循环血量不足表现,称急性消化道大出血。消化道以 Treitz 韧带为界,其上的消化道出血称上消化道出血,其下的消化道出血称为下消化道出血。

第一节　上消化道出血

上消化道包括食管、胃、十二指肠、空肠上段和胆道。但临床所见,出血几乎多发生在 Treitz 韧带的近端,很少来自空肠上段,为了叙述方便,将小肠出血归到下消化道出血进行讨论。

【病因】

(一)胃十二指肠溃疡

约占一半,其中3/4是十二指肠溃疡,大出血的溃疡多为慢性溃疡,一般位于十二指肠球部后壁或胃小弯,出血严重程度取决于被腐蚀的血管,静脉出血较慢,动脉出血则呈搏动性出血。

(二)门脉高压症

食管胃底静脉曲张破裂出血多是肝硬化门脉高压的并发症,是危及生命的消化道大出血的最常见病因。出血常很突然,多表现为大量呕吐鲜血。

(三)出血性胃炎

又称糜烂性胃炎或应激性溃疡,患者多有服用消炎痛、阿司匹林、肾上腺皮质激素药物史,也可发生在休克、脓毒症、烧伤、大手术或中枢神经系统损伤后,表现为表浅、大小不等、多发的胃黏膜糜烂。

(四)胃癌

约占2%~4%。癌组织缺血坏死,表面发生糜烂或溃疡,侵蚀血管引起大出血。胃癌引起的上消化道大出血,黑粪症比呕血更常见。

(五)胆道出血

各种原因导致血管与胆道沟通,引起血液涌入胆道,再进入十二指肠,统称胆道出血。最常见的病因是肝外伤,其他原因有肝血管瘤、肝肿瘤、肝脓肿以及胆管结石、胆道蛔虫症等引起的胆道感染。胆道出血三联征是胆绞痛、梗阻性黄疸和消化道出血。

【临床分析】

上消化道出血的临床表现取决于出血的速度和出血量的多少,而出血的部位高低则是次要的。如果出血很急,量很多,则既有呕血,也有便血,由于血液在胃肠停滞的时间很短,呕的血多为鲜血,由于肠蠕动过速,便血也相当鲜红。反之,出血较慢,量较少,则常出现黑粪症,较少为呕血,由于血液在胃肠道内停滞时间较长,经胃肠液的作用,呕出的血多为棕褐色,便血多呈柏油样或紫黑色。必须重视的是,只从消化道出血时的情况来判断出血的部位和病因是不够的,还必须从病史、体检、实验室检查等各方面进行分析,从而得出正确的诊断。

【辅助检查】

（一）内镜检查

早期内镜检查是大多数上消化道出血诊断的首选方法。如果没有严重的伴发疾病,血流动力学相对稳定,上消化道出血的患者收住院后应立即行胃十二指肠镜检查,也可在入院后 24~48 h 进行,检查距出血时间愈近,诊断阳性率愈高,可达 80%~90%。

（二）选择性腹腔动脉或肠系膜上动脉造影

内镜检查如未能发现出血病因,尤其是胃内有大量积血和血块影响内镜视野时,如果出血速度每分钟大于0.5 mL,可做选择性腹腔动脉或肠系膜上动脉造影。若发现造影剂溢出血管、有血管畸形或肿瘤血管影像,对于急诊手术前定位诊断很有意义,也可以经动脉导管注入血管加压素控制出血。

（三）X 线钡餐检查

对于没有内镜检查条件,内镜检查未发现或不能确定出血病变时,应在出血停止后36~48 h 进行 X 线检查。气钡对比检查可发现较大的病变如食管静脉曲张、大的溃疡和肿瘤,但较难发现表浅的和较小的病变、血管发育异常或贲门黏膜撕裂综合征。

（四）核素检查

常用静脉注射 ^{99m}锝标记的红细胞,行腹部扫描,只要出血速度每分钟达 0.05~0.1 mL,核素就能聚积在血管溢出部位显像,对确定胃肠道出血相当敏感,但定位的精确性有限,因此常作为选择性腹腔内脏动脉造影前的筛选手段。

【处理原则】

只要确定有呕血和黑便,都应视为紧急情况收住院或重症监护病房。不管出血的原因如何,对严重上消化道出血的患者都应遵循下列基本处理原则。

（一）初步处理

临床表现有低血容量休克时,应迅速建立两条静脉通道,其中一条最好是经颈内静脉或锁骨下静脉达上腔静脉之途径,以便监测中心静脉压。先滴注平衡盐溶液及血浆代用品,同时进行血型鉴定、交叉配血,备够可能需要的全血或袋装红细胞。留置导尿管观察每小时尿量。每 15~30 min测定血压、脉率,结合出血量和出血特点以及尿量的观察和中心静脉压的监测,可作为补液、输血速度和量较可靠的指标。如果在 45~60 min 内输入平衡盐溶液1500~2000 mL后血压、脉率仍不稳定,说明失血量很大或继续出血。此时,除继续用电解质溶液外,还应输入胶体溶液(如血浆代用品、全血、血浆、5%白蛋白等)。临床应用的电解质溶液与胶体溶液量的比例以(3~4):1 为宜。大量输入平衡盐溶液使血液稀释,有利于改善循环,但要维持血细胞比容不低于30%。

（二）病因处理

(1)治疗消化性溃疡出血的抑酸药物包括 H_2 受体拮抗剂(西咪替丁、雷尼替丁、法莫替丁)和质子泵抑制剂(奥美拉唑、艾斯奥美拉唑、泮托拉唑、兰索拉唑)等。对于中等量的消化性溃疡出血,在内镜检查时,对看到的活动性出血部位或在溃疡基底的血管(红色、蓝色或黑色隆起覆盖在出血动脉上的凝血块),可经内镜用电凝、黏膜下注射、止血夹、喷洒止血药物等方式进行内镜下治疗,可获得较可靠等疗效。出血的动脉血管直径大于 4 mm,不宜采用内镜治疗。

(2)对由于门静脉高压症引起的食管、胃底曲张静脉破裂的大出血,应视肝功能的情况来决定处理方法。生长抑素收缩内脏血管,减少门静脉血流,用于控制食管胃底曲张静脉出血有效。血管加压素可使内脏小动脉收缩,门静脉血流量减少。内镜下可行曲张静脉套扎、硬化剂注射等方法止血治疗。气囊压迫止血有效率仅为 42%～55%。对肝功能较好,没有黄疸,没有严重腹水的患者则应积极采取手术治疗,等待观察可能会导致肝昏迷的发生。

(3)绝大多数出血性胃炎可由非手术治疗止血。药物治疗与治疗消化性溃疡出血大致相同。介入治疗是将导管尽可能选择性插入出血的动脉,持续滴注血管加压素,速度为每分钟 0.2～0.4 单位,持续 12～24 h。如果仍然不能止血,可采用胃大部分切除术或加行选择性迷走神经切断术。

(4)胆道出血的量一般不大,多可经非手术疗法,包括应用抗感染和止血药物使出血得到控制。如果出血不止,肝动脉造影明确诊断后,可作选择性肝动脉栓塞,约 50% 的病例可望得到止血。肝叶切除即可消除病灶,又可控制出血,但全身情况差的患者,手术死亡率较高。

由于各种止血方法的不断改进,约 80% 的患者可经非手术治疗达到止血目的。对部位不明确的上消化道大出血,急性出血得不到控制,应做好准备,及时进行剖腹探查。

第二节　下消化道出血

与上消化道出血不同,多数下消化道出血相对缓慢或间歇性,约 80% 出血能自行停止。常见症状有:

便血(hematochezia):指粪便带血或自肛门排出鲜红色或暗红色血液;

黑便(柏油样便,tarry stool):是一种黑亮、黏性、酷似柏油的稀便;

隐原性出血(obscure bleeding):是指常规内镜和 X 线钡剂造影不能确定出血来源的持续或反复的消化道出血,多为小肠肿瘤、Meckel 憩室和肠血管病变。

一、小肠出血

小肠出血并不常见,可为无痛性,定位有一定难度。

【病因】

(1)血管发育异常:出血的特点常呈急性,且反复发作。

(2)憩室:当小动脉破入憩室,可引起憩室出血,常较凶险。

(3)良性肿瘤:小肠良性肿瘤少见,有临床症状的仅占 6%。

【辅助检查】

选择性肠系膜上动脉造影,CT 及术中内镜检查可对小肠病变作出定位诊断。同位素扫描对定位诊断有一定帮助,胶囊内窥镜及小肠镜检查是目前诊断小肠出血较好等选择。

二、结肠、直肠出血

结肠、直肠出血占消化道的 $10\% \sim 20\%$，多为中老年患者，病因多为癌或者血管发育异常，其次为肠系膜缺血、憩室、炎症性肠病(溃疡性结肠炎、Crohn 病)、痔、感染性大肠炎和放射性直肠炎等。

【辅助检查】

(1)结肠镜检查：是诊断大肠及回肠末端病变的首选检查方法。

(2)腹部 CT 或 MR：对诊断肿瘤、炎症性肠病有较大意义，CT 或 MR 造影有助于诊断血管疾病。

(3)核素扫描或选择性肠系膜血管造影：须在活动性出血时进行。

【治疗】

下消化道出血大部分可经非手术治疗好转，出血控制后须对病因作相应治疗，止血治疗方法包括：

(1)冰盐水、凝血酶保留灌肠有时对左半结肠出血有效。

(2)内镜下止血。

(3)应用止血药物。

(4)动脉介入栓塞治疗。

(5)急诊手术探查止血。

（张莉娟　许春森）

第五章 腹部损伤

【概论】

腹部损伤在平时和战伤都较多见,其发病率在平时约占各种损伤的 $0.4\%\sim1.8\%$,战时占 $5\%\sim8\%$。

【分类】

腹部损伤可分为开放性和闭合性两大类。开放性损伤有腹膜破损者为穿透伤,无腹膜破损为非穿透伤。其中投射物有入口、出口者为贯通,有入口、无出口者为盲管伤。闭合性损伤可能局限于腹壁,也可同时兼有内脏损伤。此外,各种穿刺、内镜、灌肠、刮宫、腹部手术等诊治措施导致的腹部损伤称医源性损伤。

【病因】

开放性损伤常由刀刺、枪弹、弹片所引起,常见的开放性损伤脏器依次是肝、小肠、胃、结肠、大血管等脏器;闭合性损伤常系坠落、碰撞、挤压、拳打脚踢等钝性暴力所致,容易受损伤的脏器依次是脾、肾、小肠、肠系膜等。

【临床表现】

由于病因和伤情不同,腹部损伤后的表现可有很大的差异,从无明显症状到重度休克甚至死亡。肝、脾、胰、肾等实质器官或大血管损伤主要表现为腹腔内大出血,包括面色苍白、脉率加快、血压不稳,甚至休克。腹痛呈持续性,一般并不剧烈,腹膜刺激征也不严重。胃肠道、胆道、膀胱等空腔脏器破裂主要表现是弥漫性腹膜炎和腹膜刺激征。如两类脏器同时破裂,则出血性表现和腹膜炎可以同时存在。

【诊断】

了解受伤过程和体格检查是诊断腹部损伤的主要依据。诊断应包括以下几点:

(一)有无内脏损伤

多数伤者根据临床表现即可确定有无内脏损伤,仍有不少伤者诊断相当困难,这种情况常见于早期就诊者,而腹部内脏损伤体征尚不明显以及腹壁损伤伴有软组织损伤者,可考虑短期临床观察和必要的辅助检查。但有下列情况之一者,应考虑有内脏损伤:

(1)早期出现休克症状,尤其是失血性休克者。

(2)有持续性甚至进行性腹部剧痛伴恶心、呕吐等消化道症状者。

(3)有明显腹膜刺激征者。

(4)腹部出现移动性浊音者。

(5)有便血、呕血、尿血者。

(6)有气腹表现者。

(7)直肠指诊发现前壁有压痛或波动感者。

(二)脏器损伤部位

以下各项表现对于确定脏器损伤部位有一定价值:

（1）有恶心、呕吐、便血、气腹者多为胃肠道损伤；再结合暴力打击部位、腹膜刺激征最明显的部位和程度，可确定损伤在胃、上段小肠、下段小肠或结肠。

（2）有排尿困难、血尿、外阴或会阴部牵涉痛者，提示泌尿系脏器损伤。

（3）有膈面腹膜刺激表现（同侧肩部牵涉痛）者，提示上腹脏器损伤，其中尤以肝和脾的破裂最为多见。

（4）下位肋骨骨折者，提示有肝或脾破裂的可能。

（5）有骨盆骨折者，提示有直肠、膀胱、尿道损伤的可能 。

（三）有无多发性损伤

各种多发损伤可能有以下几种情况：

（1）腹内某一脏器有多处破裂。

（2）腹内有一个以上脏器受到损伤。

（3）除腹部损伤外，还有腹部以外的合并损伤。

（4）腹部以外损伤累及腹内脏器。

不论是哪一种情况，在诊断和治疗中，都应注意避免漏诊，否则必将导致严重后果。提高警惕和诊治中的全局观点是避免这种错误的关键。

【辅助检查】

（一）实验室检查：血常规、尿常规、生化、血淀粉酶等

（二）B超检查

主要用于诊断肝、脾、胰、肾的损伤，能根据脏器的形状和大小提示损伤的有无、部位和程度，以及周围积血、积液情况。

（三）CT检查

对实质脏器损伤及其范围程度有重要的诊断价值。CT影像比B超更为精确，假阳性率低。对肠管损伤，CT检查的价值不大，但若同时注入造影剂，CT对十二指肠破裂的诊断很有帮助，血管造影剂增强的CT能使病变更清晰。

（四）X线检查

最常用的是胸片和平卧位腹部平片，酌情可拍骨盆片。凡腹内脏器损伤诊断已确定，尤其是伴有休克者，应抓紧时间处理，不必再行X线检查，以免加重病情，延误治疗。

（五）其他检查：MRI、诊断性腹腔镜检查等。

（六）诊断性腹腔穿刺术和腹腔灌洗术

阳性率可达90%以上，对于判断腹腔内脏有无损伤和哪几类脏器损伤有很大帮助。

（七）进行严密观察

对于不能明确有无腹部内脏损伤而生命体征尚稳定的患者，严密观察也是诊断中的一个重要步骤，观察期间反复检查伤情的演变，根据这些变化不断综合分析，尽早做出诊断，而不致贻误治疗。

（八）剖腹探查指征

以上方法未能排除腹内脏器损伤或在观察期间出现以下情况时，应终止观察，及时进行剖腹探查术。

（1）腹痛和腹膜刺激征进行性加重或范围扩大者。

（2）肠蠕动音减弱或消失或出现腹胀者。

（3）全身情况恶化,出现口渴、烦躁、脉率增快或体温及白细胞计数上升者。

（4）红细胞计数进行性下降者。

（5）血压由稳定转为不稳定甚至下降者。

（6）胃肠出血者。

（7）积极抢救休克而全身情况没有明显好转或继续恶化者。

【处理】

1. 保守治疗措施

（1）输血补液,防治休克（上肢静脉）。

（2）应用广谱抗生素:预防或治疗可能存在的腹内感染。

（3）禁食胃肠减压:疑有空腔脏器破裂或有明显腹胀时。

（4）营养支持。

2. 手术治疗　根据病情可以选择腹腔镜探查手术或开腹手术,对于已确诊或高度怀疑腹内脏器损伤者的处理原则是做好紧急术前准备,力争早期手术。

3. 手术应权衡轻重缓急,首先处理对生命威胁最大的损伤,在最危急的时候,心肺复苏是压倒一切的任务,其中解除气道阻塞是重要的一环。其次要迅速控制明显的外出血,处理开放性或张力性气胸,尽快恢复循环血容量,控制休克和进展迅速的颅脑损伤。对于腹内脏器损伤,实质性脏器损伤常可发生威胁生命的大出血,故比空腔脏器损伤更为紧急。

4. 对于严重创伤患者,应实施"损伤控制性手术"。

（陈先强）

第六章 腹部外科疾病

第一节 急性阑尾炎

急性阑尾炎是外科最常见的急腹症之一。

【病因学】

(一)阑尾管腔梗阻

急性阑尾炎最常见的病因。阑尾腔细长,开口狭小,阑尾系膜较短,容易因扭曲、粪石、寄生虫等堵塞造成阑尾腔梗阻。淋巴滤泡增生、肠石、异物、炎性狭窄、食物残渣、蛔虫、肿瘤等可导致阑尾管腔阻塞,由于腔内黏膜继续分泌黏液,导致压力的升高,使阑尾炎症加剧。

(二)细菌感染入侵

阑尾腔内有许多微生物,主要为革兰氏阴性杆菌、厌氧菌。当阑尾黏膜受损时,细菌可侵入阑尾壁引起急性炎症。

(三)其他

阑尾先前畸形,如阑尾过长、过度扭曲、管腔细小、血运不佳等都是急性炎症的病因,胃肠道功能障碍引起的内脏神经反射,导致肠管肌肉和血管痉挛,黏膜受损,细菌入侵而致急性炎症。

【病理类型】

急性阑尾炎可分为四种类型:

1. 急性单纯性阑尾炎　表现为阑尾轻度充血、肿胀,浆膜面无光泽,并可附少量纤维素性渗出物。黏膜面可出现小的溃疡和出血点,阑尾腔内可有少量渗出物。

2. 急性化脓性阑尾炎　阑尾肿胀显著,浆膜面高度充血,有脓性分泌物覆盖和多量纤维素附着,并常被大网膜所包裹。阑尾壁有小脓肿形成,黏膜溃疡面扩大,腔内积脓。腹腔内有稀薄脓性渗出物,形成局限性腹膜炎。

3. 坏疽性阑尾炎　局限于阑尾一部分或累及整个阑尾的坏死,坏死部位呈暗紫色,并可能已发生穿孔,黏膜大部分已溃烂,阑尾腔内充满脓液。腹腔内有脓液,细菌培养多为阳性。

4. 阑尾周围脓肿　急性阑尾炎化脓坏疽或穿孔,如果过程进展缓慢,大网膜可移位至右下腹,将阑尾包裹形成粘连,形成炎症肿块或阑尾周围脓肿。

【临床表现】

(一)症状

1. 转移性右下腹痛　是急性阑尾炎的典型表现,约 $70\%\sim80\%$ 患者有此典型症状,开始于上腹部或脐周的隐痛,一般经过数小时(6～8 h),腹痛转移并局限在右下腹,呈持续性痛。部分患者无此典型病史,可表现为全腹痛或一开始疼痛就局限在右下腹,甚至在右侧腰部、耻骨上区,极少数呈左下腹痛。

2. 胃肠道症状　可表现为厌食、恶心、呕吐。有的患者可表现为腹泻或排便里急后重症状。弥漫性腹膜炎时可致麻痹性肠梗阻、腹胀、排气减少。

3. 全身症状　可有乏力、寒战、发热等表现。

（二）体征

右下腹压痛和反跳痛是最重要的体征,压痛一般多在麦氏点（McBurney 点,位于右髂前上棘与脐连线的中、外 1/3 交点处）。当炎症扩散至阑尾以外时,右下腹压痛区域扩大,并出现右下腹肌紧张。用手指在压痛明显部位慢慢压迫至深处,然后迅速抬起手指,患者即感到剧烈腹痛,即为反跳痛（Blumberg 征）阳性,表示有腹膜刺激征存在。右下腹包块应考虑阑尾周围脓肿的存在。

（三）辅助检查

1. 实验室检查　①血常规检查可发现白细胞总数及中性粒细胞计数升高,显著性增高是阑尾炎症严重的表现;②尿常规检查可以了解有无泌尿系统感染或结石;③生育期有闭经史的妇女,需检查血清 β-HCG,以除外产科情况;④血清淀粉酶和脂肪酶检查有助于除外急性胰腺炎。

2. 影像学检查　①腹部平片可见盲肠扩张和液-气平面;②B 超检查:有时可发现肿大的阑尾或脓肿;③螺旋 CT 扫描可获得与超声相似的效果,尤其有助于阑尾周围脓肿的诊断。

3. 腹腔镜　在鉴别诊断困难时,可在微创的腹腔镜直视下进行检查,并可同时切除阑尾而达到治疗的目的。

【鉴别诊断】

临床上一些急性阑尾炎的表现可能很不典型,容易误诊误治。也有一些疾病,其临床表现酷似急性阑尾炎,故应进行鉴别诊断。常需进行鉴别的疾病有:胃十二指肠溃疡急性穿孔、右侧输尿管结石、急性肠系膜淋巴结炎、右侧大叶性肺炎或胸膜炎、急性胃肠炎、Crohn病、宫外孕破裂、卵巢囊肿蒂扭转、急性输卵管炎、卵巢滤泡破裂、急性胆囊炎及胆石症等。

【治疗】

1. 非手术治疗　急性单纯性阑尾炎和阑尾周围脓肿可选用非手术治疗,包括卧床休息、流质饮食、补液、应用有效的抗生素,治疗期间应密切观察病情变化,如病情未见好转反而加重者,应进行手术治疗。

2. 手术疗法　绝大多数急性阑尾炎（包括慢性阑尾炎急性发作,特殊类型阑尾炎:小儿急性阑尾炎、妊娠期阑尾炎及老年人急性阑尾炎）一旦确诊,应早期施行手术治疗。

（潘杰　陈先强）

第二节　腹外疝

体内某个脏器或组织通过腹壁或盆壁的薄弱点或缺损向体表突出,即称为腹外疝。根据解剖部位分为腹股沟疝、脐疝、切口疝、白线疝、半月线疝等。腹外疝由疝囊、疝外被盖和疝内容物三者组成。

临床类型:

(1)易复性疝,疝内容物与疝囊间无粘连,直立行走时出现疝块,平卧休息后自行消退。

(2)难复性疝,如疝内容物与疝囊之间发生粘连,疝内容物就难以完全回纳入腹腔。滑动性疝,指疝内容物组成疝囊壁的一部分,也属于难复性疝。

(3)嵌顿性疝,疝环较小而腹内压突然增高时,疝内容物可强行扩张疝囊颈进入疝囊,疝囊颈周围组织弹性回缩,嵌紧疝内容物,使其不能回纳。

(4)当疝发生嵌顿后,若不及时解除,由于血液回流受阻,嵌闭的疝内容物出现充血、水肿、渗出,并逐渐影响血运,称绞窄性疝。绞窄性疝如不及时治疗,疝内容物可发生坏死、穿孔,甚至引起肠梗阻、腹膜炎,严重时可导致患者死亡,是疝死亡的主要原因。

一、腹股沟疝

腹腔内脏在腹股沟区通过腹壁解剖薄弱或缺损处突出者,称腹股沟疝,可分为腹股沟斜疝和腹股沟直疝两种。斜疝从位于腹壁下动脉外的腹股沟管内环突出,穿出腹股沟管外环,可进入阴囊。直疝从腹壁下动脉内侧的直疝三角区突出,不进入阴囊。腹股沟斜疝是最常见的腹外疝,其发病率约占全部腹外疝的 75%～90%,占腹股沟疝的 85%～95%,男性多于女性,男女比例约为 15:1,右侧比左侧多见。

【发病机制】

1. 先天性解剖异常　胚胎期睾丸位于腹膜后肾脏下极,胚胎 3 个月时开始下降,5 个月末抵达腹内环处,同时推动腹膜伴随睾丸一起下降,形成腹膜鞘状突,在出生前或稍后,睾丸降至阴囊底部,精索段的腹膜鞘突也闭合成一条纤维束带。如鞘状突不闭锁或闭锁不完全,就成为先天性斜疝的疝囊。右侧睾丸下降比左侧略晚,鞘突闭锁也较迟,故右侧腹股沟疝较多。

2. 后天腹壁薄弱或缺损　任何腹外疝多存在着腹横筋膜不同程度的缺损或薄弱。此外腹横肌和腹内斜肌发育不全对发病也起一定作用。

3. 腹内压升高　慢性便秘、肝硬化腹水、慢性支气管炎、前列腺肥大等患者腹压长期升高,腹股沟管处承受较高的压力,易诱发疝。

4. 胶原代谢障碍　疝的病因可能与成纤维细胞合成胶原减慢、腹壁肌肉筋膜组织变弱有关。

【诊断依据】

1. 症状　腹股沟区出现可复性肿块,常于站立、行走、咳嗽或劳动时出现,在安静或平卧休息后,或用力按摩后消失。如肿块出现后不能消失,伴局部持续疼痛和触痛,应考虑为嵌顿疝。

2. 体征 站立位检查,让患者深吸气后屏气或用力咳嗽,观察腹股沟区有无肿块,斜疝的肿块呈带蒂柄的梨形,可降至阴囊或大阴唇;直疝肿块呈半球形,不进入阴囊。

【治疗原则】

腹股沟疝一经诊断,除少数特殊情况外均应尽早施行手术治疗。

(一)非手术治疗

1岁以下婴幼儿可不手术,随着腹肌逐渐强壮,疝有自行消失的可能。年老体弱或合并其他严重疾病者可采用医用疝带压住疝环。

(二)手术治疗

手术目的:封堵腹腔内脏突出的途径和加强腹壁的强度。

1. 单纯高位疝囊结扎术 术中显露疝囊颈部,予以高位结扎,是婴幼儿常见的手术方式。

2. 疝修补术 成人腹股沟疝常合并腹股沟管壁的缺损或薄弱,Ferguson法是传统修补前壁的代表,Bassini疝修补术、Halsted疝修补术是传统修补后壁的代表。

3. 疝成形术

(1)近年来无张力疝修补术已经取代传统的疝修补术,无张力疝修补术是利用合成的人工材料,根据腹壁缺损大小,在无张力的情况下进行疝修补术,克服了传统修补术的弊端,同时患者下床早、恢复快、疝复发率低。

(2)经腔镜疝修补术,具有创伤小、恢复快、痛苦少、美观等优点,同时可发现和处理并发疝、双侧疝。

(三)特殊情况的处理

1. 嵌顿疝和绞窄性疝。

2. 斜疝和直疝并存的处理。

3. 滑动疝的处理。

4. 复发性腹股沟疝的处理。

二、股疝

疝囊经股环、股管向股部卵圆窝突出的疝称为股疝。股疝的发病率占腹外疝的3%～5%,仅次于腹股沟疝,多发生于40岁以上的妇女,男女比例1:5。

【发病机制】

女性骨盆宽阔,股环也宽大,陷窝韧带发育薄弱,且无弹性。由于腹压增高,腹腔内脏经股环将腹膜推入股管,自卵圆窝突出,形成股疝。

【诊断依据】

股疝一般不大,常在腹股沟韧带下方卵圆窝处表现为一半球形突起。平卧回纳疝内容物后,疝块有时并不完全消失。股疝容易嵌顿,嵌顿后引起局部明显疼痛及机械性肠梗阻症状。

【治疗原则】

股疝确诊后应早期手术,常用McVay修补术。

三、切口疝

切口疝指腹部手术后在前腹壁切口处发生的疝。多发生在腹部纵行切口区,腹部手术切口一期愈合者,切口疝的发生率<1%;如切口发生感染,切口疝发生率可达10%;伤口裂开者可>30%。切口疝无真正的疝囊,疝内容物直达皮下,并可产生粘连,甚至引起不全性肠梗阻,但很少发生嵌顿。

【发病机制】

肥胖、腹部纵行切口、切口感染及安放引流物为切口疝的诱发因素。术后腹部胀气和呼吸道感染增加腹压使切口产生张力,切口内层撕裂而发生切口疝。

【诊断依据】

主要表现为腹壁切口处逐渐膨隆,有肿块出现。通常在站立或用力时肿块更加明显,平卧休息后肿块缩小或消失。可在疝的表面见到肠型和蠕动波,用手扪摸则可感到肠管的咕噜声。

【治疗原则】

应手术治疗,切除原切口疤痕,进入腹腔,回纳疝内容物,在无张力下拉拢疝环边缘,逐层缝合。

四、脐疝

腹腔内脏经脐孔突出者,称脐疝。脐疝多见于<1岁的婴儿,也可发生于中年女性。

【发病机制】

脐环闭锁不全或脐部瘢痕组织不够坚强,在腹内压增加的情况下,即可发生脐疝。

【治疗原则】

婴儿脐疝在2岁以前多能自行闭锁,故在2岁以前可采用非手术疗法。满2岁后,可考虑手术修补,但宜保留脐孔。成人脐疝应采用手术疗法,切除疝囊,缝合疝环,修补腹壁缺损。

（潘杰　陈先强）

第三节　肠梗阻

任何原因引起的肠腔内容物向远端运行发生障碍时,称肠梗阻,是外科常见的疾病。临床上根据肠梗阻的性质将之分为完全性梗阻或部分性梗阻,急性梗阻或慢性梗阻。根据肠梗阻的部位分为高位梗阻或低位梗阻,近端小肠梗阻或远端小肠梗阻,小肠梗阻或结肠梗阻等。根据肠管有无血液循环障碍分为单纯性肠梗阻或绞窄性肠梗阻。肠梗阻不仅造成肠管本身病变,而且造成全身性生理功能紊乱,严重时可危及患者的生命。

【病因和分类】

根据肠梗阻发生的基本原因,可将肠梗阻分为三类:

1. 机械性肠梗阻 由于肠腔内外的机械因素引起肠腔部分或完全堵塞，以致肠内容物不能顺利地通过，临床上最为常见。如先天性肠闭锁、肠狭窄、肠蛔虫团堵塞、肠管扭转、嵌顿疝或肿瘤压迫等。

2. 动力性肠梗阻 由于神经反射或毒素刺激引起肠壁肌肉运动功能紊乱，使肠蠕动丧失或肠管痉挛，以致肠内容物不能通过，肠壁并无器质性病变。如腹部大手术后、急性弥漫性腹膜炎、腹膜后血肿或感染等引起的麻痹性肠梗阻。

3. 血运性肠梗阻 由于肠系膜血管血栓形成或栓塞，使肠管血运障碍，继而发生肠麻痹，肠内容物不能运行，肠腔内并没有阻塞。

4. 原因不明的慢性肠梗阻。

【病理生理】

在肠梗阻发生的早期，只有肠内容物通过受阻，肠管血运并无障碍，称为单纯性肠梗阻。如在肠梗阻的同时，肠系膜血管因受压、血栓形成或栓塞导致肠壁血运发生障碍，肠管缺血，即为绞窄性肠梗阻。肠梗阻发生后，肠壁血流不畅、肠管水肿、通透性增加，使肠腔内的一些毒素或细菌通过肠壁，进入血液循环，导致患者出现毒血症或菌血症。肠管缺血如不能及时解除，可导致肠壁坏死和穿孔，以致发生严重的腹腔感染和全身性中毒。正常情况下，成年人胃肠道的分泌液约为 8 000 mL/d，绝大部分又被胃肠道重新吸收。急性肠梗阻发生后，由于不能进食及频繁大量呕吐，丢失大量胃肠道液体，使机体损失大量液体和电解质，可造成患者严重的脱水、血液浓缩及酸碱平衡紊乱。由于肠道梗阻，肠腔内细菌大量繁殖并产生多种强烈的毒素，当肠壁血运障碍或失去活力时，细菌和毒素就可渗透进入腹腔引起严重的腹膜炎，细菌及毒素亦可经腹腔或肠壁直接进入血液循环引起菌血症及严重的中毒症状。严重的脱水、酸碱平衡紊乱、腹膜炎等进一步加重，可导致休克，患者可因急性肾功能衰竭及循环、呼吸功能衰竭而死亡。

【诊断依据】

(一)临床表现

(1)腹痛是肠梗阻的最早症状，单纯性和不完全性肠梗阻腹痛较轻，绞窄性肠梗阻腹痛较重，同时伴发肠鸣音亢进。

(2)呕吐：小肠高位梗阻者呕吐出现较早、较频繁；低位肠梗阻者呕吐出现较晚，次数也较少。

(3)腹胀程度与肠梗阻部位密切相关，高位空肠梗阻无明显腹胀，低位肠梗阻则表现为全腹胀。

(4)肛门停止排气排便，是完全性肠梗阻的一主要症状。

(二)体征

患者腹胀，腹部可见到肠型、肠蠕动波；腹部叩诊呈鼓音，触诊腹部可及包块或腹膜炎体征；听诊肠鸣音亢进，有气过水声或金属音。如出现绞窄性肠梗阻，则有腹膜炎体征。

(三)X 线检查

X 线立位检查，可见肠腔内有多数气液平面。卧位检查，可以看出肠梗阻在的部位和肠管膨胀的程度。实验室检查出现水和电解质失衡表现。

【诊断】

首先必须明确是否有肠梗阻存在，根据腹痛、腹胀、呕吐、肛门停止排气排便四大症状及

典型的腹部体征,诊断即可成立。但尚要明确下列问题:

(一)是机械性肠梗阻还是动力性肠梗阻

机械性肠梗阻大多需要手术治疗,而动力性肠梗阻,除胃肠道穿孔所致腹膜炎外,一般采用非手术治疗。机械性肠梗阻具有典型的腹痛、呕吐、腹胀、肛门停止排气排便等临床表现,而动力性肠梗阻无阵发性绞痛表现,肠蠕动减弱或消失,腹胀显著。X线检查可见小肠、大肠全部充气扩张,而机械性肠梗阻则不会表现为结肠全部胀气。

(二)是单纯性梗阻还是绞窄性梗阻

后者必须立即进行手术治疗,而前者则可先采用非手术治疗。有下列临床表现者,应考虑绞窄性肠梗阻的可能:

(1)腹痛发作急骤、剧烈,在阵发性疼痛间歇期,仍有持续性疼痛。

(2)病程早期出现休克表现,抗休克治疗后改善不显著。

(3)有明显腹膜刺激征,体温、脉搏和白细胞计数有升高趋势。

(4)呕吐出或自肛门排出血性液体,或腹腔穿刺吸出血性液体。

(5)腹胀不对称,腹部可见到或触及压痛的肠祥。

(6)腹部X线检查见孤立、突出胀大的肠祥,或有假肿瘤状阴影。

(三)是高位肠梗阻还是低位肠梗阻

高位小肠梗阻,呕吐出现较早且频繁,水、电解质及酸碱平衡失调严重,腹胀不明显;低位小肠梗阻呕吐出现晚、一次性呕吐量多、常有粪臭味,腹胀明显。结肠梗阻与低位小肠梗阻的临床表现很相似,鉴别诊断较困难。但结肠梗阻腹痛不显著,常在下腹一侧;腹胀较早出现并在脐部周围;呕吐出现很迟,全身脱水不明显。X线检查对鉴别低位小肠梗阻还是结肠梗阻很有帮助。低位小肠梗阻,中腹部可见"阶梯状"排列的扩张肠祥,而结肠内无积气;结肠梗阻时,在腹部周围可见扩大的肠祥,并可见结肠袋,胀气的结肠阴影在梗阻部位突然中止,盲肠胀气最明显。钡灌肠可见梗阻部位。

(四)是完全性肠梗阻还是不完全性肠梗阻

完全性肠梗阻呕吐频繁,病情发展快而重,完全停止排便排气;不完全性肠梗阻者,病情发展较慢,仍可有少量排便排气。完全性梗阻X线检查见梗阻以上肠祥明显充气和扩张,梗阻以下结肠内无气体;不完全性梗阻X线表现肠祥充气扩张较不明显,结肠内仍有气体存在。

(五)什么原因引起肠梗阻

病因的诊断可从年龄、病史、体征、X线检查等进行综合分析。新生儿肠梗阻多为先天性肠道畸形所致,如先天性肠闭锁、肠狭窄、肠旋转不良、先天性肥厚性幽门狭窄、先天性巨结肠等;2岁以下婴幼儿,肠套叠为最常见的梗阻原因;儿童有排虫史,上腹部可摸到条索状团块者,应考虑为蛔虫性肠梗阻;老年人肠梗阻常因结肠癌、乙状结肠扭转、粪块堵塞等引起。

【治疗原则】

肠梗阻的治疗原则是解除肠梗阻和矫正因肠梗阻引起的全身生理紊乱。

(一)基础治疗

无论是采用非手术治疗还是手术治疗,均应首先进行基础治疗。

(1)禁食与胃肠减压:吸出胃肠道内积存的气体和液体,能减轻腹胀,甚至可使胃肠道恢复通畅。

（2）矫正水、电解质和酸碱平衡失调，同时注意胃肠外营养物质的供给，必要时给予胃肠外全营养。

（3）防治感染和中毒：应用抗生素防治细菌感染，减少毒素吸收。

（4）其他治疗：吸氧、生长抑素应用等。

（二）解除梗阻可选用非手术治疗及手术治疗两种方式

1. 非手术治疗　在基础治疗的基础上，采用中西医结合治疗，中药以通里攻下为主，可口服或经胃肠道灌注生植物油，针刺疗法等。可以行经鼻小肠减压管减压保守治疗，经小肠减压管注入复方泛影葡胺能够提高保守治疗效果。

2. 手术治疗

（1）梗阻解除手术：手术分为开腹手术和腹腔镜手术治疗，手术方式包括肠切开取出异物，肠套叠或肠扭转手法复位，粘连性肠梗阻分离粘连或切断索带，肠切除吻合术等。

（2）肠造口或肠外置术：主要适用于急性结肠梗阻，由于结肠内细菌多，且结肠血液供应不如小肠丰富，又由于回盲瓣的作用，结肠完全梗阻时多形成闭袢性梗阻，肠腔内压力明显升高，更容易引起肠壁血运障碍，故一期肠切除吻合常不容易顺利愈合。因此，对于单纯结肠梗阻，一般采用梗阻近侧造口，以解除肠梗阻。如已有肠坏死，则宜切除坏死肠段，将两断端外置做造口术，待二期再行肠吻合还纳术。

（3）肠切除肠吻合术：对于肠管因肿瘤炎症性狭窄的患者。

（4）肠短路吻合：对于肿瘤广泛侵犯不能切除的患者。

（李庆祥　陈先强）

第四节　胆石症

胆石症是严重影响人类健康的常见病、多发病。研究表明，随着我国人民生活水平的提高，其发病率有逐年增高的趋势，我国人群发病率约为 5.66%，胆囊结石的发病率高于胆管结石，女性发病率高于男性。

【病因和发病机制】

胆石形成机理的研究不断深入，但至今仍未完全明了。多数研究者认为胆石的形成是多种因素相互作用的结果，其主要和基本因素是胆汁成分及其理化性质的改变。导致这种改变的原因是多方面的。局部因素如胆汁引流不畅、胆汁淤积、细菌感染、胆道异物；全身因素如饮食习惯、营养条件、地理环境、肝脏疾病、全身性疾病、遗传缺陷，引起代谢紊乱使胆汁分泌异常。胆汁中的某些主要成分理化性质改变或比例失调使之从溶解状态析出结晶沉积而形成结石，最多见的为胆固醇结石和胆色素结石。在我国胆固醇结石主要发生在大城市。西北地区结石主要发生在胆囊。研究表明，随着营养条件的改善，胆固醇结石有逐年增加的趋势，而胆色素结石在逐年下降。

胆道结石可简单分为胆囊结石和胆管结石，胆管结石又分为肝内胆管结石和肝外胆管结石。肝外胆管结石分为原发和继发两种。原发于胆管的结石多为胆色素结石和混合性结石。继发是指由胆囊排至胆总管内的结石，主要是胆固醇结石。结石嵌于壶腹部可刺激胆管平滑肌括约肌痉挛引起发作性绞痛，并造成胆道梗阻出现黄疸。继发感染可引起胆总管炎,甚至化脓性胆总管炎,致病菌和毒素进入体循环引起全身症状。肝内胆管结石指发生于左右肝管会合部以上部位胆管内的结石,多为胆色素结石,平时只有肝区和胸背部隐痛或胀痛。急性发作期疼痛加重并发热,双侧肝管被阻塞可出现黄疸。

【临床表现】

胆石症的临床表现主要取决于胆石所在位置,胆管、胆囊管有无阻塞及感染。胆囊结石有时仅有消化不良,上腹或右上腹隐痛,每在进食油腻食物后加重。当结石嵌于胆囊颈部时则会发生胆绞痛,痛呈阵发性,向右肩发散。因胆囊管梗阻、胆囊内压力高,可有水肿、充血、渗出等炎性改变,致使右上腹肌紧张、压痛,有时能触到肿大胆囊及 Murphy 征阳性。若结石长期嵌顿于胆囊管可引起胆囊积液,甚至积脓。小结石可排入胆总管引起胆管结石的症状。胆管结石平时可无症状,当结石梗阻胆管并继发感染时,临床出现典型的 Charcot 三联征,即腹痛、寒战发热和黄疸。

1. 腹痛　常表现为绞痛,为胆道及括约肌痉挛所致,疼痛常位于剑突下和右上腹部,呈阵发刀割样,向右肩放射并伴恶心、呕吐。

2. 寒战高热　胆道感染所致。

3. 黄疸　胆道阻塞引起胆汁逆流入血所引起,胆汁积聚到一定程度可使结石漂浮上移或使小结石通过括约肌排入十二指肠使黄疸消失。再次梗阻又可出现黄疸。这种间歇性黄疸的特征使胆道结石有别于壶腹部肿瘤。

4. 体征　查体时剑突下和右上腹有深压痛,炎症较重时右上腹肌紧张,肝区叩击痛,有时可触及肿大胆囊或 Murphy 征阳性。

5. 实验室检查　血清胆红素升高,尿中胆红素升高,尿胆原降低或消失,粪中尿胆原降低。

6. B 超　B 型超声检查无创无痛苦,诊断准确性高。也可选用 CT、MRCP、ERCP 等协助诊断。

【治疗原则】

50%左右的胆囊结石患者终身无症状,只是在体检 B 超时发现结石,无须进行手术或溶石、排石等治疗,但应随诊观察。多发小结石,胆囊无功能或长期存在胆囊结石,临床又反复发生疼痛感染症状者,即应手术切除胆囊,目前基本选用腹腔镜胆囊切除术。

胆管结石又分肝外胆管结石、肝内胆管结石。对于胆管结石原则上尽可能切开取石,包括胆总管切开取石,术后应放置 T 管引流,或 Oddi 括约肌切开取石。对于胆总管有狭窄梗阻者应行胆肠吻合术。

肝内胆管结石仍是以切开取石为主,酌情可能需肝叶部分切除,肝管空肠吻合等。

内镜介入治疗:经内镜乳头括约肌切开术(EST)。

(李庆祥　陈先强)

第五节 急性胰腺炎

急性胰腺炎是一种常见的急腹症。按病理分类可分为水肿型和出血坏死型。10％～20％为重症,总体死亡率5％～10％。

【病因】

1. 胆道疾病 胆石症是急性胰腺炎发病的最常见原因,结石在排出过程中,特别是胆囊的小结石或胆囊内沉积的胆固醇碎片脱落排出时,可引起嵌顿或 Oddi 括约肌炎症水肿使胰管堵塞。

2. 过量饮酒 酒精是胰腺炎的另一常见原因,酒精除了直接损伤胰腺,尚能间接刺激胰腺分泌,引起十二指肠乳头水肿和 Oddi 括约肌痉挛,导致胰管内压力升高,细小胰管破裂,胰液进入胰泡周围组织。

3. 其他因素 壶腹部、乳头部、胰头部的肿瘤及局部炎症、损伤等使胰管狭窄、梗阻,也可导致急性胰腺炎。胃、十二指肠、胆道手术损伤及术后低血压、休克等也是急性胰腺炎不可忽视的原因。

【发病机制】

正常情况下胰管有黏多糖保护,胰酶以不激活的胰酶原存在,胰腺细胞的代谢活力可阻止胰酶侵入细胞。多种原因可引起这一机制的破坏。如胆汁、胰液、十二指肠液反流入胰管使胰管内压升高,胰管破坏、腺泡破裂、膜液外溢、胰酶被激活又进而激活弹性蛋白酶和磷脂酶原引起胰腺组织的自身消化、水肿和出血坏死。特别是磷脂酶 A 的生成使卵磷脂转变为溶血卵磷脂,破坏细胞的脂质细胞膜,引起胰腺和周围组织的大片坏死。大量胰酶被腹膜吸收入血使血淀粉酶、脂肪酶升高。胰酶入血可激活许多活性物质以及它本身的作用导致肝、肾、心、脑器官的损害,从而使多器官功能衰竭。各种原因引起的急性胰腺炎与氧自由基、细胞因子过度表达、内毒素、胰腺的微循环障碍等因素密切相关。

急性胰腺炎时由于胰酶的直接作用,早期有大量的液体隔离在第三间隙,血浆容量骤减,血压降低。临床上将急性胰腺炎分为水肿型和出血坏死型两种。水肿型胰腺炎胰腺呈局限或弥漫性水肿,体积增大变硬,炎性细胞浸润,可有轻度出血及局灶坏死;出血坏死型胰腺炎主要是因胰腺严重自身消化导致出血和坏死,胰腺除水肿外有大片出血,形成血肿或坏死灶,呈深红、黑色和墨绿色,严重时整个胰腺变黑,腹腔内有血性腹水或血性混浊渗液,可伴有恶臭,大、小网膜和肠系膜、腹膜后脂肪组织溶解坏死,有皂化斑,可有浆膜下出血斑和血肿。

【临床表现】

1. 腹痛 腹痛是首发和主要症状。腹痛剧烈呈持续性并阵发加重,位置与病变部位有关。全胰病变,疼痛呈腰带状并向腰背部放射。病变累及胰头,以右上腹痛为主,可向右肩放射;病变在胰体,则痛在上中腹;在胰体尾部则痛在左上腹并向左肩放射。

2. 腹胀 与腹痛同时存在,为腹腔神经丛受刺激产生肠麻痹的结果。初期为反射性肠麻痹,后因腹膜炎而发生麻痹性肠梗阻,腹部膨隆,肠鸣音消失。腹腔积液则腹胀更重。

3. 恶心、呕吐 腹痛开始时即可出现,呕吐后腹痛不缓解为其特点。

4. 腹膜炎体征　压痛的部位与腹痛的部位相同。水肿性胰腺炎有轻度的肌紧张;出血坏死性胰腺炎压痛明显,范围广,可波及全腹,并有肌紧张和反跳痛。移动性浊音多为阳性。肠鸣音减弱或消失。

5. 其他　患者可表现为发热,胆总管受压梗阻时可有黄疸,甚至有的患者突然休克(暴发型急性胰腺炎),少数患者可出现腹部蓝棕色斑或脐周蓝色斑。胃肠出血可有便血,呕血。

6. 实验室检查　血清、尿淀粉酶的测定是诊断胰腺炎最常用的方法。血淀粉酶＞500 U/L(正常值40～180 U/L,Somogyi 法),尿淀粉酶也明显升高(正常值80～300 U/L,Somogyi 法),有诊断价值。血淀粉酶在发病后数小时升高,24 h 达高峰,4～5 d 后逐渐下降至正常。尿淀粉酶24 h 开始上升,48 h 达高峰,下降缓慢,1～2 周后恢复正常。

血清脂肪酶明显升高(正常值23～300 U/L),也是比较客观的诊断指标。值得注意的是出血坏死性胰腺炎可因胰腺组织的严重破坏,血尿淀粉酶反而不升高。

7. B超和CT检查　B超和CT检查可提示胰腺的肿大程度,密度是否均匀,边缘是否规则以及胰管是否扩张,有无腹水等,是有意义的检查手段。增强CT扫描不仅能诊断胰腺炎,而且对鉴别水肿性胰腺炎和坏死性胰腺炎很有价值。

【治疗原则】

急性胰腺炎的治疗,原则上以保守治疗为主,对于出血坏死性胰腺炎尽管有不同看法,主张在未发生化脓性感染的情况下保守治疗的意见越来越占优势。

(一)非手术疗法

1. 禁食和胃肠减压　可减轻腹胀和减少胃酸、促胰液素、缩胆囊素等的分泌,目的是减少胰液的外分泌。

2. 补液及防治休克　早期应维持足够的血容量和组织的微循环灌注,加强补液和扩容。

3. 抗生素的应用　目的在于预防感染,特别是肠道细菌移位引起的感染,在整个治疗中抗感染更是不可忽视,宜选用广谱抗生素。

4. 抑制胰酶的分泌　生长抑素疗效较好,但价格昂贵。

5. 中药治疗　呕吐基本控制后,经胃管注入中药,常用复方清胰汤加减。

(二)手术治疗

如果出现胰周感染,需要手术探查及清创,手术方式包括影像学引导下引流术、开腹手术和腹腔镜手术,手术的目的在于清除坏死组织、化脓感染病灶含有的胰酶和有毒物质,并进行充分的灌洗和引流。

(李庆祥　陈先强)

第六节　结直肠癌

结直肠癌(colorectal cancer)是最常见的恶性肿瘤之一,其发病率在全球居于恶性肿瘤第 3 位,死亡率高居第 2 位,是占全球发病和死亡首位的消化系统恶性肿瘤,严重威胁人民群众的生命健康。近来随着我国生活方式及饮食结构的西化,结直肠癌发病率总体呈现上升趋势,已成为我国消化系统发病率第 2 位、患病率第 1 位的恶性肿瘤。(参考"中国早期结

直肠癌筛查流程专家共识意见(2019,上海)"数据)

中国人结、直肠癌与西方人相比有 3 个特点:①直肠癌比结肠癌发病率高,约(1.2～1.5):1;②中低位直肠癌所占直肠癌比例高,约为 70%;③青年人(<30 岁)直肠癌比例高,约占 12%～15%。上段直肠癌的生物学行为与结肠癌相似,根治性切除术后总的 5 年生存率约为 60%～80%;中低位直肠癌的 5 年生存率在 40% 左右。

【病因与病理】

(一)病因

一般认为癌的发生发展是一个多步骤、多阶段及多基因参与的细胞遗传性疾病。半数以上结直肠癌来自腺瘤癌变,形态学上可见到增生、腺瘤及癌变各个阶段、以及相应的染色体改变。从腺瘤到癌的演变过程一般约经历 10～15 年。

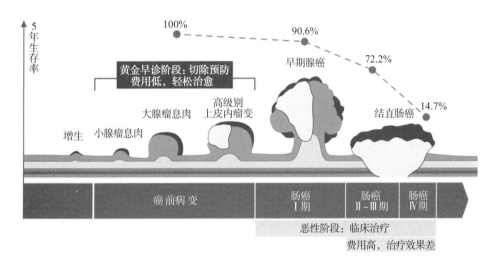

图 5-6-1　结直肠癌变过程模式

结肠癌病因虽未明确,但其相关的高危因素逐渐被认识,如过多的动物脂肪及动物蛋白饮食,缺乏新鲜蔬菜及纤维素食品;缺乏适度的体力活动。遗传易感性在结肠癌的发病中也具有重要地位。

结直肠癌前病变指已证实与结直肠癌发生密切相关的病理变化,包括腺瘤(包括锯齿状腺瘤)、腺瘤病(家族性腺瘤性息肉病以及非家族性腺瘤性息肉病)以及炎症性肠病相关的异型增生。

(二)病理

1. 大体分型

(1)隆起型:肿瘤的主体向肠腔内突出,好发于右侧结肠,特别是盲肠。

(2)浸润型:向肠壁各层呈浸润生长,容易引起肠腔狭窄和肠梗阻,多发生于左侧结肠。

(3)溃疡型:最为常见,其特点是向肠壁深层生长并向周围浸润,此型肿瘤中央形成较深的溃疡,溃疡底部深达或超过肌层。根据溃疡外形及生长情况又可分局限溃疡型和浸润溃疡型。

隆起型较多见于早期阶段的肿瘤,随着肿瘤体积增大,中央形成深浅不一的溃疡,同时向肠壁深层浸润,遂呈盘状或局限溃疡型的外观。

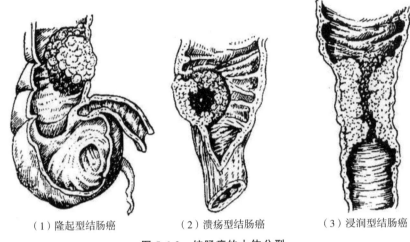

（1）隆起型结肠癌　　　　（2）溃疡型结肠癌　　　　（3）浸润型结肠癌

图 5-6-2　结肠癌的大体分型

2. 组织学分类

（1）腺癌:主要为管状腺癌和乳头状腺癌,占 75%～85%,其次为黏液腺癌,占 10%～20%。印戒细胞癌恶性程度高,预后差。

（2）腺鳞癌:亦称腺棘细胞癌,肿瘤由腺癌细胞和鳞癌细胞构成。其分化多为中度至低度。腺鳞癌和鳞癌主要见于直肠下段和肛管,较少见。

（3）未分化癌:癌细胞弥漫呈片或呈团状,不形成腺管状结构,细胞排列无规律,癌细胞较小,形态较一致,预后差。

（三）扩散和转移

1. 直接浸润　结、直肠癌可向三个方向浸润扩散,即肠壁深层、环状浸润和沿纵轴浸润。结肠癌向纵轴浸润一般局限在 5～8cm 内;直肠癌向纵轴浸润发生较少。多组大样本临床资料表明:直肠癌标本向远侧肠壁浸润超过 2cm 的在 1%～3%。下切缘无癌细胞浸润的前提下,切缘的长短与 5 年生存率、局部复发无明显相关,说明直肠癌向下的纵向浸润很少,这是目前保肛术的手术适应证适当放宽的病理学依据。癌肿浸润肠壁一圈约需 1～2年,与肿瘤分化、年龄等因素相关。直接浸润可穿透浆膜层侵入邻近脏器如肝、肾、子宫、膀胱等。下段直肠癌由于缺乏浆膜层的屏障作用,易向四周浸润,侵入附近脏器如前列腺、精囊、阴道输尿管等。

2. 淋巴转移　为主要转移途径,结肠癌首先转移到结肠上和结肠旁淋巴结,再到肠系膜血管周围和肠系膜血管根部淋巴结。

上段直肠癌向上沿直肠上动脉、肠系膜下动脉及腹主动脉周围淋巴结转移。下段直肠癌(以腹膜返折为界)向上方和侧方转移为主。大宗病例(1 500例)报道,发现肿瘤下缘平面以下的淋巴结阳性者98 例(6.5%);平面以下2 cm 仍有淋巴结阳性者仅 30 例(2%)。表明直肠癌主要以向上侧方转移为主,很少发生逆行性的淋巴转移。如淋巴液正常流向的淋巴结发生转移且流出受阻时,可逆行向下转移。齿状线周围的癌肿可向上、侧、下方转移。向下方转移可表现为腹股沟淋巴结肿大。

3. **血行转移** 癌肿侵入静脉后沿门静脉转移至肝,也可转移至肺、骨和脑等。结、直肠癌手术时约有 10%～20% 的病例已发生肝转移。结、直肠癌致结肠梗阻和手术时的挤压,易造成血行转移。

4. **种植转移** 腹腔内播散,最常见为大网膜的结节和肿瘤周围壁腹膜的散在砂粒状结节,亦可融合成团块,继而全腹腔播散。在卵巢种植生长的继发性肿瘤,称 Krukenberg 肿瘤。腹腔内种植播散后产生腹水。结、直肠癌如出现血性腹水多为腹腔内播散转移。

(四)临床分期

早期结直肠癌:早期结直肠癌指浸润深度局限于黏膜及黏膜下层的任意大小的结直肠上皮性肿瘤,无论有无淋巴结转移。

进展期结直肠癌常用 TNM 分期,是目前国内外公认的结直肠癌分期标准。国际抗癌联盟(UICC)和美国癌症联合委员会(AJCC)于 2017 年发布了第 8 版的结直肠癌的 TNM 分期。

TNM 分期与结直肠癌预后的关系:结直肠癌的 TNM 分期基本能够客观反映其预后。国外资料显示:Ⅰ期患者的 5 年生存率为 93%,Ⅱ期约为 80%,Ⅲ期约为 60%,Ⅳ期约为 8%。中国的地域医疗水平有一定差距,因而预后差别也较大。

【临床表现】

早期无明显症状,癌肿生长到一定程度,依其生长部位不同而有不同的临床表现。

(1)腹痛:右半结肠癌约有 70%～80%、左半结肠癌约有 60% 患者出现腹痛,多为隐痛;当出现梗阻表现时,亦可表现为腹部绞痛。

(2)便血、黏液血便:左半结肠癌、直肠癌多见。

(3)腹部肿块:肿瘤较大、侵犯周围脏器或腹膜时可触及腹部肿块。

(4)直肠癌以直肠刺激症状(便意频繁,排便习惯改变,便前有肛门下坠感,伴里急后重,排便不尽感),大便变形、变细、便血、脓血便等常见。便血者易与痔出血混淆,部分患者因误认为自己是痔出血而延误检查。

(5)全身表现:如贫血(可因癌灶的坏死、脱落、慢性失血而引起)、消瘦、低热等。癌肿侵犯前列腺、膀胱时,可出现尿频、尿痛、血尿等表现。侵犯骶前神经可出现骶尾部持续性剧烈疼痛。晚期出现肝转移时可有腹水、肝大、黄疸、贫血、消瘦、水肿等。

【诊断】

结、直肠癌早期症状多不明显,易被忽视。凡 40 岁以上有以下任一表现者应列为高危人群:①Ⅰ级亲属有结直肠癌史者;②有癌症史或肠道腺瘤或息肉史;③大便隐血试验阳性者;④有大便习惯改变;⑤符合以下任意 2 项者:慢性腹泻、慢性便秘、黏液血便、慢性阑尾炎或阑尾切除史、慢性胆囊炎或胆囊切除史、长期精神压抑,有报警信号。对高危人群,行结肠镜检查不难明确诊断。

直肠指诊是诊断直肠癌的重要方法。我国直肠癌中约 70% 为低位直肠癌,能在直肠指诊中触及。内镜检查,包括肛门镜、乙状结肠镜和结肠镜检查,可取组织进行病理检查。一般主张行全结肠镜检,可避免遗漏同时性多原发癌和其他腺瘤的存在。直肠指诊与全结肠镜检是结直肠癌最重要的检查手段。

影像学检查中腔内超声、MRI、CT、腹部超声、PET-CT 检查等有助于判断肿瘤有否转移、侵犯周围脏器,有助于进行术前分期。

肿瘤标记物癌胚抗原(carcinoembryonic antigen,CEA)水平与 TNM 分期呈正相关,主要用于监测复发,但对术前不伴有 CEA 升高的结、直肠癌病人术后监测复发亦无重要意义。

【治疗】

(一)外科治疗

手术切除仍然是目前结、直肠癌的主要治疗方法。

1. 结直肠癌的内镜切除治疗　早期结直肠癌经专科医生充分评估后可在内镜下进行切除,包括套圈切除、黏膜切除(EMR 和 ESD)、经肛门内镜显微手术(transanal endoscopic microsurgery,TEM)。

2. 结肠癌的外科手术　结肠癌的手术方案取决于癌症的分期、类型、位置和大小、以及手术的目的。包括部分结肠切除术及全结肠切除术。随着腔镜微创技术的进步,手术方式已由传统的开腹手术转为腔镜手术为主。

3. 直肠癌的外科手术

直肠癌根据其部位、大小、活动度、细胞分化程度以及术前的排便控制能力等有不同的手术方式:(1)局部切除术:适用于早期瘤体小、局限于黏膜或黏膜下层、分化程度高的直肠癌。(2)腹会阴联合直肠癌切除术(abdominoperineal resection,APR):Miles 手术,原则上适用于腹膜返折以下的直肠癌。(3)直肠低位前切除术(low anterior resection,LAR):Dixon 手术或称经腹直肠癌切除术,适用于距齿状线 5cm 以上的直肠癌。(4)经腹直肠癌切除、近端造口、远端封闭手术:Hartmann 手术,适用于全身一般情况差的直肠癌患者。

最近 30 多年来,结直肠癌手术呈现越来越微创化的趋势,腹腔镜辅助结肠癌根治手术已被世界广泛推荐于临床实践中,但是直肠癌,特别是低位直肠癌,腹腔镜手术能否取得与传统开腹手术一样的疗效,尚存在争议。

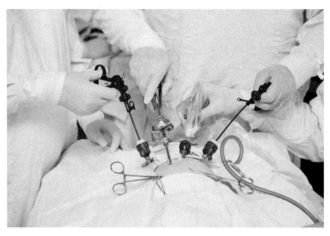

图 5-6-3　腹腔镜结直肠癌手术示意图

（二）辅助治疗与新辅助治疗

1. 辅助放化疗

对 pTNM Ⅲ 期的根治性切除术后患者应采用辅助性化疗。化疗方案有多种，常用的方案为氟尿嘧啶及四氢叶酸联合或不联合第三代铂类药物（奥沙利铂），或者卡培他滨单药或者联合奥沙利铂。对 TNM Ⅱ 期患者术后是否需辅助性化疗尚有争议。结、直肠癌的放疗主要是针对中下段直肠癌而言。术后放疗仅适用于局部晚期患者。

2. 新辅助放化疗

cT3、cT4 期或 N+ 的中低位直肠癌行新辅助放化疗的临床获益已得到众多大宗随机临床对照试验的验证。术前放化疗能使直肠癌缩小和降期，从而提高手术切除率及降低局部复发率。

3. 其他治疗

包括靶向治疗、生物免疫治疗等。目前常用的靶向药物包括以表皮生长因子受体信号传导通路为靶点和以血管内皮生长因子为靶点的两类药物。近年来，针对 PD-1 和 PD-L1 抗体的免疫抑制剂在 MSI-H 的结直肠癌患者的姑息治疗及新辅助治疗中，均凸显出特有的治疗效果，值得未来进一步关注。

【筛查】

为改变我国结直肠癌高发病率、高死亡率和低早期诊断率的现状，早期结直肠癌筛查措施亟待在国内推广。推荐筛查对象：（1）人群筛查：50～75 岁人群，无论是否存在报警症状（2）伺机筛查：无症状一般个体，参照人群筛查年龄范围，可酌情放宽；有症状特别是有结直肠肿瘤报警症状（便血、黑便、贫血、体重减轻）的个体，不作年龄限制。筛查方法包括粪便隐血试验、粪便 DNA 检测、结肠镜检查等。

【预防】

结直肠癌可防可控，注意规律饮食、定期体检、多食新鲜蔬菜水果、控制高脂高蛋白食物、养成良好排便习惯、保持心情愉悦等均有助于预防结肠癌。对于高危人群、出现报警症状者应及时就医。由于存在息肉—腺瘤—腺癌的演进序列，历时长，因而也为预防提供了可能。目前常用的阻断演进的物质有非甾体类抗炎药（NSAIDs），可拮抗环氧化酶活性，抑制核因子－κB，如阿司匹林已有临床试验研究报告。

（蒋伟忠）

第七章　乳房疾病

一、急性乳腺炎

【病因】

1. 乳汁堆积　乳汁是理想的培养基,乳汁堆积有利于入侵细菌的生长繁殖。

2. 细菌入侵　乳头破损或皲裂,使细菌沿淋巴管入侵是感染的主要途径。多数发生于初产妇,致病菌主要为金黄色葡萄球菌。

【临床表现】

患者感觉乳房疼痛、局部红肿、发热,伴患侧淋巴结肿大、压痛。可有寒战、高热、脉搏加快与全身症状。白细胞计数明显增高。

【治疗原则】

消除感染、排空乳汁。

(1)应用广谱抗生素,可选用青霉素类或头孢菌素类抗生素,选择抗菌素应兼顾婴幼儿无损害禁忌原则。

(2)脓肿形成后,主要治疗措施是及时做脓肿切开引流。

(3)一般无需停止哺乳,但患侧应排空乳汁,使之通畅。

二、乳腺囊性增生

【病因】

本病系雌、孕激素比例失调,使乳腺实质增生过度和复旧不全。部分乳腺实质成分中女性激素受体的质和量异常,使乳房各部分的增生程度参差不齐。

【临床表现】

乳房胀痛和肿块是本病的主要表现。部分患者乳房胀痛具有周期性,一般于月经前明显,月经后减轻,严重者整个月经周期都有疼痛。查体可触及大小不一、质韧的单个或多个结节,界不清,可有触痛,亦可表现为腺体弥漫性增厚。病程长,发展缓慢。

【治疗原则】

本病的治疗主要是对症处理。

多数患者不需服药,经调整生活节奏,饮食规律后可自行缓解,部分患者经调整生活方式症状改善不明显,可以考虑服用中成药,定期临床随访。

三、乳房纤维瘤

乳房纤维瘤是乳房最常见的良性肿瘤。

【病因】

本病产生的原因是小叶内纤维细胞对雌激素的敏感性异常增高,可能与纤维细胞所含雌激素受体的量和质的异常有关。

【临床表现】

本病高发年龄是 20～25 岁,其次是 15～20 岁和 25～30 岁,好发于乳房外上象限,约 75％为单发,少数为多发。除肿块外,患者常无明显自觉症状。肿块增长缓慢,质似硬橡皮球的弹性感,表面光滑,易于推动。月经周期对肿块的大小并无影响。

【治疗原则】

手术切除是目前治疗乳腺纤维瘤唯一有效的方法,应将肿瘤连同其包膜整块切除,以周围包裹少量正常乳腺组织为宜,切除肿块必须常规做病理检查。

四、乳管内乳头状瘤

乳管内乳头状瘤多见于经产妇,40～50 岁为多,75％病例发生在大乳管近乳头的壶腹部,瘤体很小,且有很多壁薄的血管,故易出血。发生于中小乳管的乳头状瘤常位于乳房周围区域。

【临床表现】

一般无自觉症状,常因乳头溢液污染内衣而引起注意,溢液可为血性、暗棕色或黄色液体。肿瘤小,常不能触及肿块。大乳管乳头状瘤,可在乳晕区扪及小结节,多呈圆形、质软、可推动,轻压此肿块,常可从乳头溢出液体。

【治疗原则】

治疗以手术为主,对单发的乳管内乳头状瘤应切除病变的乳管系统。常规做病理检查,乳管内乳头状瘤一般属良性,应注意起源于小乳管的乳头状瘤恶变率较高。术后病理如有恶变,应进一步施行相应手术。

五、乳腺癌

2020 年全球癌症登记数据显示,乳腺癌已超过肺癌成为全球最常见的恶性肿瘤,在所有癌症中占比高达 11.7％。乳腺癌发病率和死亡率在全球大多数国家中排名第一。2020 年我国乳腺癌患者超过 41 万,约占女性新确诊癌症的 19.9％,是女性中发病率最高的癌症。同时,有超过 11 万人因乳腺癌死亡,占中国女性死亡人数的 9.9％,居女性癌症死亡率的第四位。欧美国家近年来乳腺癌发病率已经呈现下降趋势,我国目前还处在乳腺癌发病率的上升期。

【病因】

多因素发病,确切病因尚不清楚,可能与下列因素有关。

（一）遗传因素

国内外临床资料均发现,有乳腺癌家族史者比一般女性发病率高 2～3 倍,特别是母亲和姐妹在 40 岁以前患病者则危险性更大,其发病时间可能较上一代提早 10 年左右。现在研究证实部分遗传性乳腺癌存在 BRCA1/2 基因改变,但在中国人群中还没有公认的始祖突变,国人 BRCA1/2 基因的突变率很低,不超过 10％,其确切意义还有待确认。

（二）内分泌因素

研究证明雌激素是乳腺癌发生的先决条件。雌激素中雌二醇、雌酮有较强的致癌作用，有关研究表明，催乳素在雌二醇致癌作用中起着中介作用。使用降低催乳素的左旋多巴、麦角等可抑制乳腺癌的生长。孕激素的缺乏使雌激素作用增强从而刺激乳腺导管上皮增生活跃，有助于乳腺癌的发生。雌激素的过度暴露已证明可以增加乳腺导管上皮恶变的机会。

（三）生活方式

现在生活条件逐年好转，生活方式也发生改变，大致归纳如下：

（1）月经初潮过早（＜12 岁）。

（2）闭经过迟（＞50 岁）。

（3）晚婚、晚育、不育及未哺乳者。

（4）高脂、低纤维素饮食，绝经后肥胖。

（5）接受绝经后雌激素替代疗法者。

（6）乳腺曾受外伤或经放射线照射。

（7）乳房良性疾病史，有腺体不典型增生者乳腺癌发生的危险性是一般人的 4 倍。

【病理类型】

乳腺癌有多种分型方法，目前国内采用以下病理分型：非浸润癌；早期浸润性癌；浸润性特殊癌；浸润性非特殊癌；其他罕见癌。国际上通常采用 2019 年版世界卫生组织（WHO）乳腺癌组织学分类标准：

乳腺组织学分型
乳头状肿瘤
乳头状导管原位癌
包被性乳头状癌
实性乳头状癌（原位或浸润）
浸润性乳头状癌
小叶原位癌
导管原位癌
浸润性乳腺癌
浸润性癌，非特殊类型
微浸润性癌
浸润性小叶癌
小管癌
筛状癌
黏液癌
黏液性囊腺癌
浸润性微乳头状癌
伴大汗腺分化的癌
化生性癌
少见肿瘤和涎腺型肿瘤
腺泡细胞癌
腺样囊性癌
分泌性癌
黏液表皮样癌
多形性腺癌
伴有极性翻转的高细胞癌
神经内分泌肿瘤
神经内分泌肿瘤
神经内分泌癌

【临床表现】

乳腺癌好发于外上象限,约占 45%～50%。早期表现是患侧乳房出现无痛、单发的肿块,常是患者无意中发现。肿块质硬,表面不光滑,与周围组织界不清,在乳房内不易被推动。癌块可继续增长并发生局部浸润和远处转移。

1. 直接浸润　直接浸润皮肤、胸筋膜、胸肌等。

2. 淋巴转移　为主要转移途径,最主要的是往腋窝转移,约占所有淋巴转移的 75%。

3. 血行转移　癌细胞可直接侵入血液循环而致远处转移。最常见的远处转移依次为骨、肺、肝、脑等。

【辅助检查】

1. 乳腺彩超　对肿块的密度较为敏感,特别是对致密性乳腺,其正确诊断率可>90%。对囊性病变有检出优势,可进行血供情况观察,提高其判读的敏感性。根据 BI-RADS 分级,一旦评估为 4 类即建议进行病理学检查,包括细针抽吸细胞学检查、空芯针穿刺活检、手术活检以明确诊断。

2. 乳腺钼靶　广泛用于乳腺癌的普查。肿块若呈现高密度或密度不均、边界不清,有星状、针状钙化或成簇钙化者高度可疑恶性肿瘤。具体分级采用的 BI-RADS 第 5 版,BI-RADS 3类者几乎可以确定为良性病变,而 BI-RADS 4 类者大部分需要病理诊断。

3. 乳腺磁共振(MRI)　具有高敏感性,当乳腺钼靶或超声检查发现病变但不能确定其性质时,可以考虑采用 MRI 进一步检查。

4. 空芯针穿刺抽吸组织学检查　确诊率可达 90%左右,还可以进行免疫组织化学检查确定乳腺癌分子亚型。不建议细针穿刺细胞学检查进行诊断。

5. 切除活检　局麻下肿物部分切除或全切除,进行病理检查是确诊最可靠的依据。但目前开放活检正逐渐被空芯针穿刺活检所替代,特别是那些无法手术切除需要进行新辅助治疗的患者。

【乳腺癌的分期】

国际抗癌联盟协会(UICC)以原发肿瘤的大小(T)、局部淋巴结是否转移(N)、是否远处转移(M)三方面,对乳腺癌进行分期,分为 0 期、Ⅰ 期、Ⅱ 期、Ⅲ 期、Ⅳ 期。这种分期方法常需经临床、手术及病理综合后得到,临床分期为 cTNM,病理分期为 pTNM。

【治疗原则】

近年来,乳腺癌的治疗基于分子分型发生了划时代的变化,随着诊疗水平逐年提高,5 年生存率已高达 90%,远超其他恶性肿瘤。随着"精准治疗"理念逐渐受到重视,个体化制定治疗策略,能进一步改善乳腺癌患者的预后,提高患者生活质量。乳腺癌的治疗已形成以手术治疗为主,辅以化疗、内分泌、放疗、靶向和免疫治疗的成熟体系。

1. 手术治疗　乳腺外科手术治疗历史悠久,从公元 1 世纪至今已有 2 000 多年的历史。乳腺癌手术方式的演变,源于基础理论的深入研究导致治疗观念的转变与更新。1894 年 Halsted 首先报道了要求切除整块乳腺组织并包括胸肌和腋窝淋巴组织的手术方式。20 世纪 60～70 年代始施行的改良根治术几乎成为所有可切除乳腺癌患者的标准治疗术式并沿用至今。20 世纪 80 年代开始的保乳手术在我国大部分临床中心已经大量开展,前哨淋巴结活检术也成为临床腋窝淋巴结阴性者的标准手术方式,而目前,全乳切除后 Ⅰ/Ⅱ 期乳房重建手术则同样在临床实践中被逐步推广。当下乳腺癌的手术理念已经由单纯切除肿瘤转化为在此基础上进一步保护患者的胸部外形美观和上肢功能正常。

2. 化学治疗　Fisher 提出乳腺癌是一种全身性疾病，乳腺癌即使在早期，肿瘤细胞也有进入血液循环的可能。因此手术治疗后，仍需综合考虑肿瘤的临床病理学特征、患者生理条件和基础疾患、患者的意愿、化疗的可能获益和不良反应等，辅助多基因检测工具指导辅助化疗的决策。而对于无法手术或无法保乳但有保乳需求的患者及部分亚型的乳腺癌患者，手术前进行新辅助化疗已成为临床常用治疗模式。化疗一般采用两药或三药联合的方案，根据不同复发风险及结合分子分型采用相应的化疗方案，一般为 4～8 个疗程。常用方案有：①以蒽环类药物为主的方案，如 AC（多柔比星/环磷酰胺）、EC（表柔比星/环磷酰胺）；②蒽环类与紫杉类药物联合方案，如 TAC（T：多西他赛）；③蒽环类与紫杉类药物序贯方案，如 AC-T；④不含蒽环类药物的联合化疗方案：TC 方案（多西他赛/环磷酰胺 4 个或 6 个疗程）。⑤卡培他滨的强化（联合或序贯）等。总体而言，化疗可降低术后复发率，提高总体生存率。鉴于化疗可能产生的骨髓抑制或肝肾功能损害等毒副作用，用药期间应经常检查肝、肾脏功能和血常规。

3. 内分泌治疗　内分泌治疗是乳腺癌的重要治疗策略之一，主要适用于激素受体（HR）阳性的乳腺癌患者，包括早期患者的辅助内分泌治疗和晚期患者的解救内分泌治疗。绝经前患者治疗的方案：他莫昔芬、卵巢功能抑制剂（OFS）加他莫昔芬、OFS 加第三代芳香化酶抑制剂。绝经后患者治疗的方案：第三代芳香化酶抑制剂（来曲唑、阿那曲唑或依西美坦）等，亦可增加 CDK4/6 抑制剂强化治疗。内分泌治疗时间基本为 5 年，目前对于高危复发的患者，他莫昔芬的内分泌治疗可以延长到 10 年。芳香化酶抑制剂和 LHRHa 可导致骨密度（BMD）下降或骨质疏松，因此在使用这些药物是常规推荐 BMD 监测，强化骨质疏松的预防和管理。

4. 放射治疗　多数研究证实放疗可降低局部区域复发率、远处转移和乳腺癌死亡率，最终降低总死亡率。对Ⅲ、Ⅳ期乳腺癌、腋窝淋巴结有转移，施行保留乳房手术者均要进行放射治疗。放疗靶区主要包含胸壁（保乳为乳房）及锁骨上区，不建议常规内乳区放疗。

5. 靶向治疗　对于 HER2 蛋白过表达或有基因扩增（判定为 HER2 阳性）的乳腺癌患者，采用为期 1 年的曲妥珠单抗±帕妥珠单抗辅助治疗可以降低乳腺癌的复发率，目前推荐的治疗时间仍为 1 年，可与化疗同时使用或化疗后序贯使用，更推荐同时使用。而针对其他治疗靶点的靶向诊疗药物，如 CDK4/6 抑制剂、PI3K 抑制剂、AKJ 抑制剂、mTOR 抑制剂等，也已被广泛用于临床治疗。

6. 免疫治疗　近年来，以免疫检查点抑制剂为代表的免疫治疗在乳腺癌综合治疗中不断取得进展。目前有临床研究表明程序性死亡受体-1（PD-1）/程序性死亡配体-1（PD-L1）抑制剂单药或联合化疗治疗三阴性乳腺癌均呈现出较好的生存优势，其他亚型的获益还有待进一步研究证实。

（韩忠华　张捷）

第八章　骨科疾病

第一节　骨折概论

一、骨折的定义、病因、分类及移位

【定义】

骨的完整性和连续性中断称为骨折。

【病因】

作用于骨的外力超过骨的抗断力时即发生骨折。

（一）创伤性骨折

1. 直接暴力　骨折发生在暴力直接作用的部位。

2. 间接暴力　暴力通过传导、杠杆、旋转或肌肉收缩的作用使与其有一定距离的部位发生骨折。

3. 积累性劳损　长期、反复、轻微的直接或间接损伤可引起肢体某一特定部位骨折。

（二）病理性骨折

由于骨骼本身的疾病，受轻微外力即可发生骨折。

【分类】

（一）根据骨折处皮肤、黏膜的完整性分类

1. 闭合性骨折　骨折处皮肤或黏膜完整，骨折端不与外界相通，或虽有皮肤或黏膜破裂，但伤口不与骨折端相通。

2. 开放性骨折　骨折处皮肤或黏膜破裂，骨折端与外界相通。这类骨折往往有不同程度的污染，易引起骨组织的感染。

（二）根据骨折的程度和形态分类

1. 不完全性骨折　①裂缝骨折；②青枝骨折。

2. 完全性骨折　①横形骨折；②斜形骨折；③螺旋形骨折；④粉碎性骨折；⑤嵌插骨折；⑥压缩性骨折；⑦凹陷性骨折；⑧骨骺分离。

（三）按骨折复位外固定后稳定程度分类

1. 稳定性骨折　①裂缝骨折；②青枝骨折；③横形骨折；④嵌插骨折；⑤压缩性骨折。

2. 不稳定性骨折　①斜形骨折；②螺旋形骨折；③粉碎性骨折；④撕脱性骨折；⑤多段骨折。

（四）按骨折后时间长短分类

1. 新鲜骨折　骨折后 3 周以内者。

2. 陈旧骨折　骨折超过 3 周以上者。

【移位】

大多数骨折均有不同程度的移位,主要因暴力作用、肢体或骨本身的重量、肌肉牵拉,以及搬运和治疗不当等因素所致。大致分为下列五种,临床上常合并存在:①侧方移位;②短缩移位;③成角移位;④旋转移位;⑤分离移位。

二、骨折的临床表现及 X 线检查

【临床表现】

(一)全身表现

严重骨折可并发休克或其他脏器和重要血管、神经的损伤。应严密观察血压、呼吸、神志等的变化,注意有无内出血、其他脏器或颅脑的损伤,以便及时抢救。

(二)局部表现

1. 骨折的专有体征　①畸形;②异常活动;③骨擦音或骨擦感。

2. 骨折的其他表现　①肿胀及瘀斑;②疼痛与压痛;③功能障碍。

【X 线检查】

对骨折的诊断和治疗具有重要价值,可确定有无骨折及其类型、性质以及移位和愈合情况。申请摄片应注意"四两",必要时摄特殊位片。

1. 两位　X 线摄片必须包括正侧位片。

2. 两节　必须包括骨折的近侧和远侧关节。

3. 两次　有些裂缝骨折,早期不易发现,应两周后摄片复查。

4. 两侧　儿童骨折有时需摄双侧片进行对比。

三、骨折的并发症

骨折患者可发生各种并发症,其危害性远远超过骨折本身,因此对骨折患者应仔细检查,确定有无并发症,然后再决定处理的方法和时机。

【早期并发症】

1. 休克

2. 脂肪栓塞综合征

3. 重要脏器损伤

(1)肺损伤合并血气胸。

(2)肝脾破裂。

(3)膀胱、尿道、直肠损伤。

(4)脑挫裂伤。

4. 重要周围组织损伤

(1)重要血管损伤。

(2)周围神经损伤。

(3)脊髓损伤。

5.骨筋膜室综合征

(1)定义:骨筋膜室综合征是由骨、骨间膜、肌间隔和深筋膜形成的骨筋膜室内肌肉和神经因急性缺血而产生的一系列早期症候群。

(2)常见部位:前臂掌侧和小腿。

(3)原因:多由于骨筋膜室内压力增高所致,形成缺血—水肿—缺血的恶性循环。

①骨筋膜室内内容物体积增加→血肿、水肿。

②骨筋膜室内容积下降→局部压迫、包扎过紧。

(4)临床表现:

早期:①创伤后肢体持续性剧痛,且进行性加剧;②指或趾呈屈曲状态,肌力减弱,被动伸指或趾可引起剧痛;③患室表面皮肤略红,皮温稍高,有严重压痛,触诊可感到室内张力增高;④远侧脉搏和毛细血管充盈时间正常。

晚期:出现5P征:①由疼痛转为无痛(painlessness);②皮肤苍白(pallor);③感觉异常(paresthesia);④肌肉瘫痪(paralysis);⑤脉搏消失(pulselessness)。

(5)治疗:早期诊断,早期治疗。一经确诊立即切开筋膜,彻底减压。若至晚期手术也难以避免缺血性挛缩。

【晚期并发症】

(1)坠积性肺炎。

(2)褥疮。

(3)下肢深静脉血栓形成。

(4)感染。

(5)骨化性肌炎。

(6)创伤性关节炎。

(7)关节僵硬是最常见的并发症。

(8)急性骨萎缩(反射性交感神经性骨营养不良)。

(9)缺血性骨坏死。

(10)缺血性肌挛缩是骨筋膜室综合征处理不当的严重后果。

四、骨折的愈合

【临床分期】

可分为三个阶段(实际上不可截然分开):血肿机化演进期;原始骨痂形成期;骨痂改造塑形期。

【愈合标准】

(1)局部无压痛及纵向叩击痛。

(2)局部无异常活动。

(3)X线片显示骨折线模糊,有连续性骨痂通过骨折线。

(4)外固定解除后伤肢能满足下列要求：

①上肢能向前平举 1 kg 重量达 1 min。

②下肢能不扶拐在平地连续步行 3 min，并不少于 30 步。

③连续观察两周骨折处不变形。

【影响因素】

(一)局部因素

(1)骨折的类型和数量。

(2)骨折部位的血液供应。

(3)软组织损伤程度。

(4)软组织嵌入。

(5)感染。

(二)全身因素

(1)年龄。

(2)健康状况。

(三)医源性因素(治疗方法的影响)

(1)反复多次手法整复。

(2)切开复位时骨膜广泛剥离。

(3)牵引过度致分离移位。

(4)固定不当。

(5)功能锻炼不当(过早,没有循序渐进)。

(6)清创不当,过多地摘除骨碎片造成骨缺损。

五、骨折的急救

【目的】

用最为简单有效的方法抢救生命,保护患肢不再受损伤,防止伤口污染,减少患者痛苦,创造运送条件,安全迅速地转送到附近医院,及时获得妥善治疗。

【原则】

(一)救命第一,救肢体第二

对颅脑伤,先保持呼吸通畅,清除分泌物,有大出血者应立即进行止血,有休克者先救治休克,在抢救生命的同时,尽可能保护、保全肢体。

(二)正确处理伤口

对开放性骨折应用无菌纱布或清洁手帕、衣服覆盖伤口进行包扎,骨折端戳出皮外并已污染未压迫重要血管、神经者不应立即复位,以免深部污染,可原位包扎。

(三)可就地取材,妥善固定伤肢

(1)避免骨折端在搬运过程中对周围重要组织的损伤。

(2)减轻疼痛。

(3)便于运送。

（四）送医院

患者经初步处理后应安全迅速转送到附近医院。

六、骨折的治疗

【目的】

在于尽快使骨折在良好的位置上愈合并恢复伤肢的原有功能。

【治疗原则】

（一）正确的复位

(1)复位标准:解剖复位;功能复位。

(2)复位方法:手法复位(闭合复位);切开复位(开放复位)。

（二）可靠的固定

内固定;外固定。

（三）积极的功能锻炼

（四）中西医治疗的原则

(1)动静结合。

(2)筋骨并重。

(3)内外兼治。

(4)医患合作。

第二节　常见骨折

一、肱骨髁上骨折

肱骨髁上骨折是儿童常见的骨折,可分为伸直型和屈曲型两种,易合并神经血管的损伤,若骨骺受损,治疗后常出现肘外翻或肘内翻畸形。

【伸直型肱骨髁上骨折】

（一）病因

多为间接暴力所致,远断端向后上方移位,可同时伴有尺偏或桡偏。此型常损伤肱动脉和正中神经引起 Volkmann(伏克曼)缺血挛缩。

（二）临床表现

(1)外伤史。

(2)肘部向后突并处于半屈位。

(3)有骨折专有体征。

(4)肘前可触及骨折端,肘后三角正常。

(5)须特别注意观察有无血管神经的损伤。观察前臂的肿胀程度、腕部桡动脉的搏动情况、手的感觉及运动功能等。

(6)注意是否出现骨筋膜室综合征的早期表现。尽量避免出现 Volkmann 挛缩。

（7）摄片进一步明确诊断。

（三）治疗

（1）一般保守治疗,石膏固定 4～5 周。

（2）若伤后时间长、局部损伤重、肿胀明显时,可先用尺骨鹰嘴悬吊牵引。

（3）手术指征：

①手法复位失败。

②小的开放伤口,污染不重。

③有神经血管损伤。

（4）功能锻炼。

【屈曲型肱骨髁上骨折】

（一）病因

多为间接暴力所致,远断端向前上方移位,可同时伴有神经血管的损伤。

（二）临床表现

（1）外伤史。

（2）肘后凸起可触及骨折端。

（3）有骨折专有体征。

（4）摄片进一步明确诊断。

（三）治疗

基本原则同伸直型,但手法复位的方向相反。

二、桡骨下端骨折

桡骨下端骨折系指距桡骨下端关节面 3 cm 以内的骨折,多为间接暴力所致,多发生于老年人,根据受伤机制可分为三类。

【伸直型桡骨下端骨折（又称 Colles 骨折）】

（1）受伤时体位为前臂旋前,腕背伸,手掌着地。

（2）典型畸形:侧面观银叉样;正面观枪刺刀样。

（3）X 线:远断端向桡背侧移位。

（4）治疗:一般手法复位＋小夹板（石膏）外固定 4～6 周即可,很少须手术治疗。

【屈曲型桡骨下端骨折（又称 Smith 或反 Colles 骨折）】

（1）受伤时体位为腕屈曲,手背着地。

（2）X 线:远断端向桡掌侧移位。

（3）治疗:一般手法复位＋小夹板（石膏）外固定 4～6 周即可,很少须手术治疗。

【桡骨远端关节面骨折伴腕关节脱位（Barton 骨折）】

X 线可确诊,首先用手法复位＋小夹板（石膏）外固定,复位后若不稳定者可切开复位内固定。

三、股骨干骨折

【病因】

股骨干骨折多由强大暴力所致,因出血较多易并发休克。

(1)直接暴力:多致横形或粉碎性骨折。

(2)间接暴力:多致斜形或螺旋形骨折。

(3)在儿童可出现青枝骨折。

(4)股骨干上 1/3 骨折:近断端因髂腰肌、臀肌和外旋肌的牵拉而外展外旋,远断端受内收肌的牵拉而向内、向后、向上移位。

(5)股骨干中 1/3 骨折:由于内收肌群的牵拉使骨折向外成角。

(6)股骨干下 1/3 骨折:近断端移位不明显,远断端因腓肠肌的牵拉而向后移位,可压迫或损伤动静脉及坐骨神经。

【临床表现及诊断】

(1)有外伤史。

(2)有骨折专有体征。

(3)应注意有无合并休克及血管神经损伤。

(4)X 线可明确骨折情况。

【治疗】

1. 保守治疗　采用在 Braun 架上固定持续骨牵引,重量为体重的 1/7,时间为 8～10 周,3 岁以内小儿可采用垂直悬吊牵引。牵引过程应定时测量肢体长度,防止过牵,造成分离移位。

2. 手术治疗　切开复位,髓内针、加压钢板内固定,外固定为支架固定。

四、股骨颈骨折

股骨颈骨折系指股骨头以下至股骨颈基底之间骨折,多发生于中老年人,大多为间接暴力所致。

【解剖】

(一)颈干角

正常为 110°～140°,平均为 127°。据此分髋内翻、髋外翻。

(二)前倾角

正常为 12°～15°。

(三)股骨头血供

(1)小凹动脉,仅供股骨头圆韧带窝附近小范围的血液。

(2)股骨干滋养动脉升支,供应股骨颈部分血液。

(3)旋股内、外侧动脉的分支,均发自股深动脉,是股骨头、颈的重要营养动脉,旋股内侧动脉所发出的骺外侧动脉供应股骨头 4/5～2/3 区域的血液循环,因此其损伤是导致股骨头缺血坏死的主因。

【分类】

（一）按 X 线表现分类

（1）外展型骨折：属稳定性骨折。

（2）内收型骨折：骨折不稳定，愈合难。

（二）按骨折线部位分类

（1）股骨头下型骨折。

（2）经股骨颈骨折。

（3）股骨颈基底骨折。

前两型为关节囊内骨折，因骨折近端血供不足，不易愈合，常发生股骨头缺血坏死。而后一种类型为关节囊外骨折，血管损伤小，易于愈合。

（三）按移位程度分类

（1）不完全骨折。

（2）完全骨折：①无移位；②部分移位；③完全移位。

【临床表现和诊断】

（一）嵌插骨折

患者轻微外伤史，仅感髋部疼痛，尚能站立行走，易被误诊。常有患肢外旋畸形，多在活动后症状加重而再次就诊。

（二）移位骨折

（1）伤后患肢呈短缩屈曲外旋畸形。外旋的角度一般在 45°～60°之间，若外旋畸形达到90°，应怀疑有转子间骨折。

（2）患肢局部有压痛、叩痛及下肢纵向叩击痛。髋关节活动受限。

（3）患侧股骨大转子顶端位于 Nelaton 线之上，Bryant 三角底边缩短（<5 cm）。

（三）X 线检查

对中老年人有摔伤史，疑有股骨颈骨折者均应拍片检查。

【治疗】

（一）保守治疗

主要是对稳定性骨折、一般情况差不能耐受手术者。此方法因卧床时间长，并发症多，死亡率高。

（二）手术治疗

可早期下地活动，并发症少。

（1）闭合复位内固定。

（2）切开复位内固定。

（3）人工关节置换术：人工股骨头置换术和人工全髋关节置换术。

五、骨盆骨折

骨盆是一个完整的闭合环，骨盆骨折不仅仅对一些肌肉骨骼系统的功能产生影响，且常并发休克及盆腔脏器损伤。

【病因与分类】

多为直接挤压暴力所致。骨折分类：

(1)骨盆边缘撕脱性骨折。

(2)骶尾骨骨折。

(3)骨盆环单处骨折。

(4)骨盆环双处骨折伴骨盆变形。

【临床表现及诊断】

(1)大多数有强大暴力外伤史。

(2)局部可有骨折征。

(3)骨盆挤压、分离试验阳性。

(4)会阴部瘀斑是耻骨与坐骨骨折的特有体征。

(5)有移位的骨盆骨折肢体长度不对称。

(6)并发症：常较骨折本身严重。

①腹膜后血肿，失血性休克。

②膀胱或尿道损伤。

③直肠损伤。

④神经损伤。

⑤腹腔内脏损伤：如肝、肾、脾、肠道等。

(7)X 线、CT 等辅助检查可进一步明确诊断。

【治疗】

(1)监测血压，建立生命线。

(2)抗休克，输血补液。

(3)首先处理危及生命的各种并发症。

(4)骨盆骨折本身的处理。

①保守治疗：对无移位或不影响将来功能的可予卧床休息，骨盆兜悬吊牵引等处理。

②手术治疗。

六、脊柱骨折

【概述】

脊柱骨折约占全身骨折的 5％～6％。临床上 Armstrong-Denis 分类将整个脊柱分成前、中、后三柱：

1. 前柱　椎体前 2/3、纤维环的前半部分和前纵韧带。

2. 中柱　椎体后 1/3、纤维环的后半部分和后纵韧带。

3. 后柱　后关节囊、黄韧带、脊柱的附件、关节突和棘上以及棘间韧带。

【病因】

(1)常由间接暴力所致，直接暴力多为火器伤。

(2)胸腰段脊柱骨折(T10～L1)常见。

（3）易合并脊髓或马尾损伤。

【临床表现及诊断】

（1）外伤史。

（2）局部肿痛，站立、翻身困难。

（3）有时伴有腹痛、腹胀，甚至肠麻痹。

（4）检查须全面。

①注意是否合并脊髓损伤（查运动及感觉）。

②注意是否合并重要脏器损伤（胸、脑、腹）。

③注意暴力传导径路上的骨损伤。如跟骨、坐骨。

（5）影像学检查。

① X线（不能显示椎管内受压情况）。

② CT（不能显示脊髓受损情况）。

③ MRI。

【急救搬运】

对疑有脊柱损伤的患者，不要任意搬动，先排除复合伤。搬运时用木板或门板置患者的一侧用手托法或滚动法使患者整体移至木板上，对颈椎骨折应专人负责头部并保持颈部的稳定。禁用搂抱或一人抬头一人抬脚的办法。

【治疗】

若有合并其他严重复合伤，先抢救患者生命。

1. 保守治疗　适用于稳定性骨折。可采用单纯平卧硬板床，骨折部位垫枕，亦可通过手法复位，石膏背心固定等方法，其间均须辅以腰背肌功能锻炼。

2. 手术治疗　适用于不稳定性骨折。可视情况采用前路或后路的手术，并行内固定及植骨融合术。

第三节　关节脱位

一、总论

【定义】

组成关节的各骨关节面失去正常的对合关系称为脱位，俗称脱臼。

【分类】

（一）按发病原因分类

（1）外伤性脱位。

（2）先天性脱位。

（3）病理性脱位。

（4）习惯性脱位。

(二)按脱位程度分类

(1)完全性脱位。

(2)不完全性脱位。

(三)按脱位后的时间分类

(1)新鲜脱位:损伤小于3周。

(2)陈旧性脱位:损伤大于3周。

【临床表现】

(一)一般症状

疼痛、肿胀、关节功能丧失,重者可合并血管神经损伤。

(二)专有体征

(1)畸形。

(2)关节空虚。

(3)弹性固定。

【治疗】

复位、固定、功能锻炼。

复位成功的标志:被动活动恢复正常;骨性标志复原;X线检查证实。

二、肩关节脱位

【分类】

肩关节脱位是最常见的关节脱位,可分为:

(1)前脱位(最多见)。

(2)后脱位。

(3)盂下脱位。

(4)盂上脱位。

【病因】

前脱位的多为间接暴力所致,是外展与外旋力量同时作用于肱骨头的结果。常合并肱骨大结节撕脱性骨折。

【临床表现与诊断】

(1)有外伤史。

(2)肩部肿胀、疼痛、功能障碍。

(3)专有体征:

①方肩畸形。

②杜加斯(Dugas)征阳性。

(4)X线可确诊,并排除骨折。

【治疗】

(1)复位:Hippocrates法最常用。术后做Dugas征检查是否复位成功。

(2)固定:自然下垂内旋位屈肘90°,三角巾悬吊固定三周。若合并骨折延长1~2周;若仍有半脱位情况可用搭肩位胸肱绷带固定。

　　(3)功能锻炼:应循序渐进。

　　(4)复位失败或陈旧性脱位可手术治疗。

三、桡骨小头半脱位

　　多见于5岁以下小儿,为间接暴力所致,有上肢被牵拉的病史,患儿桡骨小头滑移出薄弱的环状韧带,体征很少,患儿多不愿活动患肢,X线示阴性。一般手法复位即可,不必固定。

四、髋关节脱位

　　髋关节系典型的杵臼关节,周围有坚强的韧带与强壮的肌群,因此只有强大的暴力才会引起髋关节脱位,按股骨头脱位后的方向可分为:前脱位、后脱位、中心性脱位。其中以髋关节后脱位最常见。

　　【病因】

　　为间接暴力所致,受伤时患者处于屈膝及髋关节屈曲内收位,暴力由膝部自股骨干传入,使股骨头从髋关节囊的后下部薄弱区脱出。

　　【常见类型】

　　(1)单纯性髋关节后脱位,无骨折或只有小片骨折。

　　(2)髋臼后缘有单块大骨折片。

　　(3)髋臼后缘有粉碎性骨折,骨折块可大可小。

　　(4)髋臼缘及壁亦有骨折。

　　(5)合并有股骨头骨折。

　　【临床表现】

　　(1)明显外伤史。

　　(2)患肢缩短,髋关节屈曲、内收、内旋畸形,弹性固定。

　　(3)局部剧痛,髋关节活动受限。

　　(4)有时可在臀部摸到股骨头,大粗隆明显上移。

　　(5)可伴有坐骨神经损伤的表现。

　　(6)X线检查可确诊。

　　【治疗】

　　(1)第一型多主张保守治疗。

　　①手法复位,越早越好,最好在24 h内,常用Allis法。

　　②固定:持续皮牵引或穿丁字鞋2~3周。

　　③功能锻炼。

　　(2)第二至五型多主张早期切开复位内固定。

第四节　常见骨与关节感染

一、急性血源性骨髓炎

急性血源性骨髓炎又称急性化脓性骨髓炎,是由化脓性细菌所致的骨组织感染(包括骨膜、骨密质、骨松质及骨髓组织)。致病菌以金黄色葡萄球菌最常见,其次为乙型链球菌、肺炎双球菌。其感染途径有:①血源性;②经创口感染;③直接蔓延。

【病因】

身体其他部位感染灶的细菌进入血循环,受阻于长骨干骺端的毛细血管内,在局部抵抗力下降(如外伤)时即可发病。

【病理特点】

骨质的破坏与死骨形成,后期有骨的增生。

大量菌栓停滞于长骨的干骺端→干骺端脓肿→骨膜下脓肿、骨髓腔感染、化脓性关节炎。

骨膜下脓肿可导致:①死骨;②深部脓肿;③窦道;④再进骨髓腔。

【临床表现】

(1)常见于3~15岁儿童,男>女。自然病程为3~4周。

(2)好发于胫骨上段、股骨下段、肱骨与髂骨,不易找到原发病灶。

(3)起病急,有寒战、高热及明显的毒血症症状。

(4)患部持续性疼痛,可进行性加剧,不愿活动患肢(假性瘫痪)。

(5)局部皮温升高,局限性深压痛明显。

(6)邻近关节的病灶可出现反应性关节积液。

(7)可出现病理性骨折。

(8)低毒性感染则表现不典型,仅有疼痛等症状,诊断较困难。

【辅助检查】

1. X线检查　一般早期无异常表现,两周后干骺端破坏,在X线上表现为虫蚀样破坏或层状骨膜反应,进一步发展可有死骨形成。

2. CT检查　可提前发现骨膜下脓肿。

【诊断】

早期诊断依据:

(1)起病急剧,全身中毒症状明显。

(2)患部持续性剧痛,不愿活动患肢。

(3)靠近关节的干骺端有明显深压痛。

(4)白细胞计数和中性粒细胞增多。

(5)早期局部分层穿刺对明确诊断有重要意义。

(6)血培养阳性(为提高阳性率可反复做)。

【治疗】

1. 原则　早期诊断、早期治疗。防止发展成慢性骨髓炎。

2. 全身治疗　支持、对症、纠正酸中毒、少量输血等。

3. 早期　应用抗生素,须足量、联用,体温正常后续用3周。

4. 局部制动　皮牵引、石膏托外固定,抬高患肢,保持功能位。

5. 手术治疗

(1)目的:引流脓液,减少毒血症症状;阻止急性骨髓炎转变为慢性骨髓炎。

(2)时机:尽早,最好在抗生素治疗后48～72 h仍不能控制局部症状时进行手术。

(3)方法:钻孔引流;开窗减压。

二、化脓性关节炎

化脓性关节炎为关节内化脓性感染,多见于儿童,好发于髋、膝关节。

【病因】

最常见的致病菌为金黄色葡萄球菌,占85%;其次为白色葡萄球菌、淋病双球菌等。

细菌进入关节内的途径:①血源性传播;②邻近关节附近的化脓性病灶直接蔓延;③开放性关节损伤发生感染;④医源性。

【临床表现】

(1)多有外伤史或感染史。

(2)起病急,有寒战、高热,体温可达39 ℃以上。

(3)血沉升高,WBC$>10\times10^9$/L,核左移。

(4)关节处有明显红、肿、热、痛,皮温增高。如为膝关节浮髌试验阳性。

(5)关节穿刺可抽出脓液。

(6)X线检查可对关节面是否破坏以及预后做出判断。

【治疗原则】

(1)早期应用足量有效抗生素,抗生素选择根据关节液培养药敏试验结果。

(2)关节腔内抽吸脓液及注射抗生素。

(3)切开排脓及灌注抗生素。

(4)制动。

(5)恢复关节功能的治疗。

(6)关节镜手术。

第五节　颈椎病

颈椎病是因颈椎间盘退变及其继发性椎间关节退行性变所致的脊髓、神经、血管损害而表现的相应症状和体征,是颈肩痛的常见原因。

【病因】

(1)颈椎间盘退行性改变是颈段脊柱不稳定造成的。

(2)急慢性损伤。

(3)颈椎先天性椎管狭窄。

【临床表现】

多见于中老年人,根据受压组织的不同可分为以下四型:

(一)神经根型

发病率最高,约为 $50\%\sim60\%$。

1. 症状

(1)颈肩痛向一侧或两侧上肢放射。

(2)皮肤感觉异常。

(3)手指活动不灵活、精细动作困难。

(4)可有上肢肌力下降。

2. 体征

(1)颈部僵硬,活动受限,头喜偏向患侧。

(2)颈肩部有压痛点。

(3)有较明确的神经定位体征。

(4)上肢牵拉试验及压头试验阳性。

3. 辅助检查　X线显示退行性改变,MRI可确诊。

(二)脊髓型

约 $10\%\sim15\%$,是颈椎病中最严重的一型。

1. 症状

(1)起病缓慢。

(2)四肢乏力,行走困难,持物不稳。

(3)大小便功能障碍。

2. 体征

(1)步态不稳,易跌倒。

(2)手动作笨拙,细小动作失灵:如穿针、写小字不能。

(3)出现脊髓侧束、锥体束损害的表现。如腱反射亢进、肌张力增加,病理反射出现。

(4)四肢不规则感觉障碍。

3. 辅助检查　MRI可确诊。

(三)交感神经型

由于刺激或压迫颈椎旁的交感神经节后纤维所引起的。

1. 交感神经兴奋症状　如头痛、头晕、心动过速等。

2. 交感神经抑制症状　如心动过缓、血压下降等。

（四）椎动脉型

由于椎动脉受压、扭曲或牵拉所致,常表现为突发性且有反复发作倾向。

1. 症状

（1）眩晕:为主要症状,头部活动时可诱发或加重。

（2）头痛。

（3）视觉障碍。

（4）猝倒。

2. 体征

神经检查可正常。

3. 辅助检查

（1）X线可见钩椎关节增生,椎间孔狭窄。

（2）椎动脉造影可见椎动脉迂曲、变细及压迫。

（3）椎动脉彩超、MRA均可确诊。

【治疗】

（一）保守治疗

（1）枕颌吊带牵引（脊髓型禁用）,可分为持续、间断两种。

（2）理疗、推拿、按摩。

（3）颈托固定。

（4）药物治疗,宜短期、交替使用,可封闭治疗。

（5）颈项肌功能锻炼。

（6）预防及自我保健,定时改变姿势,不可高枕,避免长时间低头及伏案工作。

（二）手术治疗

1. 适应证　诊断明确的颈椎病经非手术治疗无效,或反复发作者,或脊髓型颈椎病症状进行性加重者。

2. 方法

（1）前路及前外侧手术切除椎间盘及椎体后缘骨赘,自体骨移植椎间融合。

（2）后路椎板切除减压或椎管成形术。可辅以脊柱融合术。

第六节　腰椎间盘突出症

【概述】

腰椎间盘突出症是指腰椎间盘变性、纤维环破裂和髓核组织突出、压迫和刺激相应水平的脊神经根引起的一系列症状和体征,是骨科的常见病和多发病,是腰腿痛最常见的原因之一,以 L4～L5、L5～S1 椎间隙发病率最高（约占 90% 以上）。

【病因】

（1）椎间盘退行性改变:15 岁以后即可发生,是发病的基本因素。

(2)损伤:以慢性劳损多见,也可见于急性创伤。

(3)妊娠。

(4)遗传。

【分型】

(1)膨隆型。

(2)突出型。

(3)脱垂游离型。

(4)Schmorl 结节及经骨突出型。

【临床表现】

(一)典型症状

典型症状是腰痛伴放射性下肢痛。

常见于 20～50 岁患者,男多于女,常无明显诱因。

(二)症状

具有慢性和复发性。

(1)腰痛:多为逐渐加重的隐痛,亦可为剧烈疼痛。

(2)坐骨神经痛:由下腰部至臀部、大腿后侧和小腿外侧直到足部的放射痛,多为单侧,少数为双侧。一切增大腹压的动作均可使疼痛加剧(如咳嗽、大笑、喷嚏)。

(3)马尾神经受压的症状:大小便障碍,鞍区感觉异常。

(三)体征

(1)棘突间及椎旁局限性压痛、叩痛及根性放射痛。

(2)骶棘肌痉挛。

(3)腰部活动受限,以前屈最明显。

(4)直腿抬高试验及加强试验阳性。跟臀试验阳性。

(5)感觉、运动及腱反射改变。L4～L5 椎间盘突出,压迫 L5 神经根;L5～S1 椎间盘突出,压迫 S1 神经根。

①感觉:L5→小腿前外侧和足内侧的痛、触觉减退;S1→小腿后外侧、外踝附近及足外侧的痛、触觉减退。

②运动:L5→踝及趾背伸力量下降,严重者可有足下垂;S1→趾及足跖屈力量减弱。

③反射:S1→踝反射减弱或消失;马尾神经→肛门括约肌张力下降及肛门反射减弱或消失。

6. 脊柱姿态侧凸改变。

(四)特殊检查

1. X 线检查　不能确诊椎间盘突出症,但可排除其他骨病。

2. X 线造影　为损伤性检查。

3. CT、MRI 检查　可确诊。

【治疗】

（一）保守治疗

80％的患者可缓解。

1. 适应证

（1）年轻、初次发作或病程较短者。

（2）休息后症状可自行缓解者。

（3）X线检查无椎管狭窄者。

2. 方法

（1）绝对卧床休息3周至1个月。

（2）骨盆牵引：分持续、间断两种，但孕妇、高血压和心脏病患者禁用。

（3）理疗、推拿和按摩。

（4）硬膜外封闭。

（二）微创手术

（1）髓核化学溶解法。

（2）经皮穿刺髓核切吸术。

（3）椎间盘镜。

（三）手术治疗

可视情况选用开窗、半椎板、全椎板、前路切除植骨融合、人工椎间盘等手术方式。

适应证：已确诊的腰椎间盘突出症患者，经严格非手术治疗无效，或马尾神经受压，或急性突出者。

【预防】

定时改变姿势，加强腰背肌功能锻炼，必要时腰围保护。

第七节　骨肿瘤

骨肿瘤是发生于骨骼系统的肿瘤，分为原发性骨肿瘤和继发性骨肿瘤，良恶性骨肿瘤之比约2∶1，男女之比约（1.5～2）∶1，骨肿瘤的诊断必须是临床、影像和病理三结合，同时也可结合生化测定。病理是确诊的唯一可靠检查。骨肿瘤治疗最重要的前提及原则是明确诊断，特别对截肢，应极其慎重。对良性肿瘤常做局部切除或刮除和植骨，一般不宜放射治疗。对恶性肿瘤多采用外科手术，术前、术后大剂量化疗和放疗、免疫治疗等综合治疗。

一、骨软骨瘤

【概述】

（1）骨软骨瘤是最常见的良性骨肿瘤，又称外生性骨疣。

（2）多见于青少年，好发于生长活跃的长骨干骺端，如股骨下端、胫骨上端和肱骨上端。

（3）肿瘤往往向偏离最近骺板的方向生长，其结构包括正常骨及其上的软骨帽，还可伴有滑囊出现。

(4)它以软骨内化骨的方式缓慢生长,因有自己的骨骺板,故到生长年龄结束时骨软骨瘤的生长也停止。

【分类】

1. 单纯性骨软骨瘤 更常见,无遗传性,绝少恶变(约1%),并发症少。
2. 多发性骨软骨瘤 与遗传有关,有明显恶变倾向(约5%),并发症多。

【临床表现】

其本身无症状,常因肿瘤增大而无意中发现,亦可因产生压迫症状而就诊。X线可明确诊断:因软骨帽和滑囊不显影,故比临床所见的要小。如发现软骨帽有不规则的钙化时,应考虑有恶变的可能。

【治疗】

肿块小而无症状者一般无须治疗,肿瘤过大或生长过快,影响功能或可疑恶变时应及早手术切除。

二、骨巨细胞瘤

骨巨细胞瘤是常见的原发性骨肿瘤之一,多见于20~40岁,好发于股骨下端和胫骨上端。

【病因】

来源于松质骨的溶骨性肿瘤。

【病理】

是以基质细胞和多核巨细胞为主要结构的溶骨性骨肿瘤。多数学者认为属潜在恶性的肿瘤。按其分化程度可分三级:

Ⅰ级:偏良性,基质细胞较疏松,多核巨细胞较多,细胞大而核多。

Ⅱ级:侵袭性,基质细胞较紧密,多核巨细胞不太大,且核数较少。

Ⅲ级:恶性,基质细胞呈异形性,核深染,分裂相多,多核巨细胞少。

【临床表现】

(1)局部疼痛,患处肿胀。肿胀可因出血或病理性骨折突然增大。

(2)压之有乒乓球样感觉。

(3)关节活动受限。

(4)主要X线表现为侵及骨骺的偏心位的溶骨性病灶而无反应性新骨形成,病变部位骨皮质膨胀变薄,呈肥皂泡样改变。常伴病理性骨折。

(5)因其原发部位几乎都发生在骨骺,如病变仅局限于干骺端而不波及骨骺,则诊断几乎不能成立。

【治疗】

(1)局部病灶彻底刮除+灭活处理,再植骨或骨水泥填补。

(2)易复发(可高达50%),复发时可截肢或节段截除+重建术(假体植入),化疗无效,手术不易完全清除病灶的部位如脊柱,可放疗,但易肉瘤变。

三、骨肉瘤

【概述】

骨肉瘤是最常见的骨原发性恶性肿瘤,其组织学特点是在多数情况下肿瘤细胞产生骨样组织或不成熟骨,故也称为成骨肉瘤。常见于青少年(10～20岁),好发于股骨远端、胫骨近端和肱骨近端的干骺端。

【临床表现】

(1)局部持续性疼痛,夜间加剧。

(2)局部包块且迅速生长,表面皮温增高,静脉怒张。

(3)关节功能受限。

(4)有进行性消瘦等全身恶病质。

(5)病理性骨折。

(6)发病的早期即可出现肺转移。

【辅助检查】

(1)血沉:增快,早期可正常。

(2)碱性磷酸酶:早期可正常,晚期显著增高。

(3)X线:以大多数病例来说,普通的X线片即可提供骨肉瘤诊断的足够依据。由于肿瘤产生的骨组织量不同,其表现可多种多样,一般是病变内有溶骨及硬化两种病变为典型表现。骨膜反应可呈Codman三角或日光射线表现。

(4)ECT:确定肿瘤大小及转移灶。

(5)可行CT、MRI、血管造影。

【治疗】

综合治疗:术前、术后大剂量化疗,保肢或截肢术。术前化疗的目的在于控制早期转移,缩小局部瘤体,有利于手术切除,提高存活率。

(陈敏)

第九章　泌尿系统疾病

第一节　泌尿系结石

泌尿系结石是泌尿外科的常见病之一,在泌尿外科住院患者中占首位。我国泌尿系结石发病率为 $1\%\sim5\%$,南方高达 $5\%\sim10\%$。

影响泌尿系结石形成的因素很多,年龄、性别、种族、遗传、环境、饮食习惯和职业对结石的形成影响很大。身体的代谢异常、尿路的梗阻、感染、异物和药物的使用是结石形成的常见病因,重视这些问题,能够减少结石的形成和复发。

泌尿系结石的发病机制目前存在一系列学说,包括过饱和结晶、抑制因素欠缺、促进因素和基质的形成、局部的病损等,但必须综合这些学说才能比较全面地认识尿石发生机制。

一、上尿路结石

上尿路结石包括肾结石和输尿管结石,男性比女性多见,在中国男性比女性多 $3\sim9$ 倍,多发生在中壮年。由于这两个部位的结石在临床表现、诊断和治疗方面类似,所以常放在一起论述。

【临床表现】

肾结石可能长期存在而无症状,特别是较大的鹿角状结石。较小的结石活动范围大,小结石进入肾盂输尿管连接部或输尿管时,引起输尿管剧烈的蠕动,以促使结石排出,于是出现绞痛和血尿。较小的结石可以经输尿管排出体外,也可能受阻停留在输尿管的三个生理狭窄点,引起梗阻而影响肾功能。

肾绞痛呈严重刀割样痛,常突然发作,疼痛常放射至下腹部、腹股沟、大腿内侧,女性可放射至阴唇部位。血尿是肾结石另一主要症状,常表现为疼痛时伴发的肉眼血尿或镜下血尿。

输尿管结石和肾结石的症状基本相同,输尿管膀胱壁段结石可引起膀胱刺激症状,即尿频、尿急、尿痛,这可能与输尿管下端肌肉和膀胱三角区肌肉相连并直接附着于后尿道有关。

【诊断】

泌尿系结石的诊断一般不难,通过病史、体格检查和必要的影像学检查和实验室检查,多数病例可以确诊。但不能满足于诊断结石,应同时了解结石大小、数目、形态、部位、有无梗阻或感染、肾功能情况、结石成分及潜在病因。

(一)影像学检查

对所有具有尿路结石临床症状的患者都应该做影像学检查,其结果对结石的进一步检查和治疗具有重要价值。主要影像学检查包括:B 超、尿路平片(KUB 平片)、静脉尿路造影(IVU)、CT 扫描等。

1. B超　超声检查简便、经济、无创伤，可发现 2 mm 以上的结石，但对输尿管中下段结石的敏感性较低。可以发现结石以上尿路扩张情况，间接了解肾实质和集合系统的形态。超声可作为尿路结石，尤其是肾及膀胱结石的常规检查方法，在肾绞痛时可作为首选方法。

2. 尿路平片（KUB平片）　尿路平片可以发现 90% 左右的不透 X 线结石，能大致确定结石的位置、形态、大小和数量。

3. 静脉尿路造影（IVU）　静脉尿路造影应在尿路平片基础上进行，可确定结石在尿路的位置分布关系，确定肾积水程度等。

4. CT扫描　螺旋 CT 发现结石的敏感性比尿路平片及静脉尿路造影高得多，尤其适合急性肾绞痛患者的诊断，可作为 X 线检查的重要补充。增强 CT 能显示肾脏积水的程度和肾实质的厚度及肾功能。

其他可选择的检查有逆行或经皮肾穿刺造影，磁共振水成像（MRU），放射性核素检查等。

（二）实验室检查

结石患者的实验室检查包括血液分析、尿液分析和结石成分分析。

测定血清/血浆钙有助于甲状旁腺功能亢进（HPT）或其他与高钙血症有关疾病的诊断。

结石成分分析是确诊结石性质的方法，也是制定结石预防措施和选用溶石疗法的重要依据。

【治疗】

近年来，体外冲击波碎石（extracorporeal shock wave lithotripsy，ESWL）、经皮肾镜取石术（percutaneous nephyolithotomy，PNL）、输尿管肾镜取石术（ureterorenoscope lithotripsy，URL）、腹腔镜取石术（laparoscope lithotomy）的陆续出现，使泌尿系结石的治疗逐渐向微创发展。

（一）肾绞痛的治疗

肾绞痛是泌尿外科的常见急症，需紧急处理，主要原则是解痉止痛，应用药物前注意与其他急腹症仔细鉴别。常用药物包括非甾体类镇痛抗炎药物、镇痛药和解痉药等。

当疼痛不能被药物缓解或结石直径大于 7 mm 时，应考虑采取外科治疗措施。其中包括：

（1）体外冲击波碎石治疗。

（2）输尿管内放置支架管。

（3）经输尿管镜碎石取石术。

（4）经皮肾造瘘引流术。

治疗过程中应注意有无合并感染，有无双侧梗阻或孤立肾梗阻造成的少尿，如果出现这些情况需要积极的外科治疗，以尽快解除梗阻。

（二）排石治疗

临床上绝大多数尿路结石可以通过微创的治疗方法将结石粉碎并排出体外，只有少数比较小（直径小于 6 mm）的尿路结石可以选择药物排石。

排石方法包括一般方法、中医中药、溶石疗法和中西医结合疗法。

（三）上尿路结石的外科治疗

目前常用的治疗方法包括体外冲击波碎石术（ESWL）、经皮肾镜取石术（PNL）、输尿管肾镜碎石术、输尿管软镜碎石术、腹腔镜手术取石术及开放手术。微创治疗失败的患者需要选择开放手术取石。

二、下尿路结石

【膀胱结石】

膀胱结石的病因主要有两方面，一是肾、输尿管的结石进入膀胱，尤其是输尿管下段的结石。在治疗这类膀胱结石的同时也要治疗肾、输尿管的结石。二是原发于膀胱的结石，这类结石往往同时伴有下尿路梗阻，在治疗的同时要纠正这些梗阻病变。

（一）临床表现和诊断

大多数膀胱结石由于局部刺激、创伤、梗阻和继发感染，可产生各种症状。主要症状为尿痛、排尿困难、血尿以及排尿中断等。

膀胱结石的诊断主要根据病史、体检、B超、X线检查，必要时做膀胱镜检查。

（二）治疗

膀胱结石治疗原则：①取出结石；②纠正形成结石的原因。

膀胱结石外科治疗方法包括内腔镜手术、开放手术和ESWL。经尿道膀胱结石的内腔镜手术是目前治疗膀胱结石的主要方法，还可以同时处理下尿路梗阻病变，如尿道狭窄、前列腺增生等。

耻骨上膀胱切开取石手术不再作为膀胱结石的首选治疗方法，仅适用于需要同时行开放手术处理膀胱内其他病变的病例使用。

【尿道结石】

尿道结石比较少见，常见于膀胱结石排出时停留嵌顿于尿道，由于女性尿道短、直，因此尿道结石多发于男性。结石停留嵌顿的好发部位为男性前列腺部尿道、球部尿道、舟状窝及尿道外口。原发性尿道结石较少见，常发生于尿道狭窄处、尿道憩室中。

（一）临床表现和诊断

主要症状为排尿困难、尿流中断及尿潴留，排尿时有明显疼痛，且放射至阴茎头。

男性前尿道结石在阴茎或会阴部可触摸到，后尿道结石可经直肠指诊触及。X线检查、尿道金属探条及尿道镜检查可明确诊断。

（二）治疗

大部分后尿道结石可以采取与膀胱结石相似的内腔镜治疗方法，目前使用较多的是钬激光或气压弹道碎石，在钬激光碎石的同时还可以气化切除尿道中的瘢痕组织，解除尿道狭窄。

第二节 前列腺增生

良性前列腺增生(benign prostatic hyperplasia,BPH)是引起中老年男性排尿障碍原因中最为常见的一种良性疾病。组织学上前列腺增生的发病率随年龄的增长而增加,最初通常发生在 40 岁以后,到 60 岁时大于 50%,80 岁时高达 83%。随着年龄的增长,排尿困难等症状也随之增加。

前列腺增生的发生必须具备年龄的增长及有功能的睾丸两个重要条件。国内学者调查了 26 名清朝太监老人,发现 21 人的前列腺已经完全不能触及或明显萎缩。但前列腺增生发生的具体机制尚不明确,可能是由于上皮和间质细胞的增殖和细胞凋亡的平衡性破坏引起。

前列腺增生导致后尿道延长、受压变形、狭窄和尿道阻力增加,引起膀胱高压并出现相关排尿期症状。较严重的前列腺增生可以引发上尿路改变,主要原因是膀胱高压引起的尿潴留以及输尿管反流,导致肾积水及肾功能损害。

【临床表现】

主要临床表现有膀胱刺激症状、梗阻症状及相关合并症。各种症状可先后出现或在整个病程中进行性发展。

1. 膀胱刺激症状 尿频、尿急、夜尿增加及急迫性尿失禁等。

2. 排尿梗阻症状 排尿踌躇、费力,尿线变细,尿流无力,排尿时间延长,尿末滴沥,严重的梗阻可出现充溢性尿失禁或尿潴留。劳累或饮酒可使梗阻症状加重。

3. 相关合并症 尿潴留、血尿、膀胱憩室和继发性上尿路积水等。

【诊断】

诊断需要根据症状、体格检查尤其是直肠指诊、实验室检查、影像学检查、尿动力学检查及内镜检查等综合判断。

1. 直肠指诊(digital rectal examination,DRE) 可以了解前列腺的大小、形态、质地、有无结节及压痛、中央沟是否变浅或消失以及肛门括约肌张力情况。

2. 血清 PSA 可以作为前列腺癌穿刺活检的指征。一般临床将 PSA>4.0 ng/mL 作为分界点。血清 PSA 作为一项危险因素可以预测前列腺增生的临床进展,指导选择治疗方法。

3. 超声检查 可以了解前列腺形态、大小、有无异常回声、突入膀胱的程度以及残余尿量。经直肠超声(TRUS)可精确测定前列腺体积。经腹部超声检查还可以了解泌尿系统(肾、输尿管)有无积水、扩张、结石或占位性病变。

4. 其他检查 包括尿常规、血清肌酐、静脉尿路造影(IVU)、尿道造影、尿流率检查、尿动力学检查和尿道膀胱镜检查等。

【治疗】

主要包括观察等待、药物治疗、微创治疗及手术治疗四大类。

治疗目的是改善患者的生活质量,同时保护肾功能。具体治疗方法的选择应根据患者症状的轻重,结合各项辅助检查、当地医疗条件及患者的依从性等综合考虑。

（一）观察等待（watchful waiting）

观察等待是一种非药物、非手术的治疗措施，包括患者教育、生活方式指导、随访等。对于大多数前列腺增生患者，特别是患者生活质量尚未受到下尿路症状明显影响的时候，采取观察等待可以减少药物治疗的副作用，并降低医疗费用。

（二）药物治疗

前列腺增生患者药物治疗的目标是缓解患者的下尿路症状，延缓疾病的临床进展，预防合并症的发生，同时保持患者较高的生活质量。

1. α受体阻滞剂　通过阻滞分布在前列腺和膀胱颈部平滑肌表面的α-肾上腺素能受体，松弛平滑肌，达到缓解膀胱出口动力性梗阻的作用。

2. 5α-还原酶抑制剂　通过抑制体内睾酮转变为生物活性更高的双氢睾酮，降低前列腺内双氢睾酮的含量，达到缩小前列腺体积、改善排尿困难的治疗目的。

3. 联合治疗　指联合应用α受体阻滞剂和5α-还原酶抑制剂治疗前列腺增生。联合治疗适用于前列腺体积增大、有下尿路症状的前列腺增生患者。

4. 中药和植物制剂　由于中药和植物制剂的成分复杂，具体生物学作用机制尚未阐明。

（三）外科治疗

1. 目的　前列腺增生是一种进展性疾病，当患者下尿路症状对生活质量造成比较严重的影响或者同时导致其他并发症时，需要采用外科治疗。

2. 适应证　重度前列腺增生患者，下尿路症状已明显影响患者的生活质量者可选择手术治疗。药物治疗效果不佳或拒绝接受药物治疗的患者，也可以考虑外科治疗。

当前列腺增生导致以下并发症时，建议采用外科治疗：

（1）反复尿潴留。

（2）反复血尿，5α-还原酶抑制剂治疗无效。

（3）反复泌尿系感染。

（4）膀胱结石。

（5）继发性上尿路积水（伴或不伴肾功能损害）。

前列腺增生患者合并膀胱大憩室、腹股沟疝、严重的痔疮或脱肛，临床判断不解除下尿路梗阻难以达到治疗效果者，应当考虑外科治疗。

经典的外科手术方法有经尿道前列腺切除术（transurethral resection of the prostate，TURP）、经尿道前列腺切开术（transurethral incision of the prostate，TUIP）以及开放性前列腺摘除术。

（四）微创治疗

包括经尿道微波热疗、经尿道针刺消融术和前列腺支架等。适用于心肺功能不能耐受手术的患者，远期疗效目前还无法判断。

第三节　泌尿系统肿瘤

一、肾肿瘤

【概述】

肾细胞癌是起源于肾实质泌尿小管上皮系统的恶性肿瘤,简称为肾癌,占肾脏恶性肿瘤的 80%～90%。肾细胞癌发病率占成人恶性肿瘤的 2%～3%,在泌尿系统肿瘤中仅次于前列腺癌和膀胱癌,但却是泌尿系统致死率最高的恶性肿瘤。各国或各地区的发病率不同,发达国家发病率高于发展中国家。我国各地区肾癌的发病率及死亡率差异也较大,2014 年中国肾癌发病率为 4.99/10 万,其中男性肾癌发病率为 6.09/10 万,女性肾癌发病率为 3.84/10 万。2015 年我国新发肾癌为 66.8 万例,死亡人数为 23.4 万人,发病高峰年龄为 50～60 岁。

肾癌的病因尚不明确,与遗传、吸烟、肥胖、高血压及抗高血压药物等有关。大部分肾细胞癌是散发性的非遗传性肾癌,遗传性肾癌占 2%～4%。吸烟和肥胖是目前公认的肾癌危险因素,因此减少吸烟及控制体重是预防肾癌发生的重要措施。

1997 年 WHO 根据肿瘤细胞起源以及基因改变等特点制定肾实质上皮性肿瘤分类标准,此分类将肾癌分为透明细胞癌(60%～85%)、乳头状肾细胞癌或称为嗜色细胞癌(7%～14%)、嫌色细胞癌(4%～10%)、集合管癌(1%～2%)和未分类肾细胞癌。

2017 年 AJCC/UICC 肾癌 TNM 分期(第 8 版):

1. 原发肿瘤(T)

T_X:原发肿瘤无法评估。

T0:无原发肿瘤证据。

T1:肿瘤最大径≤7 cm,局限于肾脏。

T1a:肿瘤最大径≤4 cm,局限于肾脏。

T1b:4 cm<肿瘤最大径≤7 cm,局限于肾。

T2:最大径>7 cm,局限于肾脏。

T2a:7 cm<肿瘤最大径≤10 cm,局限于肾。

T2b:最大径>10 cm,局限于肾。

T3:肿瘤侵犯主要静脉或肾周软组织,但是未侵及同侧的肾上腺和未超出 Gerota's 筋膜。

T3a:肿瘤侵犯肾静脉或其主要分支,或侵及肾盂或肾周和/或肾窦脂肪组织,但未超出 Gerota's 筋膜。

T3b:肿瘤延伸至横膈以下腔静脉。

T3c:肿瘤延伸至横膈以上腔静脉,或侵犯腔静脉壁。

T4:肿瘤已超出肾筋膜(Gerota's 筋膜)。

2. 区域淋巴结(N)

N_X:区域淋巴结无法评估。

N0:无区域淋巴结转移。

N1:区域淋巴结转移。

3. 远处转移(M)

M0:无远处转移。

M1:有远处转移。

表 5-9-1　AJCC/UICC 肾癌 TNM 分期(第 8 版)

分期	T	N	M
I	T1	N0	M0
II	T2	N0	M0
III	T1	N1	M0
	T2	N1	M0
	T3	N0	M0
	T3	N1	M0
IV	T4	任何 N	M0
	任何 T	任何 N	M1

【临床表现】

早期肾癌多无临床症状,晚期肾癌可出现血尿、腰痛、腹部肿块"肾癌三联征",但仅占 6%~10%。无症状肾癌的发现率逐年升高,目前约占 60%。有症状的肾癌患者中 10%~40%出现副瘤综合征,即肾癌患者出现一系列由肿瘤引起的全身性症状、体征和实验室检查异常,包括贫血、高血压、发热、肝功能异常、高钙血症、红细胞增多症等。有症状的患者中约 30%肾癌患者表现转移灶症状,如骨痛和持续性咳嗽等。

【诊断】

肾癌的临床诊断主要依靠影像学检查,包括彩色多普勒超声、CT、MRI 或 PET-CT 等。

实验室检查可作为对患者术前一般状况、肝肾功能以及预后判定的评价指标,确诊需靠病理学检查。

【治疗】

外科手术是局限性肾癌首选治疗方法。对手术后有肿瘤残留的患者,可以采用免疫治疗、靶向药物治疗或化疗(和)放疗。肾癌属于对放射线不敏感的肿瘤,单纯放疗不能取得较好效果,对未能彻底切除干净的Ⅲ期肾癌可选择术中或术后放疗。

1. 根治性肾切除手术　是目前唯一得到公认可能治愈肾癌的方法。根治性肾切除术可经开放性手术或腹腔镜手术进行。

2. 保留肾单位手术(nephron sparing surgery,NSS)　NSS 可经开放性手术或腹腔镜手术进行。保留肾单位手术后局部复发率为 0~10%,而肿瘤≤4 cm 的患者手术后局部复发率为 0~3%。

NSS 适应证:行根治性肾切除术将会导致肾功能不全或尿毒症的患者,如先天性孤立肾、对侧肾功能不全或无功能者以及双侧癌等。

3. 腹腔镜手术方式　包括腹腔镜根治性肾切除术和腹腔镜肾部分切除术。其疗效与开放手术相当。

4. 微创治疗　射频消融(radio-frequency ablation,RFA)、高强度聚焦超声(high-intensity focused ultrasound,HIFU)、冷冻消融(cryoablation)治疗肾癌处于临床研究阶段,远期疗效尚不能确定。

适应证:不适于外科手术者、需尽可能保留肾单位功能者、有全身麻醉禁忌者、心功能不全者、有低侵袭治疗要求者。多数研究认为适于<4 cm位于肾周边的肾癌。

5. 术后辅助治疗　肾癌手术后尚无标准辅助治疗方案。T1a肾癌手术治疗5年生存率高达90%,不推荐术后选用辅助治疗。T1b~T2期肾癌手术后1~2年内约有20%~30%的患者发生转移。手术后的放、化疗不能降低转移率,不推荐术后常规应用辅助性放、化疗。

6. 转移性肾细胞癌的全身治疗　包括化疗、靶向治疗和免疫治疗等。化疗的治疗效果有限,多与免疫药物联合进行试验性治疗。放疗主要用于骨、脑转移,局部瘤床复发,以及区域或远处淋巴结转移患者,可达到缓解疼痛、改善生存质量的目的,但应当在有效的全身治疗基础上进行。近年来,分子靶向药物和免疫检查点抑制剂的单药治疗或联合治疗,可使转移性肾细胞癌患者获得明显的生存获益,因此列入了国内外各个指南的一、二线治疗用药。

二、膀胱肿瘤

【概述】

膀胱肿瘤是我国泌尿外科最常见的肿瘤之一,在全身恶性肿瘤中排第13位,男性发病率更高,占男性最常见肿瘤的第7位,发病率8.83/10万,其中尿路上皮癌占90%以上。膀胱癌的发生是复杂、多因素、多步骤的病理变化过程,遗传因素及外在环境因素均有影响。两大致病危险因素是吸烟和长期接触工业化学产品。吸烟是目前最为肯定的膀胱癌致病危险因素,约50%的膀胱癌由吸烟引起。膀胱鳞癌可能因长期膀胱结石引起,一般结石存在二三十年以上。

膀胱癌多见于男性,一般统计男:女约为3:1。我国男女之比可能略高于其他国家。从年龄看,年龄越大患膀胱癌的可能性越高。

【临床表现】

肉眼血尿是膀胱癌最常见的症状,80%~90%的患者以间歇性、无痛性全程肉眼血尿为首发症状。血尿出现在整个排尿过程,不是初始血尿和终末血尿。由于血尿可以间歇性出现或加重,容易给患者"治愈"的错觉,特别是经过服用某些药物、偏方更可能误认为治疗有效,以致延误了诊断和治疗时机。有统计表明,如果患者发现血尿立即就医,及时治疗,大多数患者可能治愈,而在血尿1个月以后就诊者,如是浸润性癌则3年生存率由60%降至25%。

膀胱癌起始症状可以为尿频、尿急、尿痛,即膀胱刺激症状,约占10%。膀胱癌也可以因下腹部耻骨上肿块、尿潴留、肾功能不全、严重贫血、恶液质就医,往往是晚期浸润性癌,由肿瘤坏死、溃疡、感染引起,有可能尿中有"腐肉",都属于预后不良的征兆。

【诊断】

膀胱肿瘤是比较常见的恶性肿瘤,如能用比较经济、方便的办法进行人群筛选,则有可能早期发现肿瘤并延长生存期。

任何50岁以上无痛肉眼可见全程血尿,都应想到膀胱癌的可能,尤其是持续或反复出现的血尿。

膀胱肿瘤的诊断,不仅要诊断其存在,还要对其部位、大小、数目、形态、有无浸润等有全面了解。

（一）尿液检查

血尿是膀胱肿瘤最常见的症状,如果尿沉渣中红细胞每高倍镜视野超过 5 个,应引起重视。尿细胞学诊断和尿膀胱癌标志物在膀胱癌诊断中价值近年来受到了很大的关注,包括BTA、NMP22、FDP、ImmunoCyt 和荧光原位杂交技术（fluorescence in situ hybridization,FISH）等正逐步用于膀胱癌的检测。

（二）膀胱镜检查

膀胱镜检查在膀胱肿瘤诊断中占重要位置,可以直接看到肿瘤的形态、所在的部位、数目、大小等,并可直接取活组织进行病理检查。

（三）影像学检查

1. 泌尿系平片和静脉尿路造影（IVU）　膀胱肿瘤患者必须做静脉尿路造影,一方面了解上尿路有无肿瘤,另一方面了解肾功能情况。较大的肿瘤可能出现充盈缺损。

2. 超声检查　可同时检查肾、膀胱,帮助确定膀胱癌的分期,了解局部淋巴结有无转移,是否侵犯相邻器官如前列腺、子宫、阴道和盆壁。

3. CT　可以发现肿瘤膀胱外浸润范围,淋巴结有无转移,是否侵犯相邻器官。

4. MRI　比 CT 更容易发现肿瘤的软组织浸润,对膀胱肿瘤的分期优于 CT 和超声检查。

【治疗】

（一）表浅膀胱肿瘤的治疗

1. 经尿道手术（TUR）　包括电切和激光手术。

2. 膀胱灌注治疗　包括卡介苗和化疗药物的膀胱内灌注治疗。膀胱表浅癌经尿道手术后复发率比较高,而膀胱灌注治疗可以预防术后复发,延迟进展,消灭残余肿瘤和原位癌。

（二）浸润性膀胱癌的治疗

治疗分为两大类:根治性膀胱全切除术,膀胱重建和保留膀胱手术。

1. 根治性膀胱全切除术　切除范围大,需要进行尿流改道手术,常采用一段肠道替代膀胱,有多种术式,包括腹壁造口、可控式腹壁造口和原位新膀胱等。

2. 保留膀胱的手术　经尿道膀胱肿瘤切除和膀胱部分切除术,多用于要求保留膀胱的患者。

3. 手术后配合放、化疗

（三）转移性膀胱癌的治疗

主要治疗目标是延长生命和改善生活质量,包括放化疗,靶向治疗和新型免疫检查点抑制剂治疗等。

三、前列腺癌

【概述】

前列腺癌是男性泌尿生殖系统中发病率最高的恶性肿瘤,世界范围内其发病率在男性所有恶性肿瘤中仅次于肺癌,列第二位。前列腺癌的发病率有明显的地理和种族差异,美国、欧洲和澳洲等国家属高发区,亚洲和北非相对低发,但亚洲包括中国近年来呈现明显上升趋势。中国 1993 年前列腺癌发生率为 1.71/10 万人口,死亡率为 1.2/10 万人口;1997 年发生率升高至 2.0/10 万人口,至 2015 年发病率为 10.23/10 万男性人口。

前列腺癌患者主要是老年男性,我国新诊断前列腺癌患者中位年龄 72 岁,高峰年龄 75～79 岁。

引起前列腺癌的危险因素尚未明确。目前已确认的内源性因素包括:种族、年龄和遗传因素。如果一个直系亲属(兄弟或父亲)患有前列腺癌,其本人患前列腺癌的危险性会增加一倍。两个或两个以上直系亲属患前列腺癌,相对危险性会增至 5～11 倍。流行病学研究发现有前列腺癌阳性家族史的患者比那些无家族史患者的确诊年龄大约早 6～7 年。

外源性因素中,雄激素和雌激素水平紊乱与前列腺癌发病密切相关。饮食习惯如高动物脂肪饮食是一个重要的危险因素,其他危险因素包括维生素 E、硒、木脂素类、异黄酮的摄入不足。炎症可能是前列腺癌的诱因之一。

【临床表现】

早期前列腺癌通常没有典型症状,当肿瘤侵犯或阻塞尿道、膀胱颈时,则会发生类似下尿路梗阻或刺激症状,严重者可能出现急性尿潴留、血尿、尿失禁。骨转移时会引起骨骼疼痛、病理性骨折、贫血、脊髓压迫导致下肢瘫痪等。

【诊断】

直肠指检联合 PSA 检查是目前公认的早期发现前列腺癌最佳的初筛方法。临床上大多数前列腺癌患者通过前列腺系统性穿刺活检可以获得组织病理学诊断。

(一)直肠指检(digital rectal examination,DRE)

大多数前列腺癌起源于前列腺的外周带,DRE 对前列腺癌的早期诊断和分期都有重要价值。指诊可发现前列腺质地坚硬,表面不规则。

(二)前列腺特异性抗原(PSA)检查

PSA 是一种蛋白酶,通常只在前列腺液和精液测得,如果在血液中测得 PSA 存在,往往可作为发生良性或恶性前列腺病变的标志。血清总 PSA(tPSA)>4.0 ng/mL 为异常。

PSA 并非前列腺癌特异性指标,可能受以下因素影响:直肠指检、膀胱镜检查、导尿、射精、前列腺穿刺、急性前列腺炎、尿潴留等。

(三)经直肠超声检查(transrectal ultrasonography,TRUS)

能初步判断肿瘤的体积大小,但 TRUS 在前列腺癌诊断的特异性方面较低。在 TRUS 引导下进行前列腺系统性穿刺活检,是前列腺癌诊断的主要方法。

(四)其他影像学检查

1. 磁共振(MRI)扫描　MRI 检查可以显示前列腺包膜的完整性、是否侵犯前列腺周围组织及器官,MRI 还可以显示盆腔淋巴结受侵犯的情况及骨转移的病灶。在临床分期上有较重要的作用。多参数磁共振(mpMRI)比其他影像学检查有更高的诊断效能,用于前列腺癌的定位、诊断和危险分组。

2. 前列腺癌的核素检查(ECT)　前列腺癌的最常见远处转移部位是骨骼。ECT 可比常规 X 线片提前 3～6 个月发现骨转移灶。全身骨显像检查有助于前列腺癌准确的临床分期。

3. 正电子发射计算机断层扫描(PET)　前列腺特异膜抗原(PSMA)PET-CT 能显著提高转移病灶的诊断准确率,其作用日益受到重视。

4. 计算机断层(CT)检查　CT 对于早期前列腺癌的诊断敏感性低于磁共振。检查的目的主要是协助临床医师进行肿瘤的临床分期。

（五）病理分级

影像学检查 TRUS、CT、MRI 等在前列腺癌的诊断方面都存在局限性，最终明确诊断还需要前列腺穿刺活检取得组织学诊断。

在前列腺癌的病理分级方面，目前最常使用 Gleason 评分系统。前列腺癌组织被分为主要分级区和次要分级区，每区的 Gleason 分值为 1～5，Gleason 评分是把主要分级区和次要分级区的 Gleason 分值相加，形成癌组织分级常数。

【治疗】

前列腺癌的治疗方法很多，包括内分泌治疗、等待观察和主动监测、根治性前列腺切除术、放射治疗、冷冻治疗、高能聚焦超声（HIFU）和综合治疗等。具体选择治疗方案应根据患者的年龄、全身状况、根据各项影像学检查所预测的临床分期、穿刺活检标本获得的肿瘤组织学分级、Gleason 评分以及有无盆腔淋巴结转移灶和远处转移灶等因素选择决定。

（一）内分泌治疗

前列腺是一个雄激素依赖性器官，睾酮对于正常前列腺上皮的生长是必要的，早期前列腺癌已证明是内分泌激素依赖的。内分泌治疗的目的是降低体内雄激素浓度、抑制肾上腺来源雄激素的合成、抑制睾酮转化为双氢睾酮或阻断雄激素与其受体的结合，以抑制或控制前列腺癌细胞的生长。

内分泌治疗的方法包括：①雄激素去势，包括手术去势（双侧睾丸切除术）和药物去势；②去势的同时联合使用抗雄激素药物，如新型内分泌治疗药物等；③间歇内分泌治疗；④根治性治疗前新辅助内分泌治疗；⑤辅助内分泌治疗。

内分泌治疗是目前前列腺癌的主要治疗方法，大多数患者起初都对内分泌治疗有效，但经过中位时间 14～30 个月后，几乎所有患者病变都将逐渐发展为激素非依赖性前列腺癌。在激素非依赖发生的早期有些患者对二线内分泌治疗仍有效，称为雄激素非依赖性前列腺癌，而对二线内分泌治疗无效或二线内分泌治疗过程中病变继续发展的则称为激素难治性前列腺癌。对这一部分患者可选择化疗等综合治疗。近年来，多种新型内分泌治疗药物、靶向治疗和免疫检查点抑制剂均可用于这类患者。

（二）前列腺癌根治术

前列腺癌根治术主要适用于肿瘤局限于前列腺包膜内，并且预期寿命大于 10 年的患者。主要手术方式包括经会阴、经耻骨后、经腹腔镜和机器人辅助手术等。对于手术后病理发现有前列腺包膜外浸润的患者可以加用内分泌治疗或放疗。

（三）放射治疗

放射治疗可用于局限性前列腺癌、手术后肿瘤残留以及晚期前列腺癌患者减轻疼痛症状等。包括局部放射、区域放射和近距离放射等。

（四）化疗

主要应用于激素难治性前列腺癌的治疗，可以减轻患者疼痛症状和延长生存时间。目前多采用多西紫杉醇联合化疗方案。

第四节　性传播疾病

国际上将尖锐湿疣、非淋菌性尿道炎、生殖器疱疹、艾滋病、腹股沟肉芽肿、阴虱病、滴虫病、病毒性肝炎、疥疮、股癣等 20 多种疾病列入性病范畴,统称为性传播疾病(sexually transmitted diseases,STD),简称性病。我国卫生部根据我国国情,于 1991 年颁发了《性病防治管理办法》,规定了必须报告的 8 种性病,即:淋病、非淋菌性尿道炎、梅毒、尖锐湿疣、生殖器疱疹、软下疳、性病性淋巴肉芽肿、艾滋病。

性病高发于 18～28 岁的年轻人,女性更容易感染性病,导致盆腔炎症继而引起慢性盆腔疼痛、异位妊娠和不孕。同时由于女性感染性病后常没有明显症状,容易延误治疗。

一、淋病

淋病,即淋菌性尿道炎,是由淋病奈瑟菌(neisseria gonorrhoeae)引起的泌尿生殖系统化脓性炎性疾病,主要通过性接触传播。潜伏期为 1～14 d,平均 3～5 d。青年多见。患者近期有不洁性接触史。

在临床上,淋病包括有症状的、无症状的泌尿生殖系统的淋球菌感染,眼、咽、皮肤、直肠、盆腔等部位的感染以及血行播散性感染。淋病是性传播疾病的主要病种之一,其潜伏期短、传染性强,诊断主要依靠接触史、临床表现及实验室检查,如不及时治愈,可出现严重的并发症和后遗症,导致感染者生理上和心理上的不良后果。

【诊断标准】

(1)有多性伴,不安全性行为或性伴感染史。有与淋病患者密切接触史,儿童可有受性虐待史,新生儿的母亲有淋病史。

(2)男性有尿痛、尿急或尿道灼热、不适感;尿道分泌物开始为黏液性,以后出现脓性或脓血性分泌物。淋菌侵及后尿道时出现尿急、尿频、尿痛等膀胱刺激征。女性尿道短,症状不明显,而以白带增多为主要表现。

(3)男性并发症可有急性前列腺炎,急性精囊炎,急性附睾炎。慢性淋病可造成尿道狭窄。

(4)女性可合并急性阴道炎,急性宫颈炎,急性输卵管炎等。严重者可引起不孕。

(5)症状经久不愈时应考虑转为慢性、夫妇间相互感染、再感染、细菌耐药、混合感染以及发生合并症。

(6)实验室检查,男性尿道分泌物直接涂片,镜检见多形核白细胞内革兰氏阴性双球菌为阳性。男性取尿道分泌物或尿道拭子,女性取宫颈分泌物行淋菌培养为淋病的确诊试验,也可采用核酸检查。

【治疗】

治疗原则:应遵循及时、足量、规则用药的原则,根据不同的病情采用相应的治疗方案。注意多重病原体感染,一般应同时用抗沙眼衣原体药物。性伴如有感染应同时接受治疗。治疗后应进行随访。

1. 一般治疗　注意休息,增加饮水量,禁饮酒及刺激性食物,保持局部清洁,病愈前不能性交,注意消毒隔离。

2. **药物治疗**　推荐头孢曲松、头孢噻肟以及其他第三代头孢菌素。由于出现较普遍的耐药菌株,不再推荐青霉素类药物及喹诺酮类药物。

无合并症淋病患者经推荐方案规则治疗后,一般不需复诊做判愈实验。治疗后症状持续者应进行淋球菌培养,如分离到淋球菌,应做药物敏感性试验,以选择有效药物治疗。经推荐方案治疗后再发病者,通常是由再感染引起,提示要加强对患者的教育和性伴的诊治。

二、非淋菌性尿道炎

非淋菌性尿道炎是指除淋菌以外由其他病原体所引起的通过性交传染的尿道感染,其病原体主要为衣原体和支原体。其中生殖道沙眼衣原体感染是常见的性病。沙眼衣原体引起的疾病范围广泛,可累及眼、生殖道和其他脏器,除主要通过性传播外,也可导致母婴传播。因而,沙眼衣原体感染的防治具有十分重要的公共卫生意义。该病治疗不及时,迁延不愈,可引起严重的并发症及不孕不育。潜伏期1~3周。目前是比淋菌性尿道炎发病率更高的性传播性疾病。

【**诊断标准**】

(1)有多性伴,不安全性行为或性伴感染史。新生儿的母亲有淋病史。

(2)临床表现与淋菌性尿道炎类似,但症状更轻,分泌物常为浆液性,稀薄而量少。女性多无症状而成为病原携带者,常在性伴诊断后去医院检查而被发现。

(3)实验室检查:

①直接涂片检查:每高倍视野下白细胞多于10个,而淋菌阴性。

②病原体培养:取分泌物或小拭子取出接种培养,可帮助检查支原体或衣原体。

③免疫学检查:用补体结合试验、酶联免疫试验或间接免疫荧光试验检查血清中衣原体抗体成分。

④核酸检测:应用PCR技术检查尿道分泌物的衣原体或支原体。

(4)淋病和沙眼衣原体感染尿道炎的鉴别见表5-9-2。

表 5-9-2　淋病和沙眼衣原体感染尿道炎的鉴别

	淋病	沙眼衣原体感染尿道炎
潜伏期	3~5 d	1~3 周
尿痛和排尿困难	多见	轻或无
全身症状	偶见	无
尿道分泌物	量多,脓性	量少或无,多为浆液性、较稀薄
分泌物涂片检查	常见多形核白细胞内有革兰氏阴性双球菌	可见多形核白细胞,但无革兰氏阴性细胞内双球菌
病原体培养	淋球菌	沙眼衣原体

【**治疗**】

治疗原则:早期诊断,早期治疗。及时、足量、规则用药。根据不同的病情采用相应的治疗方案。性伴应该同时接受治疗。治疗后进行随访。

（1）治疗期间避免性生活。

（2）药物治疗：美满霉素、左氧氟沙星、阿奇霉素等药物均有较好疗效。

治愈标准：是患者自觉症状消失，男性患者无尿道分泌物，尿沉渣无白细胞；女性患者宫颈内膜炎临床表现消失，分泌物衣原体和支原体检查阴性。

判愈试验的时间安排：抗原检测试验为疗程结束后的 2 周；核酸扩增试验为疗程结束后的 3～4 周。对于女性患者，建议在治疗后 3～4 个月再次进行沙眼衣原体检测，以发现可能的再感染，防止盆腔炎和其他并发症的发生。

三、尖锐湿疣

尖锐湿疣是由人类乳头瘤病毒（HPV）引起并主要通过性传播的良性疣状病变。可感染肛周生殖器部位的常见的 HPV 有 30 多型，多数 HPV 感染无症状或为亚临床状态，临床可见的尖锐湿疣 90% 以上由 HPV 6 或 11 型引起。潜伏期 1～8 个月，平均 3 个月。

【诊断标准】

（1）好发部位：男性好发于阴茎头冠状沟、包皮及其内板、系带及尿道口等。女性多好生于阴唇、阴道口、阴道内、宫颈处及肛周。

（2）发病部位偶有痒及刺痛不适，皮损初期表现为局部出现多个丘疹，逐渐发展为乳头状、鸡冠状、菜花状或团块状的赘生物。可为单发或多发，常为 5～15 个皮损，直径 1～10 mm。色泽可从粉红色至深红色（非角化性皮损）、灰白色（严重角化性皮损），乃至棕黑色（色素沉着性皮损）。少数患者因免疫功能低下或妊娠而发生大体积疣，可累及整个外阴、肛周以及臀沟。

（3）可行活组织病理检查以排除癌变，符合尖锐湿疣的病理学征象也是证实尖锐湿疣的较可靠方法。

（4）用 3%～5% 醋酸涂抹在病灶处，3～5 min 后局部变白。

（5）采用免疫组织化学法检测标本 HPV 抗原阳性，用聚合酶链反应法等检测 HPV 核酸阳性。

【治疗】

治疗原则：以去除疣体为目的，尽可能地消除疣体周围的亚临床感染以减少或预防复发，包括新发皮损在内，本病的复发率约为 20%～30%。同时也应对其性伴进行检查及治疗。患者治疗和随访期间应避免性行为。任何治疗方法都可发生皮肤黏膜反应包括瘙痒、灼热、糜烂以及疼痛。

1. 局部药物治疗　男女两性外生殖器部位可见的中等以下大小的疣体（单个疣体直径＜5 mm，疣体团块直径＜10 mm，疣体数目＜15 个），一般可由患者自己外用药物治疗。常用 0.5% 足叶草毒素酊和 5% 咪喹莫特（imiquimod）霜。

2. 免疫疗法　可用干扰素治疗，但费用昂贵且效果不确切。

3. 外科治疗　激光、冷冻或手术切除。

四、生殖器疱疹

生殖器疱疹是由单纯疱疹病毒引起的一种性传播疾病。单纯疱疹病毒属于疱疹病毒的一种,病毒的中心为 DNA,外有 162 个壳微粒组成衣壳,呈 20 面体,根据其血清学流行病学特点分为 HSV-1 和 HSV-2 两型。HSV-1 主要引起口周疱疹,多数生殖器疱疹由 HSV-2 感染引起,但也有 10％左右的生殖器疱疹由 HSV-1 感染引起。除了性接触外也可通过母婴传播或间接接触传播。人是疱疹病毒的唯一宿主,人体感染后病毒可长期在体内存活,潜伏在局部感觉神经节细胞,机体抵抗力降低或某些刺激因素使其激活而发病。一般潜伏期为 2～24 d。无终身免疫性。

【诊断标准】

(1)有多性伴,不安全性行为或性伴感染史。

(2)好发于外生殖器或肛门周围,初起为红斑和丘疱疹,很快发展为集簇的或散在的小水疱,2～4 d 后破溃形成糜烂或溃疡,自觉疼痛、瘙痒、烧灼感。病程多持续 2～3 周。

(3)全身症状可有发热、全身不适、头痛及肌痛等。

(4)可有尿道炎、膀胱炎或宫颈炎等表现。腹股沟淋巴结可肿大,有压痛。

(5)实验室检查:

①培养法:细胞培养 HSV 阳性。

②抗原检测:酶联免疫吸附试验或免疫荧光试验检测 HSV 抗原阳性。

③核酸检测:聚合酶链反应法等检测 HSV 核酸阳性。

【治疗】

(1)保持疱疹清洁和干燥,防止继发感染;每天用等渗盐水清洗两次;疼痛明显时可用止痛剂。

(2)抗病毒治疗,首选阿昔洛韦,一般口服 200 mg,每日 5 次,7～10 d 为一个疗程。病情严重者采用静脉用药。还可用伐昔洛韦、泛昔洛韦等,药物治疗可以减轻症状,缩短病程,减少排毒。长期服用可减少复发。

(3)免疫疗法,干扰素肌内注射对病毒有抑制作用。

治愈标准:患处疱疹损害完全消退,疼痛及淋巴结肿痛消失。

(郑松)

第六篇 妇产科学常见疾病

第一章 绪 论

妇产科学是临床医学学科组成部分之一,是临床医学中的一门涉及面较广和整体性较强的学科。随着临床医学学科的整体进步,妇产科学也随之逐渐发展,演变成为一门独立的学科。妇产科学课程与内科学、外科学及儿科学课程一样,是一门主干课程和必读课程。

第一节 妇产科学的范畴

妇产科学是专门研究女性特有的生理、病理变化以及生殖调控的一门临床医学学科,包括产科学、妇科学、计划生育三大部分。

产科学(obstetrics)是一门关系到妇女妊娠、分娩、产褥全过程,并对该过程中孕产妇、胚胎及胎儿所发生的一切生理、心理、病理改变进行诊断、处理的临床医学学科,是一门协助新生命诞生的医学科学。产科学通常包括产科学基础、生理产科学、病理产科学和胎儿医学四个部分。围产医学是一门新型交叉学科,专门研究围产期孕妇、胎儿及早期新生儿的监护及其病理改变的预防、诊断和处理。随着产科学的发展,出现了母胎医学,致力于降低孕产妇死亡率和围产儿死亡率及减少出生缺陷,以达到母婴健康和提高出生人口素质的目的。

妇科学(gynecology)是一门研究女性在非妊娠期生殖系统的生理和病理改变,并对病理改变进行诊断、处理的临床医学学科。妇科学通常包括妇科学基础、女性生殖器炎症、女性生殖器肿瘤、生殖内分泌疾病、女性生殖器损伤和发育异常及其他一些特有疾病。

计划生育(family planning)是我国的一项基本国策,主要研究女性生育的调控。它不是孤立地控制生育、降低人口,而是密切与妇幼保健、妇女健康相结合,要求每对夫妇和个人实现其生育目标,对生育数量、间隔和时机,自由地、知情地和负责地做出选择。计划生育部分包括避孕、绝育、优生等内容。

第二节　妇产科学的起源与发展

出现于古埃及的"纸草书"是现存最早的医学文档,其中写于公元前 1825 年的《Kahun 妇科纸草书》就专门论述女性健康及疾病处理方法,被认为是第一本妇产科学专著。公元前 4 世纪的欧洲出现了人体解剖和实验生理,Herophilus 第一次对人类女性生殖器官作了描述。古罗马医学家 Soranus 撰写的《论妇女病》对月经、避孕、分娩、婴儿护理等作了详细论述,被称为妇产科学的创始人。中世纪的欧洲出现了专职助产士。由于古罗马的法典规定孕妇死亡后必须和胎儿分葬,剖宫产最初被用于从死亡母亲体内取出胎儿,随着 19 世纪麻醉及外科技术的发展逐渐应用于临床。

妇科学与外科学同步发展。人类历史上第一个腹部手术是美国外科医生 McDowell 于 1809 年完成的巨大卵巢囊肿切除。1813 年完成了第一例阴式子宫全切术。尽管 19 世纪末已能开展各种子宫手术,但围手术期死亡率极高。直至 20 世纪 30 年代,随着输血及抗生素的应用,子宫切除术才广泛用于临床。1960 年口服避孕药的问世产生了巨大影响,它通过控制生育改变了妇女生活,使妇女解放成为可能。20 世纪医学发展突飞猛进,腹腔镜技术于 40 年代应用于临床,从而使腹部手术发生了巨大改变。迄今绝大多数妇科手术均能在腔镜下完成。

1978 年世界上诞生了第一例试管婴儿的诞生,人类辅助生育技术发生了革命性的变化,并推进了生殖医学的进步。我国第一例试管婴儿诞生于 1988 年。20 世纪末以德国学者 Hausen 为代表的科学家确立了人乳头瘤病毒与宫颈癌之间的因果关系,使宫颈癌成为第一个病因明确的恶性肿瘤,并促使宫颈癌疫苗的问世与临床应用。

19 世纪西医传入我国。1929 年我国成立了第一家西医助产学校及附属医院,推动了我国妇产科的发展。新中国成立后,在以林巧稚为代表的广大妇产科工作者的长期努力下,我国妇产科学发展迅猛。随着对妊娠期并发症和合并症的不断深入研究,催产、引产以及剖宫产技术的不断改进,产前、产时、产后监测技术的应用及提高,大大提升了产科质量。妇科方面,对各种妇科疾病的基础及临床研究水平持续提升,以腹腔镜和宫腔镜为主的各种微创手术迅速发展。加上传统中医学结合西医治疗,形成了我国的诊治特色。

现代医学和生物技术的进步将同样改变妇产科疾病的诊治理念。胎儿医学将发展成为独立学科。功能基因组学的应用使许多遗传性疾病的发病风险得以准确评估,产前诊断及胎儿手术等技术将出生缺陷降到最低限度。生物医学工程的进步将干细胞移植、生物治疗等技术引入妇科疾病的预防及治疗。

第三节　如何学习妇产科课程

妇产科学与人的整体密不可分。妇产科学虽然已经成为一门独立学科,但女性生殖器官仅是整个人体的一部分。妇产科学虽然有女性独特的生理、心理和病理,但和人体其他脏器和系统均有密切的相关性。妇产科学是临床医学,也是预防医学。做好定期产前检查可以预防不少妊娠并发症;做好产时处理,能预防难产和产伤;认真开展产前诊断可以及早发现遗传性疾病和先天畸形;开展妇女普查可以发现早期宫颈癌等,这些预防措施均是妇产科学的重要组成部分。妇产科学虽然分为妇科学和产科学,但两者有共同基础及女性生殖系统,许多产科疾病和妇科疾病互为因果,如产后大出血出现垂体梗死致希恩综合征(Sheehan syndrome),出现产后闭经、性欲减退、生殖器萎缩等垂体功能低下的症状。卵巢及子宫肌瘤影响妊娠,并造成分娩不良的结果。

学习妇产科分两个阶段,理论学习阶段和临床见实习阶段。理论学习是基础,要认真学习,扎实掌握基础理论及基础知识。培养正确的临床思维,具备高尚的医德和良好的医风,理论联系实际,成为一名合格的医生。

（潘剑榕）

第二章　妊娠诊断

妊娠(pregnancy)是指胚胎及胎儿在母体内发育成长的过程。以成熟卵子受精开始,以胎儿及其附属物从母体排出结束。妊娠期从月经的第一天算起,共 280 d(40 周)。临床上将妊娠全过程分为 3 个时期:妊娠第 13 周末以前称早期妊娠(first trimester);第 14～27 周末称中期妊娠(second trimester);第 28 周及以后称晚期妊娠(third trimester)。

第一节　早期妊娠的诊断

【病史、症状与体征】

(一)停经(cessation of menstruation)

生育年龄、有性生活史的健康妇女,平时月经周期规律,一旦出现月经过期,尤其超过 10 d 以上应高度怀疑妊娠。

(二)早孕反应(morning sickness)

在停经 6 周左右出现畏寒、头晕、乏力、嗜睡、流涎、食欲减退、喜食酸物、厌恶油腻、恶心、晨起呕吐等一系列症状,称早孕反应,部分患者有情绪改变。一般到 12 周左右自行消失。

(三)尿频(frequent micturition)

由前倾增大的子宫压迫膀胱所致,当子宫逐渐增大超出盆腔后,尿频症状自然消失。

(四)乳房变化

体内增多的雌激素促进乳腺腺管发育及脂肪沉积,孕激素促进乳腺腺泡发育,自觉乳房胀痛。查体乳房逐渐增大,有明显的静脉显露,乳头增大,乳头及乳晕着色加深。由于皮脂腺增生,乳晕周围出现深褐色结节,称为蒙氏结节(Montgomery's tubercles)。哺乳妇女妊娠后乳汁明显减少。

(五)妇科检查

阴道黏膜和宫颈充血呈紫蓝色。子宫在妊娠最早期表现为胚胎着床处局部较软,停经6～8 周,双合诊检查子宫峡部极软,感觉宫颈与宫体之间似不相连,称黑加征(Hegar sign)停经 8 周时子宫约为非孕时的 2 倍,停经 12 周时约为非孕时的 3 倍,可在耻骨联合上方触及。

【辅助检查】

(一)妊娠试验(pregnancy test)

受精卵着床后不久,可用放射免疫法测定孕妇血 β-HCG 诊断早孕。临床上多用早早孕诊断试纸法检测孕妇尿液,若为阳性,可协助诊断早期妊娠。但要确定是否为宫内妊娠,尚需超声检查。

(二)超声检查

是诊断早期妊娠快速、准确的方法。妊娠早期超声检查的主要目的是确定宫内妊娠,排除异位妊娠、滋养细胞疾病等。确定胎数,若为多胎,需判断绒毛膜性。估计孕龄,停经 35 d 时,宫腔内见到圆形或椭圆形妊娠囊(gestational sac,GS);妊娠 6 周时,可见到胚芽和原始心管搏动。妊娠 11~13^{+6} 周测量胎儿头臀长(crown-rump length,CRL)能较准确估算孕周,同时胎儿颈项透明层(nuchal translucency,NT)厚度和胎儿鼻骨(nosal bone),作为早孕期染色体疾病筛查的指标。

(三)基础体温(basal body temperature,BBT)测定

双相型体温的已婚妇女,如出现高温相持续 18 d 不见下降,早孕的可能性大。高温相持续 3 周以上,早期妊娠的可能性更大。

应根据病史、临床检查及辅助检查,做出早期妊娠的诊断。确诊早孕不应单纯依靠妊娠试验阳性。

第二节　中、晚期妊娠的诊断

中、晚期妊娠是胎儿生长发育的重要时期,主要是判断胎儿生长发育情况、宫内状况和发现胎儿畸形。

【病史与症状】

有早期妊娠的经过,感到腹部逐渐增大并自觉胎动。

【体征与检查】

1. 子宫增大　腹部检查时可见隆起的子宫,宫底随妊娠进展逐渐增高,通过测量宫底高度或耻骨上子宫长度可以初步估计胎儿大小及孕周。宫底高度因孕妇的脐耻间距离、胎儿发育情况、羊水量、单胎、多胎等而有差异。在不同孕周宫底的增长速度不同。正常情况下,宫底高度在孕满 36 周时最高,至孕足月时略有下降。

表 6-2-1　不同孕龄的子宫高度和子宫内长度

妊娠周数	手测宫底高度	尺测耻上子宫长度/cm
12 周末	耻骨联合上 2~3 横指	
16 周末	脐耻之间	
20 周末	脐下 1 横指	18(15.3~21.4)
24 周末	脐上 1 横指	24(22.0~25.1)
28 周末	脐上 3 横指	26(22.4~29.0)
32 周末	脐与剑突之间	29(25.3~32.0)
36 周末	剑突下 2 横指	32(29.8~34.5)
40 周末	脐与剑突之间或略高	33(30.0~35.3)

2. 胎动(fetal movement,FM)　胎儿在宫内的躯体活动称胎动。孕妇常在妊娠 20 周左右自觉胎动。

3. 胎体　妊娠 20 周后可经腹壁触到子宫内的胎体。于妊娠 24 周后触诊可区分胎头、胎背、胎臀和胎儿肢体。胎头圆而硬,有浮球感;胎背宽而平坦;胎臀宽而软,形状不规则;胎儿肢体小且有不规则活动。随妊娠进展,可通过四步触诊查清胎儿在子宫内的位置。

4. 胎儿心音　听到胎儿心音可确诊妊娠且为活胎。于妊娠 12 周用多普勒胎心听诊器听到胎心音。胎儿心音呈双音,似钟表"嘀嗒"声,速度较快,正常时每分钟 110～160 次。

【辅助检查】

超声检查不仅能显示胎儿数目、胎产式、胎先露、胎方位、有无胎心搏动以及胎盘位置及分级、羊水量、胎儿有无畸形,还能测量胎头双顶径、股骨长等多条径线,了解胎儿生长发育情况。妊娠 18～24 周,可用超声进行胎儿系统检查,筛查胎儿结构畸形。

（吴梅婷）

第三章 异位妊娠

受精卵在子宫体腔以外着床称为异位妊娠(ectopic pregnancy),俗称宫外孕。根据受精卵着床的部位不同,异位妊娠分为:输卵管妊娠、卵巢妊娠、腹腔妊娠、宫颈妊娠等。异位妊娠是妇产科常见的急腹症之一。此外,剖宫产瘢痕妊娠近年在国内明显增多。

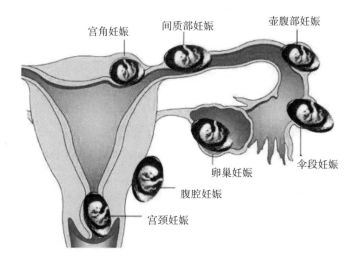

图 6-3-1 异位妊娠的发生部位

第一节 输卵管妊娠

输卵管妊娠在异位妊娠中最为常见,约占 95% 左右。其中又以壶腹部妊娠最多见,约占 78%,其次为峡部,伞部及间质部妊娠较少见。

【病因】

确切病因尚不明确,可能与以下因素有关。

1. 输卵管炎症 是输卵管妊娠的主要病因,可分为输卵管黏膜炎和输卵管周围炎。输卵管黏膜炎轻者可使黏膜皱褶粘连,管腔变窄或使纤毛功能受损,从而导致受精卵在输卵管内运行受阻而于该处着床;输卵管周围炎病变主要在输卵管浆膜层或浆肌层,常造成输卵管周围粘连,输卵管扭曲,管腔狭窄,管壁肌蠕动减弱,影响受精卵的运行。淋菌及沙眼衣原体所致的输卵管炎常累及黏膜,而流产或分娩后的感染往往引起输卵管周围炎。

结节性输卵管峡部炎是一种特殊类型的输卵管炎,多由结核杆菌感染生殖道所致。该病变的输卵管黏膜上皮呈憩室样向肌壁内伸展,肌壁发生结节性增生,使输卵管近端肌层肥厚,影响其蠕动功能,导致受精卵运行受阻,容易发生输卵管妊娠。

2. 输卵管手术史 输卵管绝育史及手术史者,输卵管妊娠的发生率为 10%~20%。尤其是腹腔镜下电凝输卵管及硅胶环套术,可因输卵管瘘或再通而导致输卵管妊娠。曾因不孕接受输卵管粘连分离术、输卵管成形术(输卵管吻合术或输卵管造口术)者,再妊娠时,输卵管妊娠的可能性亦增加。

3. 输卵管发育不良或功能异常　输卵管过长、肌层发育差、黏膜纤毛缺乏、双输卵管、憩室或有副伞等,均可造成输卵管妊娠。输卵管功能(包括蠕动、纤毛活动以及上皮细胞的分泌)受雌、孕激素调节。若调节失败,可影响受精卵的正常运行。此外,精神因素可引起输卵管痉挛和蠕动异常,干扰受精卵运送。

4. 辅助生殖技术　近年来随着辅助生育技术的应用,使输卵管妊娠的发生率增加,既往少见的异位妊娠如卵巢妊娠、宫颈妊娠、腹腔妊娠的发生率增加。

5. 避孕失败　宫内节育器(intrauterine device,IUD)避孕失败,发生异位妊娠的机会较大。

6. 其他　子宫肌瘤或卵巢肿瘤压迫输卵管,影响输卵管管腔通畅,使受精卵运行受阻。子宫内膜异位症可增加受精卵着床于输卵管的可能性。

【病理】

(一)输卵管妊娠的特点

输卵管管腔狭小,管壁薄且缺乏黏膜下组织,其肌层远不如子宫肌壁厚与坚韧,妊娠时不能形成完好的蜕膜,不利于胚胎的生长发育,常发生以下结局。

1. 输卵管妊娠流产(tubal abortion)　多见于妊娠8～12周输卵管壶腹部妊娠。受精卵种植在输卵管黏膜皱襞内,由于蜕膜形成不完整,发育中的囊胚常向管腔突出,最终突破包膜而出血,囊胚与管壁分离,若整个囊胚剥离落入管腔刺激输卵管逆蠕动经伞端排出到腹腔,形成输卵管妊娠完全流产,出血一般不多。若囊胚剥离不完整,妊娠产物部分排出到腹腔,部分尚附着于输卵管壁,形成输卵管妊娠不全流产,滋养细胞继续侵蚀输卵管壁,导致反复出血,形成输卵管血肿或输卵管周围血肿,血液不断流出并积聚在直肠子宫陷窝形成盆腔血肿,量多时甚至流入腹腔。

2. 输卵管妊娠破裂(rupture of tubal pregnancy)　多见于妊娠6周左右输卵管峡部妊娠。受精卵着床于输卵管黏膜皱襞之间,囊胚生长发育时绒毛向管壁方向侵蚀肌层及浆膜,最终穿破浆膜,形成输卵管妊娠破裂,输卵管肌层血管丰富,短期内可发生大量腹腔内出血使患者出现休克,出血远较输卵管妊娠流产剧烈,也可反复出血,在盆腔与腹腔内形成血肿。孕囊可自破裂口排出,种植于任何部位。

输卵管间质部妊娠虽少见,但后果严重,其结局几乎均为输卵管妊娠破裂。由于输卵管间质部管腔周围肌层较厚,血运丰富,因此破裂常发生于孕12～16周。其破裂犹如子宫破裂,症状极为严重,往往在短时间内出现低血容量休克症状。

3. 陈旧性宫外孕　输卵管妊娠流产或破裂,若长期反复内出血所形成的盆腔血肿不消散,血肿机化变硬并与周围组织粘连,临床上称陈旧性宫外孕。

4. 继发性腹腔妊娠　无论是输卵管妊娠流产还是破裂,胚胎从输卵管排入腹腔内或阔韧带内,多数死亡,偶尔也有存活者,若存活胚胎的绒毛组织附着于原位或排至腹腔后重新种植而获得营养,可继续生长发育形成继发性腹腔妊娠。

(二)子宫的变化

输卵管妊娠和正常妊娠一样,合体滋养细胞产生的HCG维持黄体生长,使甾体激素分泌增加,致使月经停止来潮,子宫增大变软,子宫内膜出现蜕膜反应。

若胚胎受损或死亡,滋养细胞活力消失,蜕膜自宫壁剥离而发生阴道流血。有时蜕膜可完整剥离,随阴道流血排出三角形蜕膜管型;有时呈碎片排出。排出的组织见不到绒毛,组织学检查无滋养细胞,子宫内膜的形态学改变呈多样性,若胚胎死亡已久,内膜可呈增生期改变,有时可见 Arias-Stella(A-S)反应,镜检见内膜腺体上皮细胞增生、增大,细胞边界不清,腺细胞排列成团突入腺腔,细胞极性消失,细胞核肥大、深染,胞浆有空泡。这种子宫内膜过度增生和分泌的反应,可能为甾体激素过度刺激所引起;若胚胎死亡后部分深入肌层的绒毛仍存活,黄体退化迟缓,内膜仍可呈分泌反应。

【临床表现】

输卵管妊娠的临床表现与受精卵着床部位、有无流产或破裂以及出血量多少与时间长短等有关。在输卵管妊娠早期,常无特殊的临床表现。

(一)症状

典型的症状为停经、腹痛与阴道流血,即异位妊娠三联征。

1. 停经 多有 6～8 周停经史,但输卵管间质部妊娠停经时间较长。有 20％～30％患者因将异位妊娠时出现的不规则阴道流血误认为月经,或由于月经过期仅数日而不认为是停经。

2. 腹痛 是输卵管妊娠患者的主要症状。在输卵管妊娠发生流产或破裂之前,由于胚胎在输卵管内逐渐增大,常表现为一侧下腹部隐痛或酸胀感。当发生输卵管妊娠流产或破裂时,突感一侧下腹部撕裂样疼痛,常伴有恶心、呕吐。若血液局限于病变区,主要表现为下腹部疼痛,当血液积聚于直肠子宫陷凹处时,可出现肛门坠胀感。随着血液由下腹部流向全腹,疼痛可由下腹部向全腹部扩散,血液刺激膈肌时,可引起肩胛部放射性疼痛。

3. 阴道流血 胚胎死亡后,常有不规则阴道流血,色暗红或深褐,量少,呈点滴状,一般不超过月经量,少数患者阴道流血量较多,类似月经。阴道流血可伴有蜕膜管型或蜕膜碎片排出,系子宫蜕膜剥离所致。阴道流血一般常在病灶去除后方能停止。

4. 晕厥与休克 由于腹腔内出血及剧烈腹痛,轻者出现晕厥,严重者出现失血性休克。出血量越多越快,症状出现越迅速越严重,但与阴道流血量不成正比。

5. 腹部包块 输卵管妊娠流产或破裂时所形成的血肿时间较久者,由于血液凝固并与周围组织或器官(如子宫、输卵管、卵巢、肠管或大网膜等)发生粘连形成包块,包块较大或位置较高者,腹部可扪及。

(二)体征

1. 一般情况 腹腔内出血较多时,患者呈贫血貌。可出现面色苍白、脉快而细弱、血压下降等休克表现。通常体温正常,休克时体温略低,腹腔内血液吸收时体温略升高,但不超过 38 ℃。

2. 腹部检查 下腹有明显压痛及反跳痛,尤以患侧为著,但腹肌紧张轻微。出血较多时,叩诊有移动性浊音。有些患者下腹可触及包块,若反复出血并积聚,包块可不断增大变硬。

3. 盆腔检查 阴道内常有来自宫腔的少许血液。输卵管妊娠未发生流产或破裂者,除子宫略大较软外,仔细检查可触及胀大的输卵管及轻度压痛。输卵管妊娠流产或破裂者,阴道后穹隆饱满,有触痛。将宫颈轻轻上抬或向左右摆动时引起剧烈疼痛,称为宫颈举痛或摇摆痛,此为输卵管妊娠的主要体征之一,是因加重对腹膜的刺激所致。内出血多时,检查子宫有漂浮感。子宫一侧或其后方可触及肿块,其大小、形状、质地常有变化,边界多不清楚,触痛明显。病变持续较久时,肿块机化变硬,边界亦渐清楚。输卵管间质部妊娠时,子宫大小与停经月份基本符合,但子宫不对称,一侧角部突出,破裂所致的征象与子宫破裂极相似。

【诊断】

输卵管妊娠未发生流产或破裂时,临床表现不明显,诊断较困难,需采用辅助检查方能确诊。

输卵管妊娠流产或破裂后,诊断多无困难。如有困难应严密观察病情变化,若阴道流血淋漓不断,腹痛加剧,盆腔包块增大以及血红蛋白呈下降趋势等,有助于确诊。必要时可采用下列检查方法协助诊断。

1. HCG 测定　HCG 测定是早期诊断异位妊娠的重要方法。由于异位妊娠时,患者体内 HCG 水平较宫内妊娠低,连续测定血 β-HCG,如果倍增时间大于 7 d,异位妊娠可能性极大。

2. 孕酮测定　对预测异位妊娠意义不大。

3. 超声诊断　B 型超声显像对诊断异位妊娠必不可少,有助于明确异位妊娠部位和大小,阴道 B 型超声检查较腹部 B 型超声检查准确性高。异位妊娠的声像特点:宫腔内未探及妊娠囊,宫旁出现低回声区,其内探及胚芽及原始心管搏动,可确诊异位妊娠。若宫旁探及混合回声区,子宫直肠窝有游离液性暗区,应高度怀疑异位妊娠。由于子宫内有时可见到假妊娠囊(蜕膜管型与血液形成),有被误认为宫内妊娠的错误。超声检查和血 HCG 测定相结合,对异位妊娠的诊断帮助更大。

4. 阴道后穹隆穿刺　是一种简单可靠的诊断方法,适用于疑有腹腔内出血的患者。腹腔内出血最易积聚于直肠子宫陷凹,即使血量不多,也能经阴道后穹隆穿刺抽出血液。抽出暗红色不凝血液,说明有血腹症存在。陈旧性宫外孕时,可抽出小块或不凝固的陈旧血液。若穿刺针头误入静脉,则血液较红,将标本放置 10 min 左右即可凝结。无内出血、内出血量很少、血肿位置较高或直肠子宫陷凹有粘连时,可能抽不出血液,因而阴道后穹隆穿刺阴性不能否定输卵管妊娠的存在。

5. 腹腔镜检查　目前该检查不再作为异位妊娠诊断的金标准,更多作为手术治疗。

6. 子宫内膜病理检查　目前很少应用。仅适用于与不能存活的宫内妊娠的鉴别诊断和超声检查不能确定妊娠部位者。将宫腔排出物或刮出物做病理检查,切片中见到绒毛,可诊断为宫内妊娠,仅见蜕膜未见绒毛有助于诊断异位妊娠。

【鉴别诊断】

输卵管妊娠应与流产、急性输卵管炎、黄体破裂及卵巢囊肿扭转鉴别。

【治疗】

异位妊娠的治疗方法有手术治疗、化学药物治疗及期待疗法。

(一)手术治疗

根据是否保留输卵管分为保守手术和根治手术。手术治疗适用于:①生命体征不稳定或有腹腔内出血征象者;②异位妊娠有进展者(如血 β-HCG 处于高水平,有胎心搏动,附件区大包块等);③随诊不可靠者;④药物治疗禁忌证或无效者;⑤持续性异位妊娠者。

1. 根治手术 适用于无生育要求的输卵管妊娠、内出血并发休克的急症患者。目前循证依据支持对对侧输卵管正常者行患侧输卵管切除术更合适。

输卵管间质部妊娠，应争取在破裂前手术，以避免可能威胁生命的出血。手术应做子宫角部楔形切除及患侧输卵管切除，必要时切除子宫。

2. 保守手术 适用于有生育要求的年轻妇女，特别是对侧输卵管已切除或有明显病变者。近年由于异位妊娠早期诊断率的提高，输卵管妊娠在流产或破裂前确诊者增多，采用保守手术明显增多。根据受精卵着床部位及输卵管病变情况选择术式，若为伞部妊娠可行挤压将妊娠产物挤出；壶腹部妊娠行输卵管切开术，取出胚胎再缝合；峡部妊娠行病变节段切除及断端吻合。

(二)化学药物治疗

主要适用于病情稳定的输卵管妊娠患者及保守性手术后发生持续性异位妊娠者。符合下列条件可采用此法：①无药物治疗的禁忌证；②输卵管妊娠未发生破裂；③输卵管妊娠包块直径<4 cm；④血 β-HCG<2 000 U/L；⑤无明显内出血。

化疗一般采用全身用药，亦可采用局部用药。全身用药常用甲氨蝶呤（MTX），治疗机制是抑制滋养细胞增生，破坏绒毛，使胚胎组织坏死、脱落、吸收而免于手术。治疗方案很多，常用剂量为 0.4 mg/(kg·d)，肌内注射，5 d 为一个疗程，若单次剂量肌内注射常用 1 mg/kg 或 50 mg/m^2 计算，在治疗第 4 d 和第 7 d 测血清 β-HCG，若治疗后 4～7 d 血 β-HCG 下降小于 15%，应重复剂量治疗，然后每周重复直至 β-HCG 降至 5 U/L，一般需 3～4 周。应用化学药物治疗，未必每例均获成功，故应在 MTX 治疗期间应用 B 型超声和 β-HCG 进行严密监护，并注意患者的病情变化及药物毒副反应。若用药后 14 d β-HCG 下降并连续 3 次阴性，腹痛缓解或消失，阴道流血减少或停止者为显效。若病情无改善，甚至发生急性腹痛或输卵管破裂症状，则应立即进行手术治疗。局部用药可采用在 B 型超声引导下穿刺或在腹腔镜下将药物直接注入输卵管的妊娠囊内。

(三)期待疗法

少数输卵管妊娠可能发生自然流产或被吸收，症状较轻而无须手术或药物治疗。期待疗法适用于：病情稳定、血 β-HCG 低于 1 500 U/L，且呈下降趋势者。期待治疗必须向患者说明病情及征得同意。

第二节 其他部位妊娠

一、卵巢妊娠

指受精卵在卵巢着床发育。发病率为 1∶(7 000～50 000)。卵巢妊娠临床表现与输卵管妊娠相似。卵巢妊娠绝大多数早期破裂，甚至引起腹腔内大出血，休克。治疗方法为手术治疗。

二、宫颈妊娠

指受精卵着床发育在宫颈管内，极罕见。发病率为 1∶(8 600～12 400)，多见于经产妇。检查发现宫颈显著膨大呈桶状，变软变蓝。宫体正常大小或略大。B 超对诊断有帮助。

确诊后手术治疗。术前应做好输血或行子宫动脉栓塞术以减少术中出血。

三、剖宫产瘢痕部位妊娠(cesarean scar pregnancy, CSP)

近年随着剖宫产率的增加,子宫下段切口瘢痕部位妊娠发生率呈上升趋势,发生率增加也与对该病的认识和超声诊断水平的提高分不开。经阴道超声检查是诊断 CSP 最主要的手段。诊断标准如下:①无宫腔妊娠证据;②无宫颈管妊娠证据;③妊娠囊生长在子宫下段前壁;④子宫前壁肌层连续性中断,妊娠囊与膀胱壁之间的肌层明显变薄,甚至消失。⑤彩色多普勒血流成像可显示妊娠囊周边高速低阻血流频谱。治疗选择个体化方案。由于大多数 CSP 预后凶险,一旦确诊,多建议终止妊娠。

(吴梅婷)

第四章 妊娠期高血压疾病

妊娠期高血压疾病(hypertensive disorder complicating pregnancy, HDP),是妊娠与血压升高并存的一组疾病,是妊娠期特有的疾病。发病率为 5%~12%。多数病例在妊娠期出现高血压、蛋白尿等症状,在分娩后即随之消失。该病严重影响母婴健康,是孕产妇和围生儿病死率升高的主要原因。

【分类与临床表现】

本组疾病分类包括:妊娠期高血压、子痫前期、子痫、慢性高血压、慢性高血压并发子痫前期。

表 6-4-1 妊娠期高血压疾病的分类及临床表现

分类	临床表现
妊娠期高血压	妊娠 20 周后首次出现高血压,收缩压≥140 mmHg(1 mmHg=0.133 kPa)和(或)舒张压≥90 mmHg,于产后 12 周内恢复正常;尿蛋白(一);产后方可确诊
子痫前期	妊娠 20 周后孕妇出现收缩压≥140 mmHg 和(或)舒张压≥90 mmHg,伴有下列任意 1 项:尿蛋白定量≥0.3 g/24 h,或尿蛋白/肌酐比值≥0.3,或随机尿蛋白≥(+)(无条件进行蛋白定量时的检查方法);无蛋白尿但伴有以下任意 1 种器官或系统受累:心、肺、肝、肾等重要器官,或血液系统、消化系统、神经系统的异常改变,胎盘-胎儿受到累及等
子痫	子痫前期基础上发生不能用其他原因解释的强直性抽搐,可以发生在产前、产时或产后,也可以发生在无临床子痫前期表现时
慢性高血压	既往存在高血压或在妊娠 20 周前发现收缩压≥140 mmHg 和(或)舒张压≥90 mmHg,妊娠期无明显加重;或妊娠 20 周后首次发现高血压但持续到产后 12 周以后
慢性高血压并发子痫前期	慢性高血压孕妇妊娠 20 周前无蛋白尿,妊娠 20 周后出现尿蛋白定量≥0.3 g/24 h 或随机尿蛋白≥(+);或妊娠 20 周前有蛋白尿,妊娠 20 周后尿蛋白明显增加;或出现血压进一步升高等重度子痫前期的任意 1 项表现

血压和(或)尿蛋白水平持续升高,或孕妇器官功能受累或出现胎盘-胎儿并发症,是子痫前期病情进展的表现。子痫前期孕妇出现下述任一表现为重度子痫前期(severe preeclampsia):

(1)血压持续升高不可控制:收缩压≥160 mmHg 和(或)舒张压≥110 mmHg;

(2)持续性头痛、视觉障碍或其他中枢神经系统异常表现;

(3)持续性上腹部疼痛及肝包膜下血肿或肝破裂表现;

(4)转氨酶水平异常:血丙氨酸转氨酶(ALT)或天冬氨酸转氨酶(AST)水平升高;

(5)肾功能受损:尿蛋白定量>2.0 g/24 h;少尿(24 h 尿量<400 mL,或每小时尿量<

17 mL),或血肌酐水平＞106 μmol/L;

(6)低蛋白血症伴腹水、胸水或心包积液;

(7)血液系统异常:血小板计数呈持续性下降并低于 $100\times109/L$;微血管内溶血,表现有贫血、血乳酸脱氢酶(LDH)水平升高或黄疸;

(8)心功能衰竭;

(9)肺水肿;

(10)胎儿生长受限或羊水过少、胎死宫内、胎盘早剥等。需在妊娠 34 周前因子痫前期终止妊娠者定义为早发子痫前期。

【风险因素】

孕妇存在的或潜在的基础内科疾病及病理状况,包括高血压病、肾脏疾病、糖尿病、自身免疫性疾病如系统性红斑狼疮、抗磷脂综合征等为高度风险因素,既往子痫前期史、多胎妊娠和肥胖也为高度风险因素。

此次妊娠中孕妇存在的风险因素被认为是中度风险。

低度风险是指经历过成功妊娠且无并发症者。

不是每例子痫前期孕妇都存在所有的风险因素,而且多数子痫前期见于无明显风险因素的所谓"健康"孕妇,所以定期规范产检很重要。

表 6-4-2　孕妇发生子痫前期的风险因素

类别	风险因素
病史及家族遗传史	既往子痫前期史、子痫前期家族史(母亲或姐妹)、高血压遗传因素等
一般情况	年龄≥35 岁,妊娠前 BMI≥28 kg/m^2
有内科疾病史或隐匿存在(潜在)的基础病理因素或疾病	高血压病、肾脏疾病、糖尿病或自身免疫性疾病如系统性红斑狼疮、抗磷脂综合征等,存在高血压危险因素如阻塞性睡眠呼吸暂停
本次妊娠的情况	初次妊娠、妊娠间隔时间≥10 年;收缩压≥130 mmHg 或舒张压≥80 mmHg(首次产检时、妊娠早期或妊娠任何时期检查时);妊娠早期尿蛋白定量≥0.3g/24 h 或持续存在随机尿蛋白≥(＋);多胎妊娠本次妊娠的产前检查情况不规律的产前检查或产前检查不适当

【病因】

至今病因不明。子痫前期是一种多因素、多机制及多通路致病的疾病,无法以"一元论"来解释,这就是子痫前期病因的异质性。关于病因有如下几种学说:子宫螺旋小动脉重铸不足;炎症免疫过度激活;血管内皮细胞受损;遗传因素;营养缺乏;胰岛素抵抗等。

【病理生理变化及对母儿的影响】

本病的基本病理生理变化是全身小血管痉挛,内皮损伤及局部缺血。全身各系统各脏器灌流减少,对母儿造成危害,甚至导致母儿死亡。

1. 脑

脑血管痉挛,通透性增加,脑水肿、充血、局部缺血、血栓形成及出血等。

2. 肾脏

肾小球扩张,内皮细胞肿胀,纤维素沉积于内皮细胞下。血浆蛋白自肾小球漏出形成蛋白尿,肾血流量及肾小球滤过量下降,导致血尿酸和肌酐水平升高。肾脏功能严重损害可致少尿及肾衰竭。

3. 肝脏

肝功能损害常表现为各种转氨酶水平升高。肝动脉周围阻力增加,特征性损害是门静脉周围出血,严重时门静脉周围坏死和肝包膜下血肿形成,甚至发生肝破裂危及母儿生命。

4. 心血管

血管痉挛,血压升高,外周阻力增加,心肌收缩力和射血阻力(即心脏后负荷)增加,心输出量明显减少,心血管系统处于低排高阻状态,加之内皮细胞活化使血管通透性增加,血管内液进入细胞间质,导致心肌缺血、间质水肿、心肌点状出血或坏死、肺水肿,严重时导致心力衰竭。

5. 血液

由于全身小动脉痉挛,血管壁渗透性增加,血液浓缩,部分患者血容量在妊娠晚期不能像正常孕妇那样增加 1 500 mL 达到 5 000 mL,红细胞比容上升。当红细胞比容下降时多合并贫血或红细胞受损或溶血。妊娠期高血压疾病患者伴有一定量的凝血因子缺乏或变异所致的高凝血状态,特别是重症患者可发生微血管病性溶血,主要表现为血小板减少、肝酶升高、溶血。

6. 内分泌及代谢

由于血浆孕激素转换酶增加,妊娠晚期盐皮质激素、去氧皮质醇升高可致钠潴留,以蛋白尿为特征的上皮受损降低了血浆胶体渗透压,患者细胞外液可超过正常妊娠,但水肿与妊娠期高血压疾病的严重程度及预后关系不大。通常其电解质水平与正常妊娠无明显差异。子痫抽搐后,可出现乳酸性酸中毒及呼吸代偿性的二氧化碳丢失,可致碳酸盐浓度降低。

7. 子宫胎盘血流灌注

子宫螺旋小动脉重铸不足导致胎盘灌流下降,螺旋动脉平均直径仅为正常孕妇螺旋动脉直径的 1/2,加之伴有内皮损害、胎盘血管急性动脉粥样硬化,使胎盘功能下降,胎儿生长受限,胎儿窘迫。若胎盘床血管破裂可致胎盘早剥,严重时母儿死亡。

【诊断】

根据病史、临床表现、体征及辅助检查即可做出诊断,由于该病临床表现的多样性,应注意评估有无多脏器损害及动态监测。

1. 病史

注意排查各种风险因素,询问孕妇显现或隐匿的基础疾病,如妊娠前有无高血压、肾脏疾病、糖尿病及自身免疫性疾病等病史或表现;有无妊娠期高血压疾病史及家族史或遗传史;了解孕妇的既往病理妊娠史;了解此次妊娠后孕妇的高血压、蛋白尿、头痛、视力模糊、上腹部不适等症状出现的时间和严重程度。

2. 高血压

收缩压≥140 mmHg 和(或)舒张压≥90 mmHg,血压升高至少应出现两次以上,间隔≥4 h。

若血压较基础血压升高 30/15 mmHg,但低于 140/90 mmHg 时,不作为诊断依据,但需严密观察。对于"白大衣高血压"、隐匿性高血压、短暂性或一过性高血压,还有相对性高血压这几类人群注意动态血压变化,提倡家庭血压监测和有条件者行 24 h 动态血压监测。

3. 尿蛋白

所有孕妇每次产前检查时均应检测尿蛋白或尿常规。尿常规检查应选用清洁中段尿。可疑子痫前期孕妇应检测 24 h 尿蛋白定量,尿蛋白≥0.3 g/24 h 或尿蛋白/肌酐比值≥0.3,或随机尿蛋白≥(+)定义为蛋白尿。注意留取清洁中段尿,避免阴道分泌物或羊水污染尿液。应注意蛋白尿的进展变化,注意排查蛋白尿与孕妇肾脏疾病和自身免疫性疾病的关系。

4. 辅助检查

应进行以下常规检查:①血常规;②尿常规;③肝功能、血脂;④肾功能、尿酸;⑤凝血功能;⑥心电图;⑦胎心监护;⑧超声检查胎儿、胎盘和羊水等。视病情发展,诊治需要应酌情增加以下有关检查项目:①眼底检查;②超声等影像学检查肝、胆、胰、脾、肾等脏器;③电解质;④动脉血气分析;⑤心脏彩超及心功能检查;⑥脐动脉血流、子宫动脉等多普勒血流监测;⑦头颅 CT 或磁共振检查;⑧有条件的单位可检查自身免疫性疾病相关指标。

【鉴别诊断】

妊娠期高血压疾病应与慢性肾炎合并妊娠相鉴别,子痫应与癫痫、脑炎、脑肿瘤、脑血管畸形破裂出血、糖尿病高渗性昏迷、低血糖昏迷等相鉴别。

【治疗】

妊娠期高血压疾病治疗的目的是控制病情、延长孕周、确保母儿安全。治疗基本原则是休息、镇静、解痉,有指征地降压、利尿,密切监测母胎情况,适时终止妊娠。其中适时终止妊娠是最有效的处理措施。

治疗手段应根据病情的轻重缓急和分类进行个体化治疗,尽可能发现子痫前期-子痫的诱发病因(如自身免疫性疾病、甲状腺功能亢进、肾脏疾病或糖尿病等)并对症处理;对不同妊娠期高血压疾病孕妇分层、分类管理,如:

(1)妊娠期高血压者:休息、镇静,监测母儿情况,酌情进行降压治疗;

(2)子痫前期者:有指征地降压、利尿和纠正低蛋白血症,预防抽搐,镇静,密切监测母儿情况,预防和治疗严重并发症的发生,适时终止妊娠;

(3)子痫者:治疗抽搐,预防抽搐复发和并发症,病情稳定后终止妊娠;

(4)妊娠合并慢性高血压者:动态监测血压变化,以降压治疗为主,注意预防子痫前期的发生;

(5)慢性高血压伴发子痫前期者:兼顾慢性高血压和子痫前期的治疗,伴发重度子痫前期临床征象者按重度子痫前期处理。

终止妊娠方式应注意个体化处理。妊娠期高血压疾病孕妇,如无产科剖宫产术指征,原则上考虑阴道试产;但如果不能短时间内阴道分娩,病情有可能加重,可考虑放宽剖宫产术的指征;对于已经存在如前述的各类孕妇严重并发症,剖宫产术是迅速终止妊娠的手段。

【预防】

做好预防工作对降低妊娠期高血压疾病的发生、发展有重要作用。

(1)建立健全三级妇幼保健网,开展围妊娠期及围生期保健工作。强化医务人员培训,注意识别子痫前期的高危因素;应在妊娠前、妊娠早期和对任何时期首诊的孕妇进行高危因素的筛查、预测和预防。

(2)加强健康教育,使孕妇掌握孕期卫生的基础知识,自觉进行产前检查。

(3)鼓励健康的饮食和生活习惯,如规律的体育锻炼、控制食盐摄入(<6 g/d)、戒烟等。鼓励超重孕妇控制体重至 BMI 为 $18.5 \sim 25.0$ kg/m^2,腹围<80 cm,以减小再次妊娠时的发病风险,并能利于长期健康。保持足够的休息和愉快心情。

(4)对于低钙摄入人群(<600 mg/d),推荐口服钙补充量至少为 1 g/d 以预防子痫前期。

(5)对存在子痫前期高危因素者,推荐在妊娠早中期(妊娠 12~16 周)开始每天服用小剂量阿司匹林(50~150 mg),依据个体因素决定用药时间,预防性应用可维持到妊娠 26~28 周。对于存在基础疾病如自身免疫性疾病等的孕妇,并非仅仅给予小剂量阿司匹林,应建议妊娠前在专科做病情评估,以便达到针对性药物的及早治疗和子痫前期预防的双重目的。

(戴秋兰)

第五章　产前出血

产前出血主要包括以下几种类型:(1)"见红",从接近临产前开始,宫颈管消退扩张,小静脉撕裂出血;(2)前置胎盘,种植在宫颈管附近的胎盘剥离出血;(3)胎盘早剥,正常附着部位的胎盘,在胎儿娩出前从附着部位剥离;(4)其他,如前置血管、宫颈病变等。

第一节　前置胎盘

【定义】

妊娠28周后,若胎盘附着于子宫下段、下缘达到或覆盖子宫颈内口,位置低于胎先露部,称为前置胎盘。前置胎盘是妊娠晚期阴道出血最常见的原因,也是妊娠期严重并发症之一。

【病因】

尚不清楚。前置胎盘的高危因素包括流产、宫腔操作、产褥感染,既往前置胎盘、既往剖宫产术等病史,多胎、多产、高龄、吸烟、摄入可卡因、辅助生殖技术等。

【分类】

据胎盘下缘与宫颈内口的关系,将前置胎盘分为3类:

(1)完全性前置胎盘:又称中央性前置胎盘,胎盘组织完全覆盖宫颈内口。

(2)部分性前置胎盘:胎盘组织部分覆盖宫颈内口。

(3)边缘性前置胎盘:胎盘附着于子宫下段,边缘到达宫颈内口,未覆盖宫颈内口。

(4)低置胎盘:胎盘附着于子宫下段,边缘距宫颈内口<2 cm

为了使分类简单易行,同时不影响临床处理,我国2020年指南推荐将前置胎盘分为2种类型:

(1)前置胎盘:胎盘完全或部分覆盖子宫颈内口。包括既往的完全性和部分性前置胎盘。

(2)低置胎盘:胎盘附着于子宫下段,胎盘边缘距子宫颈内口的距离<20 mm。包括既往的边缘性前置胎盘和低置胎盘。

由于子宫下段的形成、宫颈管消失、宫口扩张等因素,胎盘边缘与宫颈内口的关系常随孕周的不同时期而改变,目前临床上以处理前最后一次检查结果来确定其分类。

【诊断】

1. 症状　典型症状为妊娠晚期或临产后发生无诱因、无痛性反复阴道流血。初次出血量一般不多,剥离处血液凝固后出血停止。也有初次即发生致命性大出血而导致休克。前置胎盘阴道流血往往发生在妊娠32周前,可反复发生,量逐渐增多,也可一次就发生大量出血。低置胎盘者阴道流血多发生在妊娠36周以后,出血量较少或中等。有不到10%的孕妇至足月仍无症状。对于无产前出血的前置胎盘孕妇,要考虑胎盘植入的可能性。

2. 体征　根据失血量而不同。大量出血呈现面色苍白、脉搏细速、血压下降等休克表现。

3. 腹部检查　子宫软,轮廓清楚,无压痛,子宫大小与孕周相符,胎位清楚,胎先露高浮或伴有胎位异常。

4. 阴道检查　若前置胎盘诊断明确,无须再行阴道检查;须通过阴道检查明确诊断或选择分娩方式时,可在输液、输血及做好紧急剖宫产的手术条件下进行,禁止肛查。

5. 影像学检查

(1)超声检查:可清楚显示子宫壁、胎盘、胎先露部及宫颈的位置,有助于确定前置胎盘类型。经阴道超声检查的准确性明显高于腹部超声检查,尤其是其能更好地发现胎盘与子宫颈的关系,并具有安全性,推荐使用经阴道超声检查进行确诊。

(2)磁共振检查:不能替代超声检查诊断和评估前置胎盘。对于可疑胎盘植入的孕妇,MRI 检查可协助评估植入的深度、宫旁侵犯、与周围器官的关系等情况,有一定的临床指导作用。

【对母儿的影响】

(一)母体

1. 产后出血　剖宫产切开宫体时无法避开附着于前壁的胎盘,出血量明显增多。胎儿娩出后,子宫下段肌层菲薄,收缩力差。附着此处的胎盘不易完全剥离,开放的血窦不易关闭,致产后出血多而难以控制。

2. 胎盘植入　子宫下段蜕膜发育不良,胎盘绒毛穿透底蜕膜,侵入子宫肌层,使胎盘剥离不全而发生产后出血。

3. 产褥感染　细菌易经阴道上行侵入靠近宫颈外口的胎盘剥离面;产妇大多贫血,体质弱,容易产褥感染。

(二)胎儿

出血量多致胎儿宫内窘迫,甚至缺氧死亡。为挽救母儿生命而提前终止妊娠,早产率高,围产儿死亡率高。

【处理】

应考虑母体-胎儿两方面因素。处理原则是抑制宫缩、止血、纠正贫血和预防感染。根据阴道流血量、有无休克、妊娠周数、产次、胎位、胎儿是否存活、是否临产及前置胎盘类型等综合做出决定。

1. 期待疗法

在母儿安全的前提下,延长孕周,提高胎儿存活率。适用于一般情况良好,胎儿存活,阴道流血不多,无需紧急分娩的前置胎盘孕妇。对于有阴道流血或子宫收缩的孕妇,推荐住院治疗。适当休息、高纤维素饮食,避免便秘、纠正贫血、抑制宫缩、促胎肺成熟(胎龄小于 37周)、预防血栓。

2. 终止妊娠时机

取决于孕周、胎儿大小、阴道流血情况、胎盘植入的严重程度、是否合并感染、是否已临产、妊娠期合并症及并发症等诸多因素。

无症状的前置胎盘孕妇,推荐妊娠36~38周终止妊娠;有反复阴道流血史、合并胎盘植入或其他相关高危因素的前置胎盘或低置胎盘孕妇,考虑妊娠 34～37 周终止妊娠。无症状、无头盆不称的低置胎盘者,尤其是妊娠 35 周后经阴道超声测量胎盘边缘距子宫颈内口为 11～20 mm 的孕妇可考虑自然分娩。

剖宫产术是前置胎盘终止妊娠的主要方式。择期剖宫产术是首选,同时注意避免过早干预。

前置胎盘孕妇行紧急剖宫产术的指征:前置胎盘孕妇可出现大出血甚至休克;在期待过程中,出现胎儿窘迫等产科指征,胎儿可存活;临产后诊断的前置胎盘,阴道流血较多,估计短时间内不能自然分娩者,需行紧急剖宫产术终止妊娠。

第二节　胎盘早剥

【定义】

妊娠 20 周后正常附着部位的胎盘,在胎儿娩出前,部分或全部从附着部位的子宫壁剥离,称为胎盘早剥。发病率为 1%。起病急、发展快,属于妊娠晚期严重并发症。如果不及时处理将危及母儿生命。

【病因】

确切发病机制不清,考虑与下述因素有关。

1. 血管病变　妊娠高血压疾病、慢性肾脏疾病等孕妇,由于底蜕膜螺旋小动脉痉挛、硬化,引起远端毛细血管变性坏死甚至破裂出血,形成胎盘后血肿。

2. 宫内压力骤减　子宫骤然收缩,胎盘与子宫壁发生错位而剥离。如双胎妊娠分娩时,第一胎儿娩出过快;羊水过多时,发生破水后羊水流出过快,可引起宫腔内压力骤减。

3. 机械性因素　外伤尤其是腹部钝性创伤会导致子宫突然拉伸或收缩而诱发胎盘早剥。一般发生在外伤后 24 小时之内。

4. 其他因素　高龄多产、有胎盘早剥史的孕妇再发胎盘早剥的风险显著增高。此外,还有吸烟、吸毒、绒毛膜羊膜炎、接受辅助生殖技术助孕、有血栓形成倾向等因素。

【病理及病理生理变化】

主要病理变化为底蜕膜出血并形成血肿,使该处胎盘自子宫壁剥离。

如果剥离面积小,血液易凝固而出血停止,临床可无症状或症状轻微。如果继续出血,胎盘剥离面也随之扩大,形成较大胎盘后血肿,血液可冲开胎盘边缘及胎膜经宫颈管流出,称为显性剥离。如果胎盘边缘或胎膜与子宫壁未剥离,或胎头进入骨盆入口压迫胎盘下缘,使血液积聚于胎盘与子宫壁之间而不能外流,故无阴道流血表现,称为隐性剥离。当隐性出血达到一定程度伴随出现显性出血。

【临床表现及分级】

典型临床表现是阴道流血、腹痛,可伴有子宫张力增高和子宫压痛,尤以胎盘剥离处最明显。阴道流血特征为陈旧不凝血,但出血量往往与疼痛程度、胎盘剥离程度不一定符合,尤其是后壁胎盘的隐性剥离。早期表现通常以胎心率异常为首发变化,宫缩间歇期子宫呈高张状态,胎位触诊不清。严重时子宫呈板状,压痛明显,胎心率改变或消失,甚至出现恶心、呕吐、出汗、面色苍白、脉搏细弱、血压下降等休克征象。

在临床上推荐按照胎盘早剥的 Page 分级标准评估病情的严重程度。

表 6-5-1　胎盘早剥 Page 分级

分级	临床特征
0 级	胎盘后小凝血块,但无临床症状,分娩后回顾性产后诊断
1 级	外出血,子宫软,无胎儿窘迫
2 级	胎儿窘迫或胎死宫内
3 级	产妇出现休克症状,胎儿死亡;30％的产妇有凝血功能指标异常

【辅助检查】

1. 超声检查　可协助了解胎盘部位及胎盘早剥类型,并明确胎儿大小及存活情况。排除前置胎盘。典型的声像图:显示胎盘与子宫壁之间出现边缘不清楚的液性低回声区即为胎盘后血肿。但 B 超阴性并不能完全排除胎盘早剥,尤其是后壁胎盘。

2. 胎心监护　协助判断胎儿的宫内状况。胎心监护可出现胎儿基线变异消失、变异减速、晚期减速、正弦波及胎心率缓慢等。

3. 实验室检查　了解贫血程度、凝血功能、肾脏功能等。

【并发症】

1. 胎儿宫内死亡　胎盘早剥面积大,出血多,胎儿可因缺氧而死亡。

2. 产后出血及失血性休克　子宫胎盘卒中时子宫肌层收缩受到影响致产后出血。出血量多可致休克。

3. 弥漫性血管内凝血(DIC)　胎盘早剥是妊娠期发生凝血功能障碍最常见的原因。

4. 急性肾衰　大量出血使肾脏灌注严重受损,导致肾皮质、肾小管缺血坏死出现急性肾功能衰竭。

5. 羊水栓塞　羊水经剥离面开放的子宫血管进入母体循环,触发羊水栓塞。

【对母儿的影响】

胎盘早剥对母亲及胎儿影响极大。剖宫产率、贫血、产后出血率、DIC 发生率明显提高。新生儿窒息率、早产率、胎儿宫内死亡率明显提高。

【处理】

胎盘早剥严重危及母儿生命,母儿的预后取决于处理是否及时与恰当。治疗应根据孕周、早剥的严重程度、有无并发症、宫口开大情况、胎儿宫内状况等决定。

治疗原则:早期识别、积极处理休克、及时终止妊娠、控制 DIC、减少并发症。

(一)纠正休克

监测产妇生命体征,积极输血、补液维持血液循环系统的稳定,有 DIC 表现者要尽早纠正凝血功能障碍。保证血红蛋白维持在 100 g/L,血细胞比容＞30％,尿量＞30 mL/h。

(二)监测胎儿宫内情况

持续监测胎心以判断胎儿的宫内情况。对于有外伤史的产妇,疑有胎盘早剥时,应连续的胎心监护,以早期发现胎盘早剥。

（三）处理并发症

积极处理产后出血、DIC、急性肾衰竭。

（四）及时终止妊娠

一旦确诊 2 级、3 级胎盘早剥应及时终止妊娠。根据孕妇病情轻重、胎儿宫内状况、产程进展、胎产式等,决定终止妊娠的方式。

1.剖宫产分娩　1 级胎盘早剥,出现胎儿窘迫征象者;2 级胎盘早剥,不能在短时间内结束分娩者;3 级胎盘早剥,产妇病情恶化,胎儿已死,不能立即分娩者;破膜后产程无进展者;产妇病情急剧加重危及生命时,不论胎儿是否存活,均应立即行剖宫产。

2.阴道分娩　0～1 级胎盘早剥,一般情况好,病情轻,估计短时间内结束分娩者可经阴道分娩。

3.保守治疗　20 周～34^{+6} 周合并 1 级胎盘早剥的产妇,尽可能保守治疗延长孕周,孕 35 周前应用糖皮质激素促胎肺成熟。注意密切监测胎盘早剥情况,一旦出现明显阴道流血、子宫张力高、凝血功能障碍及胎儿窘迫时应立即终止妊娠。

（戴秋兰）

第六章 正常分娩

妊娠满 28 周(196 d)及以上,胎儿及其附属物自临产开始到由母体娩出的全过程,称为分娩(delivery)。

早产(premature delivery):妊娠满 28 周～36 周$^{+6d}$(196～258 d)之间分娩。

足月产(term delivery):37 周～41 周$^{+6d}$(259～293 d)之间分娩。

过期产(postterm delivery):42 周及以后分娩(294 d 以后)。

第一节 影响分娩的因素

分娩动因学说众多,目前认为分娩发动是炎症细胞因子、机械性刺激等多因素综合作用的结果。

影响分娩四因素:产力、产道、胎儿、社会心理因素。若各因素均正常并能相互适应,胎儿能顺利经阴道自然娩出,则为正常分娩。正常分娩依靠产力将胎儿及其附属物排出体外,但同时必须有足够大的骨产道和软产道相应扩张让胎儿通过。而产力又受胎儿大小、胎位及产道的影响。此外,还受社会心理因素的干预。

【产力】

将胎儿及其附属物从宫腔逼出的力量称为产力。包括子宫收缩力(简称宫缩)、腹肌及膈肌收缩力(统称腹压)、肛提肌收缩力。

(一)子宫收缩力

是产力的主要组成部分,贯穿整个产程。临产后宫缩使颈管缩短至消失,宫口开大,胎先露下降至胎儿、胎盘娩出。

正常子宫收缩力的特点:

1. 节律性 是临产的重要标志,临产的时候,子宫体部不随意、有节律的阵发收缩。

优点:对胎儿有利,宫缩时胎盘及血管受压,子宫血流量减少,子宫间歇期,血流量又恢复到原来水平,胎盘绒毛间歇的血流量重新充盈,使胎儿不缺氧,如果子宫失去节律性,强直收缩可出现胎儿宫内窘迫(如图 6-6-1 所示)。

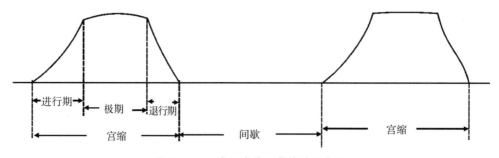

图 6-6-1 正常子宫收缩节律性示意图

2. 对称性和极性　节律性宫缩自两侧子宫角部开始,迅速向子宫底中线集中,左右对称。15 s均匀协调地遍及整个子宫,宫底部最强,是子宫下段的两倍,向下逐渐减弱,这种过程就是收缩的对称性与极性(如图 6-6-2 所示)。

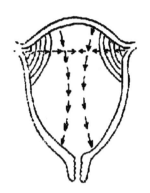

图 6-6-2　子宫收缩的对称性

3. 缩复作用　宫缩时子宫体部肌纤维缩短变宽,间歇时肌纤维虽然松弛变长变窄,但不能恢复到原来的长度,经反复收缩,肌纤维越来越短,称为缩复作用(retraction)。经过这样节律性对称性收缩及缩复作用,肌纤维逐渐变短,宫腔变小,迫使胎儿向下移动娩出。

(二)腹肌及膈肌收缩力

是第二产程的重要辅助力,宫口开全后,胎头压迫盆底组织及直肠反射性地引起排便感,屏气向下用力,此时腹肌及膈肌强有力的收缩,使腹内压增高,促使胎儿娩出。宫口未开全过早用腹压,造成产妇疲劳及宫颈水肿,使产程延长。腹压用于第三产程促使胎盘娩出。

(三)肛提肌收缩力

可协助胎先露部在骨盆腔行内旋转。

【产道】

产道是胎儿娩出的通道,分为骨产道与软产道两部分。

(一)骨产道

骨产道指真骨盆,是产道的重要部分,骨产道的大小形状与分娩关系密切。骨盆分为三个平面:

1. 骨盆入口平面　呈横椭圆形,前方为耻骨联合,两侧为髂耻缘,后方为骶岬上缘,有 4 条径线(图 6-6-3)。

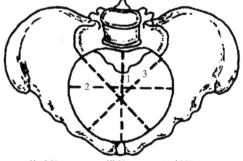

1.前后径11 cm; 2. 横径13 cm; 3. 斜径 12.75 cm

图 6-6-3　骨盆入口平面各径线

（1）入口前后径（真结合径）：是胎先露进入骨盆入口的重要径线。于耻骨联合上缘中点至骶岬上缘正中间的距离，平均 11 cm。

（2）入口横径：两侧髂耻缘间最大距离，平均 13 cm。

（3）入口斜径：两条，左右各一条；左骶髂关节至右髂耻隆突间的距离为左斜径，右骶髂关节至左髂耻隆突间的距离为右斜径，平均 12.75 cm。

2. 中骨盆平面　指骨盆最小平面，在产科临床有重要意义。此平面呈前后径长的纵椭圆形。前方为耻骨联合下缘，两侧为坐骨棘，后方为骶骨下端。有 2 条径线（图 6-6-4）。

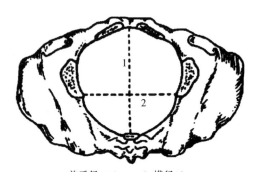

1. 前后径11.5cm；2. 横径10 cm

图 6-6-4　中骨盆平面各径线

（1）中骨盆前后径：耻骨联合下缘中点，通过坐骨棘连线中点，至骶骨下端间的距离，平均 11.5 cm。

（2）中骨盆横径：坐骨棘间径距离，是胎先露部通过中骨盆的重要径线，平均 10 cm。

3. 骨盆出口平面　骨盆腔的下口，由两个在不同平面的三角形组成，其共同的底边称为坐骨结节间径，前三角平面顶端为耻骨联合下缘，两侧为左右耻骨降支；后三角平面顶端为骶尾关节，两侧为左右骶结节韧带，有 4 条径线（图 6-6-5）。

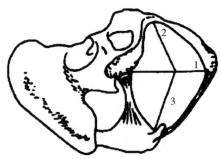

1.出口横径；2.出口前矢状径；3.出口后矢状径

图 6-6-5　骨盆出口平面各径线（斜面观）

（1）出口横径：坐骨结节间径，是胎先露通过骨盆出口的重要径线，平均 9 cm。

（2）出口前后径：耻骨联合下缘至骶尾关节间距，平均 11.5 cm。

（3）出口前矢状径：耻骨联合下缘至坐骨结节间径中点间的距离，平均 6 cm。

（4）出口后矢状径：骶尾关节至坐骨结节间径中点间的距离，平均 8.5 cm。如果出口横径稍短,出口横径＋后矢状径大于 15 cm,正常大小的胎头可以利用后三角经阴道分娩。

（二）软产道

软产道是由子宫下段,宫颈,阴道、外阴及骨盆底软组织构成的管道(图 6-6-6)。

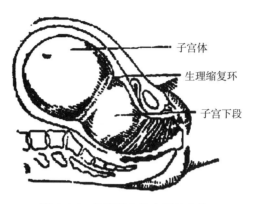

图 6-6-6　软产道在临产后的变化

1. 子宫下段的形成　由非孕时长约 1 cm 的子宫峡部伸展形成。子宫峡部于妊娠12周后逐渐扩展成为宫腔的一部分,至妊娠末期逐渐拉长形成子宫下段。由于对称性及缩复作用,宫底比下段厚,造成上下段肌壁厚薄不同,形成环状隆起,称生理性收缩环(physiological retraction ring)。

2. 宫颈的变化　临产后宫颈发生两个变化:宫颈管消失和宫口扩张。初产妇宫颈管先消失后扩张,经产妇消失与扩张同时进行。胎头衔接,前羊水张力大,将宫颈管撑平,协助扩张。胎膜通常在宫口近开全时自然破裂,破膜后胎头直接压迫宫颈,加快宫口扩张。

3. 会阴、阴道、盆底软组织的变化　临产后前羊膜囊及胎先露部将阴道上部撑开,破膜以后胎先露部直接压迫盆底,软产道下段形成一个向前向上弯曲的桶状管道,阴道壁黏膜皱襞展平,阴道扩张变宽。肛提肌向下及向两侧扩展,肌纤维逐渐拉长,会阴体变薄从 5 cm 厚变成 2～4 mm,以利于做侧切,减少出血。但由于会阴体部承受压力大,分娩时可造成裂伤。

【胎儿】

胎儿能否顺利通过产道,还取决于胎儿大小、胎位及有无造成分娩困难的胎儿畸形。

（一）胎儿大小

在分娩过程中,胎儿大小是决定分娩难易的重要因素之一。胎儿过大致胎头径线大时,尽管骨盆正常大,因颅骨较硬,胎头不易变形,也可引起相对性头盆不称造成难产,这是因为胎头是胎体的最大部分,也是胎儿通过产道最困难的部分。

胎头颅骨由顶骨、额骨、颞骨各两块及枕骨一块构成。颅骨间缝隙称颅缝,两顶骨间为矢状缝,顶骨与额骨间为冠状缝,枕骨与顶骨间为人字缝。颞骨与顶骨间为颞缝,两额骨间为额缝。两颅缝交界空隙较大处称囟门,位于胎头前方的菱形称前囟(大囟门),位于胎头后方的三角形称后囟(小囟门)(图 6-6-7)。两个囟门是确定胎位的重要标志。颅缝与囟门均有软组织覆盖,使骨板有一定活动余地和胎头一定可塑性。在分娩过程中,通过颅缝轻度重叠使头颅变形,缩小头颅体积,有利于胎头娩出。

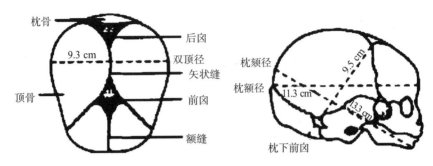

图 6-6-7　胎儿颅骨、颅缝、囟门及径线

胎头径线主要有:①双顶径(BFD):为两顶骨隆突间的距离,是胎头最大横径(图 6-6-7),临床用 B 型超声测此值判断胎儿大小,妊娠足月时平均值约为 9.3 cm;②枕额径:为鼻根至枕骨隆突的距离,胎头以此径衔接,妊娠足月时平均值约为 11.3 cm;③枕下前囟径:又称小斜径,为前囟中央至枕骨隆突下方的距离,胎头俯屈后以此径通过产道,妊娠足月时平均值约为 9.5 cm;④枕颏径:又称大斜径,为颏骨下方中央至后囟顶部的距离,妊娠足月时平均值约为 13.3 cm。

(二)胎位

产道为一头纵行管道。若为纵产式(头先露或臀先露),胎体纵轴与骨盆轴相一致,容易通过产道。头先露是胎头先通过产道,较臀先露易娩出,矢状缝和囟门是确定胎位的重要标志。头先露时,由于分娩过程中颅骨可重叠,使胎头变小,利于胎儿娩出。臀位是胎臀先通过产道,比头径小,当阴道未充分扩张时胎头无塑形机会,有时堵臀时间短,造成胎头娩出困难。横位是胎体纵轴与骨盆轴垂直,足月活胎不能通过产道,对母儿危险较大。

(三)胎儿畸形

由于发育异常,如脑积水、连体双胎、内脏外翻等,胎头或胎体过大,通过产道发生困难。

【社会心理因素】

分娩虽是生理现象,但分娩对于产妇确实是一种持久而强烈的应激源。分娩应激既可以产生生理上的应激,也可以产生精神心理上的应激。产妇的社会心理因素能够影响机体产生一系列变化从而影响产力。所以应当做好产前宣教,在分娩过程中提供心理支持,尽量消除产妇的焦虑和恐惧心理。

第二节　胎先露的分娩机制

分娩机制是指胎儿先露部,随骨盆各平面的不同形态,被动地进行一系列适应性的转动,以其最小径线通过产道的全过程。临床上枕先露占 95.55%～97.55%,又以枕左前位最多见,故以枕左前位的分娩机制为例详加以说明。

分娩机制包括:衔接,下降,俯屈,内旋转,仰伸,复位及外旋转,胎儿娩出。各动作虽然分开描述,但其过程实际是连续的。

（一）衔接

胎头双顶径进入骨盆入口平面，颅骨最低点接近或达到坐骨棘水平，称衔接。胎头以半俯屈状态进入骨盆入口，以枕额径衔接，由于枕额径大于骨盆入口前后径，胎头矢状缝坐落在骨盆入口右斜径上，经产妇多在临产后胎头衔接，部分初产妇在预产期前 1～2 周内胎头衔接。

（二）下降

胎头沿骨盆轴前进的动作称下降。下降动作贯穿于分娩全过程，与其他动作相伴随。下降动作呈间歇性，宫缩时胎头下降，间歇时胎头又稍退缩。观察胎头下降程度是临床判断产程进展的重要标志。

（三）俯屈

当胎头以枕额径进入骨盆腔降至骨盆底时，原来处于半俯屈的胎头枕部遇肛提肌阻力，借杠杆作用进一步俯屈，使下颏接近胸部，变胎头衔接时的枕额径为枕下前囟径，以最小径线适应产道，有利于胎头继续下降。

（四）内旋转

胎头为适应骨盆纵轴而旋转，使矢状缝与中骨盆及出口前后径一致。为完成分娩，内旋转是必需的，除非胎儿非常小，内旋转总是伴随先露部的下降，胎头到达坐骨棘水平时才完成。

（五）仰伸

当胎头完成内旋转后，胎头明显俯屈，到达外阴口，为娩出经过另外一种动作，使得胎头枕骨底部直接接触耻骨联合下缘，子宫收缩产生的压力使胎头下降，盆底和耻骨联合的阻力，共同作用使胎头沿骨盆轴下段向下向前的方向转向上，使外阴张开，引起仰伸。

（六）复位及外旋转

胎儿双肩转成与骨盆出口前后径一致的方向，前肩从耻骨联合后娩出，后肩相继娩出。此动作与内旋转一样，为使胎头适应骨盆因素。

（七）胎儿娩出

完成外旋转后，双肩先后娩出，胎体与下肢娩出。

第三节　先兆临产、临产与产程

【先兆临产】

分娩发动之前，出现一些预示即将临产的症状，如不规律宫缩、胎儿下降感及阴道少量淡红色分泌物（俗称见红），称为先兆临产（threatened labor）。

1. 不规律的宫缩　又称假临产（false labor）。分娩发动前，由于子宫肌层敏感性增强，可出现不规律宫缩。其特点：①宫缩频率不一致，持续时间短，间歇长且无规律；②宫缩强度未逐渐增强，不伴颈管消退及宫口扩张等；③常在夜间出现，而于清晨消失；④用镇静剂可将其抑制。

2. 见红　分娩发动前 24～48 h，因宫颈内口处的胎膜与宫壁分离，毛细血管破裂与宫颈黏液的混合物，是分娩前一个比较可靠的征象。

3. 胎儿下降感　多数初孕妇感到上腹部较前舒适，进食量增多，呼吸较轻快，系胎先露部下降进入骨盆入口使宫底下降的缘故。因压迫膀胱常有尿频症状。

【临产的诊断】

临产的标志为有规律且逐渐增强的宫缩,持续 30 s 以上,间歇 5～6 min,同时伴随进行性宫颈管消失,宫口扩张和胎先露的下降。用镇静剂不能抑制临产。

第四节 分娩的临床经过及处理

一、产程的分期

分娩全过程即总产程,指从规律宫缩开始至胎儿、胎盘娩出的全过程,临床上分为如下三个产程:

第一产程(first stage of labor):又称宫颈扩张期,指从规律宫缩开始到宫颈口开全(10 cm)。第一产程又分为潜伏期和活跃期:①潜伏期为宫口扩张的缓慢阶段,初产妇一般不超过 20 小时,经产妇不超过 14 小时。②活跃期为宫口扩张的加速阶段,可在宫口开至 4～5 cm 即进入活跃期,最迟至 6 cm 才入活跃期,直至宫口开全(10 cm)。此期宫口扩张速度应≥0.5 cm/h。

第二产程(second stage of labor):又称胎儿娩出期,指从宫口开全至胎儿娩出。未实施硬膜外麻醉者,初产妇最长不应超过 3 小时,经产妇不应超过 2 小时;实施硬膜外麻醉镇痛者,可在此基础上延长 1 小时,即初产妇最长不应超过 4 小时,经产妇不应超过 3 小时。值得注意的是,第二产程不应盲目等待至产程超过上述标准方才进行评估,初产妇第三产程超过 1 小时即应关注产程进展,超过 2 小时必须由有经验的医师进行母胎情况全面评估,决定下一步的处理方案。

第三产程(third stage of labor):又称胎盘娩出期,指从胎儿娩出到胎盘娩出。一般约 5～15 分钟,不超过 30 分钟。

二、第一产程的临床经过与处理

【临床表现】

(一)规律宫缩

产程开始时,宫缩持续时间较短(约 30 s)且弱,间歇期较长(5～6 min)。随产程进展,持续时间渐长(50～60 s)且强度增加,间歇期渐短(2～3 min)。当宫口近开全时,宫缩持续时间可长达 1 min 或以上,间歇期仅 1～2 min。

(二)宫口扩张(cervical dilatation)

当宫缩渐频且不断增强时,宫颈管逐渐短缩直至消失,宫口逐渐扩张。当宫口开全(10 cm)时,子宫下段、宫颈及阴道共同形成桶状的软产道。

(三)胎头下降

胎头下降的程度是决定能否经阴道分娩的重要观察项目。

(四)胎膜破裂(rupture of membranes)

胎先露部衔接后,将羊水阻断为前后两部,在胎先露部前面的羊水称前羊水。当羊膜腔压力增加到一定程度时胎膜自然破裂。破膜多发生在宫口近开全时。

【产程观察及处理】

在整个分娩过程中,需要观察产程进展,密切监护母儿安危,尽早发现异常,及时处理。

(一)产程观察及处理

1. 子宫收缩 包括宫缩频率、强度、持续时间、间歇时间及子宫放松情况。检测宫缩最简单的方法是助产人员将手掌放于产妇腹壁上,宫缩时宫体部隆起变硬,间歇期松弛变软。也可用胎儿监护仪来检测。

2. 宫口扩张及胎先露下降 经阴道指诊检查宫口扩张及胎先露下降情况。

3. 胎膜破裂 一旦胎膜破裂,应立即监测胎心,并观察羊水性状、测体温并做好记录。若胎心异常需排除脐带脱垂。破膜后应每 2 h 测量产妇体温,注意排查绒毛膜羊膜炎,酌情给予抗感染治疗。

(二)胎心及母体观察与处理

1. 胎心监测 是产程中极为重要的观察指标。胎心应在宫缩间歇期听诊,随着产程进展适当增加听诊次数,必要时建议连续电子胎心监护评估胎心率、极限变异及其与宫缩的关系等,密切监测胎儿宫内情况。

2. 母体观察与处理

(1)生命体征:测量产妇生命体征、记录,并酌情处理。

(2)阴道流血:观察有无异常阴道流血,警惕前置胎盘、胎盘早剥、前置血管破裂出血等。

(3)饮食:鼓励产妇少量多次摄入无渣饮食,既保证充沛的体力,又利于在需要急诊剖宫产时的麻醉安全。

(4)活动与休息:临产后,若宫缩不强,未破膜,产妇可在病室内活动,加速产程进展。

(5)排尿与排便:临产后,应鼓励产妇每 2~4 h 排尿一次,以免膀胱充盈影响宫缩及胎头下降,必要时导尿。

(6)精神支持:产妇的精神状态可影响宫缩和产程进展。

三、第二产程的临床经过与处理

【临床表现】

宫口开全后,胎膜多已自然破裂。若仍未破膜,常影响胎头下降,应行人工破膜。当胎头降至骨盆出口压迫骨盆底组织时,产妇有排便感,不自主地向下屏气。随着产程进展,会阴渐膨隆和变薄,肛门括约肌松弛。于宫缩时胎头露出于阴道口,露出部分不断增大。在宫缩间歇期,胎头又缩回阴道内,称胎头拨露(head visible on vulval gapping)。直至胎头双顶径越过骨盆出口,宫缩间歇时胎头也不再回缩,称胎头着冠(crowning of head)。产程继续进展,胎头娩出,出现仰伸动作,接着出现胎头复位及外旋转后,前肩和后肩相继娩出,胎体很快娩出,后羊水随之涌出。经产妇的第二产程短,上述临床表现不易截然分开,有时仅需几次宫缩,即可完成胎头的娩出。

【产程观察及处理】

(一)密切监测胎心、宫缩

此期宫缩频而强,宫缩的质量与第二产程时限密切相关,必要时给予缩宫素加强宫缩。密切监测胎儿有无急性缺氧,应勤听胎心,有条件建议连续胎儿监护,观察胎心率与宫缩的关系等。若发现胎心率确有变化,<u>应立即做阴道检查</u>,尽快结束分娩。

(二)阴道检查

阴道检查每隔 1 h 或有异常情况及时行阴道检查,评估羊水性状、胎方位、胎头下降等情况。

(三)指导产妇屏气

宫口开全后,指导产妇正确运用腹压,方法是让产妇双足蹬在产床上,两手握住产床上的把手,宫缩时先行深吸气屏住,然后如排便样向下用力屏气以增加腹压。于宫缩间歇时,产妇全身肌肉放松、安静休息。如此反复,加速产程进展。

【接产】

1. 接产准备　初产妇宫口开全、经产妇宫口开全 6 cm 以上且宫缩规律有力时,做好接产准备。

2. 接产

(1)接产要领:做好解释工作,取得产妇配合。接生者协助胎头俯屈,控制出头速度,适度保护会阴,是预防会阴撕裂的关键。接产者还必须正确娩出胎肩,胎肩娩出时也要注意保护好会阴。

(2)接产步骤:接产者站在产妇正面,当宫缩来临,产妇有便意感时指导产妇屏气用力。胎头着冠时,指导产妇何时用力和呼气,控制胎头娩出速度,协助俯屈。当胎头枕部在耻骨弓下露出时,左手应协助胎头仰伸,清理口腔黏液。胎头娩出后,不要急于娩出胎肩,应等待宫缩使自然完成胎头复位及外旋转,使胎儿双肩径与骨盆出口前后径相一致。再次宫缩时接生者右手托住会阴,左手将胎儿颈部向下牵拉,使前肩从耻骨弓下先娩出,再托胎颈向上使后肩从会阴前缘缓慢娩出。双肩娩出后,保护会阴的右手方可放松。然后双手协助胎体及下肢相继以侧位娩出(图 6-6-8),并记录胎儿娩出时间。

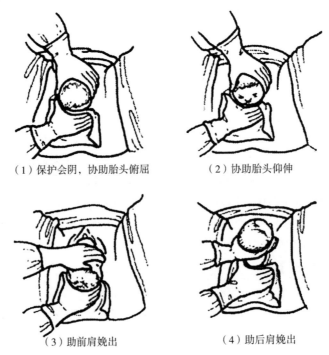

(1)保护会阴,协助胎头俯屈　　(2)协助胎头仰伸

(3)助前肩娩出　　(4)助后肩娩出

图 6-6-8　接产步骤

(3)限制性会阴切开:不应对初产妇常规会阴切开,做好评估酌情切开。

会阴切开缝合术包括会阴后侧切开术及会阴正中切开术。

四、第三产程的临床经过及处理

【临床表现】

胎儿娩出后,宫底降至脐平,产妇感到轻松,宫缩暂停数分钟后重又出现。由于宫腔容积明显缩小,胎盘不能相应缩小与子宫壁发生错位而剥离。剥离面有出血,形成胎盘后血肿。由于子宫继续收缩,增加剥离面积,直至胎盘完全剥离而排出。

【处理】

(一)新生儿处理

1. 一般处理　出生后置于辐射台擦干、保暖。

2. 清理呼吸道　断脐后继续清除呼吸道黏液和羊水,当确认呼吸道黏液和羊水已吸净而仍未啼哭时,可用手轻拍新生儿足底。新生儿大声啼哭后可处理脐带。

3. 阿普加评分(Apgar score)及其意义　新生儿阿普加评分法用以判断有无新生儿窒息及窒息严重程度,是以出生后 1 min 内的心率、呼吸、肌张力、喉反射及皮肤颜色 5 项体征为依据,每项为 0~2 分。我国新生儿窒息标准:①1 或 5 分钟 Apgar 评分≤7,仍未建立有效呼吸;②脐动脉血气 pl<7.15,③排除其他引起低 Apgar 评分的病因;④产前具有可能导致窒息的高危因素。以上①~③为必要条件。④为参考指标。

4. 处理脐带　随后用 75%乙醇消毒脐带根部周围,在距脐根 0.5 cm 处用粗丝线结扎用 20%高锰酸钾液消毒脐带断面,药液切不可接触新生儿皮肤,以免发生皮肤灼伤。待脐带断面干后,以无菌纱布包盖好,再用脐带布包扎。

5. 处理新生儿　擦净新生儿足底胎脂,将新生儿足底印及母亲拇指印留于新生儿病历上,系以标明新生儿性别、体重、出生时间、母亲姓名和床号的手腕带和包被。将新生儿抱给母亲,帮助早吸吮。

(二)协助胎盘娩出

正确处理胎盘娩出可减少产后出血的发生。接产者切忌在胎盘尚未完全剥离时用手按揉、下压宫底或牵拉脐带,以免引起胎盘部分剥离而出血或拉断脐带,甚至造成子宫内翻。当确认胎盘已完全剥离时,于宫缩时以左手握住宫底(拇指置于子宫前壁,其余四指放于子宫后壁)并按压,同时右手轻拉脐带,协助娩出胎盘。当胎盘娩出至阴道口时,接产者用双手捧住胎盘,向一个方向旋转并缓慢向外牵拉,协助胎盘胎膜完整剥离排出(图 6-6-9)。若在胎膜排出过程中,发现胎膜部分断裂,可用血管钳夹住断裂上端的胎膜,再继续向原方向旋转,直至胎膜完全排出。胎盘胎膜排出后,按摩子宫刺激其收缩以减少出血,协助胎膜娩出,同时注意观察并测量出血量。

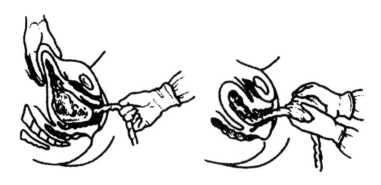

图 6-6-9　协助胎盘、胎膜，娩出

（三）检查胎盘胎膜

将胎盘铺平，先检查胎盘母体面胎盘小叶有无缺损。然后将胎盘提起，检查胎膜是否完整，再检查胎盘胎儿面边缘有无血管断裂，及时发现副胎盘。

（四）检查软产道

胎盘娩出后，应仔细检查会阴、小阴唇内侧、尿道口周围、阴道及宫颈有无裂伤。若有裂伤，应立即缝合。

（五）预防产后出血

注意观察并精确测量出血量，做好预防措施，减少产后出血。

（六）观察产后一般情况

胎盘娩出 2 h 内是产后出血的高危期，有时被称为第四产程。应在分娩室继续观察。产后 2 小时无异常，将产妇及新生儿送回病房。

［附］分娩镇痛

理想的分娩镇痛对促进阴道分娩有重要作用。小剂量麻醉性镇痛药和低浓度局麻药联合用于腰麻和硬膜外镇痛是首选的组合。分娩镇痛的目的是有效缓解疼痛，同时可能有利于增加子宫血流，减少产妇因过度换气而引起的不良影响。产妇自临产至第二产程均可分娩镇痛。

（吴梅婷）

第七章 异常分娩

异常分娩(abnormal labor)又称难产(dystocia),其影响因素包括产力、产道、胎儿及社会心理因素。这些因素既相互影响又互为因果。任何一个或两种及两种以上因素发生异常,均可导致分娩异常。

第一节 产力异常

产力包括子宫收缩力、腹壁肌和膈肌收缩力以及肛提肌收缩力。其中以子宫收缩力为主,其具有节律性、对称性、极性和缩复作用的特点。任何原因引发的子宫收缩的节律性、对称性及极性不正常或强度、频率有改变,称为子宫收缩力异常。

临床上子宫收缩力异常主要有两类:子宫收缩乏力和子宫收缩过强两类,每类又分为协调性子宫收缩和不协调性子宫收缩。

一、子宫收缩乏力

【原因】

多由几个因素综合引起,常见的原因有以下几种。

1. 头盆不称或胎位异常 胎儿先露部下降受阻,不能紧贴子宫下段及宫颈,因而不能引起反射性子宫收缩。

2. 子宫肌源性因素 任何影响子宫肌纤维正常收缩能力的因素,如子宫畸形、子宫肌纤维过度伸展(如双胎、巨大胎儿、羊水过多等)、子宫肌瘤、经产妇、高龄产妇等,均能引起子宫收缩乏力。

3. 精神因素 初产妇(primipara),尤其是 35 岁以上高龄初产妇(elderly primipara),精神过度紧张使大脑皮层功能紊乱,睡眠少,临产后进食少以及过多地消耗体力,均可导致子宫收缩乏力。

4. 内分泌失调 临产后,产妇体内缩宫素、前列腺素、乙酰胆碱等分泌不足或子宫对这些促进子宫收缩的物质敏感性降低,以及雌激素不足致缩宫素受体减少,均可导致宫缩乏力。胎儿胎盘单位合成与分泌硫酸脱氢表雄酮量少,致宫颈成熟度欠佳,亦可致原发性宫缩乏力。

5. 药物影响 临产后不适当地使用大剂量镇静剂与镇痛剂,如吗啡、氯丙嗪、杜冷丁、巴比妥等,可以使子宫收缩受到抑制。

【临床表现】

1. 协调性子宫收缩 乏力子宫收缩具有正常的节律性、对称性和极性,但收缩力弱,宫腔内压力低(<15 mmHg),持续时间短,间歇期长且不规律,宫缩<2 次/10 min。子宫体不隆起和变硬,宫缩高峰时用手指压宫底部肌壁仍可出现凹陷,产程延长或停滞。由于宫腔内

张力低,对胎儿影响不大。

2. 不协调性子宫收缩　子宫收缩的极性倒置,宫缩不是起自两侧子宫角部,宫缩的兴奋点来自子宫的一处或多处,节律不协调。宫缩时宫底部不强,而是中段或下段强,宫缩间歇期子宫壁不能完全松弛,表现为子宫收缩不协调,这种宫缩不能使宫口扩张,不能使胎先露部下降,属无效宫缩。

【对产程及母儿影响】

1. 对产程的影响　宫缩乏力使产程进展缓慢甚至停滞。

2. 对产妇的影响　由于产程延长,产妇休息不好,进食少,精神疲惫与体力消耗,可出现疲乏无力、肠胀气、排尿困难等,影响子宫收缩,严重时可引起脱水、酸中毒、低钾血症。由于第二产程延长,膀胱被压迫于胎头与耻骨联合之间,可导致组织缺血、水肿、坏死,形成膀胱阴道瘘或尿道阴道瘘。易导致产褥感染及产后出血。

3. 对胎儿的影响　不协调性宫缩乏力时子宫收缩间歇期子宫壁不能完全松弛,对子宫胎盘循环影响大,易发生胎儿窘迫;增加手术机会,易导致新生儿窒息、产伤、颅内出血及吸入性肺炎等。

【处理】

(一)协调性子宫收缩乏力

首先应寻找原因,了解宫颈扩张和胎先露部下降情况。若发现有头盆不称,估计不能经阴道分娩者,应及时行剖宫产术,若判断无头盆不称和胎位异常,估计能经阴道分娩者,则应考虑采取加强宫缩的措施。

1. 第一产程

(1)一般处理:消除精神紧张,多休息,鼓励多进食。不能进食者可经静脉补充营养。产妇过度疲劳,可给予吗啡 10 mg 或杜冷丁 100 mg 肌内注射,经过一段时间的休息,可以使子宫收缩力转强。破膜 12 h 以上应给予抗生素预防感染。

(2)加强子宫收缩:经过一般处理,子宫收缩力仍弱,确诊为协调性子宫收缩乏力,产程无明显进展,可选用下列方法加强宫缩。

①人工破膜:宫颈扩张 3 cm 或 3 cm 以上、无头盆不称、胎头已衔接者,可行人工破膜。

②催产素(oxytocin)静脉滴注:适用于协调性子宫收缩乏力、胎心良好、胎位正常、头盆相称者。原则是以最小浓度获得最佳宫缩。

2. 第二产程　第二产程若无头盆不称,出现子宫收缩乏力时,应给予催产素静脉滴注促进产程进展,同时指导产妇配合宫缩屏气用力。若处理后仍无进展,必要时应行剖宫产术。

3. 第三产程　当胎儿前肩露于阴道口时,可给予催产素 10～20 U 静脉滴注,使子宫收缩增强,促使胎盘剥离与娩出及子宫血窦关闭。若产程长、破膜时间长,应给予抗生素预防感染。

(二)不协调性子宫收缩乏力

处理原则是调节子宫收缩,恢复子宫收缩节律性与极性。给予强镇静剂杜冷丁 100 mg 或吗啡 10 mg 肌内注射,使产妇充分休息,醒后多能恢复为协调性子宫收缩。在子宫收缩恢复为协调性之前,严禁应用催产素。若经上述处理,不协调性宫缩未能得到纠正,或伴有胎儿窘迫征象,或伴有头盆不称,均应行剖宫产术。

二、子宫收缩过强

【临床表现】

(一)协调性子宫收缩过强

子宫收缩的节律性、对称性和极性均正常,仅子宫收缩力过强、过频。若产道无阻力,产程常短暂,总产程不足 3 h,称为急产(precipitate delivery)。经产妇多见。若存在产道梗阻或瘢痕子宫,宫缩过强可能出现病理性缩复环,甚至发生子宫破裂。

(二)不协调性子宫收缩过强

1. 强直性子宫收缩(tetanic contraction of uterus)

子宫收缩失去节律性、无间歇,呈持续性强直性收缩,常见于宫缩剂使用不当。产妇烦躁不安、持续性腹痛、拒按。胎位触不清,胎心听不清。有时可出现病理缩复环、血尿等先兆子宫破裂征象。

2. 子宫痉挛性狭窄环(constriction ring of uterus)

子宫壁某部肌肉呈痉挛性不协调性收缩所形成的环状狭窄,持续不放松,称为子宫痉挛性狭窄环。多因精神紧张、过度疲劳以及不适当地应用宫缩剂或粗暴地进行产科处理所致。产妇出现持续性腹痛,烦躁不安,宫颈扩张缓慢,胎先露部下降停滞。第三产程造成胎盘嵌顿。

【对产程及母儿影响】

1. 产妇的影响　协调性子宫收缩过强可致急产,易造成软产道裂伤,甚至子宫破裂。不协调性子宫收缩过强可导致产程异常、胎盘嵌顿、产后出血、产褥感染及手术产增加。

2. 对胎儿的影响　易发生胎儿窘迫、新生儿窒息甚至死亡、新生儿颅内出血等。另因接产准备不充分,新生儿骨折、外伤概率增加。

【处理】

预防为主,寻找原因,仔细观察及时纠正异常。

第二节　产道异常

产道包括骨产道(骨盆)及软产道(子宫下段、宫颈、阴道),是胎儿经阴道娩出的通道。产道异常可使胎儿娩出受阻,临床上以骨产道异常多见。

一、骨产道异常

骨盆径线过短或形态异常,致使骨盆腔小于胎先露部可通过的限度,阻碍胎先露部下降,影响产程顺利进展,称为狭窄骨盆。狭窄骨盆可以为一个径线过短或多个径线过短,也可以为一个平面狭窄或多个平面同时狭窄。当一个径线狭窄时,要观察同一个平面其他径线的大小,再结合整个骨盆的大小与形态进行综合分析,做出正确判断。

【狭窄骨盆的分类】

（一）骨盆入口平面狭窄

我国妇女较常见。测量骶耻外径＜18 cm，骨盆入口前后径＜10 cm，对角径＜11.5 cm。常见以下两种：

1. 单纯扁平骨盆（simple flat pelvis）　骨盆入口呈横扁圆形，骶岬向前下突出，使骨盆入口前后径缩短而横径正常（图 6-7-1）。

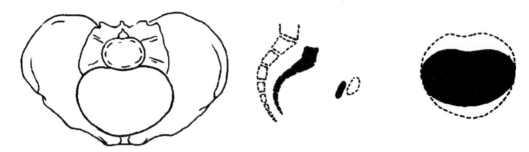

图 6-7-1　单纯扁平骨盆

2. 佝偻病性扁平骨盆　由于童年患佝偻病骨骼软化使骨盆变形，使骨盆入口呈横肾形，骨盆入口前后径明显缩短，骶凹消失，骶骨下段变直后移，尾骨前翘。髂骨外展使髂棘间径≥髂嵴间径；坐骨结节外翻使耻骨弓角度及坐骨结节间径增大。

骨盆入口平面狭窄分级见表 6-7-1。

表 6-7-1　入口平面狭窄分级

	正常	临界	相对	绝对
骶耻外径（EC）/cm	18～20	18	16.5～17.5	≤16
入口前后径/cm	11	10	8.5～9.5	≤8
处理	90%自然分娩	同左	可试产	剖宫产

（二）中骨盆及骨盆出口平面狭窄

中骨盆及骨盆出口平面狭窄见表 6-7-2。

表 6-7-2　中骨盆及骨盆出口平面狭窄

	正常	临界	相对	绝对
坐骨棘间径/cm	10	10	8.5～9.5	≤8
坐骨结节间径/cm	8.5～9.5	7.5	6.0～7.0	≤5.5

1. 漏斗骨盆（funnel shaped pelvis）　骨盆入口各径线值正常。由于两侧骨盆壁向内倾斜，状似漏斗，故称漏斗骨盆。特点是中骨盆及骨盆出口平面均明显狭窄，使坐骨棘间径、坐骨结节间径缩短，耻骨弓角度＜90°，坐骨结节间径与出口后矢状径之和＜15 cm。

2. 横径狭窄骨盆（transversely contracted pelvis）　与类人猿型骨盆类似。骨盆入口、中骨盆及骨盆出口的横径均缩短，前后径稍长，坐骨切迹宽。测量骶耻外径值正常，但骶棘间径及髂嵴间径均缩短。

（三）骨盆三个平面狭窄

骨盆外形属女型骨盆，但骨盆入口、中骨盆及骨盆出口平面均狭窄，每个平面径线均小于正常值 2 cm 或更多，称为均小骨盆（generally contracted pelvis），多见于身材矮小、体型匀称的妇女。

（四）畸形骨盆

骨盆失去正常形态。仅介绍下列两种：

1. 骨软化症骨盆（osteomalacic pelvis） 现已罕见。系因缺钙、磷、维生素 D 以及紫外线照射不足，使成人期骨质矿化障碍，被类骨组织代替，骨质脱钙、疏松、软化。由于受躯干重力及两股骨向内上方挤压，使骶岬突向前，耻骨联合向前突出，骨盆入口平面呈凹三角形，粗隆间径及坐骨结节间径明显缩短，严重者阴道不能容纳 2 指。

2. 偏斜骨盆（obliquely contracted pelvis） 系一侧髂骨与髋骨发育不良所致骶髂关节固定，以及下肢和髋关节疾病，引起骨盆一侧斜径缩短的偏斜骨盆。

【狭窄骨盆的临床表现】

（一）骨盆入口平面狭窄的临床表现

（1）胎头衔接受阻：一般情况下初产妇在妊娠末期，即预产期前 1～2 周或临产前胎头已衔接，即胎头双顶径进入骨盆入口平面，颅骨最低点达坐骨棘水平。若入口狭窄时，即使已经临产而胎头仍未入盆，经检查胎头跨耻征阳性。胎位异常如臀先露、颜面位或肩先露的发生率是正常骨盆的 3 倍。

（2）若已临产，根据骨盆狭窄程度、产力强弱、胎儿大小及胎位情况不同，临床表现也不尽相同。骨盆临界性狭窄，若胎位、胎儿大小及产力正常，胎头常以矢状缝在骨盆入口横径衔接，多取后不均倾势，即后顶骨先入盆，后顶骨逐渐进入骶凹处，再使前顶骨入盆，则矢状缝位于骨盆入口横径上成头盆均倾势。临床表现为潜伏期及活跃期早期延长，活跃期后期产程进展顺利。若胎头迟迟不入盆，此时常出现胎膜早破，胎头又不能紧贴宫颈内口诱发反射性宫缩，常出现继发性宫缩乏力。若产力、胎儿大小及胎位均正常，但骨盆绝对性狭窄，胎头仍不能入盆，常发生梗阻性难产。

（二）中骨盆平面狭窄的临床表现

（1）胎位异常：当胎头下降达中骨盆时，由于内旋转受阻，胎头双顶径被阻于中骨盆狭窄部位之上，常出现持续性枕横位或枕后位。

（2）同时出现继发性宫缩乏力，活跃期后期及第二产程延长甚至第二产程停滞。

（3）当胎头受阻于中骨盆时，有一定可塑性的胎头开始变形，颅骨重叠，胎头受压，使软组织水肿，产瘤较大，严重时可发生脑组织损伤、颅内出血及胎儿宫内窘迫。若中骨盆狭窄程度严重，宫缩又较强，可发生先兆子宫破裂及子宫破裂。强行阴道助产，可导致严重软产道裂伤及新生儿产伤。

（三）骨盆出口平面狭窄的临床表现

常与中骨盆平面狭窄常同时存在。若继发第二产程停滞，继发性宫缩乏力，胎头双顶径不能通过出口横径，不宜强行阴道助产，否则可导致严重软产道裂伤及新生儿产伤。

【狭窄骨盆的诊断】

在分娩过程中，骨盆是个不变的因素。在妊娠期间应查清骨盆有无异常，有无头盆不称,及早做出诊断,以决定适当的分娩方式。

1. 病史　询问孕妇幼年有无佝偻病、脊髓灰质炎、脊柱和髋关节结核以及外伤史。若为经产妇,应了解既往有无难产史及其发生原因,新生儿有无产伤等。

2. 一般检查　测量身高,若孕妇身高在 145 cm 以下,应警惕均小骨盆。注意观察孕妇的体型,步态有无跛足,有无脊柱及髋关节畸形,米氏菱形窝是否对称,有无尖腹及悬垂腹等。

3. 腹部检查　观察腹部形态,测量腹围、宫高,四步触诊法评估胎先露、胎方位及是否入盆。评估有无跨耻征阳性。临产后持续观察评估胎头下降情况。

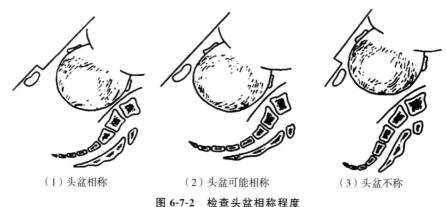

（1）头盆相称　　　　（2）头盆可能相称　　　　（3）头盆不称

图 6-7-2　检查头盆相称程度

4. 骨盆测量　主要通过产科检查评估骨盆大小。

【狭窄骨盆对产程及母儿影响】

(1)狭窄骨盆可使产程延长或停滞。

(2)对母体的影响:若为骨盆入口平面狭窄,影响胎先露部衔接,容易发生胎位异常,胎头长时间嵌顿于产道内,压迫软组织引起局部缺血。水肿、坏死、脱落,于产后形成生殖道瘘;胎膜早破及手术助产增加感染机会。严重梗阻性难产若不及时处理,可导致先兆子宫破裂,甚至子宫破裂,危及产妇生命。

(3)对胎儿及新生儿的影响:头盆不相称容易发生胎膜早破、脐带脱垂,导致胎儿窘迫,甚至胎儿死亡;产程延长,胎头受压,缺血,缺氧容易发生颅内出血;产道狭窄,手术机会增多,易发生新生儿产伤及感染。

【狭窄骨盆分娩时处理】

狭窄骨盆分娩时的处理原则是明确狭窄骨盆的类别和程度,了解胎位、胎儿大小、胎心、宫缩强弱、宫颈扩张程度、破膜与否,结合年龄、产次、既往分娩史综合判断,决定分娩方式。

二、软产道异常

软产道包括子宫下段、宫颈及阴道及盆底软组织。软产道异常同样可致异常分娩。软产道异常可由先天发育异常及后天疾病因素引起。

【阴道异常】

1. 阴道横隔　多位于阴道上段。在横隔中央或稍偏一侧多有一小孔。易被误认为宫颈外口,若仔细检查,在小孔上方可触及逐渐开大的宫口边缘,而该小孔的直径并不变大。阴道横隔可影响胎先露部下降,当横隔被撑薄,此时可在直视下自小孔处将隔做 X 形切开。隔被切开后,因胎先露部下降压迫,通常无明显出血,待分娩结束再切除剩余的隔,用肠线间断或连续锁边缝合残端。若横隔高且坚厚,阻碍胎先露部下降,则须行剖宫产术结束分娩。

2. 阴道纵隔　若伴有双子宫、双宫颈,位于一侧子宫内的胎儿下降,通过该侧阴道娩出时,纵隔被推向对侧,分娩多无阻碍。当阴道纵隔发生于单宫颈时,有时纵隔位于胎先露部的前方,胎先露部继续下降,若纵隔薄,可自行断裂,分娩无阻碍。若纵隔厚,阻碍胎先露部下降时,须在纵隔中间剪断,待分娩结束后,再剪除剩余部分,用肠线间断或连续锁进缝合残端。

3. 阴道包块　包括阴道囊肿、阴道肿瘤和阴道尖锐湿疣。酌情选择分娩方式。

【宫颈异常】

1. 宫颈水肿　多见于持续性枕后位或滞产,宫口未开全过早使用腹压,致使宫颈前唇长时间被压于胎头与耻骨联合之间,血液回流受阻引起水肿,影响宫颈扩张。轻者可抬高产妇臀部,减轻胎头对宫颈的压力,也可于宫颈两侧各注入 1% 普鲁卡因 5~10 mL 或安定 10 mg 静脉推注,待宫口近开全,用手将水肿的宫颈前唇上推,使其越过胎头,即可经阴道分娩。若经上述处理无明显效果,宫口不继续扩张,可行剖宫产术。

2. 宫颈坚韧　常见于高龄初产妇,宫颈组织缺乏弹性或精神过度紧张使宫颈挛缩,宫颈不易扩张。可于宫颈两侧各注入 1% 利多卡因 10 mL,若不见缓解,应行剖宫产术。

3. 宫颈瘢痕　宫颈粘连或瘢痕可为损伤性刮宫、感染、手术和物理治疗所致。轻度到中度可试行粘连分离、机械性扩展或宫颈放射状切开,严重的宫颈粘连和瘢痕应行剖宫产术。

4. 子宫颈癌　此时宫颈硬而脆,缺乏伸展性,易发生大出血、裂伤、感染及癌扩散等危险,应行剖宫产术。

【子宫异常】

1. 子宫畸形　包括中隔子宫、双子宫、双角子宫等,子宫畸形时发生难产概率明显增加;胎位和胎盘位置异常的发生率增加;易出现子宫收缩乏力、产程异常、宫颈扩张慢和子宫破裂。子宫畸形合并妊娠者,临产后应密切观察,适当放宽剖宫产指征。

2. 瘢痕子宫　包括曾经行剖宫产术、穿过子宫内膜的肌瘤挖除术、输卵管间质部及宫角切除术、子宫成形术的孕妇,瘢痕子宫再孕分娩时子宫破裂的风险增加。近年由于初产妇剖宫产率升高,剖宫产后再孕分娩者增加,但并非所有曾行剖宫产的妇女再孕后均须剖宫产。剖宫产后阴道分娩应根据前次剖宫产的术式、指征、术后有无感染、术后再孕间隔时间、既往剖宫产次数、有无紧急剖宫产的条件以及本次妊娠胎儿大小、胎位、产力及产道情况等综合分析决定。

3. 子宫肌瘤　子宫肌瘤对分娩的影响主要取决于肌瘤大小、数量和生长部位。黏膜下肌瘤合并妊娠,容易发生流产及早产;肌壁间肌瘤可引起子宫收缩乏力、产程延长;宫颈肌瘤或子宫下段肌瘤或嵌顿于盆腔内的浆膜下肌瘤,均可阻碍胎先露衔接及下降,应行剖宫产术,并可同时行肌瘤切除术。若肌瘤在骨盆入口以上而胎头已入盆,肌瘤未阻塞产道则可经阴道分娩,待产后再行处理。

第三节　胎位异常

胎位异常是造成难产的常见因素之一。分娩时枕前位(正常胎位)约占 90%。胎位异常约占 10%,其中胎头位置异常居多,有因胎头在骨盆腔内旋转受阻的持续性枕横位、持续性枕后位,有因胎头俯屈不良呈不同程度仰伸的面先露、额先露,还有高直位、前不均倾位等,总计约占 6%~7%;胎产式异常的臀先露约占 3%~4%,肩先露已极少见。此外还有复合先露。

一、持续性枕后位、枕横位

在分娩过程中,胎头以枕后位或枕横位衔接,在下降过程中,胎头枕部因强有力宫缩绝大多数能向前转 135°或 90°,转成枕前位而自然分娩。若胎头枕骨持续不能转向前方,直至分娩后期仍然位于母体骨盆的后方或侧方,致使分娩发生困难者,称为持续性枕后位(persistent occipito posterior position)(图 6-7-3)或持续性枕横位(persistent occipito-transverse position)。

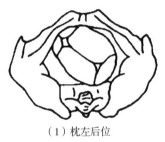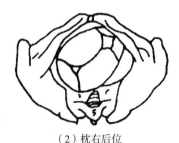

（1）枕左后位　　　　　　　　　　　（2）枕右后位

图 6-7-3　持续性枕后位

【原因】

1. 骨盆异常　常发生于男型骨盆或类人猿型骨盆。这两类骨盆的特点是入口平面前半部较狭窄,不适合胎头枕部衔接,后半部较宽,胎头容易以枕后位或枕横位衔接。这类骨盆常伴有中骨盆狭窄,影响胎头在中骨盆平面向前旋转而成为持续性枕后位或持续性枕横位。

2. 胎头俯屈不良　若以枕后位衔接,胎儿脊柱与母体脊柱接近。不利于胎头俯屈,胎头前囟成为胎头下降的最低部位,而最低点又常转向骨盆前方,当前囟转至前方或侧方时,胎头枕部转至后方或侧方,形成持续性枕后位或枕横位。

3. 其他子宫收缩乏力　影响胎头俯屈及内旋转,容易造成持续性枕后位或枕横位。有学者报道前置胎盘时枕后位的发生率高。

【诊断】

1. 临床表现　临产后胎头衔接较晚及俯屈不良,由于枕后位的胎先露部不易紧贴宫颈及子宫下段,常导致协调性子宫收缩乏力及宫颈扩张缓慢。因枕骨持续位于骨盆后方压迫直肠,产妇自觉肛门坠胀及排便感,致使宫口尚未开全时,过早使用腹压,容易导致宫颈前唇水肿和产妇疲劳,影响产程进展。持续性枕后位常致第二产程延长。若在阴道口虽已见到胎发,但历经多次宫缩时屏气却不见胎头继续顺利下降时,应想到可能是持续性枕后位。

2. 腹部检查　在宫底部触及胎臀,胎背偏向母体的后方或侧方,在对侧可以明显触及胎儿肢体。若胎头已衔接,有时可在胎儿肢体侧耻骨联合上方扪到胎儿脸部。胎心在脐下偏外侧听得最响亮,枕后位时因胎背伸直,前胸贴近母体腹壁,也可以在胎儿肢体侧的胎胸部位听到。

3. 肛门检查或阴道检查　当肛查宫颈部分扩张或开全时,若为枕后位,感到盆腔后部空虚,查明胎头矢状缝位于骨盆斜径上,前囟在骨盆右前方,后囟(枕部)在骨盆左后方则为枕左后位,反之为枕右后位。查明胎头矢状缝位于骨盆横径上,后囟在骨盆左侧方,则为枕左横位,反之为枕右横位。若出现胎头水肿、颅骨重叠、囟门触不清,需行阴道检查,借助胎儿耳郭及耳屏位置及方向判定胎位,若耳郭朝向骨盆后方,即可诊断为枕后位;若耳郭朝向骨盆侧方,则为枕横位。

4. B型超声检查　根据胎头颜面及枕部的位置,可以准确探清胎头位置以明确诊断。

【分娩机制】

胎头多以枕横位衔接,即使以枕后位衔接,在分娩过程中,强有力的宫缩多能使胎头枕部向前转 $90°\sim135°$,转成枕前位而自然分娩。若不能转成枕前位时,可有以下两种分娩机制:

(一)枕左(右)后位

胎头枕部到达中骨盆向后行 45°内旋转,使矢状缝与骨盆前后径一致。胎儿枕部朝向骶骨成正枕后位。其分娩方式有两种:

1. 胎头俯屈较好　当胎头继续下降至前囟抵达耻骨弓下时,以前囟为支点,胎头俯屈使顶部及枕部自会阴前缘娩出。继之胎头仰伸,相继由耻骨联合下娩出额、鼻、口、颏,此种分娩方式为枕后位经阴道助娩最常见的方式。

2. 胎头俯屈不良　当鼻根出现在耻骨联合下缘时,以鼻根为支点,胎头先俯屈,从会阴前缘娩出前囟、顶及枕部。然后胎头仰伸,使额部、鼻、口相继由耻骨联合下娩出。因胎头以较大的枕额周径旋转,胎儿娩出更加困难,多需手术助产。

(二)枕横位

部分枕横位于下降过程中内旋转受阻,或枕后位的胎头枕部仅向前旋 45°,成为持续性枕横位。持续性枕横位虽能经阴道分娩,但多数需用手或行胎头吸引术将胎头转成枕前位娩出。

【对母儿影响】

1. 对母体的影响　胎位异常导致继发性宫缩乏力,使产程延长,常需手术助产,容易发生软产道损伤,增加产后出血及感染的机会。若胎头长时间压迫软产道,可发生缺血坏死脱落,形成生殖道瘘。

2. 对胎儿的影响　由于第二产程延长和手术助产的机会增多,常引起胎儿窘迫和新生儿窒息,使围生儿死亡率增高。

【处理】

若骨盆无异常、胎儿不大,可试产。

1. 第一产程　严密观察产程,注意胎头下降、宫颈扩张程度、宫缩强弱及胎心有无改变,应估计到产程要长,需保证产妇充分的营养与休息,让产妇朝向肢体方向侧卧,以利于胎头枕部转向前方。若宫缩欠佳,应尽早静脉滴注催产素。宫口开全之前,嘱产妇不要过早屏气用力,以免引起宫颈前唇水肿而阻碍产程进展。若产程无明显进展,胎头较高或出现胎儿窘迫征象,应考虑行剖宫产结束分娩。

2. 第二产程　若第二产程进展缓慢,初产妇已近 2 h,经产妇已近 1 h,应行阴道检查。当胎头双顶径已达坐骨棘平面或更低时,可先行徒手将胎头枕部转向前方,使矢状缝与骨盆出口前后径一致,或自然分娩,或阴道助产(低位产钳术或胎头吸引术)。若转成枕前位有困难时,也可向后转成正枕后位,再以产钳助产。若以枕后位娩出时,需做较大的会阴侧切,以免造成会阴裂伤。若胎头位置较高,疑有头盆不称,则需行剖宫产术,中位产钳不宜使用。

3. 第三产程　因产程延长,容易发生产后子宫收缩乏力,故胎盘娩出后应立即肌内注射子宫收缩剂,以防发生产后出血。有软产道裂伤者,应及时修补。新生儿应重点监护。凡行手术助产及有软产道裂伤者,产后应给予抗生素预防感染。

二、臀先露

臀先露(breech presentation)是最常见的异常胎位,约占妊娠足月分娩总数的 3％～4％。因胎头比胎臀大,且分娩时后出胎头无明显变形,往往娩出困难,加之脐带脱垂较多见,使围生儿死亡率增高,是枕先露的 3～8 倍。臀先露以骶骨为指示点,有骶左前、骶左横、骶左后和骶右前、骶右横、骶右后 6 种胎位。

【原因】

妊娠 30 周以前,臀先露较多见,妊娠 30 周以后多能自然转成头先露。临产后持续为臀先露的原因尚不十分明确,可能的因素有以下三种:

1. 胎儿在宫腔内活动范围过大　羊水过多、经产妇腹壁松弛以及早产儿羊水相对偏多,胎儿易在宫腔内自由活动形成臀先露。

2. 胎儿在宫腔内活动范围受限　子宫畸形(如单角子宫、双角子宫等)、胎儿畸形(如脑积水等)、双胎及羊水过少等,容易发生臀先露。

3. 胎头衔接受阻　狭窄骨盆、前置胎盘、肿瘤阻塞盆腔等,也易发生臀先露。

【临床分类】

根据两下肢所取的姿势分为(图 6-7-4):

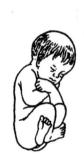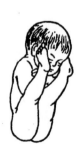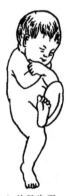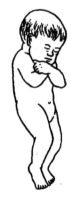

（1）混合臀先露　　（2）单臀先露　　（3）单足先露　　（4）双足先露

图 6-7-4　臀先露的种类

1. 单臀先露或腿直臀先露(frank breech presentation)　胎儿双髋关节屈曲,双膝关节直伸,以臀部为先露最多见。

2. 完全臀先露或混合臀先露(complete breech presentation)　胎儿双髋关节及膝关节均屈曲如盘膝坐,以臀部和双足为先露较多见。

3. 不完全臀先露(incomplete breech presentation)　以一足或双足、一膝或双膝或一足一膝为先露。膝先露是暂时的,产程开始后转为足先露较少见。

【诊断】

1. 临床表现　孕妇常感肋下有圆而硬的胎头。由于胎臀不能紧贴子宫下段及宫颈,常导致子宫收缩乏力,宫颈扩张缓慢,致使产程延长。

2. 腹部检查　子宫呈纵椭圆形,胎体纵轴与母体纵轴一致。在宫底部可触到圆而硬、按压有时有浮球感的胎头;在耻骨联合上方可触到不规则、软而宽的胎臀,腹心在脐左(或右)上方听得最清楚。

3. 肛门检查及阴道检查　肛门检查时,可触及软而不规则的胎臀或触到胎足、胎膝。若胎臀位置高,肛查不能确定时,需行阴道检查。阴道检查时,了解宫颈扩张程度及有无脐带脱垂。若胎膜已破可直接触到胎臀、外生殖器及肛门,此时应注意与颜面相鉴别。若为胎臀,可触及肛门与两坐骨结节连在一条直线上,手指放入肛门内有环状括约肌收缩感,取出手指可见有胎粪。若为颜面,口与两颧骨突出点呈三角形,手指放入口内可触及齿龈和弓状的下颌骨。若触及胎足时,应与肢手相鉴别。

4. B型超声检查　能准确探清臀先露类型以及胎儿大小、胎头姿势等。

【分娩机制】

在胎体各部中,胎头最大,胎肩小于胎头,胎臀最小。头先露时,胎头一经娩出,身体其他部位随即娩出。而臀先露时则不同,较小且软的臀部先娩出,最大的胎头却最后娩出。胎臀、胎肩、胎头需按一定机制适应产道条件方能娩出,故需要掌握胎臀、胎肩、胎头三部分的分娩机制。以骶右前位为例加以阐述。

1. 胎臀娩出　临产后,胎臀以粗隆间径衔接于骨盆入口右斜径上,骶骨位于右前方。胎臀逐渐下降,前髋下降稍快故位置较低,抵达骨盆底遇到阻力后,前髋向母体右侧行45°内旋转,使前髋位于耻骨联合后方,此时粗隆间径与母体骨盆出口前后径一致。胎臀继续下降,胎体侧屈以适应产道弯曲度,后髋先从会阴前缘娩出,随即胎体稍伸直,使前髋从耻骨弓下娩出。继之双腿双足娩出。当胎臀及两下肢娩出后,胎体行外旋转,使胎背转向前方或右前方。

2. 胎肩娩出　当胎体行外旋转的同时,胎儿双肩径衔接于骨盆入口右斜径或横径上,并沿此径线逐渐下降,当双肩达骨盆底时,前肩向右旋转45°转至耻骨弓下,使双肩径与骨盆出口前后径一致,同时胎体侧屈使后肩及后上肢从会阴前缘娩出,继之前肩及前上肢从耻骨弓下娩出。

3. 胎头娩出　当胎肩通过会阴时,胎头矢状缝衔接于骨盆入口左斜径或横径上,并沿此径线逐渐下降,同时胎头俯屈。当枕骨达骨盆底时,胎头向母体左前方旋转45°,使枕骨朝向耻骨联合。胎头继续下降,当枕骨下凹到达耻骨弓下缘时,以此处为支点,胎头继续俯屈,使颏、面及额部相继自会阴前缘娩出,随后枕部自耻骨弓下娩出。

【对母儿影响】

1. 对母体的影响 胎臀形状不规则,不能紧贴子宫下段及宫颈,容易发生胎膜早破或继发性子宫收缩乏力,使产褥感染与产后出血的机会增多。若宫口未开全强行牵拉,容易造成宫颈撕裂甚至延及子宫下段。

2. 对胎儿的影响 胎臀高低不平,对前羊膜囊压力不均匀,常致胎膜早破,脐带容易脱出,脐带受压可致胎儿窘迫甚至死亡。由于后出胎头牵出困难,可发生新生儿窒息、臂丛神经损伤及颅内出血。

【处理】

(一)妊娠期

于妊娠 30 周前,臀先露多能自行转为头先露。若妊娠 30 周后仍为臀先露应予以矫正。常用的矫正方法有:

1. 胸膝卧位 让孕妇排空膀胱,松解裤带,做胸膝卧位的姿势,每日 2 次,每次 15 min,连续做 1 周后复查。这种姿势可使胎臀退出盆腔,借助胎儿重心的改变,使胎头与胎背所形成的弧形顺着宫底弧面滑动完成。

2. 激光照射或艾灸至阴穴 近年多用激光照射两侧至阴穴(足小趾外侧,距趾甲旁 1 cm),也可用艾条灸。每日 1 次,每次 15～20 min,5 次为一个疗程。

3. 外倒转术 应用上述矫正方法无效者,于妊娠 32～34 周时,可行外倒转术,因有发生胎盘早剥、脐带缠绕等严重并发症的可能,应用时要慎重,术前半小时口服舒喘灵 4.8 mg。行外倒转术时,最好在 B 型超声监测下进行。孕妇平卧,露出腹壁。查清胎位,听胎心率。步骤包括松动胎先露部(两手插入先露部下方向上提拉,使之松动),转胎(两手把握胎儿两端,一手将胎头沿胎儿腹侧轻轻向骨盆入口推移,另手将胎臀上推,与推胎头动作配合,直至转为头先露)。动作应轻柔,间断进行。若术中或术后发现胎动频繁而剧烈、胎心率异常,应停止转动并退回原胎位并观察半小时。

(二)分娩期

应根据产妇年龄、胎产次、骨盆大小、胎儿大小、胎儿是否存活、臀先露类型以及有无合并症,于临产初期做出正确判断,决定分娩方式。

1. 选择性剖宫产的指征 狭窄骨盆、软产道异常、预计胎儿体重大于 3 500 g 或双顶径 ≥9.5 cm、胎儿窘迫、胎膜早破、高龄初产、有难产史、不完全臀先露、瘢痕子宫等,均应行剖宫产术结束分娩。

2. 决定经阴道分娩的处理

(1)第一产程:产妇应侧卧,不宜站立走动。少做肛查,不灌肠,尽量避免胎膜破裂。一当破膜,应立即听胎心。若胎心变慢或变快,应行肛查,必要时行阴道检查,了解有无脐带脱垂。若有脐带脱垂,胎心尚好,宫口未开全,为抢救胎儿,需立即行剖宫产术。若无脐带脱垂,可严密观察胎心及产程进展。若出现协调性宫缩乏力,应设法加强宫缩。当宫口开大 4～5 cm 时,胎足即可经宫口脱出至阴道。为了使宫颈和阴道充分扩张,消毒外阴之后,使用"堵"外阴方法。当宫缩时用无菌巾以手掌堵住阴道口,让胎臀下降,避免胎足先下降,待宫口及阴道充分扩张后才让胎臀娩出。此法有利于后出胎头的顺利娩出。在"堵"的过程中应每隔 10～15 min 听胎心一次,并注意宫口是否开全。宫口已开全再堵易引起胎儿窘迫或子宫破裂。宫口近开全时,要做好接产和抢救新生儿窒息的准备。

(2)第二产程:接产前,应导尿排空膀胱。初产妇应做会阴侧切术。有 3 种分娩方式:①自然分娩:胎儿自然娩出,不做任何牵拉。极少见,仅见于经产妇,胎儿小、宫缩强、产道正常者。②臀助产术:当胎臀自然娩出至脐部后,胎肩及后出胎头由接产者协助娩出。脐部娩出后,一般应在 2~3 min 娩出胎头,最长不能超过 8 min。后出胎头娩出有主张用单叶产钳效果佳。③臀牵引术:胎儿全部由接产者牵拉娩出,此种手术对胎儿损伤大,不宜采用。

(3)第三产程:产程延长易并发子宫乏力性出血。胎盘娩出后,应肌内注射催产素,防止产后出血。行手术操作及有软产道损伤者,应及时缝合,并给予抗生素预防感染。

三、肩先露

胎体纵轴与母体纵轴相垂直为横产式(transverse lie)。胎体横卧于骨盆入口之上,先露部为肩,称为肩先露(shoulder presentation),约占妊娠足月分娩总数的 0.1%~0.25%,是对母儿最不利的胎位,除死胎及早产儿胎体可折叠娩出外,足月活胎不可能经阴道娩出。若不及时处理,容易造成子宫破裂,威胁母儿生命。根据胎头在母体左(右)侧和胎儿肩胛朝向母体前(后)方,分为肩左前、肩左后和肩右前、肩右后 4 种胎位。发生原因与臀先露相同。

【诊断】

1. 临床表现　先露部胎肩不能紧贴子宫下段及宫颈,缺乏直接刺激,容易发生宫缩乏力;胎肩对宫颈压力不均,容易发生胎膜早破。破膜后羊水迅速外流,胎儿上肢或脐带容易脱出,导致胎儿窘迫甚至死亡。随着宫缩不断加强,胎肩及胸廓一部分被挤入盆腔内,胎体折叠弯曲,胎颈被拉长,上肢脱出于阴道口外,胎头和胎臀仍被阻于骨盆入口上方,形成嵌顿性或称忽略性肩先露(neglected shoulder presentation)。子宫收缩继续加强,子宫上段越来越厚,子宫下段被动扩张越来越薄,由于子宫上下段肌壁厚薄相差悬殊,形成环状凹陷,并随子宫收缩逐渐升高,甚至可以高达脐上,形成病理缩复环(pathologic retraction ring),是子宫破裂的先兆,若不及时处理,将发生子宫破裂。

2. 腹部检查　子宫呈横椭圆形,子宫长度低于妊娠周数,子宫横径宽。宫底部及耻骨联合上方较空虚,在母体腹部一侧可触到胎头,另一侧可触到胎臀。肩前位时,胎背朝向母体腹壁,触之宽大且平坦;肩后位时,胎儿肢体朝向母体腹壁,触及不规则的小肢体。胎心在脐周两侧最清楚。根据腹部检查多能确定胎位。

3. 肛门检查及阴道检查　胎膜未破者,因胎先露部浮动于骨盆入口上方,肛查不易触及胎先露部。若胎膜已破、宫口已扩张者,阴道检查可触到肩胛骨或肩峰、肋骨及腋窝。腋窝尖端指向胎儿头端,据此可确定胎头在母体左(右)侧。肩胛骨朝向母体前(后)方,可确定肩前(后)位。如胎头在母体右侧,肩胛骨朝向后方,则为肩右后位。胎手若已脱出于阴道口外,可用握手法鉴别是胎儿左手或右手,因检查者只能与胎儿同侧的手相握。如肩右前位时左手脱出,检查者用左手与胎儿左手相握,余类推。

4. B 型超声检查　能准确探清肩先露,并能确定具体胎位。

【处理】

(一)妊娠期

妊娠后期发现肩先露应及时矫正。可采用胸膝卧位、艾灸(或激光照射)至阴穴。上述矫正方法无效,应试行外倒转术转成头先露,并包扎腹部以固定胎头。若行外倒转术失败,应提前住院决定分娩方式。

（二）分娩期

根据胎产次、胎儿大小、胎儿是否存活、宫颈扩张程度、胎膜是否破裂、有无并发症等,决定分娩方式。

（1）足月活胎,伴有产科指征（如狭窄骨盆、前置胎盘、有难产史等）,应于临产前行择期剖宫产术结束分娩。

（2）初产妇、足月活胎,应行剖宫产术。

（3）经产妇、足月活胎,可行剖宫产。若宫口开大 5 cm 以上,破膜不久,羊水未流尽,可在乙醚深麻醉下行内倒转术,转成臀先露,待宫口开全助产娩出。

（4）出现先兆子宫破裂或子宫破裂征象,无论胎儿死活,均应立即行剖宫产术。术中若发现宫腔感染严重,应将子宫一并切除。

（5）胎儿已死,无先兆子宫破裂征象,若宫口近开全,在全麻下行断头术或碎胎术。术后应常规检查子宫下段、宫颈及阴道有无裂伤。若有裂伤应及时缝合。注意产后出血,给予抗生素预防感染。

（吴梅婷）

第八章　产后出血

【定义】

产后出血:胎儿娩出后 24 h 内总出血量≥500 mL,剖宫产时超过 1 000 mL,是分娩期严重并发症,居我国孕产妇死亡原因的首位。

严重产后出血:胎儿娩出后 24 h 内出血量≥1 000 mL。

难治性产后出血:经宫缩剂、持续性子宫按摩或按压等保守措施无法止血,需要外科手术、介入治疗甚至切除子宫的严重产后出血。

【发生率】

产后出血发生率为 5%～10%。但由于临床上估计的产后出血量往往比实际出血量低,因此产后出血的实际发病率更高。

【病因】

1. 子宫收缩乏力(uterine atony)

产后出血最常见的原因。胎儿娩出后,子宫肌纤维收缩和缩复使胎盘剥离面迅速缩小,血窦关闭,出血控制。任何影响子宫肌收缩和缩复功能的因素,均可引起子宫收缩乏力性出血。常见因素有:

(1)全身因素:产妇精神过度紧张,对分娩恐惧,体质虚弱,高龄,肥胖或合并慢性全身性疾病等。

(2)产科因素:产程延长使体力消耗过多;前置胎盘、胎盘早剥、妊娠期高血压疾病、宫腔感染等。

(3)子宫因素:①子宫过度膨胀(如多胎妊娠、羊水过多、巨大胎儿);②子宫肌壁损伤(剖宫产史、肌瘤剔除术后、产次过多等);③子宫病变(子宫肌瘤、子宫畸形、子宫纤维变性等)。

(4)药物因素:临产后过多使用镇静剂、麻醉剂或子宫收缩抑制剂等。

2. 胎盘因素　胎盘滞留、胎盘残留、胎盘植入等。

3. 软产道裂伤　包括会阴、阴道和宫颈,严重裂伤者可达阴道穹隆、子宫下段甚至盆壁,导致腹膜后或阔韧带内血肿,甚至子宫破裂。

4. 凝血功能障碍　各种凝血功能障碍造成产后出血。

【诊断】

诊断产后出血的关键在于对出血量有正确的测量和估计,错误地低估出血量将会丧失抢救时机。

1. 估测失血量

有以下几种方法:

(1)称重法:失血量(mL)=[胎儿娩出后接血敷料湿重(g)－接血前敷料干重(g)]/1.05(血液比重 g/mL)。

(2)容积法:用产后接血容器收集血液后,放入量杯测量失血量。

(3)面积法:可按纱布血湿面积估计失血量。

(4)休克指数法(shock index,SI):休克指数＝脉率/收缩压(mmHg),当 SI＝0.5,血容量正常;SI＝1.0,失血量为 10%～30%(500～1000 mL);SI＝1.5,失血量为 30%～50%(1500～2500 mL);SI＝2.0,失血量为 50%～70%(2500～3500 mL)。

(5)血红蛋白测定:血红蛋白每下降 10 g/L,失血量为 400～500 mL,但是在产后出血的早期,由于血液浓缩,血红蛋白常无法准确反映实际的出血量。

2.失血原因的判断

根据阴道流血发生时间、出血量与胎儿、胎盘娩出之间的关系,初步判断引起产后出血的原因。产后出血原因常互为因果。

(1)子宫收缩乏力:正常情况下胎盘娩出后,宫底平脐或脐下一横指,子宫收缩呈球状、质硬。子宫收缩乏力时,宫底升高,子宫质软、轮廓不清,阴道流血多。按摩子宫及应用缩宫剂后,子宫变硬,阴道流血减少或停止,可确诊为子宫收缩乏力。

(2)胎盘因素:胎儿娩出后出血较多且色较暗,宫缩良好,应该警惕胎盘因素。胎盘娩出后应常规检查胎盘及胎膜是否完整。

(3)软产道裂伤:多在胎儿娩出后立即出血,色鲜红,检查宫缩好,可在软产道的某个部位发生裂伤。

(4)凝血功能障碍:主要因为失血过多引起继发凝血功能障碍,表现为持续性阴道流血,血液不凝;全身多部位出血、身体瘀斑。根据临床表现及血小板计数、纤维蛋白原、凝血酶原时间等凝血功能检测可做出诊断。

【处理】

处理原则:针对出血原因,迅速止血;补充血容量,纠正失血性休克;防止感染。

(一)宫缩乏力

1.子宫按摩或压迫法 可采用经腹按摩或经腹经阴道联合按压,应配合应用宫缩剂。

2.应用宫缩剂 (1)缩宫素:为预防和治疗产后出血的一线药物。(2)其他药物:卡贝缩宫素(长效缩宫素)、卡前列素氨丁三醇(前列腺素 F2α 衍生物)、米索前列醇(前列腺素 E1的衍生物)、麦角新碱等。

3.止血药物 如果宫缩剂止血失败,或者出血可能与创伤相关,可考虑使用止血药物。推荐使用氨甲环酸(具有抗纤维蛋白溶解的作用)。

4.手术治疗 在上述处理效果不佳时,可根据患者情况和医师的熟练程度选用下列手术方法。(1)宫腔填塞术:有宫腔水囊压迫和宫腔纱条填塞两种方法。(2)子宫压迫缝合术:最常用的是 B-Lynch 缝合术,适用于子宫收缩乏力、胎盘因素和凝血功能异常性产后出血,子宫按摩和宫缩剂无效并有可能切除子宫的患者。先试用两手加压,观察出血量是否减少以估计 B-Lynch 缝合术成功止血的可能性,应用可吸收线缝合。(3)盆腔血管结扎术:包括子宫动脉结扎和髂内动脉结扎。(4)经导管动脉栓塞术(TAE):此方法适用于有条件的医院。适应证:经保守治疗无效的各种难治性产后出血(包括子宫收缩乏力、产道损伤和胎盘因素等),孕产妇生命体征稳定。(5)子宫切除术:适用于各种保守性治疗方法无效者。一般为子宫次全切除术,如前置胎盘或部分胎盘植入子宫颈时行子宫全切除术。

(二)胎盘因素

胎儿娩出后,疑有胎盘滞留时即行阴道检查、宫腔检查。若胎盘已剥离则应立即取出胎盘;胎盘粘连,可试行徒手剥离胎盘后取出。如果剥离困难疑有胎盘植入,则停止操作。根据出血情况及胎盘剥离面积行保守治疗或子宫切除术。

（三）软产道损伤

应彻底止血,按解剖层次逐层缝合裂伤。

（四）凝血功能障碍

排除宫缩乏力、胎盘因素、软产道原因引起的出血。尽快输血、血浆、补充血小板、纤维蛋白原复合物、凝血因子等。

（五）失血性休克

密切观察生命体征,建立静脉路,及时补液、抗休克治疗。

【预防】

1. 产前预防

加强产前保健,产前积极治疗基础疾病,充分认识产后出血的高危因素,高危孕妇尤其是凶险性前置胎盘、胎盘植入者应于分娩前转诊到有输血和抢救条件的医院分娩。

2. 产时预防

密切观察产程进展,防止产程延长,正确处理第二产程,积极处理第三产程。积极正确地处理第三产程能够有效降低产后出血量和产后出血的危险度,为常规推荐。包括:①预防性使用宫缩剂:是预防产后出血最重要的常规推荐措施,首选缩宫素。②延迟钳夹脐带和控制性牵拉脐带。

3. 产后预防

因产后出血多发生在产后 2 小时内,故胎盘娩出后,密切监测生命体征、宫底高度及阴道出血情况,及早发现出血和休克。鼓励产妇排空膀胱,与新生儿早接触、早吸吮,以便能反射性引起子宫收缩,减少出血量。

（戴秋兰）

第九章　盆腔炎性疾病及其后遗症

第一节　盆腔炎性疾病

盆腔炎性疾病(pelvic inflammatory disease,PID)是指女性上生殖道的一组感染性疾病,主要包括子宫内膜炎、输卵管炎、输卵管卵巢脓肿、盆腔腹膜炎。炎症可局限于一个部位,也可同时累及几个部位,以输卵管炎、输卵管卵巢炎最常见。盆腔炎性疾病多发生在性生活活跃期和有月经妇女,初潮前、无性生活和绝经后妇女很少发生盆腔炎性疾病,即使发生也常常是邻近器官炎症的扩散。

【女性生殖道的自然防御功能】

女性生殖道在解剖、生理、生化及免疫学的特点具有比较完善的自然防御功能,增强了对感染的防御能力:①两侧大阴唇自然合拢,遮掩阴道口、尿道口。②由于盆底肌的作用,阴道口闭合,阴道前后壁紧贴,可以防止外界的污染。阴道正常微生物群,尤其是乳杆菌,可抑制其他细菌生长。③阴道自净作用:阴道上皮在卵巢分泌的雌激素影响下增生变厚,增加对病原体侵入的抵抗力,同时上皮细胞中含有丰富糖原,在乳杆菌作用下分解为乳酸,维持阴道正常的酸性环境(pH 4.5,多在3.8～4.4),使适应于弱碱性环境中繁殖的病原体受到抑制。④宫颈内口紧闭,宫颈管黏液栓成为上生殖道感染的机械屏障。除外阴、阴道、宫颈的自然防御功能外,育龄妇女子宫内膜的周期性剥脱,也是消除宫腔感染的有利条件。此外,输卵管黏膜上皮细胞的纤毛向子宫腔方向摆动以及输卵管的蠕动,均有利于阻止病原体的侵入。但当自然防御功能遭到破坏、机体免疫功能下降、内分泌发生变化或外源性致病菌侵入,均可导致炎症的发生。

【病原体】

盆腔炎性疾病的病原体通常分为:外源性病原体和内源性病原体,往往是两者同时合并存在。

1. 外源性病原体　主要为性传播疾病的病原体,包括淋病奈瑟菌、沙眼衣原体及支原体,支原体有人型支原体、生殖支原体及解脲支原体三种。在西方国家,盆腔炎性疾病的主要病原体是淋病奈瑟菌、沙眼衣原体。在美国,40%～50%盆腔炎是由淋病奈瑟菌引起,10%～40%盆腔炎性疾病可分离出沙眼衣原体。在我国,淋病奈瑟菌、沙眼衣原体引起的盆腔炎也在增加,已引起人们的重视。

2. 内源性病原体　为来自原寄居于阴道内的微生物,包括需氧菌及厌氧菌或仅为厌氧菌感染,但以需氧菌及厌氧菌混合感染多见。主要的需氧菌及兼性厌氧菌有金黄色葡萄球菌,溶血性链球菌,大肠埃希菌;厌氧菌有脆弱类杆菌,消化球菌,消化链球菌。厌氧菌感染的特点是容易形成盆腔脓肿,感染性血栓性静脉炎,脓液有粪臭并有气泡。70%～80%盆腔脓肿可培养出厌氧菌。

【感染途径】

1. 沿生殖道黏膜上行蔓延　病原体侵入外阴、阴道后，经宫颈黏膜、子宫内膜、输卵管黏膜至卵巢及腹腔。淋病奈瑟菌、沙眼衣原体及葡萄球菌沿此途径扩散。是非妊娠期、非产褥期盆腔炎性疾病的主要感染途径。

2. 经淋巴系统蔓延　病原体经外阴、阴道、宫颈及宫体创伤处的淋巴管侵入盆腔结缔组织及内生殖器其他部分，是产褥感染、流产后感染及放置宫内节育器后感染的主要传播途径，多见于链球菌、大肠杆菌、厌氧菌感染。

3. 经血循环传播　病原体先侵入人体的其他系统，再经血循环感染生殖器，为结核菌感染的主要途径。

4. 直接蔓延　腹腔其他脏器感染后，直接蔓延到内生殖器，如阑尾炎可引起右侧输卵管炎。

【高危因素】

了解高危因素利于盆腔炎性疾病的正确诊断和预防。

1. 年龄　据美国资料，盆腔炎性疾病的高发年龄为 15～25 岁。年轻妇女容易发生盆腔炎性疾病可能与频繁性生活、宫颈柱状上皮异位、宫颈黏液机械防御功能较差有关。

2. 性活动　盆腔炎性疾病多发生在性活跃期妇女，尤其初次性交年龄小、有多个性伴侣、性交过频以及性伴侣有性传播疾病者。

3. 下生殖道感染　下生殖道感染如淋病奈瑟菌性子宫颈炎、衣原体性子宫颈炎以及细菌性阴道病与盆腔炎性疾病的发生密切相关。

4. 子宫腔内手术操作后感染　如刮宫术、输卵管通液术、子宫输卵管造影术、宫腔镜检查等，由于手术所致生殖道黏膜损伤、出血、坏死，导致下生殖道内源性病原体上行感染。

5. 性卫生不良　经期性交，使用不洁卫生巾等，均可使病原体侵入而引起炎症。此外，低收入群体不注意性卫生保健，阴道冲洗者盆腔炎性疾病的发生率高。

6. 邻近器官炎症直接蔓延　如阑尾炎、腹膜炎等蔓延至盆腔。

7. 盆腔炎性疾病再次急性发作　盆腔炎性疾病所致盆腔广泛粘连、输卵管损伤、防御能力下降，容易再次感染，导致急性发作。

【临床表现】

盆腔炎性疾病根据炎症蔓延的途径、播散程度不同，可形成下列病理改变：急性子宫内膜炎及子宫肌炎；急性输卵管炎、输卵管积脓、输卵管卵巢脓肿；急性盆腔腹膜炎；急性盆腔结缔组织炎；败血症及脓毒血症；肝周围炎（Fitz-Hugh-Curtis 综合征）。

【临床表现】

可因炎症轻重及范围大小而有不同的临床表现。发病时下腹痛伴发热，若病情严重可有寒战、高热、头痛、食欲减退。月经期发病可出现经量增多、经期延长，非月经期发病可有白带增多。若有腹膜炎，则出现消化系统症状如恶心、呕吐、腹胀、腹泻等。伴有泌尿系统感染可有尿急、尿频、尿痛症状。若有脓肿形成，可有下腹包块及局部压迫刺激症状；包块位于前方可出现膀胱刺激症状，如排尿困难、尿频，若引起膀胱肌炎还可有尿痛等；包块位于后方可有直肠刺激症状，若在腹膜外可致腹泻、里急后重感和排便困难。

患者体征差异较大，轻者无明显异常发现，或妇科检查仅发现宫颈举痛或宫体压痛或附件区压痛。严重病例呈急性病容,体温升高,心率加快,腹胀,下腹部有压痛、反跳痛及肌紧张,肠鸣音减弱或消失。盆腔检查:阴道可能充血,并有大量脓性、臭味分泌物,将宫颈表面的分泌物拭净,若见脓性分泌物从宫颈口外流,说明宫颈黏膜或宫腔有急性炎症。穹隆有明显触痛。须注意是否饱满;宫颈充血、水肿、举痛明显;宫体稍大,有压痛,活动受限;子宫两侧压痛明显,若为单纯输卵管炎,可触及增粗的输卵管,压痛明显;若为输卵管积脓或输卵管卵巢脓肿,则可触及包块、固定且压痛明显;宫旁结缔组织炎时,可扪到宫旁一侧或两侧有片状增厚,或两侧宫骶韧带高度水肿、增粗,压痛明显;若有脓肿形成且位置较低时,可扪及后穹隆或侧穹隆有肿块且有波动感,三合诊常能协助进一步了解盆腔情况。

【诊断标准】

(一)基本标准(最低标准,诊断盆腔炎性疾病所必需)

子宫体压痛,附件区压痛或宫颈举痛。

(二)附加标准(可增加诊断的特异性)

(1)体温超过 38.3 ℃(口表)。

(2)宫颈或阴道异常黏液脓性分泌物。

(3)阴道分泌物生理盐水涂片见到白细胞。

(4)红细胞沉降率升高。

(5)C-反应蛋白升高。

(6)实验室证实的宫颈淋病奈瑟菌或衣原体阳性。

(三)特异标准(可诊断盆腔炎性疾病)

(1)子宫内膜活检证实子宫内膜炎。

(2)阴道超声或磁共振检查显示输卵管增粗、输卵管积液、伴或不伴有盆腔积液或输卵管卵巢肿块。

(3)腹腔镜检查发现盆腔炎性疾病征象。腹腔镜诊断盆腔炎性疾病标准:输卵管表面明显充血、输卵管壁水肿、输卵管伞端或浆膜面有脓性渗出物。腹腔镜诊断准确,并能直接采取感染部位的分泌物做细菌培养,但临床应用有一定局限性。

【鉴别诊断】

盆腔炎性疾病应与急性阑尾炎、输卵管妊娠破裂或流产、卵巢囊肿蒂扭转或破裂等急症相鉴别。

【治疗原则】

盆腔炎性疾病治疗的目的是消除症状和体征,防止后遗症的发生。其盆腔炎性疾病治疗原则是以抗生素药物抗感染治疗为主,必要时行手术治疗。绝大多数盆腔炎经恰当的抗生素治疗后可彻底治愈。在盆腔炎性疾病诊断 48 h 内及时用药将明显降低后遗症的发生。但如果未能彻底清除致病菌或治疗未能足量足疗程,就容易引起后遗病变。

(一)一般治疗

(1)卧床休息,半卧位。

(2)给予充分营养及水分,纠正水、电解质紊乱。

(3)高热采用物理降温。

(4)避免不必要的妇科检查以免炎症扩散。

(5)重症患者应严密观察,以便及时发现感染休克。

（二）抗炎治疗

抗生素治疗原则:经验性、广谱、及时及个体化。

首选头孢类抗生素,因青霉素耐药,常用方案有:

(1)头孢噻肟联合多西环素。

(2)克林霉素加庆大霉素。

(3)其他可选择方案:

①氧氟沙星加甲硝唑。

②氨苄青霉素/舒巴坦加多西环素。

③环丙沙星加甲硝唑。

抗炎治疗 2～3 d 后,如疗效肯定,即使与药敏不符亦不必更换抗生素。如疗效不显或病情加重,可根据药敏改用相应抗生素。因常合并沙眼衣原体感染,要同时用阿奇霉素等治疗。对于症状轻,能耐受口服抗生素,并有随访条件者,可在门诊给予非静脉抗生素治疗。

（三）手术治疗

盆腔炎的手术治疗主要用于抗生素控制不满意的输卵管卵巢脓肿或盆腔脓肿。

1. 手术指征　药物治疗无效;输卵管卵巢脓肿或盆腔脓肿经药物治疗 48～72 h;脓肿持续存在;经药物治疗病情有好转但持续存在;脓肿破裂(一旦怀疑脓肿破裂,需立即在抗生素治疗的同时行剖腹探查)等。

2. 手术方式　根据情况可经腹手术或腹腔镜手术,原则以切除病灶为主。年轻妇女尽量保留卵巢功能,以保守治疗为主;年龄大、双附件受累或附件脓肿屡次发作者,行全子宫及双附件切除术。若盆腔脓肿位置低、突向阴道后穹隆时,可经阴道切开排脓,同时注入抗生素。

（四）中药治疗

主要为活血化瘀、清热解毒药物。例如:银翘解毒汤、安宫牛黄丸及紫血丹等。

第二节　盆腔炎性疾病后遗症

盆腔炎性疾病(PID)的遗留病变,主要形成输卵管炎、输卵管卵巢炎、输卵管积水、积脓、输卵管卵巢囊肿、盆腔结缔组织炎。

【诊断标准】

（一）临床表现

盆腔炎的后遗症包括盆腔炎反复发作、慢性盆腔痛、不孕症和异位妊娠。

(1)不孕:输卵管粘连堵塞可致不孕。盆腔炎后不孕发生率为 20%～30%。

(2)异位妊娠:盆腔炎后异位妊娠发生率是正常妇女的 8～10 倍。不孕或异位妊娠的发生率也与盆腔炎发作次数有关。

(3)慢性盆腔痛:炎症形成的粘连、瘢痕、盆腔充血等,可引起下腹部坠胀、疼痛及腰骶部酸痛,常在劳累、性交后及月经前后加剧。

(4)盆腔炎反复发作:由于 PID 造成的输卵管组织结构破坏,局部防御机能减退。若患者仍处于同样的高危因素,可造成盆腔炎的再次感染导致反复发作。有 PID 病史者,约

25%将再次发作。

（二）辅助检查

（1）血常规、血沉,必要时做宫腔分泌物培养。

（2）B超于附件区可测得包块(不规则实性、囊性或囊实性)。

（3）腹腔镜直视下见内生殖器周围粘连,组织增生、包块形成。

【治疗原则】

盆腔炎性疾病后遗症需根据不同情况选择治疗方案。不孕患者,多需要辅助生育技术协助受孕。对慢性盆腔痛,可予对症处理或中药、理疗等综合治疗,治疗前需排除子宫内膜异位症等其他引起盆腔痛的疾病。盆腔炎性疾病反复发作者,抗生素药物治疗基础上,可根据具体情况,选择手术治疗。输卵管积水者需行手术治疗。

（五）预防

（1）注意性生活卫生,经期禁止性交。

（2）严格掌握妇产科手术指征;注意无菌操作;预防感染。

（3）提倡安全性行为,减少性传播疾病发生。

（4）及时、正确诊断治疗下生殖道感染。

（5）及时做出急性盆腔炎性疾病的诊断及治疗,防止盆腔炎性疾病后遗症的发生。

（郭仪静）

第十章　女性生殖系统肿瘤

第一节　子宫肌瘤

子宫肌瘤(uterine myoma)是女性生殖器官中最常见的良性肿瘤，主要是由增生的子宫平滑肌细胞与少量纤维结缔组织组成。好发于生育期，多见于30～50岁妇女。肌瘤多无或少有症状，临床报道发病率远低于真实发病率。

【病因】

子宫肌瘤的确切病因尚未明确，根据好发于生育年龄及绝经后停止生长，甚至萎缩或消失的特点，提示肌瘤的发生可能与体内雌激素水平过高有关。分子遗传学研究显示，子宫肌瘤细胞中雌激素受体和组织中雌二醇含量较周围正常肌组织高。细胞遗传学研究显示，部分肌瘤存在细胞遗传学的异常，如12号和14号染色体长臂片段相互换位、12号染色体长臂重排、7号染色体长臂部分缺失等。

【病理】

（一）巨检

肌瘤为实质性球形结节，大小不等，质硬，表面光滑，肌瘤长大或多个相融合时，呈不规则形状。切面呈漩涡状或编织状，色灰白，周围有一层被压缩的肌纤维形成的假包膜。假包膜内有血管，呈向心性地向肌瘤供血，随着肌瘤的生长，假包膜向肌瘤中心的供血减少，肌瘤可因中心组织供血不足而发生变性。假包膜与肌瘤间有一疏松间隙，手术时易将肌瘤完整剥出。

（二）镜检

肌瘤是由梭形平滑肌纤维与结缔组织交织而成，呈旋涡状，细胞大小均匀，成卵圆形或杆状，核深染。

【分类】

按肌瘤所在部位分为子宫体肌瘤(90%)和子宫颈肌瘤(10%)。根据肌瘤与子宫壁的关系，则可分为三类。

（一）肌壁间肌瘤

最常见，肌瘤位于子宫肌壁间，周围被肌层组织包围，占60%～70%。

（二）浆膜下肌瘤

肌瘤向子宫浆膜面生长，表面被浆膜面覆盖，突出于子宫表面，约占20%。如仅有一蒂与子宫相连，可血供不足变性坏死，或蒂扭转断裂，出现急腹症。伸入阔韧带内生长者，称阔韧带肌瘤。

（三）黏膜下肌瘤

肌瘤向子宫腔方向生长，表面被黏膜层覆盖，突出于黏膜表面，约占10%～15%。如基

431

底形成蒂,引起子宫收缩,可坠入宫腔,甚至堵塞宫颈口或脱出于阴道内。

子宫肌瘤常为多发性,并以不同类型发生于同一子宫上,称为多发性子宫肌瘤。

【肌瘤变性】

肌瘤失去原有典型结构时称肌瘤变性。常见的变性有:

(一)玻璃样变性

最常见,又称透明变性。剖面旋涡状结构消失,由均匀透明样物质取代。

(二)囊性变性

继发于玻璃样变性,组织坏死、进一步液化成为囊性,囊内含有清亮或胶冻状液体。肌瘤内出现大小不等囊腔,其间由结缔组织相隔,也可融合呈大囊腔,质软如囊肿,内壁无上皮覆盖。

(三)红色变性

多见于妊娠期和产褥期,是一种特殊类型的坏死,其原因尚不清楚,可能是由于肌瘤内血管栓塞或退行性变性,造成局部组织出血、溶血,血红蛋白从血管渗入瘤组织所致。肌瘤呈紫红色、腥臭、质软,似生牛肉状,完全失去旋涡状结构。患者可有剧烈腹痛伴恶心、呕吐、发热,白细胞增高,查体见肌瘤迅速增大,压痛。

(四)肉瘤变

肌瘤恶变,发生率约为 $0.4\% \sim 0.8\%$。多见于年龄较大妇女,尤其是绝经后妇女,伴疼痛和出血、肌瘤迅速增大者更要警惕。肌瘤无包膜,质脆软,切面呈灰黄色如烂鱼肉样,与周围组织界线不清。

(五)钙化

常见于蒂部狭小、血供不足的浆膜下肌瘤或绝经后妇女的肌瘤。

【临床表现】

(一)症状

症状与肌瘤所在部位、大小、数目、生长速度、有无变性等关系密切。多数无明显症状,仅于盆腔检查或B超等检查时偶被发现。常见症状有下面几种:

1. 月经改变　最常见。常为经量增多、经期延长或周期缩短等。多发生于黏膜下肌瘤及大的肌壁间肌瘤。出血原因为肌瘤使宫腔内膜面积增大并影响子宫收缩,子宫内膜增生过长等。黏膜下肌瘤发生溃疡、坏死、感染时,可发生不规则阴道流血或脓血样排液。浆膜下肌瘤及小的肌壁间肌瘤多无明显月经改变。

2. 盆腔包块　肌瘤增大超越盆腔时,可于腹部扪及包块,质硬,形态不规则,清晨空腹、膀胱充盈时更易触及。较小的肌瘤仅在妇科检查或B超检查时发现。

3. 压迫症状　当肌瘤较大或位于宫体下部及宫颈时,则出现相应的压迫症状。肌瘤向前或向后生长可压迫膀胱、尿道或直肠,引起尿频、排尿困难、尿潴留或便秘、里急后重等;肌瘤向两侧生长可压迫输尿管,引起输尿管或肾盂积水;如压迫血管、淋巴管或盆腔神经,可引起下肢水肿或下腹坠痛。

4. 贫血　由于长时间经量增多、经期延长或不规则流血导致继发性贫血,严重时可出现全身乏力、面色苍白、心悸、气短等症状。

5. 白带增多　大的肌壁间肌瘤和黏膜下肌瘤可使宫腔面积增大,内膜腺体分泌增加而使白带过多。黏膜下肌瘤伴感染时可有脓血性伴臭味的分泌物。

6. 疼痛　不常见,只见于一些特殊部位的肌瘤或肌瘤发生变性和并发症时。浆膜下肌瘤蒂扭转表现为急性腹痛;黏膜下肌瘤脱出于宫颈口表现为痉挛样疼痛;红色变性时出现剧烈腹痛并伴发热,肌瘤迅速增大,局部压痛;当压迫盆腔组织和神经时而致下腹坠痛。

7. 不孕　当肌瘤压迫输卵管使之扭曲、变形或黏膜下和肌壁间肌瘤使宫腔变形从而妨碍孕卵着床。

(二)体征

1. 腹部　肌瘤较大时,可在耻骨联合上方扪及质硬、无压痛的不规则肿块。

2. 妇科检查　浆膜下肌瘤与肌壁间肌瘤,子宫增大形态不规则,表面有大小不等的突起,质硬,无压痛,浆膜下肌瘤可扪及单个实性球状肿物与子宫有蒂相连。黏膜下肌瘤子宫均匀增大,可有宫颈口扩张,见肌瘤脱于宫颈口,呈红色,表面光滑。宫颈四周边界清楚。合并感染时可见出血、坏死、脓性分泌物。

【诊断及鉴别诊断】

根据病史、症状、体征,诊断并不困难。盆腔 B 超是常用的、准确的辅助检查,MRI 可准确判断肌瘤大小、数目和位置。如有需要还可选择宫腔镜、腹腔镜、子宫输卵管造影等协助诊断。须注意与以下疾病进行鉴别诊断。

(一)妊娠子宫

有停经史,早孕反应或血、尿 HCG 阳性,B 超检查提示孕囊及胎心搏动。

(二)卵巢肿瘤

多无月经改变,子宫大小正常,肿块位于子宫一侧,囊性,妇科检查时感觉与子宫可以分开。B 超检查有助于鉴别。

(三)子宫腺肌病及腺肌瘤

可有子宫增大、经量增多。但子宫腺肌病子宫呈均匀性增大,很少超过妊娠 3 个月大小,以继发性痛经、进行性加剧为主要症状。局限型子宫腺肌病类似子宫肌壁间肌瘤,质硬。B 超检查有助于鉴别,可两者并存,有时鉴别较困难。

(四)子宫畸形

双角子宫或残角子宫容易被误诊为子宫肌瘤。但子宫畸形自幼即存在,无月经改变等,B 超、子宫碘油造影及腹腔镜检查可协助诊断。

(五)子宫恶性肿瘤

诊刮或宫腔镜有助于与子宫内膜癌鉴别;超声、磁共振、宫颈脱落细胞学检查、宫颈活检、分段诊刮等有助于与子宫颈癌鉴别。

【治疗】

应根据肌瘤的大小、部位、数目和患者年龄、有无生育要求及合并症等情况确定治疗方案。

(一)随访观察

适用于无症状肌瘤一般不需治疗,尤其是近绝经者。可每 3～6 个月随访一次,期间若发现症状可考虑进一步治疗。

(二)药物治疗

适用于症状轻,近绝经或全身情况不能耐受手术者。

1. 促性腺激素释放激素类似物(GnRH-a)　可抑制垂体及卵巢功能,降低雌激素水平。以缓解症状并抑制肌瘤生长致萎缩。但停药后又会反弹。不宜长期使用,以免使雌激素缺乏,导致骨质疏松,且药费昂贵。应用指征:①缩小肌瘤以利于妊娠;②术前治疗控制症状、纠正贫血;③术前应用缩小肌瘤、降低手术难度;④对近绝经妇女,提前过渡到自然绝经,避免手术。

2. 米非司酮　与孕激素竞争受体而拮抗孕激素。可作为术前用药或提前绝经使用,但不宜长期使用。

(三)手术治疗

适应证:症状重,经保守治疗无效,能确定肌瘤是不孕或反复流产的唯一原因或生长迅速疑有恶变者。手术可经腹、经腹腔镜、宫腔镜或经阴道进行。

手术方式有:

1. 子宫肌瘤切除术　适用于要求保留生育功能,肌瘤数目较少者,包括经腹肌瘤剔除术后有残留或复发可能。黏膜下肌瘤或大部分突向宫腔的肌壁间肌瘤可宫腔镜下切除;肌瘤突出于子宫颈口者,可行阴道切除术。

2. 子宫切除术　不需保留生育功能或疑有恶变者,可行子宫切除术。包括全子宫切除术和次全子宫切除术。术前应行宫颈细胞学检查,排除宫颈内上皮内瘤变或子宫颈癌。

3. 其他治疗方法　主要针对肌瘤本身的局部治疗,是在影像设备监视下,对病变准确定位,以精细器械进行微创操作为特点的治疗方法。包括子宫肌瘤射频消融术、子宫动脉栓塞术、瘤体内注射治疗和聚焦超声治疗等。

【子宫肌瘤合并妊娠】

肌瘤合并妊娠占肌瘤患者0.5%～1%,占妊娠0.3%～0.5%,肌瘤对妊娠及分娩的影响与肌瘤类型及大小有关。黏膜下肌瘤可影响受精卵着床,导致流产;肌壁间大肌瘤可使宫腔变形或内膜血供不足引起流产。生长位置低的肌瘤可妨碍胎先露下降,可导致胎位异常、胎盘低置或前置、产道梗阻等。胎儿娩出后易因胎盘粘连、附着面大或排出困难及子宫收缩不良导致产后出血。妊娠期及产褥期易发生红色变性。妊娠合并子宫肌瘤多能自然分娩,但需预防产后出血,若肌瘤阻碍胎儿下降应行剖宫产,术中是否同时切除肌瘤,需根据肌瘤大小、部位和患者情况而定。

第二节　宫颈癌

宫颈癌是女性生殖器官最常见的恶性肿瘤,也是女性最常见的恶性肿瘤,仅次于乳腺癌。宫颈癌起源于子宫颈上皮内瘤变(cervical intraepithelial neoplasia,CIN),原位癌高发年龄为30～35岁,浸润癌为50～55岁。近年来发病有年轻化趋势。由于宫颈癌有较长的癌前病变阶段,且易于暴露,可直接行宫颈脱落细胞学筛查及活体组织检查,因而使其能得到早期发现、早期诊断和早期治疗。近50年来,宫颈癌的发病率和病死率已明显下降。

【病因】

流行病学调查发现,其发病与人乳头瘤病毒(human papilloma virus,HPV)感染、性生活紊乱(本人及性伴侣多性伴)、性传播疾病、性生活过早(<16岁)、吸烟、多产及经济状况

低下和免疫抑制等因素有关。

HPV 感染：目前已知 HPV 共有 120 多个型别，30 余种与生殖道感染有关，其中 10 余种与 CIN 和子宫颈癌发病密切相关。已在接近 90％的 CIN 和 99％以上的宫颈癌组织发现有高危型 HPV 感染，主要为 16、18 亚型，认为 HPV 是宫颈癌的主要危险因素。

【组织发生和发展】

宫颈鳞状上皮与柱状上皮交接部，称原始鳞-柱交接或鳞-柱交接。其受雌激素水平的影响而改变。在高雌激素影响时，柱状上皮向外扩展即原始鳞-柱交接部外移；在雌激素水平低落时柱状上皮回缩至宫颈管内。这种随体内雌激素水平变化而移位的鳞-柱交接部称生理性鳞-柱交接部。原始鳞-柱交接部和生理性鳞-柱交接部之间的区域称移行带，是宫颈癌的好发部位。

移行带区的柱状上皮被鳞状上皮替代的机制有：①鳞状上皮化生：是指移行带柱状上皮下的未分化储备细胞增生，逐渐转化为鳞状上皮，继之柱状上皮脱落，而被复层鳞状上皮所覆盖的过程。宫颈管腺上皮也可鳞化而形成鳞化腺体。②鳞状上皮化：鳞状上皮直接长入柱状上皮与其基底膜之间，直至柱状上皮完全脱落，而被鳞状上皮替代。多见于宫颈糜烂愈合过程中。

在移行带区反复变动的过程中，若宫颈上皮受到某些致癌因素的刺激，未成熟的化生鳞状上皮代谢活跃，可发生细胞分化不良，排列紊乱，核深染，核异型，核分裂相，形成宫颈上皮内瘤变(CIN)，并逐渐发展成宫颈癌。

【病理】

(一)按发展过程分类

宫颈上皮内瘤变(CIN)和宫颈浸润癌。CIN 又包括宫颈不典型增生和原位癌。即以不典型增生—原位癌—浸润癌为发展过程。CIN 是与宫颈浸润癌密切相关的一组癌前病变，分为三级：

1. Ⅰ级　轻度不典型增生，细胞异型性轻，异型细胞限于上皮层的下 1/3 以内。

2. Ⅱ级　中度不典型增生，细胞异型性明显，异型细胞限于上皮层的下 1/3～2/3。

3. Ⅲ级　重度不典型增生和原位癌，细胞异型性显著，异型细胞超过上皮层的下 2/3 或占据上皮全层。

(1)宫颈不典型增生(癌前病变)：根据细胞异型程度及上皮累及范围分为轻、中、重三度(三级)。

(2)宫颈原位癌：异型细胞累及上皮全层，基底膜完整，无间质浸润，但可累及腺体。

(3)镜下早期浸润癌：原位癌进一步发展，癌组织穿透基底膜，向间质浸润，但只能在镜下见到癌细胞小团，似泪滴状或锯齿状。

(4)浸润癌：癌组织浸润间质的范围超过镜下早期浸润癌，呈网状或团块状浸润间质。鳞癌根据细胞分化程度分三级。Ⅰ级：高分化，即角化性大细胞型；Ⅱ级：中度分化，即非角化性大细胞型；Ⅲ级：多为低分化的小细胞，即小细胞型。

(二)组织学分类

1. 鳞状细胞癌　最常见，约占 75％～80％。

2. 腺癌　约占 20％～25％；来自子宫颈管内，浸润管壁或向宫颈外口突出。常可侵犯宫旁组织。黏液腺癌最常见,可分为高、中、低分化腺癌。恶性腺瘤又称偏微腺癌属高分化宫颈管黏膜腺癌,常有淋巴结转移。

3. 腺鳞癌 占宫颈癌的 3%～5%。由储备细胞同时向腺细胞和鳞状细胞分化发展而成。癌组织中有鳞癌、腺癌两种成分。

4. 其他 少见病理类型,如神经内分泌癌、未分化癌、间叶肿瘤、黑色素瘤、淋巴瘤等。

(三)大体病理分类

CIN、镜下早期浸润癌及早期浸润癌肉眼观察无明显异常,或类似宫颈糜烂,随病变发展,有以下 4 种类型:

1. 外生型(菜花型) 最常见。肿瘤向外生长状如菜花,质脆,易出血,常伴表面坏死及继发感染。初期仅为乳头状突起。常累及阴道。

2. 内生型(浸润型) 肿瘤向宫颈深部组织浸润,使宫颈膨大变硬,呈桶状,表面尚光滑或有轻度糜烂。常累及宫旁组织。

3. 溃疡型(空洞型) 上述两型进一步发展,癌组织坏死脱落形成凹陷性溃疡或空洞状,如火山口。常覆盖灰褐色坏死组织,恶臭。

4. 颈管型 肿瘤隐蔽在宫颈管内生长,常侵入子宫颈管及子宫颈峡部供血层及转移至盆腔淋巴结。

【转移途径】

宫颈癌转移途径主要有直接蔓延及淋巴转移,血行转移极少见。

(一)直接蔓延

最常见。癌灶向下蔓延至阴道,向上可累及宫体,向两侧蔓延至宫旁组织、主韧带、阴道旁组织,甚至达骨盆壁,癌灶压迫或侵犯输尿管时,可引起输尿管阻塞及肾积水。晚期可向前后蔓延侵犯膀胱或直肠。

(二)淋巴转移

是浸润癌的主要转移途径。分一级组(宫旁、宫颈旁、闭孔、髂内外、髂总、骶前淋巴结)和二级组(腹股沟深、浅和腹主动脉旁淋巴结)淋巴结转移。

(三)血行转移

很少见。晚期可经血行转移至肺、肝、肾、脑或骨髓。

【临床分期】

根据国际妇产科学联合会(FIGO)2018 标准,宫颈癌分期如表 6-10-1 所示。

表 6-10-1 FIGO 宫颈癌分期(2018 版)

分期	描述
Ⅰ期	癌灶局限在宫颈(是否扩散至宫体不予考虑)
ⅠA	仅在显微镜下可见浸润癌,最大浸润深度<5 mm。
ⅠA1	间质浸润深度≤3 mm
ⅠA2	间质浸润深度≥3 mm,<5 mm
ⅠB	浸润癌浸润深度≥5 mm(超过ⅠA期),癌灶仍局限在子宫颈
ⅠB1	间质浸润深度≥5 mm,癌灶最大径线<2 cm
ⅠB2	癌灶最大径线≥2 cm,<4 cm

续表

分期	描述
ⅠB3	癌灶最大径线≥4 cm
Ⅱ期	癌灶超越子宫,但未达骨盆壁或未达阴道下 1/3
ⅡA	肿瘤侵犯上 2/3 阴道,无宫旁浸润
ⅡA1	癌灶最大径线<4 cm
ⅡA2	癌灶最大径线≥4 cm
ⅡB	有宫旁浸润,但未达盆壁
Ⅲ期	癌灶累及阴道下 1/3 和(或)扩展到骨盆壁和(或)引起肾盂积水或肾无功能和(或)累及盆腔和(或)主动脉旁淋巴结
ⅢA	癌灶累及阴道下 1/3,没有扩展到骨盆壁
ⅢB	癌灶扩展到骨盆壁和(或)引起肾盂积水或肾无功能
ⅢC	不论肿瘤大小和扩散程度,累及盆腔和(或)主动脉旁淋巴结[注明 Y(影像学)或 P(病理)证据]
ⅢC1	仅累及盆腔淋巴结
ⅢC2	主动脉旁淋巴结转移
Ⅳ期	肿瘤侵犯膀胱黏膜或直肠黏膜(活检证实)和(或)超出真骨盆(泡状水肿不分为Ⅳ期)
ⅣA	转移至邻近器官
ⅣB	转移到远处器官

【临床表现】

(一)症状

早期宫颈癌常无症状和体征。一旦出现症状则主要表现为:

(1)阴道流血:最早表现为性交后或妇科检查后有少量出血,称为接触性出血。以后可有不规则阴道流血,或经期延长、经量增多。老年患者常为绝经后不规则阴道流血。病灶较大侵蚀较大血管时,可出现致命性大出血。一般外生型出血较早、量多;内生型出血较晚。

(2)阴道排液:量逐渐增多,色黄或血性,稀薄如洗肉水样或米泔样,味腥臭。如继发感染呈脓性恶臭。

(3)浸润症状(晚期):随病灶侵犯的不同范围而出现相应症状。侵犯盆腔结缔组织、骨盆壁,压迫盆腔淋巴管、坐骨神经或输尿管受压时,可出现下肢肿痛、肾盂积水等;侵犯膀胱或直肠时,则出现该器官的刺激症状,如尿频、尿急、肛门坠胀、大便秘结、里急后重等。

(4)晚期可出现贫血、恶液质,甚至尿毒症等全身衰竭症状。

(二)体征

CIN 和镜下早期浸润癌,局部无明显病灶或仅有宫颈糜烂的表现。随着病变发展,局部体征随类型不同而异。外生型宫颈癌可见息肉状、菜花状赘生物,质脆易出血;内生型表现为宫颈肥大、质硬、颈管膨大;晚期癌组织坏死脱落,形成溃疡空洞伴恶臭。癌灶向下浸润阴道时,可见阴道壁有赘生物,阴道穹隆变浅。向两侧浸润宫旁时,双合诊和三合诊可扪及两侧增厚、结节状,如浸润达盆壁则形成冰冻骨盆。

【诊断及鉴别诊断】

根据病史和临床表现,尤其是有接触性出血者,应警惕宫颈癌可能。需做详细的全身检查和三合诊检查,帮助临床分期。宫颈癌早期诊断采用子宫颈细胞学检查和(或)高危型HPV DNA检测、阴道镜检查、子宫颈活组织检查的"三阶梯"程序,确诊依据为组织学诊断。

(一)宫颈细胞学检查

是早期发现宫颈癌和癌前病变最主要且简便有效的方法,普遍用于防癌检查。须在宫颈移行带区取材。细胞分类法有巴氏分类法和TBS分类法,如发现巴氏Ⅲ级以上及TBS分类鳞状细胞异常者应做宫颈活组织检查。HPV检测联合细胞学检查可提高诊断的准确性。

(二)宫颈和宫颈管活组织检查

是确诊宫颈癌和癌前病变最可靠和必需的方法。为提高诊断的阳性率应注意:

(1)在鳞-柱交界部做4点(3、6、9、12点)活检或多点活检。

(2)在碘试验不染色区或涂抹醋酸后的醋酸白上皮区取材,或在阴道镜观察到的可疑区取材以提高确诊率,也可在阴道镜指示下行宫颈环形电切术(LEEP)或冷刀做锥切术。

(3)所取组织应包括上皮和间质。

(4)若需了解宫颈管病变情况,或细胞学检查异常而宫颈活检阴性等,应行颈管诊刮。

①碘试验:将碘溶液涂在宫颈和阴道壁上,正常宫颈和阴道的鳞状上皮(因含有丰富糖原)被染成棕色或深赤褐色,不染色区为危险区,应在该区取材活检,以提高诊断率。

②阴道镜检查:将宫颈表面上皮放大10~40倍,观察有无异型上皮细胞及血管走向等改变,在可疑部位取材活检,以提高诊断率。

(三)宫颈锥切术

适用于:①宫颈细胞学检查多次阳性而宫颈活检结果阴性;②活检为原位癌而临床不能排除浸润癌。可选用环形电切除(LEEP)或冷刀锥切术。

(四)影像学和内镜检查

胸部X线摄片、B超、膀胱镜、直肠镜、淋巴管造影、静脉肾盂造影及CT、MRI、PET-CT等可协助临床分期。

宫颈癌应与宫颈糜烂、宫颈息肉、宫颈乳头状瘤、宫颈结核、宫颈子宫内膜异位症、子宫黏膜下肌瘤、子宫内膜癌宫颈转移等鉴别。宫颈活检是最可靠的鉴别方法。

【治疗】

(一)CIN的治疗

1. Ⅰ级　约60％CINⅠ级会自然消退,可随访观察。病变发展或持续存在2年宜进行治疗,可采用冷冻、激光等。

2. Ⅱ级和Ⅲ级　约20％CINⅡ级会发展成CINⅢ级,5％发展为浸润癌,故均需治疗。阴道镜检查满意的CINⅡ级可用物理治疗或宫颈锥切,阴道镜检测不满意者和所有CINⅢ级通常采用宫颈锥切,术后密切随访。年龄较大、无生育要求合并有其他妇科手术指征的CINⅢ级也可行全子宫切除术。

(二)宫颈癌治疗

根据临床分期、患者年龄、全身情况等选择个体化治疗方案。常用的有手术、放疗为主,化疗为辅的综合措施。

1. 手术治疗　年轻患者可保留卵巢及阴道功能。适用于早期宫颈癌患者ⅠA~ⅡA期患者。

2. 放射治疗　适用于部分早期患者，ⅡB～Ⅳ期；不能耐受手术者。宫颈病灶大需术前放疗以及术后补充放疗。包括腔内和体外照射方法。

3. 化疗　主要用于晚期或复发转移的患者，近年也作为手术或放疗的辅助治疗。常用药物有顺铂、卡铂、紫杉醇等。

【预后与随访】

（一）预后

与临床分期、病理类型及治疗方法有关，有淋巴结转移者预后差。早期手术与放疗效果相近。

（二）随访

强调重要性；定期随访；治疗后 2 年内每 3～6 个月复查一次；3～5 年内每 6 个月复查一次；第 6 年开始每年复查一次。内容主要为盆腔检查，阴道脱落细胞学检查，胸部 X 线、血常规、宫颈鳞状细胞癌抗原（SCC）等检查。

【预防】

宫颈癌病因明确，筛查方法较完善，是可预防的肿瘤。应加强防癌科普宣教，提倡晚婚少育，普及性卫生知识；定期开展防癌普查普治，每 1～2 年 1 次。消除引起宫颈癌的各种因素。HPV 疫苗注射可阻断 HPV 感染，预防宫颈癌的发生。

（郭仪静）

第十一章 生殖内分泌疾病

第一节 排卵障碍性异常子宫出血

异常子宫出血是妇科常见的症状和体征,是一种总的术语,指与正常月经的周期频率、规律性、经期长度、经期出血量中的任何一项不符、源自子宫腔的异常出血。正常的月经周期为24~35 d,经期持续2~7 d,平均失血量为20~60 mL。但凡不符合上述标准的均属于异常子宫出血。排卵障碍性异常子宫出血(AUB-O)是由于生殖内分泌轴功能紊乱引起的子宫异常出血,分为无排卵性和有排卵性两大类。

【病因及病理生理】

(一)无排卵性功血

多发生于青春期和围绝经期妇女,占功血的85%。正常月经的发生是排卵后黄体萎缩,雌激素和孕激素撤退,使子宫内膜坏死脱落而出血。正常的月经周期、经期和血量,都有明显的规律性和自限性。当机体受到内部和外界各种因素如精神过度紧张、情绪变化、营养不良、代谢紊乱及环境、气候骤变等影响时,可通过大脑皮质和中枢神经系统引起下丘脑-垂体-卵巢轴功能调节或靶细胞效应的异常而导致月经失调。

1. 青春期功血 与下丘脑-垂体-卵巢的调节功能尚未健全,尤其是对雌激素的正反馈作用存在缺陷有关。垂体分泌的卵泡生成素(FSH)量持续低水平,黄体生成素(LH)无高峰形成,因此,虽有卵泡生长发育却无排卵。

2. 围绝经期功血 与卵巢功能衰退有关。卵泡在发育过程中因退行性变化而不排卵,也无黄体形成和孕激素分泌。

3. 生育期 可因某种刺激如劳累、精神创伤、流产、手术或疾病引起短暂的无排卵;亦可因肥胖、多囊卵巢综合征、高泌乳素血症等长期存在的因素引起持续无排卵。

各种原因引起的无排卵均可导致子宫内膜受单一雌激素影响而无孕激素参与,随体内雌激素水平的波动而交替出现脱落、修复现象,引起月经失调。

(二)排卵性功血

多发生于生育年龄妇女。常见有黄体功能不全、黄体萎缩不全两种类型。

1. 黄体功能不全 原因是神经内分泌调节功能紊乱,导致 FSH 及 LH 分泌不足,影响了黄体的正常发育而过早萎缩,使孕激素分泌不足,子宫内膜过早脱落,月经提前来潮。

2. 子宫内膜不规则脱落 原因是下丘脑-垂体-卵巢轴调节功能紊乱或溶黄机制异常,引起黄体萎缩不全,导致子宫内膜持续受孕激素影响,以致不能如期完整脱落。

【子宫内膜的病理变化】

(一)无排卵性功血

无排卵性功血患者的子宫内膜受雌激素持续作用而无孕激素拮抗,可发生不同程度的增生性改变,少数呈萎缩性改变。

1. 子宫内膜增生　根据 2014 年世界卫生组织(WHO)女性生殖系统肿瘤学分类。

(1)不伴有不典型的增生:指子宫内膜腺体过度增生,大小和形态不规则,腺体和间质比例高于增殖期子宫内膜,但无明显的细胞不典型。包括既往所称的单纯型增生和复杂型增生,是长期雌激素作用而无孕激素拮抗所致,发生子宫内膜癌的风险极低。

(2)不典型增生　指子宫内膜增生伴有细胞不典型。镜下表现为管状或分支腺体排列拥挤,并伴有细胞不典型,病变区域内腺体比例超过间质,腺体拥挤,仅有少量间质分隔。发生子宫内膜癌的风险极高,属于癌前病变。

2. 增生期子宫内膜　子宫内膜所见与正常月经周期中的增生期内膜无区别,只是在月经周期后半期甚至月经期,仍表现为增生期形态。

3. 萎缩型子宫内膜　子宫内膜萎缩菲薄,腺体少而小,腺管狭而直,腺上皮为单层立方形或低柱状细胞,间质少而致密,胶原纤维相对增多。

(二)排卵性功血

子宫内膜形态一般表现为分泌期内膜,可能存在间质水肿不明显或腺体与间质发育不同步。内膜活检显示分泌反应落后 2 d。

【临床表现】

(一)无排卵性功血

临床上最常见的症状是子宫不规则出血,表现为月经周期紊乱,经期长短不一,经量不定,常为增多,甚至大量出血。常常是先有数周或数月停经,然后大量阴道不规则流血,常持续 2~3 周或更长时间,不易自止。出血期一般无下腹痛或其他不适。出血量多或时间长,常伴贫血,大量出血可导致休克。盆腔检查子宫附件正常。

根据出血的特点将异常子宫出血分为:

1. 月经过多　周期规则,但经期延长(>7 d)或经量过多(>80 mL)。

2. 子宫不规则出血过多　周期不规则,经期延长,经量过多。

3. 子宫不规则出血　周期不规则,经期可延长而经量正常。

4. 月经过频　月经频发,周期缩短。

(二)排卵性功血

1. 月经过多　月经周期规则、经期正常,但经量增多(>80 mL)。

2. 黄体功能不全　临床特点为月经周期缩短,月经频发,有时月经周期虽在正常范围内,但因功能不足,孕激素水平低,患者常有不孕或妊娠早期流产史。妇科检查无异常。

3. 子宫内膜不规则脱落　临床特点为月经周期正常,但经期延长,长达 9~10 d,血量多,后几天常为淋漓不尽出血。

4. 围排卵期出血　两次月经中间,即排卵期出血,一般出血期≤7 d,多持续 1~3 d,血停数日后又出血,量少,时有时无。

【诊断】

诊断前必须首先除外生殖道或全身器质性病变所致。主要依据病史、体格检查、排卵测定及其他辅助检查。

1. 病史　详细询问病史应注意患者的年龄、月经史、婚育史及避孕措施,全身有无慢性病史如肝病、血液病以及甲状腺、肾上腺或垂体疾病等,有无精神紧张、情绪打击等影响正常月经的因素。了解病程经过,如发病时间、目前流血情况、流血前有无停经史及以往治疗经过。

2. 体格检查　包括全身检查、妇科检查等。妇科检查应排除阴道、宫颈及子宫结构异常和器质性病变,确定出血来源。

3. 辅助诊断

(1)全血细胞计数、凝血功能检查:排除血液系统疾病。

(2)尿妊娠试验或血 HCG 检测:有性生活者排除妊娠及妊娠相关性疾病。

(3)盆腔 B 超:了解子宫内膜厚度及回声,以明确有无宫腔占位及其他生殖道器质性病变。

(4)基础体温测定:是测定排卵的简易可行方法。基础体温呈单相型,提示无排卵。

(5)激素测定:为确定有无排卵,可测定血清孕酮。测定睾酮、泌乳素及甲状腺功能以排除其他内分泌疾病。

(6)子宫内膜活检:

①诊断性刮宫:为排除子宫内膜病变和达到止血目的,必须进行全面刮宫,搔刮整个宫腔。年龄>35 岁、药物治疗无效或存在子宫内膜癌高危因素的异常子宫出血者,应行诊刮。诊刮时应注意宫腔大小,形态,宫壁是否平滑,刮出物的性质和量。为了确定排卵或黄体功能,应在经前期或月经来潮 6 h 内刮宫;不规则流血者可随时进行刮宫。疑有子宫内膜癌,应行分段诊刮。为确定是否子宫内膜不规则脱落,则在月经第 5~7 日刮宫。

②宫腔镜检查:在宫腔镜直视下选择病变区进行活检,较盲取内膜的诊断价值高,尤其可提高早期宫腔病变如子宫内膜息肉、子宫黏膜下肌瘤、子宫内膜癌的诊断率。

【治疗】

功血的一线治疗方案是药物治疗。青春期及生育年龄无排卵功血以止血、调整周期、促使卵巢排卵为主;绝经过渡期妇女以止血、调整周期、减少经量,防止子宫内膜病变为治疗原则。

(一)无排卵性功血

1. 止血　常用性激素止血,对少量出血者,使用最低有效剂量,减少药物副作用。对大量出血者,要求在性激素治疗 8 h 内见效,24~48 h 出血基本停止,若 96 h 以上仍不止血,应考虑更改功血诊断。

(1)性激素:

①雌孕激素联合用药:联合用药的止血效果优于单一药物。口服避孕药在治疗青春期和生育年龄无排卵功血常常有效。目前常用第三代短效口服避孕药,如去氧孕烯炔雌醇片、炔雌醇环丙孕酮片,用法每次 1~2 片,每 8~12 h 一次,血止 3 d 后逐渐减量至每日 1 片,维持 21 d 周期结束。

②单纯雌激素:可促使子宫内膜生长,短期内修复创面而止血。适用于急性大量出血。所有雌激素疗法在血红蛋白计数增加至 90 g/L 以上后均必须加用孕激素撤退。有血液高凝或血栓性疾病史的患者,应禁忌应用大剂量雌激素止血。

③单纯孕激素:也称为"子宫内膜脱落法"或"药物刮宫",停药后短期即有撤退性出血。止血机制使持续增生的子宫内膜转化为分泌期,并有对抗雌激素的作用,使子宫内膜不再增厚。停药后内膜脱落较完全,起到药物性刮宫的作用。适用于体内已有一定雌激素水平、血

红蛋白＞80 g/L、生命体征稳定的患者。

（2）刮宫术：能迅速止血，适用于急性大出血或存在子宫内膜癌高危因素的患者。已婚妇女尤其是围绝经期妇女首选。

（3）辅助治疗：一般止血药物如抗纤溶药物、中药三七、云南白药等，是止血的辅助药物。如贫血应主要补充铁剂、维生素、蛋白质等。流血时间长给予抗生素预防感染。出血期间注意加强营养，避免过度劳累，保证充分休息。

2. 调整月经周期　使用雌激素止血后必须调整月经周期。青春期及生育期无排卵性功血需恢复正常的内分泌功能，以建立正常月经周期；对绝经过渡期患者有控制出血、预防子宫内膜增生症发生的作用。一般连续应用 3 个周期。

（1）雌、孕激素序贯治疗法：即人工周期，模拟自然月经周期中卵巢的内分泌变化，将雌、孕激素序贯应用，在月经周期的前半期使用雌激素，后半期使用雌激素和孕激素，使子宫内膜发生相应变化，两药同时停用，引起子宫内膜脱落。适用于青春期和育龄期功血，应用 3 个周期后，患者常能自发排卵。

（2）雌、孕激素联合疗法：雌激素使子宫内膜再生修复，孕激素可以限制雌激素引起内膜增生程度，适用于育龄期或围绝经期患者。常用口服避孕药。

（3）孕激素：适用于青春期或活组织检查为增生期内膜出血者。

（4）宫内孕激素释放系统：可有效治疗功血。原理为在宫腔局部释放孕激素，抑制子宫内膜生长。常用于治疗严重的月经过多。在宫腔内放置含孕酮或左炔诺孕酮宫内节育器，减少经量 80%～90%，有时甚至出现闭经。

3. 促进排卵　青春期功血经上述药物调整周期治疗几个疗程后，部分患者可恢复排卵，青春期一般不提倡使用促排卵药物，有生育要求的无排卵不孕患者，可针对病因采取促排卵方法治疗。

4. 手术治疗　对于药物治疗效果不佳或不宜用药，无生育要求的患者，尤其不易随访的年龄较大患者，应考虑手术。

（1）子宫内膜切除术：利用宫腔镜下金属套环、激光、滚动球电凝或热疗等方法，使子宫内膜凝固坏死。适用于经量多的围绝经期妇女和经激素治疗无效且无生育要求的生育期患者。术前必须有明确的病理学诊断，以避免误诊和误切子宫内膜癌。

（2）子宫切除术：适用于经系统药物治疗效果不佳，引起较严重贫血影响健康，无生育要求者。

（二）排卵性功血

针对发生原因，促使卵泡发育和排卵。

1. 月经过多　可用止血药、宫内孕激素释放系统、孕激素内膜萎缩法、复方短效口服避孕药。

2. 黄体功能不足　促进卵泡发育，刺激黄体功能及黄体功能替代。常用氯米芬、孕激素、口服避孕药。

3. 子宫内膜不规则脱落　通过孕激素调节下丘脑-垂体-卵巢轴的反馈功能，使黄体及时萎缩，内膜按期完整脱落。自下次月经前 10～14 d 开始，每日口服甲羟孕酮 10 mg，连服 10 d，有生育要求者肌内注射黄体酮或口服天然微粒化孕酮。

4. 围排卵期出血　可用复方短效口服避孕药，抑制排卵，控制周期。

第二节　闭　经

　　闭经是妇科疾病的常见症状,表现为无月经或月经停止,根据既往有无月经来潮,分为原发性闭经和继发性闭经两类。凡年满 16 岁,女性第二性征已发育但无月经来潮,或年满 14 岁,第二性征尚未发育者称原发性闭经,占 5%。继发性闭经指曾有规律月经,因某种病理因素月经停止连续 6 个月以上,或按自身原来月经周期计算,停经 3 个周期以上者,占 95%。青春期前、妊娠期、哺乳期及绝经后的月经不来潮均属生理现象。

【病因及病理】

　　正常月经的建立和维持是下丘脑-垂体-卵巢轴的神经内分泌功能正常,靶器官子宫内膜对性激素具有周期性反应和下生殖道通畅,当其中任何一个环节发生障碍就会出现月经失调,甚至导致闭经。原发性闭经多由先天性疾病和生殖道畸形,或功能失调及继发疾病发生于青春期前所致。继发性闭经常由器官功能障碍或肿瘤引起。本节按下丘脑-垂体-卵巢-子宫轴解剖部位介绍引起闭经的相关病变。

　　(一)中枢神经-下丘脑性闭经

　　是最常见的一种。

　　1. 精神紧张、环境骤变、盼子心切　扰乱中枢神经与下丘脑之间的联系,继而影响下丘脑-垂体-卵巢轴,影响卵泡成熟,导致闭经。

　　2. 运动性闭经　剧烈运动可使体内脂肪减少而影响甾体激素的合成,且运动加剧后,可抑制促性腺激素分泌而闭经。

　　3. 体重下降和营养缺乏　如减肥、强迫节食、神经性厌食时,体重迅速下降,影响下丘脑合成、分泌促性腺激素释放激素和生长素,进而使促性腺激素、性激素下降,导致闭经。

　　4. 药物影响　长期应用某些药物,如奋乃静、氯丙嗪、利血平、甾体类避孕药等。主要是通过下丘脑抑制催乳素抑制因子或多巴胺的释放,使催乳素升高,引起泌乳;而促性腺激素释放激素分泌不足或垂体反应迟钝,则引起闭经。药物性抑制所致的闭经泌乳综合征通常是可逆的,一般停药后 3~6 个月月经自然恢复。

　　5. 颅咽管瘤　位于蝶鞍上的垂体柄漏斗部前方可发生颅咽管瘤,由先天性残余细胞发展形成,是垂体、下丘脑性闭经的罕见原因。瘤体增大压迫下丘脑和垂体柄时,可引起闭经、生殖器官萎缩、肥胖、颅压增高、视力障碍等症状,称肥胖生殖无能营养不良症。

　　6. 嗅觉缺失综合征　一种下丘脑 GnRH 先天性分泌缺陷,同时伴嗅觉丧失或嗅觉减退的低促性腺激素性腺功能低落。表现为原发性闭经,性征发育缺如,伴嗅觉减退或丧失。

　　(二)垂体性闭经

　　较少见。主要病变在垂体,是由于垂体器质性病变或功能失调引起的闭经。

　　1. 垂体梗死　常见的为 Sheehan 综合征。由于产后大出血休克,使垂体缺血坏死,尤以腺垂体为敏感,促性腺激素分泌细胞发生坏死,也可累及促甲状腺激素、促肾上腺皮质激素分泌细胞。于是出现闭经、无乳、性欲减退、毛发脱落等症状,第二性征衰退,生殖器官萎缩,还可出现畏寒、嗜睡、低血压及基础代谢率降低。

　　2. 垂体肿瘤　腺垂体可发生催乳素腺瘤、生长激素腺瘤、促甲状腺激素腺瘤、促肾上腺皮质激素腺瘤以及无功能的垂体腺瘤。不同类型的肿瘤可出现不同症状,但都有闭经表现,这是因为肿瘤压迫分泌细胞,使促性腺激素分泌减少所致。常见的催乳素瘤可引起闭经溢乳综合征。

3. 空蝶鞍综合征　因鞍膈不全或某种病变,蝶鞍内出现空隙,脑脊液流向蝶鞍的垂体窝,垂体受压缩小,而蝶鞍扩大。因压迫垂体发生高催乳激素血症,常见症状为闭经,有时泌乳。X线检查仅见蝶鞍稍增大;CT或MRI检查则精确显示,在扩大的垂体窝中,可见萎缩的垂体和低密度的脑脊液。

（三）卵巢性闭经

闭经的原因在卵巢。卵巢的性激素水平低落,子宫内膜不发生周期性变化而导致闭经。

1. 卵巢早衰　40岁前绝经者称卵巢早衰。表现为继发性闭经,常伴更年期症状,以低雌激素及高促性腺激素为特征。卵巢内无卵母细胞或虽有原始卵泡,但对促性腺激素无反应。病因以特发性即无明确诱因的卵巢萎缩及过早绝经最常见。另外,自体免疫病亦可引起本病,循环中存在多种器官特异性自身免疫抗体,卵巢活检见有淋巴细胞浸润。

2. 卵巢切除或组织破坏　双侧卵巢已手术切除或经放疗破坏卵巢组织,导致闭经。严重的卵巢炎也可破坏卵巢组织而闭经。

3. 卵巢功能性肿瘤　产生雄激素的睾丸母细胞瘤、卵巢门细胞瘤等,由于过量的雄激素抑制下丘脑-垂体-卵巢轴功能而闭经。分泌雌激素的颗粒细胞瘤、卵泡膜细胞瘤,因持续分泌雌激素抑制了排卵,使子宫内膜增生过长而短暂闭经。

4. 多囊卵巢综合征　以长期无排卵以及高雄激素血症为特征,表现为闭经、不孕、多毛和肥胖。

5. 性腺先天发育不全　性腺条索状或发育不全,性腺内卵泡缺如或少于正常。临床多表现为性征幼稚的原发性闭经,分为染色体正常和异常两大类。染色体异常最常见的核型为45 XO,表现为一系列体格发育异常,如身材矮小(不足150 cm)、蹼颈、盾状胸、肘外翻,称Turner综合征。

（四）子宫性闭经

闭经的原因在子宫。月经调节功能正常,但子宫内膜对卵巢激素不能产生正常的反应,往往表现第二性征发育正常。

1. Asherman综合征　是子宫性闭经中最常见的原因。因人工流产刮宫过度或产后、流产后出血刮宫损伤引起,尤其当伴有子宫内膜炎时,更易导致宫腔粘连或闭锁而闭经。颈管粘连者有月经产生,但不能流出;宫腔完全粘连者则无月经。

2. 子宫内膜炎　结核性子宫内膜炎时,子宫内膜遭受破坏易致闭经。流产或产后感染所致的子宫内膜炎,严重时也可造成闭经。

3. 子宫切除后或宫腔放射治疗后　手术切除子宫或放疗破坏子宫内膜而闭经。

（五）先天性下生殖道发育异常

包括无孔处女膜、阴道下1/3段缺如,均可引起经血引流障碍而发生闭经。

（六）其他内分泌异常性闭经

如肾上腺、甲状腺、胰腺等功能异常都可引起闭经。常见疾病为甲状腺功能减退症或亢进症、糖尿病等,均可影响下丘脑功能而闭经。

【诊断】

闭经只是一种症状,诊断时必须首先查找闭经原因,确定病变环节,然后再确定是何种疾病引起的。

（一）病史

详细询问月经史，包括初潮年龄、月经周期、经期、经量和闭经期限及伴随症状。发病前导致闭经的诱因，如精神因素、环境改变、体重增减、剧烈运动、各种疾病及用药情况等。已婚妇女需询问生育史及产后并发症史。原发性闭经应了解生长发育史，第二性征发育情况及有无先天性缺陷或其他疾病及家族史。

（二）体格检查

1. 全身检查　全身发育、精神状态、智力发育、营养和健康情况。测量体重、身高，四肢与躯干比例，五官生长特征，有无畸形等。

2. 妇科检查　应注意内、外生殖器的发育。有无先天性缺陷、畸形和肿瘤。

3. 其他检查　女性第二性征，如毛发分布、乳房发育，乳房有无乳汁分泌等。其中第二性征的检查有助于鉴别原发性闭经的病因，缺乏女性第二性征提示从未受过雌激素的刺激。

（三）辅助检查

已婚妇女闭经首先排除妊娠，通过病史和体格检查对闭经的病因及病变部位有初步了解，在此基础上再通过有选择的辅助检查明确诊断。

1. 功能试验

药物撤退试验：用于评估体内雌激素水平，以确定闭经程度或确定闭经原因。

（1）孕激素试验：用黄体酮注射液，每日肌内注射 20 mg，连续 5 d；或口服甲羟孕酮，每日 10 mg，连用 8～10 d。停药后 3～7 d 出现撤药出血（阳性反应），提示子宫内膜已受一定水平的雌激素影响，可排除子宫性闭经；无出血为阴性反应，提示子宫性闭经或雌激素水平低下，对孕激素无反应，应进一步做雌、孕激素序贯试验。

（2）雌激素试验：适用于孕激素试验阴性的闭经患者。嘱患者每晚睡前服妊马雌酮 1.25 mg，连续 20 d。为使停药后子宫内膜脱落完全，最后 10 d 加用甲羟孕酮，每日口服 10 mg，停药后 3～7 d 发生撤药出血为阳性，提示子宫内膜功能正常，闭经是由于体内雌激素水平低落所致；如无出血为阴性，应再重复一次，仍阴性提示子宫内膜有缺陷或破坏，可诊断子宫性闭经。

垂体兴奋试验：又称 GnRH 刺激试验。用以了解垂体功能减退起因于垂体或下丘脑。注射 LHRH 后 LH 值升高，说明垂体功能正常，病变在下丘脑；经多次重复试验，LH 值无升高或升高不明显，说明垂体功能减退，如希恩综合征。

2. 激素测定

（1）甾体激素测定：包括雌二醇、孕酮及睾酮测定。若雌激素低提示卵巢功能不正常或衰竭；若睾酮值高，提示有多囊卵巢综合征或卵巢支持-间质肿瘤的可能。

（2）催乳素及垂体促性腺激素测定：PRL 升高测定促甲状腺素（TSH），TSH 升高为甲状腺功能减退；TSH 正常，PRL＞100 μg/L，应行头颅 MR 或 CT 检查，以排除垂体肿瘤。PRL 正常应测定促性腺激素。

3. 影像学检查

（1）盆腔 B 超检查：观察有无子宫，子宫大小、形态及内膜情况，卵巢大小、形态、卵泡数目等。

（2）子宫输卵管造影：了解宫腔形态、大小及输卵管情况，可帮助诊断生殖系统发育不良、畸形、结核及宫腔粘连情况等病变。

（3）对疑有垂体肿瘤应做蝶鞍 CT 或 MR 检查，同时可诊断空蝶鞍综合征。

（四）其他检查

1. 宫腔镜检查　能精确诊断宫腔粘连。

2. 腹腔镜检查　能直视观察卵巢大小、形态，对诊断多囊卵巢综合征等有价值。

3. 性染色体检查　对鉴别性腺发育不全病因及指导临床处理有重要意义。主要用于原发性闭经。

4. 基础体温测定、子宫内膜取样等

【处理】

（一）全身治疗

供给营养，增强体质。积极治疗全身性疾病。心理治疗。积极治疗内分泌疾病。子宫内膜结核导致闭经应抗结核治疗。

（二）内分泌治疗

明确病变环节，给予相应激素治疗。

1. 性激素替代治疗　补充卵巢功能，维持女性第二性征和月经，维持女性身心健康。

（1）人工周期治疗：适用于低雌激素性腺功能减退者。

（2）孕激素治疗：适用于体内有一定雌激素水平的患者。

2. 促排卵　适用于有生育要求的患者。

（1）氯米芬：是最常用的促排卵药物。适用于有一定内源性雌激素无排卵者。

（2）促性腺激素：常用 HMG、HCG。

（3）溴隐亭：为多巴胺受体激动剂，适用于垂体催乳素瘤患者。

（三）手术治疗

适用于器质性病变引起的闭经。

1. 生殖道畸形　如处女膜闭锁、阴道横隔或阴道闭锁引起的假性闭经，可经手术治疗使经血流畅。

2. Asherman 综合征　宫腔镜直视下分离粘连，后加用大剂量雌激素和放置宫内节育器治疗。

3. 肿瘤　卵巢肿瘤确诊后手术治疗。垂体肿瘤根据肿瘤部位、大小及性质确定治疗方案。高促性腺激素闭经、含 Y 染色体性腺者易发生肿瘤，宜手术切除性腺。

第三节　绝经综合征

绝经综合征是指妇女在绝经前后出现性激素水平波动或减少所致的一系列躯体及心理症状。因卵巢功能衰竭，雌、孕激素水平降低，使正常的下丘脑-垂体-卵巢调节轴失去平衡，出现一系列自主神经功能失调的症状。多发生在 45～55 岁，一般持续 2～3 年，少数人可持续至绝经后 5～10 年。1/3 围绝经期妇女能通过神经内分泌的自我调节达到新的平衡而无自觉症状，2/3 妇女出现一系列性激素水平减少所致的症状和体征。

绝经是妇女生命中必然经过的生理过程，绝经提示卵巢功能衰退，生殖能力终止。绝经方式有两种，自然绝经和人工绝经。自然绝经是随年龄增长卵巢功能丧失引起的绝经，是自然现象。人工绝经是手术切除双侧卵巢或化疗、放疗破坏卵巢,使卵巢功能丧失导致绝经。人工绝经更易发生绝经综合征。绝经后妇女由于缺乏雌激素,容易出现骨质疏松症和心脑疾病等。

【病因及病理生理】

围绝经期最突出的变化是卵巢逐渐萎缩,排卵功能逐渐降低,卵泡分泌性激素能力下降,以致最后卵巢功能衰退。因为卵巢功能衰退,雌、孕激素水平降低,使正常的下丘脑-垂体-卵巢调节轴失去平衡,影响了自主神经中枢及其支配的各脏器功能,而出现一系列自主神经功能失调的症状。围绝经期综合征的发生与种族、遗传因素、神经类型、个体性格、职业、文化水平有关,尤其是与症状轻重有密切关系。精神压力大、精神压抑、神经类型不稳定等易出现围绝经期综合征,从事体力劳动的人发生得较少,即使发生症状也轻且消退快。

【临床表现】

(一)月经紊乱

是绝经过渡期的常见症状,半数以上妇女出现2～8年无排卵性月经,表现为月经周期不规则、经期延长、经量增多。

(二)全身表现

1. 精神神经症状

(1)兴奋型:情绪激动、多言多语、失眠、烦躁等。

(2)忧郁型:情绪低落、忧郁、焦虑、内心不安、多疑、记忆力减退。严重者可发展为抑郁性神经官能症。

2. 血管舒缩症状　潮热、出汗为最常见症状,是绝经综合征最突出的特征性症状。

3. 心血管症状　雌激素对女性心血管系统可能有保护作用,绝经后妇女冠心病发生率及并发梗死的死亡率随年龄增加。

4. 乳房、泌尿、生殖道症状　乳房萎缩、变软下垂。出现泌尿系统萎缩症状,阴道干燥、性交困难和反复出现阴道炎,以及反复发生尿路感染。性功能减退,有时发生张力性尿失禁,妇科检查内、外生殖器萎缩。

5. 骨质疏松　雌激素具有保护骨矿物质含量的作用,是妇女一生维持骨矿物质含量的关键激素,绝经后妇女雌激素水平下降,骨质吸收速度快于骨质生成,促使骨质丢失而变疏松,约有25％妇女在围绝经期过程中出现骨质疏松,骨质疏松可引起骨骼疼痛、身材变矮,严重者导致骨折。

6. 皮肤和毛发的变化　皮肤皱纹增多,皮肤变薄、干燥;皮肤色素沉着,严重者出现围绝经期皮炎、瘙痒等。毛发减少,阴毛、腋毛有不同程度丧失,并有轻度脱发。

【辅助检查】

1.FSH 及 E_2 值测定　检查血清 FSH 值及 E_2 值了解卵巢功能。绝经过渡期血清 FSH＞10 U/L 提示卵巢储备功能下降。若闭经、FSH＞40 U/L 且 E_2＜10～20 pg/mL 提示卵巢功能衰竭。

2. 抗米勒管激素(AMH)测定　AMH 低至 1.1 ng/mL 提示卵巢储备下降;若低于 0.2 ng/mL 提示即将绝经;绝经后 AMH 一般测不出。

3.B超检查　排除子宫、卵巢肿瘤,了解子宫内膜厚度。

4. 其他检查　骨密度测定等。

【处理】

（一）一般治疗

神经精神症状可因神经类型不稳定或精神状态不佳而加剧,可进行适当的心理治疗。向患者解释神经精神症状加剧是一个生理过程,鼓励患者参加体育锻炼和户外活动,劳逸结合,合理饮食,减轻或消除患者的焦虑心理。必要时选用谷维素口服,有助于调节自主神经功能或用镇静药。

（二）激素替代治疗

1. 适应证

①绝经相关症状;②泌尿生殖道萎缩的问题;③低骨量及绝经后骨质疏松症。

2. 开始应用时机　在卵巢功能开始减退及出现相关症状后即可应用。

3. 禁忌证及慎用情况

禁忌证:①已知或怀疑妊娠;②原因不明的阴道出血或子宫内膜增生;③已知或怀疑乳腺癌;④已知或怀疑患有与性激素相关的恶性肿瘤;⑤6个月内患有活动性静脉或动脉血栓栓塞性疾病;⑥严重的肝、肾功能障碍;⑦血卟啉症、耳硬化症、系统性红斑狼疮;⑧与孕激素相关的脑膜瘤。

慎用情况并非禁忌证,但在 HRT 应用前和应用过程中,应该咨询相关专业的医师,严密监测。包括:①子宫肌瘤;②子宫内膜异位症;③子宫内膜增生史;④尚未控制的糖尿病及严重高血压;⑤有血栓形成倾向;⑥胆囊疾病、癫痫、偏头痛、哮喘、高催乳素血症;⑦乳腺良性疾病;⑧乳腺癌家族史;⑨已完全缓解的部分妇科恶性肿瘤,如宫颈鳞癌、子宫内膜癌、卵巢上皮癌等。

4. 制剂及剂量的选择　主要药物为雌激素,可辅以孕激素。单用雌激素治疗仅适用于子宫切除者,单用孕激素适用于绝经过渡期功能失调性子宫出血者。原则上尽量选用天然雌激素。剂量应个体化,以取最小有效量为佳。

5. 不良反应和危险性

①雌激素:剂量过大可引起乳房胀、白带多、头痛、水肿、色素沉着等;②孕激素:可出现抑郁、易怒、乳房痛和水肿,患者常不易耐受;③子宫出血:多为突破性出血,必要时做诊断性刮宫以排除子宫内膜病变;④子宫内膜癌:单一雌激素的长期应用,使子宫内膜异常增生和子宫内膜癌危险性增加,雌孕激素联合应用,可降低内膜癌的危险性;⑤乳腺癌:危险性是否增加尚无定论。

（三）非激素药物治疗

1. 钙剂　可用氨基酸螯合钙胶囊,每日口服 1 粒。

2. 维生素 D　适用于围绝经期妇女缺少户外活动者,每日口服 400～500 U,与钙剂合用有利于钙的吸收完全。

3. 选择性 5-羟色胺再摄取抑制剂　盐酸帕罗西汀 20 mg,每日 1 次早晨口服,可有效改善血管舒缩症状及精神神经症状。

（郑珞）

第十二章　子宫内膜异位症

子宫内膜组织(腺体和间质)出现在子宫体以外的部位时,称为子宫内膜异位症(endo-metriosis,EMT)。异位子宫内膜可出现在身体不同部位,但绝大多数位于盆腔内的卵巢、宫骶韧带、子宫下部后壁浆膜面以及覆盖直肠子宫陷凹、乙状结肠的腹膜层和阴道直肠隔,其中以侵犯卵巢者最常见,约占80%。其他如宫颈、阴道、外阴亦有受累及者。此外,脐、膀胱、肾、输尿管、肺、胸膜、乳腺、淋巴结,甚至手、臂、大腿处均可发病,但极罕见(图6-12-1)。

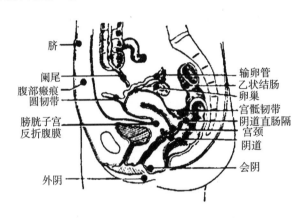

图 6-12-1　子宫内膜异位症的发生部位

【流行病学】

EMT的发病率近年来有明显增高趋势,多发生于育龄妇女,以25～45岁多见。初潮前无发病者,绝经后或切除卵巢后异位内膜组织可逐渐萎缩吸收,妊娠或使用性激素抑制卵巢功能可暂时阻止此病的发展,故子宫内膜异位症的发病与卵巢的周期性变化有关。流行病学调查还发现妇女直系亲属中患此病的可能性较对照组明显增加,提示此病与遗传有关,可能为多基因遗传。

【发病机制】

异位子宫内膜来源至今尚未阐明,主要的学说如下:

1. 异位种植学说　1921年,Sampson提出妇女经期子宫内膜腺上皮和间质细胞随经血经输卵管逆流进入盆腔,种植于卵巢、直肠子宫陷凹、宫骶韧带、子宫后壁下段和盆腔腹膜等部位,在该处生长和蔓延,形成盆腔EMT。至今,经血逆流内膜种植学说已为人们所公认,但盆腔外的EMT及有的行经妇女不发生EMT无法解释。

子宫内膜也可通过淋巴及静脉向远处播散,发生异位种植。1952年Javert提出子宫内膜组织可以像恶性肿瘤一样,通过血行和淋巴向远处转移。后来不少学者在盆腔淋巴管、淋巴结和盆腔静脉中发现有子宫内膜组织,因而提出子宫内膜可通过静脉或淋巴播散,远离盆腔部位的器官如肺、脑等发生的EMT支持该学说。

剖宫产术后腹壁切口或分娩后会阴切口出现内异症,可能是手术时将子宫内膜带至切口直接种植所致。此途径在人猿试验中获得证实。

2. 体腔上皮化生学说　卵巢生发上皮、盆腔腹膜都是由胚胎期具有高度化生潜能的体腔上皮分化而来。Meyer 提出上述组织在反复受到经血、慢性炎症或持续卵巢激素刺激后,均可被激活衍化为子宫内膜样组织而形成 EMT。

3. 免疫学说　EMT 的发生和发展可能是患者免疫力低下、清除盆腔活性子宫内膜细胞能力减低的结果。也可能与免疫耐受有关,机体把异位子宫内膜当成自体组织而不进行清除。

4. 遗传学说　EMT 患者一级亲属的发病风险是无家族史的 7 倍,可能是多因素遗传的影响。

5. 在位内膜决定论　是由郎景和提出的 EMT 发病机制理论。同正常人相比,EMT 的在位内膜具有很强的黏附性、侵蚀性和血管形成性,这样的内膜随经血逆流至盆腔即容易种植而发病。

【病理】

EMT 的主要病理变化是异位子宫内膜随卵巢激素的变化而发生周期性出血,周围组织增生纤维化并形成粘连,因异位的内膜没有一个自然引流的通路,故在病变区形成内容为经血的大小不等的紫褐色斑点或囊性肿物。

【临床表现】

(一)症状

1. 下腹痛和痛经　典型症状是继发痛经进行性加剧,可表现为下腹痛、腰骶痛、性交痛或肛门坠痛,但有 27%～40%患者无症状。

2. 月经失调　15%～30%患者有经量增多、经期延长或经前点滴出血。

3. 不孕　发病率高达 40%。原因有盆腔粘连、子宫位置改变、输卵管闭锁或蠕动减弱、卵巢功能失调、黄体功能不全、黄素化未破裂卵泡综合征、自身免疫反应等。

4. 其他

(1)肠道 EMT:腹痛、腹泻、便秘、便血。

(2)膀胱 EMT:尿痛、尿频。

(3)输尿管受侵犯和压迫:患侧腰痛和血尿。

(4)其他部位:周期性疼痛、出血或块状增大。

(二)体征

1. 腹部检查　一般无特殊。但巨大的卵巢子宫内膜异位囊肿可在腹部扪及包块;囊肿破裂出现腹膜刺激征;腹壁切口、脐部病变可见紫蓝色结节或包块。

2. 妇科检查　宫颈或阴道后穹隆病变,可在局部看到紫蓝色结节。子宫多后倾固定,直肠子宫陷凹、宫骶韧带或子宫后壁下段有触痛性结节,宫旁一侧或两侧常可触及囊性、表面光滑、不活动的包块,有轻压痛。

【诊断】

生育年龄妇女有继发性痛经进行性加重、不孕或慢性盆腔痛,盆腔检查时扪及盆腔内有触痛性结节或子宫旁有不活动的囊性包块,即可初步诊断为子宫内膜异位症。但临床上尚需借助下列辅助检查。经腹腔镜检查的盆腔可见病灶和病灶活组织病理检查是确诊依据，但病理学检查结果阴性并不能排除内异症的诊断。

1. 影像学检查　阴道和腹部 B 超是诊断卵巢子宫内膜异位囊肿和直肠阴道隔 EMT 的重要手段，可确定异位囊肿的位置、大小和形状，其诊断敏感性和特异性均在 96％以上。盆腔 CT 及 MRI 对盆腔内异症有诊断价值，但费用昂贵，不作为初选的诊断方法。

2. 血清 CA125 和人附睾蛋白 4（HE4）测定　血清 CA125 水平可能增高，重症患者更为明显，但变化范围大，临床上多用于重度内异症和疑有深部病变者。CA125 诊断内异症的敏感性和特异性均较低。CA125 水平用于监测异位内膜病变活动情况更有临床价值，动态监测 CA125 有助于评估治疗效果和复发情况。HE4 在内异症多在正常水平，可用于与卵巢癌的鉴别诊断。

3. 腹腔镜检查　是目前国际公认诊断 EMT 的最佳方法，既可直接看到病变，又可行活检，是对盆腔检查和 B 超检查均无阳性发现的不孕或慢性盆腔疼痛患者的有效检查手段。只有在腹腔镜检查或剖腹探查直视下才能确定内异症临床分期。

EMT 恶变的发生率为 0.7％～1％，主要为卵巢子宫内膜样癌和透明细胞癌。以下情况应警惕恶变的可能：①卵巢子宫内膜异位囊肿＞10 cm 或有增大趋势，绝经后复发，疼痛节律改变；②CA125＞100 U/mL；③影像学检查囊肿内有实质性或乳头状结构。

【鉴别诊断】

需与下列疾病相鉴别。

1. 卵巢恶性肿瘤　患者一般情况差，持续性腹痛、腹胀，盆腔包块伴腹水。CA125＞100 U/mL，B 超显示包块以实质性或混合性居多，形态多不规则。腹腔镜检查或剖腹探查可鉴别。

2. 盆腔炎性包块　多有急性盆腔感染和反复感染发作史，疼痛无周期性，可伴有发热和白细胞升高等，抗感染治疗有效。

3. 子宫腺肌病　痛经症状和 EMT 相似，甚至更剧烈。子宫多均匀性增大，质地较硬，经期子宫压痛明显。但常与 EMT 并存。

4. 原发性痛经　多发生于出血前，出血后数小时达高峰，一两天内消失。妇科检查无阳性体征。

【治疗】

应根据患者年龄、症状、病变部位和范围以及对生育要求等不同情况加以全面考虑。原则上症状轻微者采用期待疗法；有生育要求的轻度患者先行药物治疗，病变较重者行保守手术；年轻无继续生育要求的重度患者可采用保留卵巢功能手术辅以激素治疗；症状和病变均严重的无生育要求患者可考虑根治性手术。

1. 期待疗法　适用于病变轻微、无症状或症状轻微患者，一般可每数月随访一次。若经期有轻微疼痛时，可试给前列腺素合成酶抑制剂如吲哚美辛、萘普生、布洛芬等对症治疗。希望生育的患者，一般不用期待治疗，应促使尽早受孕。一旦妊娠，病变组织多坏死、萎缩，分娩后症状可缓解，甚至病变完全消失。期待疗法期间，若患者症状和体征加剧时，应改用其他较积极的治疗方法。

2. 药物治疗　包括抑制疼痛的对症治疗，抑制雌激素合成使异位内膜萎缩、阻断下丘脑-垂体-卵巢轴的刺激和出血周期为目的的性激素治疗,适用于有慢性盆腔痛、经期疼痛明显、有生育要求及无卵巢囊肿形成的患者。采用假孕和假绝经性激素治疗,已成为临床治疗内异症的常用方法。但对较大的卵巢内膜异位囊肿,特别是卵巢包块性质未明者,宜采用手术治疗。

(1)假孕疗法:长期连续服用避孕药或高效孕激素造成类似妊娠的人工闭经,使子宫异位内膜萎缩。适应证为有痛经症状,但暂无生育要求的轻度患者。①口服避孕药:是最早治疗内异症的激素类药物。②孕激素:疗效与达那唑和 GnRH-a 相近,但费用较低,不良反应也小。

(2)假绝经治疗:①达那唑:适用于轻、中度痛经明显者。作用机制:为合成的 17a-乙炔睾酮衍生物,能抑制 GnRH 的分泌,直接抑制甾体激素的合成,增加雌二醇和孕激素的代谢,直接抑制和竞争子宫内膜的雌、孕激素受体,抑制内膜细胞的增生,导致子宫内膜和异位内膜萎缩而短暂闭经,故称假绝经疗法。不良反应:一般反应如头痛、恶心、肝功能损害、突破性出血等;低雌激素症状如乳房萎缩、抑郁、潮热、多汗、阴道干燥等;雄激素同化作用:如痤疮、多毛、声音嘶哑、体重增加等。症状多不严重,一般能忍受,停药后可恢复。②促性腺激素释放激素激动剂(GnRH-a):为人工合成的十肽类化合物,作用与天然 GnRH 相同,但活性高数十倍至百倍。若长期连续应用,垂体的 GnRH 受体被耗尽,将对垂体产生降调节作用,即垂体分泌的促性腺激素减少,导致卵巢分泌的激素显著下降,出现暂时性闭经,故称为"药物性卵巢切除"。不良反应:出现低雌激素症状,如围绝经期综合征。骨质丢失,多于停药后逐渐恢复正常。如连续应用 3 个月以上,为防止骨质丢失,可给雌、孕激素反加疗法。③孕三烯酮:为 19-去甲睾酮衍生物,有抗孕激素、雌激素和抗性腺效应。疗效与达那唑相近,但不良反应远较达那唑低,对肝功能影响较小。

(3)其他治疗:米非司酮:为人工合成的 19-去甲睾酮衍生物,具有强抗孕激素作用,用药后造成闭经,使病灶萎缩。不良反应:恶心、呕吐、头晕、疲倦等,无雌激素样影响,也没有骨质丢失的危险,疗效与达那唑和 GnRH-a 相近,是一种颇有希望的疗法。

3. 手术治疗

(1)适应证:①药物治疗后症状不缓解,局部病变加剧或生育功能仍未恢复者;②卵巢子宫异位囊肿>5 cm,特别是迫切希望生育者;③疑有子宫内膜异位囊肿恶变者;④诊断性腹腔镜检查,进行确诊和手术分期。

(2)手术方式:可采用腹腔镜或剖腹手术,腹腔镜是目前手术治疗的主要手段。①保留生育功能手术(保守性手术):尽量切净或破坏异位内膜病灶,保留子宫、至少一侧卵巢或部分卵巢组织。适用于年轻有生育要求的患者,特别是药物治疗无效者。术后复发率约40%,术后可应用 3~6 个月药物治疗,以减少复发。②保留卵巢功能手术(半根治手术):切除盆腔内病灶及子宫,保留至少一侧卵巢或部分卵巢组织。适用于 45 岁以下且无生育要求的重症患者。术后复发率约 5%。③根治性手术:切除子宫、双侧附件及盆腔内所有异位内膜病灶。适用于 45 岁以上的重症患者。术后 3~6 个月后可补充性激素治疗,预防骨质疏松和减轻绝经后症状,过早补充性激素不利于消除残余的内膜异位病灶。

4. 药物与手术联合治疗 术前先用药物治疗 3 个月,使病灶缩小、软化,可缩小手术范围和有利于手术操作。术后给予 3~6 个月药物治疗,可使残留的病灶萎缩退化,减低术后复发率。

5. 不孕的治疗 手术治疗能提高妊娠率,治疗效果取决于病变的程度,以术后 1 年内的妊娠率最高。对希望妊娠者,术后应用促排卵治疗,争取半年内受孕,术后 2 年不能妊娠者,再妊娠机会甚微。经保留生育功能手术后仍不能妊娠者,可考虑采用辅助生育技术。

【预防】

(一)防止经血逆流

(1)先天性生殖道畸形所引起的经血潴留应及时手术治疗。

(2)经期一般不做盆腔检查,必要时应动作轻柔,避免挤压子宫。

(二)避免医源性 EMT

(1)进入宫腔的手术,特别是剖宫取胎时应保护好子宫切口周围术野,以防宫腔内容物溢入腹腔和腹壁切口。

(2)缝合子宫壁时,应避免缝针穿透子宫内膜层。

(3)关闭腹腔后,需用生理盐水洗净腹壁切口。

(4)月经来潮前禁做各种输卵管通畅手术,以免将子宫内膜推入宫腔。

(5)宫颈及阴道手术应在月经干净后 3～7 d 内进行,以免下次月经来潮时脱落的子宫内膜种植在尚未愈合的手术创面上。

(6)人工流产负压吸宫时,吸管应缓慢拔出,防止腔内外压力差过大,宫腔内血液和内膜被吸入腹腔内。

(三)药物避孕

有学者认为长期服用避孕药抑制排卵,可促使子宫内膜萎缩和经量减少而减少逆流的机会。

(郑珞)

第十三章　不　孕

女性未避孕,有正常性生活,至少 12 个月未受孕者称不孕症(infertility),在男性则称为不育症。不孕症分为原发性和继发性两大类,既往从未有过妊娠史,无避孕而从未妊娠者称原发不孕;既往有过妊娠史,而后无避孕连续 12 个月未孕者称继发不孕。我国不孕发病率为 7%～10%。

【原因】

不孕的因素可能在女方、男方或男女双方。据统计,造成不孕的因素中,女方因素占 40%～55%,男方因素占 25%～40%,男女双方因素占 20%,免疫和不明原因约 10%。

(一)女性不孕因素

女性不孕原因以排卵障碍和输卵管因素最常见。

1. 输卵管因素　主要是输卵管堵塞、通而不畅或纤毛运动及管壁蠕动功能丧失而导致不孕。常见的原因有:①慢性输卵管炎、输卵管结核及非特异性盆腔感染;②子宫内膜异位症;③输卵管发育不全。

2. 卵巢因素　主要是排卵障碍。

(1)下丘脑-垂体-卵巢轴功能紊乱:无排卵性功血、闭经等。

(2)卵巢病变:先天性卵巢发育异常、多囊卵巢综合征、卵巢早衰、卵巢功能性肿瘤、卵巢子宫内膜异位囊肿、卵巢对性激素不敏感综合征等。

(3)全身性疾病:重度营养不良、肾上腺及甲状腺功能异常等。

3. 子宫与宫颈因素　子宫畸形、黏膜下肌瘤、内膜炎、内膜结核、内膜息肉、宫腔粘连等,影响受精卵着床而致不孕。宫颈黏液功能异常、宫颈炎症、宫颈息肉、宫颈肌瘤、宫颈免疫学功能异常、宫颈口狭窄等,影响精子通过而致不孕。

4. 外阴阴道因素　外阴阴道发育异常、瘢痕、炎症等可造成性交障碍、精子受纳减少或活力减低而致不孕。

(二)男性不育因素

男性不育原因主要是精子发生障碍与精子运送障碍。

1. 精液异常　无精、少精、弱精、畸精。影响正常精子产生的因素有:

(1)先天发育异常:先天性睾丸发育不全、双侧隐睾所致的曲细精管萎缩等。

(2)全身原因:过度疲劳、吸烟、肥胖、慢性消耗性疾病、慢性中毒、性生活过频等。

(3)局部原因:睾丸炎、睾丸结核、精索静脉曲张等。

2. 精子运送受阻　附睾及输精管结核、阳痿及早泄等。

3. 免疫因素　在男性生殖道免疫屏障被破坏的条件下,精子、精浆在体内产生对自身精子的抗体,即抗精子抗体,使精液产生自身凝集而不能通过宫颈黏液。

4. 内分泌疾病　垂体、甲状腺、肾上腺功能障碍等。

(三)男女双方因素

1. 缺乏性生活知识

2. 精神过度紧张

3. 免疫因素

(1)同种免疫:精子、精浆或受精卵是抗原物质,被阴道或子宫内膜吸收后,通过免疫反应产生抗体物质,使精子与卵子不能结合或受精卵不能着床。

(2)自身免疫:不孕妇女体内可产生透明带自身抗体,与透明带起反应后阻止精子穿透卵子而影响受精。

【检查步骤与诊断】

(一)男方检查

1. 既往病史　有无结核、腮腺炎等病史,有无输精管结扎术史。

2. 性生活情况

3. 查体　包括全身检查和生殖系统检查,重点检查外生殖器有无畸形或病变。

4. 辅助检查　重点是精液常规检查,是不孕夫妇首选的检查项目,需进行 2~3 次检查,以明确精液质量。

(二)女方检查

1. 病史　初诊时应详细询问结婚年龄,男方健康情况,是否两地分居,性生活情况,是否采用过避孕措施,月经史,既往史(有无结核、内分泌疾病),家族史(有无精神病、遗传病),对继发不孕,应了解以往流产或分娩经过,有无感染等。

2. 查体　全身检查需评估体格发育及营养状况,妇科检查需注意第二性征和外生殖器的发育情况,有无畸形、炎症、包块及泌乳等,排除垂体、甲状腺、肾上腺皮质疾病。

3. 特殊检查

(1)卵巢功能检查:了解卵巢有无排卵和黄体功能情况。检查方法:①B 超监测卵泡发育、排卵及子宫内膜厚度和形态分型;②基础体温测定,女性激素测定。

(2)输卵管通畅试验:输卵管通液术、子宫输卵管碘油造影及腹腔直视下行输卵管通液(美蓝液)。

(3)宫腔镜检查:了解宫腔内情况,能发现宫腔粘连、黏膜下肌瘤、内膜息肉、子宫畸形等。

(4)腹腔镜检查:了解盆腔情况,能直接观察子宫、输卵管、卵巢有无病变或粘连,并可行输卵管通液,直视下确定输卵管是否通畅。

【女性不孕症的治疗】

(一)一般治疗

(1)改善全身状况,增强体质。

(2)改变不良生活习惯,戒烟、戒毒、不酗酒。

(3)纠正营养不良和贫血,积极治疗其他内科疾病。

(4)掌握性知识,性生活次数适度,学会预测排卵期。

(5)解除焦虑,保持良好的精神状态。

(二)病因治疗

1. 治疗生殖器器质性疾病

(1)输卵管慢性炎症及阻塞的治疗:①一般治疗。口服活血化瘀中药,中药保留灌肠,物理治疗。②输卵管内注药。用地塞米松 5 mg,庆大霉素 8 万 U,透明质酸酶 1 500 U 或 α-糜蛋白酶 5 mg,加于 20 mL 生理盐水中,在 150 mmHg 压力下以每分钟 1 mL 的速度缓慢注入宫腔。③输卵管成形术。对不同部位输卵管阻塞可行造口术、吻合术即输卵管子宫移植术等,达到输卵管再通的目的。

(2)卵巢肿瘤:手术指征应及时切除,并明确肿瘤性质。

(3)子宫病变:子宫黏膜下肌瘤、子宫内膜息肉、子宫纵隔、宫腔粘连等,可行手术切除、粘连分离或矫形。

(4)阴道炎:应及时、彻底治疗。

(5)子宫内膜异位症:可通过腹腔镜进行诊断和治疗,对于复发和卵巢功能明显减退的患者应慎重手术。中重度患者术后可以辅以 GnRH-a 或孕激素治疗 3～6 个周期后尝试 3～6 个月自然受孕,如仍未妊娠,则需积极进行辅助生殖技术受孕。

(6)生殖系统结核:行抗结核治疗,并检查是否合并其他系统结核。

2. 诱发排卵

(1)氯米芬:为首选的促排卵药物,适用于体内有一定雌激素水平者和下丘脑-垂体轴反馈机制健全的患者。

(2)人绒毛膜促性腺激素(HCG):常与氯米芬合用。

(3)尿促性素(HMG):每支含 FSH 和 LH 各 75 U,促卵泡发育。

(4)黄体生成素释放激素(LHRH):适用于下丘脑性无排卵。

(5)溴隐亭:适用于无排卵伴有高泌乳素血症者。

3. 促进或补充黄体功能　适用于黄体功能不全者。可应用黄体酮补充黄体功能。

4. 改善宫颈黏液　用雌激素使宫颈黏液稀薄,有利于精子通过。

5. 免疫性不孕治疗　适于抗精子抗体阳性的患者,性生活时应用避孕套 6～12 个月,可使部分患者体内的抗精子抗体水平下降。无效者可行免疫抑制治疗。

6. 辅助生殖技术　人工授精和体外受精-胚胎移植(试管婴儿)。

(郑珞)

第十四章　计划生育

计划生育是我国的一项基本国策,其基本内容是科学地控制人口数量,提高出生人口素质。避孕主要控制生殖过程中的三个环节:①抑制精子和卵子的产生;②阻止精子和卵子的结合;③使子宫环境不利于精子获能、生存,或不适宜受精卵着床和发育。目前常用的女性避孕方法有宫内节育器、药物避孕及外用避孕药等。目前男性避孕在我国主要是阴茎套及输精管结扎术。

第一节　避　孕

一、药物避孕

避孕药物制剂大致分为四类:①睾酮衍生物,如炔诺酮、18-甲基炔诺酮、去氧孕烯;②孕酮衍生物,如甲地孕酮、甲羟孕酮;③螺旋内酯类,如屈螺酮为第三代孕激素;④雌激素衍生物,如炔雌醇。

【避孕原理】

1. 抑制排卵　避孕药中雌、孕激素负反馈抑制下丘脑释放 GnRH,使垂体分泌 FSH 和 LH 减少,同时直接影响垂体对 GnRH 的反应,阻止排卵前 LH 高峰的形成,导致不排卵。

2. 改变宫颈黏液的性状　孕激素使宫颈黏液量减少,黏稠度增加,拉丝度降低,不利于精子通过。

3. 改变子宫内膜形态与功能　子宫内膜的正常生理变化,为胚胎着床创造必要条件,避孕药抑制子宫内膜增殖变化,使子宫内膜与胚胎发育不同步,不适于受精卵着床。

4. 改变输卵管功能　在持续的雌、孕激素的作用下,改变输卵管正常的分泌活动与蠕动,改变受精卵在输卵管内的正常运行速度,从而干扰受精卵着床。

【适应证】

育龄健康妇女均可使用。

【禁忌证】

(1)严重心血管疾病、血栓性疾病不宜用,如冠状动脉粥样硬化、高血压。雌激素有促凝功能,增加心肌梗死及静脉栓塞发生率。

(2)急、慢性肝炎、肾炎。

(3)内分泌疾病,如糖尿病、甲状腺功能亢进症。

(4)恶性肿瘤、癌前病变、子宫或乳房肿块者。

(5)哺乳期、产后未满半年或月经未复潮者。

(6)月经稀少或年龄>45 岁。

(7)年龄>35 岁的吸烟者,不宜长期服用。

(8)精神病生活不能自理者。

(9)原因不明的异常流血者。

【不良反应】

1. 类早孕反应 雌激素可刺激胃黏膜,引起恶心、呕吐、食欲减退及头晕、乏力等类早孕反应,轻者无须处理,一般1~3个月减轻或消失。较重者予以止吐对症处理。

2. 月经过少或闭经 因内源性激素分泌被抑制,有甾体避孕药替代其对子宫内膜发生作用。一般服药后月经周期规律,经期缩短,经量减少,痛经减轻或消失。若用药后出现闭经,说明避孕药对下丘脑-垂体轴抑制过度,应停药,改用雌激素替代治疗或加用促排卵药物,仍无效应进一步查找闭经原因。

3. 不规则阴道流血 为服药期间出现的不规则的少量阴道流血又称突破性出血。如发生在前半周期,为雌激素不足以维持子宫内膜的完整性所致,可每晚加服雌激素,与避孕药同服至停药;若在后半周期出血,多为孕激素不足引起,每晚加服避孕药1/2~1片;如出血近月经期或出血量多如月经时,应立即停药,待出血第5日再开始下一周期用药。

4. 体重增加 避孕药中的孕激素有弱雄激素活性,促进体内合成代谢,又可因雌激素使水、钠潴留。

5. 色素沉着 少数出现颜面部皮肤淡褐色色素沉着,明显者可停药,但停药后不一定都能自然消退。

6. 其他影响 长期服药甾体避孕药并不增加生殖器官恶性肿瘤的发生率。由于孕激素的保护作用,还可减少子宫内膜癌、卵巢上皮癌的发生。对人体代谢的影响是暂时的,停药后可自然恢复正常,因此长期服用不影响健康。

【避孕药的种类】

(一)口服短效避孕药

含有雌、孕激素的复方制剂。雌激素的成分以炔雌醇为主,与不同成分孕激素如炔诺酮、甲地孕酮、左炔诺酮等配伍。还有双相片、三相片。只要按规定服药,成功率可达99%以上。现常用的口服避孕药中,妈富隆含有去氧孕烯,为强效孕激素,药物剂量低,不良反应小,避孕效果好。复方18-甲基左炔诺酮三相片,是将雌、孕激素的配比剂量模拟为正常月经周期中的生理变化,将一个周期药物分为三个不同剂量(三相),能降低甾体激素对机体的负荷。第一相(1~6片)为月经早期给予两种激素量均低的药片;第二相(7~11片)为月经中期两种激素均高的药片;第三相(12~21片)为月经后期用孕激素高而雌激素低的药片。

用法及注意事项:月经周期第5日开始,每晚1片,连服21d。若漏服可于第2日晨补服1片。一般于停药2~3d来月经,再于月经第5日服用下一周期药物。若停药7d月经未来潮,仍可于第8日服用第二周期药物。如第二个月仍无月经来潮,应停药查找原因。

(二)口服长效避孕药

长效雌激素和孕激素配伍制成。药物中长效雌激素炔雌醇经胃肠道吸收后,储存在脂肪组织内缓慢释放,起到长效避孕作用。孕激素促进子宫内膜呈分泌期改变而引起撤退性出血,类似人工周期。服药1次避孕1个月,有效率达96%~98%。复发长效口服避孕药激素含量大,副作用较多,现已少用。

(三)长效避孕针

现有雌、孕激素混合类和单纯孕激素类。单纯孕激素类可用于哺乳期避孕,但易并发月经失调,故主要应用雌、孕激素混合类。肌内注射 1 次可避孕 1 个月,有效率可达 98％。

用法及注意事项:首次于月经周期第 5 日和第 12 日各肌内注射 1 支,以后在每月周期第 10～12 日肌内注射 1 支。一般在注射后 12～16 d 月经来潮。用药后 3 个月可能发生月经不规则或剂量增加,可对症处理,使用止血药或雌激素、短效避孕药调整。月经过多或月经频发者不宜使用。

（四）探亲避孕药

为甾体化合物,除双炔失碳酯外均为孕激素类制剂或雌、孕激素复合制剂。服用时间不受经期限制,适用于短期探亲夫妇。有效率在 99％左右。但由于目前激素避孕种类不断增加,探亲避孕药剂量又大,现已少使用。

（五）缓释避孕药

由避孕药与具有缓慢释放性能的高分子化合物共同组成,药物在体内持续恒定微量释放,起到长效避孕作用。

1. 皮下埋植剂　是常用的一种缓释系统避孕剂。目前上市的左炔诺酮皮下埋植剂,有两代产品。第一代产品称 Norplant Ⅰ,有 6 个硅胶囊,每个含炔诺酮 36 mg。第二代产品称 Norplant Ⅱ,有 2 个硅胶囊,每个含炔诺酮 75 mg。

用法:于月经周期 7 d 内,在上臂内侧做皮下埋入,可避孕 5 年,有效率 99％以上。

皮下埋植剂不含雌激素,可随时取出,恢复生育功能快,不影响乳汁质量,使用方便。不良反应主要是阴道不规则少量流血或点滴出血,少数闭经。一般在 3～6 个月后逐渐恢复或消失。可用止血剂或激素止血。

2. 缓释阴道避孕环　由甾体激素与硅胶混合制成缓释系统的阴道避孕环。置入阴道内,阴道黏膜上皮可直接吸收药物进入血循环,产生避孕效果。国产的硅胶阴道环,空芯中含甲地孕酮,可连续使用 1 年,经期不需取出。不良反应为阴道不规则出血,分泌物增加及脱环,影响续用率。

3. 微球或微囊避孕针　由具有生物降解作用的高分子化合物与甾体激素混合制成微球或微囊,通过针头注入皮下,缓慢释放避孕药物。注射 1 次可避孕 3 个月。微囊或微球到期后在体内自然吸收。目前正处于研制阶段。

（六）外用避孕药

1. 外用杀精剂　目前常用的避孕药膜以壬醇醚为主,具有快速高效杀精能力,却不影响正常阴道菌群。

2. 透明贴剂　含人工合成雌、孕激素,可从药膜中按一定量释放。药物由三块贴剂构成,每贴有效期 7 d,用药 3 周后停药 1 周,再用下一周期。效果同口服避孕药。

二、宫内节育器

宫内节育器是一种安全、有效、简便、经济、可逆的避孕方法,是我国育龄妇女的主要避孕措施。

【种类】

（一）惰性 IUD

为第一代 IUD,由惰性原料如硅胶、金属、塑料或尼龙等制成。但因带器妊娠和脱落率高,我国已于 1993 年停止生产。

（二）活性 IUD

1. 含铜宫内节育器

（1）带铜 T 形宫内节育器（TCu-IUD）：是目前我国临床首选的宫内节育器。是以塑料为支架，按宫腔形态设计而成，在纵杆或横臂上套以铜管。避孕效果与铜表面积呈正比，而铜的表面积越大，不良反应也相应增加，以 TCu-200 应用最广泛。放置时间 15 年。

（2）带铜 V 形宫内节育器（VCu-IUD）：是我国常用的宫内节育器之一，由不锈钢为支架，外套硅橡胶管，横臂及斜臂缠绕铜线或铜管。优点是形态更适合宫腔，带器妊娠率和脱落率低。缺点是出血较常见，因症取出率较高。

2. 含药宫内节育器

药物缓释宫内节育器：含孕酮 T 形节育器，常用 T 形支架，药物存储于支架纵杆的药管中，管外包有聚二甲基硅氧烷膜控制药物释放，孕激素不仅促进子宫内膜变化不利于受精卵着床，使带器妊娠率低，而且可促进子宫安静，使脱落率下降。目前左炔诺孕酮（LNG）代替孕酮，并以中等量释放（20 $\mu g/d$），有效期估计为 5 年。优点是不仅带器妊娠率、脱落率低，而且减少月经量及缓解痛经。不良反应为点滴出血和闭经。

【避孕原理】

IUD 抗生育作用主要是由于子宫内膜受到节育器的刺激产生无菌性炎症反应，导致下列变化：

（1）白细胞和吞噬细胞增多，其有吞噬精子、毒害胚胎的作用，从而阻止受精并影响受精卵发育。

（2）内膜产生的前列腺素，改变输卵管的蠕动，使受精卵运行速度与内膜变化不同步，受精卵着床受阻。

（3）宫腔体液组成改变，如吞噬细胞增加，核苷酸酶、酸性磷酸酶、碱性磷酸酶活力增加，从而影响受精卵生长、发育和着床。

（4）对抗机体囊胚着床的免疫耐受性，使囊胚崩解，产生免疫性抗着床作用。

带铜 IUD 除具有上述作用外，异物反应更严重，铜离子长期少量向宫腔内释放使内膜损伤、炎性反应加剧，并使内膜细胞代谢受到干扰，不利于受精卵着床和囊胚发育。铜还可影响精子获能，促进避孕效果。

孕激素 IUD 中孕激素可使子宫内膜腺体萎缩和间质蜕膜化，不利于受精卵着床。使宫颈黏液变稠厚，阻碍精子通过，并可对精子代谢产生影响。

【放置术】

（一）适应证

凡育龄妇女，自愿选择放置 IUD 而无禁忌证者。

（二）禁忌证

（1）生殖器炎症：如阴道炎、重度宫颈糜烂及急、慢性盆腔炎。

（2）生殖器肿瘤。

（3）生殖器畸形：如子宫纵隔、双子宫、双角子宫。

（4）严重全身性疾病：如心衰、重度贫血、出血性疾病或各种疾病的急性期。

（5）宫颈过松、重度陈旧性宫颈裂伤和Ⅱ度以上子宫脱垂。

(6)月经过多、过频者可在医师指导下放置含孕激素 IUD。

(7)妊娠或妊娠可疑。

(8)有铜过敏史。

（三）放置时间

(1)月经干净后 3～7 d 内无性交。

(2)人工流产后立即放置,但宫腔深度应<10 cm。

(3)产后 42 d 恶露干净,会阴伤口已愈合,子宫恢复正常者。

(4)剖宫产术后半年,哺乳期放置前应先排除早孕。

(5)自然流产或中期妊娠引产转经后。

【取出术】

（一）适应证

(1)绝经半年以上。

(2)放置年限已满,需要更换者。

(3)计划再生育者或已无性生活不再需避孕者。

(4)欲改用其他避孕方法或绝育者。

(5)并发症及不良反应重经治疗无效者。

(6)带器妊娠者,包括宫内和宫外妊娠。

（二）取出时间

(1)常规于月经干净 3～7 d 取出。

(2)因带器不良反应或并发症需取出者,随时可取。

(3)带器妊娠者,早孕时于人工流产同时取出。中、晚妊娠者于胎儿、胎盘娩出时应注意检查 IUD 是否同时排出,未排出者于产后 3 个月或转经后取出。

【放置宫内节育器的并发症】

1. 节育器异位　原因有子宫穿孔,操作不当将 IUD 放到宫腔外。或节育器过大、过硬,子宫壁薄软,子宫收缩造成节育器逐渐移位至宫腔外。一经确诊,应经腹或在腹腔镜下取出节育器。

2. 节育器嵌顿或断裂　由于放置时损伤子宫壁或带器时间过长,致部分器体嵌入子宫肌壁或发生断裂,应及时取出。

3. 节育器下移或脱落　原因有:①操作不规范,未放置达宫底部;②IUD 与宫腔大小形态不符;③月经过多;④宫颈内口过松及子宫过度敏感。常见于放置 IUD1 年之内。

4. 带器妊娠　多见于 IUD 下移、脱落或异位。

三、其他避孕方法

（一）紧急避孕

紧急避孕是指在无保护的性生活后或避孕失败后 3～5 d 内,为防止意外妊娠而采取的避孕方法,也称事后避孕。

1. 避孕机制

(1)阻止和延迟排卵。

(2)干扰受精或着床。

2. 适应证

(1)避孕失败。

(2)未采取任何避孕措施。

(3)遭遇性暴力。

3. 方法

放置宫内节育器和口服紧急避孕药。

(1)宫内节育器:带铜 IUD,在无保护性生活 5 d 内放入,作为紧急避孕方法,有效率达 95% 以上。特别适合希望长期避孕而且符合上环者。

(2)紧急避孕药

①激素类药物:

雌、孕激素复方制剂:现有复方炔诺酮事后避孕片,无保护性生活 72 h 内服用首剂,隔 12 h 后再服用。

单纯孕激素制剂:现有左炔诺孕酮,无保护性生活 72 h 内服用首剂,隔 12 h 后再服用。

②非激素类药物:米非司酮。在无保护性生活 120 h 内服用单剂量 10 mg 或 25mg。

③不良反应:可能出现恶心、呕吐、不规则流血,米非司酮不良反应少且轻,一般无须特殊处理。若月经延迟一周以上,需除外妊娠。

(二)外用避孕

1. 阴茎套

也称避孕套,是男性避孕工具。正确使用避孕率高,达 93%~95%。阴茎套还有防止性传播疾病的作用。

2. 阴道套

也称女用避孕套,既能避孕,又能防止性传播疾病。目前我国尚未供应。

3. 外用杀精剂

性交前置入女性阴道,具有灭活精子作用的一类化学避孕制剂。目前常用有避孕栓剂、片剂、胶冻剂、凝胶剂及避孕薄膜等。

(三)安全期避孕

使用安全期避孕需事先确定排卵日期,通常根据基础体温测定、宫颈黏液检查或通过月经周期规律来推算。多数妇女月经周期为 28~30 d,预期在下次月经前 14 d 排卵,排卵日及其前后 4~5 d 以外时间即为安全期。由于妇女排卵过程可受生活、情绪、性活动、健康状况或外界环境等因素影响而推迟或提前,还可能发生额外排卵,因此安全期避孕不可靠,失败率 20%。

第二节 输卵管绝育术

输卵管绝育术是用人工的方法阻断精子与卵子相遇,而达到绝育的目的。方法包括输卵管切断、结扎、电凝、钳夹、环套、药物粘堵及栓堵输卵管腔。手术途径包括开腹、经腹腔镜及经阴道三种。

经腹输卵管结扎术

【适应证】

(1)自愿接受绝育术而无禁忌证者。

(2)患有严重全身性疾病不宜生育者。

【禁忌证】

(1)各种疾病的急性期,急、慢性盆腔感染,腹部皮肤感染等。

(2)全身状况不良不能胜任手术,如心衰、血液病等。

(3)严重的神经官能症。

(4)24 h体温两次达37.5 ℃以上者。

【术后并发症】

(1)出血、血肿:输卵管或系膜因术中过度牵拉、钳夹而损伤出血。创面血管结扎不紧引起腹腔积血或血肿。

(2)感染:体内原有感染灶未控制,手术器械、敷料消毒不严,手术未遵循无菌操作均可引起感染。

(3)脏器损伤:解剖关系不清或操作粗暴可致膀胱或肠管损伤。

(4)输卵管复通:绝育有1‰～2‰再通率,因手术方法本身缺陷或技术误差引起。

第三节 避孕失败补救措施

人工流产是指因意外妊娠、疾病等原因而采用人工方法终止妊娠。人工流产分为早期人工流产和中期妊娠引产。凡在妊娠3个月内人工或药物终止妊娠称早期妊娠终止。早期人工流产可分为手术流产和药物流产两种方法。手术流产又可分为负压吸引术、钳刮术。

一、药物流产

药物流产是用非手术措施终止早孕的一种方法,简便、痛苦小、安全,不需宫腔操作,为无创性。药物是米非司酮配伍米索前列醇。

【作用机制】

米非司酮是一种合成的类固醇,与孕酮的化学结构相似,具有抗孕酮作用,对子宫内膜孕激素受体的亲和力为孕酮的3～5倍,可与孕激素竞争受体,阻断内源孕激素活性,干扰妊娠。米索前列醇是前列腺素的衍生物,可兴奋子宫肌,扩张和软化宫颈。两者配伍应用终止早孕完全流产率达90%。

【适应证】

(1)妊娠在7周以内,本人自愿要求使用药物终止妊娠的18～40岁健康妇女。

(2)具有人工流产高危因素,如宫颈坚硬和宫颈发育不全、生殖道畸形严重、骨盆畸形。

(3)剖宫产术后半年内、哺乳期妊娠。

(4)多次人工流产及剖宫产史,对手术流产恐惧者。

【禁忌证】

(1)米非司酮的禁忌证:肾上腺疾病、与甾体激素有关的肿瘤、糖尿病、肝、肾功能异常、血液及血栓性疾病。

(2)米索前列醇的禁忌证:心血管疾病、高血压、青光眼、哮喘、癫痫及胃肠功能紊乱。

(3)异位妊娠或可疑者。

(4)过敏体质、贫血及妊娠呕吐者,长期口服抗结核、抗癫痫、抗抑郁、抗前列腺素药。

【用药方法】

有顿服法和分服法。

【不良反应及注意事项】

(1)一般症状:恶心、呕吐、下腹痛和乏力等症状。一般不重,无须处理。

(2)子宫收缩痛:排出宫内孕囊及蜕膜所致,剧烈腹痛应予以解痉处理。

(3)出血:药物流产后流血时间一般持续10~14 d,最长可达1~2个月,如有突然大量阴道流血,应及时手术清宫或输液、输血等急救。

(4)感染:药物流产后流血时间长、出血量多及清宫术均可导致感染,应予以抗生素治疗。

药物流产有潜在大出血危险,必须在具有急救措施和急诊刮宫设备的医疗机构实施。

二、手术流产

妊娠在10周以内用负压吸引终止,妊娠10~14周采用钳刮术。

(一)负压吸宫术

利用负压原理,将妊娠物从宫腔内吸出,称为负压吸引术。

1. 适应证

(1)因避孕失败或非意愿妊娠者,在妊娠6~10周以内要求终止妊娠而无禁忌证。

(2)因疾病不能继续妊娠。

2. 禁忌证

(1)各种疾病的急性期或严重疾病不能胜任手术。

(2)生殖器官急性炎症。

(3)术前两次体温在37.5 ℃以上。

(二)钳刮术

钳刮术是指用机械方法钳取胎儿及胎盘的手术,适用于10~14周妊娠。近年来由于米非司酮和米索前列醇的临床应用,钳刮术逐渐被药物引产所替代。

(三)手术流产的并发症及处理

1. 子宫穿孔 哺乳期子宫特别柔软,剖宫产后子宫有瘢痕,子宫过度倾曲或有畸形等,施术者操作不当可引起子宫穿孔。一旦出现应立即停止手术。如穿孔小,患者情况稳定,宫内组织已清除,可给予缩宫素和抗生素,严密观察。若组织物尚未吸净,应由有经验医师避开穿孔部位,可在B超监视下清宫。若尚未进行吸宫,可待1周后再清除宫腔内容物。发现内出血或疑有脏器损伤,应立即剖腹探查。

2. 人工流产综合征 在术中或术后,突然出现头晕、胸闷、面色苍白、出冷汗,脉搏细弱、缓慢,血压下降,听诊有心动过缓或心律失常,严重者出现晕厥或抽搐等一系列症状。主要是宫颈或子宫受到机械刺激后,引起迷走神经兴奋所致。因此,术前应给予精神安慰,操作时要轻柔,扩张宫颈时,不宜过快或用力过猛,负压要适当。症状出现时,注射阿托品 $0.5\sim1$ mg 可有效控制。

3. 术中出血　多发生妊娠月份较大的钳刮术,因宫内组织未能迅速排出,影响子宫收缩所致。可在宫颈扩张后,宫颈注射缩宫素,同时尽快清除宫内组织物。出血多时应及时输液、输血。

4. 吸宫不全　指术后有部分妊娠组织物残留宫腔,引起持续性阴道出血或大出血,与操作者技术不熟练或子宫位置异常有关。对术后阴道流血超过 10 d,对症治疗无效时应考虑吸宫不全,血、尿 HCG 检测和 B 超检查有助于诊断。若无感染征象,应尽早行刮宫术,刮出物送病理检查,术后给予抗生素预防感染。如伴有感染,应在控制感染后行刮宫术。

5. 漏吸或空吸　因宫内妊娠行人工流产未吸出胚胎组织,致妊娠继续或者胚胎停止发育,称为漏吸。多因妊娠过小、生殖器官畸形或操作不熟练而致。若为漏吸应再行吸宫术。

误诊宫内妊娠行人工流产术,称为空吸。术中应认真检查吸出物,必要时送病理,排除异位妊娠。

6. 术后感染　吸宫不全或流产后过早性生活,手术器械消毒不严或操作时无菌观念不强等可引起感染。常以急性子宫内膜炎开始,治疗不及时可扩散成盆腔炎,甚至发展为败血症。术中应严格无菌操作,避免吸宫不全,预防性给予抗生素。

7. 羊水栓塞　偶可发生在人工流产钳刮术中。症状和严重程度不如晚期妊娠发病凶猛。

8. 远期并发症　有宫颈粘连、宫腔粘连、盆腔炎、月经失调、继发不孕等。

(郭仪静)

第七篇　儿科学常见病

第一章　生长发育

人体的生长发育是指从受精卵到成人期的整个过程。生长发育是儿童不同于成人的重要特点。

生长(growth)是指小儿身体各器官、系统的长大和形态变化,可以用测量方法表示其量的变化。发育(development)是指细胞、组织、器官的分化完善与功能上的成熟。

生长和发育两者紧密相关,生长是发育的物质基础,而身体、器官、系统的发育成熟状况又反映在生长的量的变化上。人体各器官、系统生长发育的速度和顺序都遵循一定的规律进行。

第一节　生长发育规律

一、生长发育是连续的过程,又有阶段性

生长发育贯穿于整个小儿时期,但各年龄阶段生长发育有一定的特点,不同年龄阶段生长速度不同,生后第 1 年及青春期,有 2 个生长高峰,如图 7-1-1 所示。

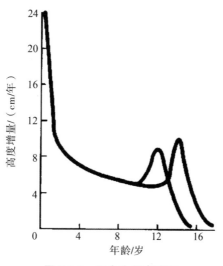

图 7-1-1　两个生长高峰图

二、各系统器官发育不平衡

人体各系统的发育顺序遵循一定规律,有各自的生长特点。神经系统发育较早,淋巴系统在儿童期生长迅速,于青春期前达高峰,此后逐渐下降达成人水平,生殖系统发育较晚,如图 7-1-2 所示。

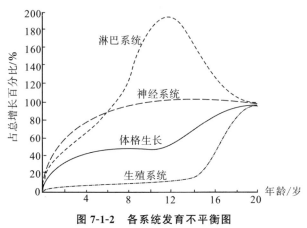

图 7-1-2　各系统发育不平衡图

三、生长发育的一般规律

生长发育遵循由上到下、由近到远、由粗到细、由低级到高级、由简单到复杂的规律。如出生后运动发育的规律是:先抬头、后抬胸,再会坐、立、行(由上到下);从臂到手,从腿到脚的活动(由近到远);从全掌抓握到手指拾取(由粗到细);先画直线后画圆、图形(由简单到复杂);先会看、听、感觉事物,认识事物,再发展到有记忆、思维、分析和判断(由低级到高级)。

四、生长发育的个体差异

小儿生长发育虽按一定的规律发展,但在一定范围内受遗传、营养、教养、环境的影响而存在相当大的个体差异,每个人的生长"轨道"不会完全相同。因此,儿童的生长发育水平有一定的范围,所谓的正常值不是绝对的,必须考虑影响个体的不同因素,才能做出正确的判断。

第二节　体格发育

一、体格生长的常用指标

体格生长应选择易于测量、有较好人群代表性的指标来表示。常用的有体重、身高(长)、坐高(顶臀长)、头围、胸围、上臂围和皮下脂肪厚度等。

二、体格生长规律

(一)体重的增长

体重为各器官、系统、体液的总重量,是最易获得的反映儿童生长与营养状况的灵敏指标;

儿科临床也都用体重作为计算药量、静脉输液量等的依据。

新生儿出生体重与其胎次、胎龄、性别和宫内营养状况有关。我国2015年九市城区调查结果显示平均男婴出生体重为3.38 kg±0.40 kg,女婴为3.26 kg±0.40 kg。

小儿体重的增长不是等速的,随着年龄的增加,体重的增长逐渐减慢。

1～12个月体重呈现第一个增长高峰:出生后3个月体重约为出生时的两倍(6 kg),12个月龄时婴儿体重约为出生时的3倍(9 kg)。2岁时体重约为出生时的4倍(12 kg);2岁至青春前期体重增长减慢,年增长值约2 kg。进入青春期后,由于性激素和生长激素的协同作用,体格生长又复加快,体重猛增达4～5 kg/年,约持续2～3年,是第二个增长高峰期。

为便于临床应用,可按公式粗略估计体重:

3～12月龄婴儿体重=[年龄(月)+9]÷2(kg);

1～6岁幼儿体重=年龄×2+8(kg);

7～12岁体重=[年龄×7-5]÷2(kg)。

(二)身高的增长

1. 身高　指头顶至足底的全身长度,代表头部、脊柱与下肢的长度;多数3岁以下儿童立位测量不易准确,应仰卧位测量,称身长。立位测量值比仰卧位少1～2 cm。

身高(长)增长与种族、遗传、营养、内分泌、运动和疾病等因素有关,但短期的疾病与营养波动不会明显影响身高。

身高(长)的增长规律与体重相似,年龄愈小增长愈快,也出现婴儿期和青春期两个生长高峰。

出生时身长平均为50 cm,生后第一年身长增长最快,约为25 cm,其中前3个月约增长11～12 cm,与后9个月的增长量相当。第二年身长增长速度减慢,约10 cm/年左右,即2岁时身长约85 cm。2岁以后身高(长)增长平稳,每年约5～7 cm。

2～12岁身高(长)的估算公式为:年龄×6+77(cm)。

身高在进入青春早期时出现第二个增长高峰,其增长速率达儿童期的两倍,持续2～3年。

2. 上部量、下部量　组成身高的头、脊柱和下肢等各部分的增长速度不是一致的,生后第一年头部生长最快,脊柱次之;至青春期时下肢增长最快。故头、躯干和下肢在各年龄期所占身高的比例不同。有些疾病可造成身体各部分的比例失常,这就需要测量上部量(从头顶至耻骨联合上缘)和下部量(从耻骨联合上缘至足底)以帮助判断。初生婴儿上部量>下部量(中点在脐上);随着下肢长骨的增长,中点下移,2岁时在脐下;6岁时在脐与耻骨联合上缘之间;12岁时即位于耻骨联合上缘,即上、下部量相等。

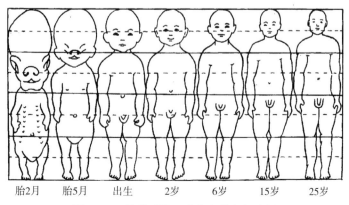

胎2月　　胎5月　　出生　　2岁　　6岁　　15岁　　25岁

图7-1-3　胎儿时期至成人身体各部比例

（三）头围的增长

经眉弓上缘、枕骨结节左右对称环绕头一周的长度称为头围。头围的增长与脑和颅骨的生长有关。出生时头围约 33～34 cm；在第一年的前 3 个月和后 9 个月头围都约增长 6 cm，故 1 岁时头围为 46 cm；生后第 2 年头围增长减慢，2 岁时头围48 cm；5 岁时为50 cm；15 岁时头围接近成人，约为 54～58 cm。

头围测量值在 2 岁以内最有价值，连续追踪测量比单次测量更重要。头围小常提示脑发育不良；头围增长过速则常提示脑积水。

（四）胸围的增长

平乳头下缘经肩胛角下缘平绕胸一周为胸围。胸围的大小与肺和胸廓的发育有关。

出生时胸围平均为 32 cm 左右，比头围小 1～2 cm；1 岁左右胸围等于头围；1 岁以后胸围应逐渐超过头围。

（五）上臂围的增长

上臂围值代表上臂肌肉、骨骼、皮下脂肪和皮肤的发育水平，反映了小儿的营养状况。

三、体格生长的评价

处于快速生长发育中的儿童的身体形态变化较大，充分了解儿童各阶段生长发育的规律及特点和正确评价其生长发育状况，给予适当的指导与干预，对促进儿童的健康成长十分重要。

（一）衡量体格生长的常用方法

衡量体格生长的常用方法如下：

1. 均值离差法　是适合于正态分布的常用统计学方法之一，以平均值（$\bar{x}$）为基础、标准差（SD）为离散距。$\bar{x}\pm2SD$ 包括 95.4％的受检总体；$\bar{x}\pm3SD$ 包括 99.7％的受检总体。

2. 百分位、中位数法　对正态或非正态分布状况均可适用。以第 50 百分位数为中位数（P50）；常用 P3（相当于 $\bar{x}-2SD$）、P97（相当于 $\bar{x}+2SD$）；自 P3～P97 包括了 94％的受检总体。

3. 标准差比值法（Z 评分，Z-score，SDS）　是用偏离该年龄组标准差的程度来反映生长情况，可在不同人群间进行较为精确的比较；Z-score＝$(X-\bar{x})/SD$，$\bar{x}$ 为平均值，SD 为标准差。

4. 指数法　即用两项指标间的相互关系进行比较。常用者为 Kaup 指数，即［体重/身高^2（kg/cm^2）×10^4］，其含义是每单位面积的体重值［故亦称为体块指数，BMI：体重/身高^2（kg/m^2）］，主要反映人体的发育和营养状况。

5. 生长曲线图评价法　用同性别、各年龄组小儿的某一项体格生长指标（如身高、体重等）的各主要百分数值（或离差法的均值和标准差值）画成曲线，可制成生长发育曲线图（图 7-1-4 所示），供作评价小儿生长的依据。优点是较数字直观，且通过定期纵向观察不仅能准确了解儿童的发育水平，还能判断儿童某项指标的生长趋势有无偏离，便于及早发现原因和采取干预措施。

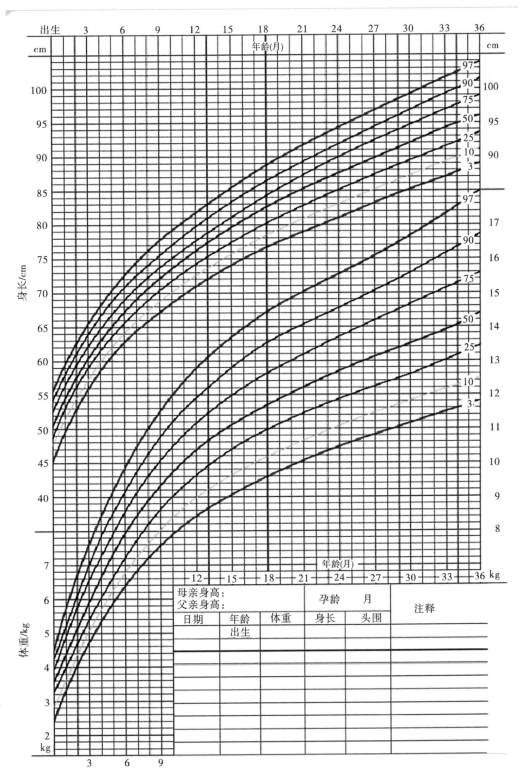

图 7-1-4 生长发育曲线图

6. 参照人群值　是评价儿童个体与群体体格生长状况的必备资料。WHO 推荐美国国家卫生统计中心(NCHS)汇集的测量资料作为国际参照人群值。我国卫计委(现卫健委)确定 2015 年调查的中国九大城市儿童的体格发育数据为中国儿童参照人群值,用于制备我国儿童生长发育曲线和比较儿童的营养、生长状况。

7. 界限点(cut-off point)　通常以±2SD(包括总体的 95%)为离差法的正常范围;以 P3～P97(包括总体的 94%)为百分位数法的正常范围;以±2SD 为标准差计分法的正常范围。

(二)体格生长评价

要求为了正确评价儿童体格生长状况,必须注意以下几点:

(1)采用规范的测量用具和正确的测量方法,力求获得准确的测量数据。

(2)必须定期纵向观察,以了解儿童的生长趋势,不能单凭一次检查结果就做出结论。

(3)根据不同的对象选用合适的参考人群值。

(4)体格生长评价内容应包括发育水平、生长速度和匀称程度三个方面。

①发育水平:发育水平包括所有单项体格生长指标,如体重、身高(长)、头围、胸围、上臂围等,将小儿某一年龄时的某一项体格生长指标测量值(横断面测量)与参考人群值比较,即得到该小儿此项体格生长指标在此年龄的发育水平,但不能预示其生长趋势。

②生长速度:对小儿某一单项体格生长指标(身高、体重为最常用者)进行定期连续测量(纵向观察),即可得到该小儿此项体格发育指标的生长速度。这种动态纵向观察方法可发现每个小儿自己的生长轨道,及时发现生长偏离并加以干预。

③匀称程度:是对体格发育各指标之间的关系进行评估,如坐高(顶臀高)/身高(长)的比值可反映下肢发育状况,评价身材是否匀称;Kaup 指数可指示体型匀称度,是否过胖或过瘦等。

第三节　与体格发育有关的各系统的发育

一、骨骼发育

(一)头颅骨发育

颅骨随脑的发育而增长(图 7-1-5),故较面部骨骼发育为早,可根据头围大小,骨缝和前、后囟闭合迟早等来衡量颅骨的发育。颅骨缝出生时尚分离,约于 3～4 个月时闭合。前囟对边中点连线长度在出生时约 1～2 cm,后随颅骨发育而增大,6 个月后逐渐骨化而变小,约在 1～1.5 岁时闭合;后囟在出生时即已很小或已闭合,至迟约于生后 6～8 周闭合。前囟检查在儿科临床很重要,早闭或过小见于小头畸形;迟闭、过大见于佝偻病、先天性甲状腺功能低下症等。前囟饱满常示颅内压增高,见于脑积水、脑炎、脑膜炎、脑肿瘤等疾病;而凹陷则见于极度消瘦或脱水者。面骨、鼻骨、下颌骨等的发育稍晚,1～2 岁时随着牙齿萌出面骨变长、下颌骨向前凸出,面部相对变长,使婴儿期的颅骨较

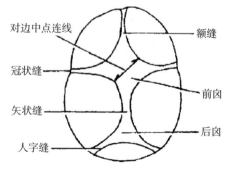

图 7-1-5　小儿囟门示意

大、面部较短的圆胖脸形逐渐向儿童期面部增长的脸形发展。

（二）脊柱的发育

脊柱的增长反映脊椎骨的发育。出生后第一年脊柱增长快于四肢,1岁以后四肢增长快于脊柱。新生儿出生时脊柱仅呈轻微后凸;3个月左右随着抬头动作的发育出现颈椎前凸;6个月后能坐时出现胸椎后凸;1岁左右开始行走时出现腰椎前凸;至6～7岁时这3个脊椎自然弯曲才为韧带所固定。生理弯曲的形成与直立姿势有关,有加强脊柱弹性的作用,是人类的特征。应注意儿童坐、立、走的姿势和选择适宜的桌椅,以保证儿童脊柱的正常形态。

（三）长骨的发育

长骨的生长和成熟与体格生长有密切关系。当长骨干骺端骨质融合,长骨即停止增长。随着年龄的增长,长骨干骺端的骨化中心按一定的顺序和部位有规律地出现,可以反映长骨的生长发育成熟程度(图7-1-6)。通过X线检查测定不同年龄儿童的长骨干骺端骨化中心的数目,并将其标准化,即为骨龄(bone age)。临床常测定骨龄以协助诊断某些疾病,如生长激素缺乏症、甲状腺功能低下症、肾小管酸中毒等骨龄明显落后;中枢性性早熟、先天性肾上腺皮质增生症骨龄常超前。

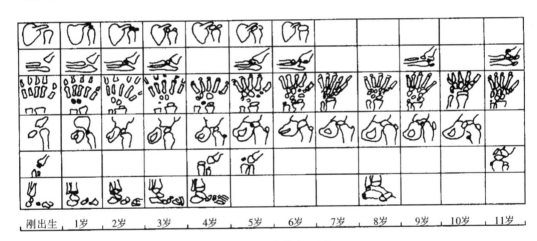

图7-1-6 骨化中心图

二、牙齿的发育

牙齿的发育与骨骼有一定关系,但两者的发育不完全平行。人一生有两副牙齿,即乳牙(共20个)和恒牙(共32个)。生后4～10个月乳牙开始萌出,12个月尚未出牙者可视为异常,最晚2.5岁出齐。恒牙的骨化则从新生儿时开始,6岁左右开始萌出第1颗恒牙即第1磨牙,位于第2乳磨牙之后;自7～8岁开始,乳牙按萌出先后逐个脱落代之以恒牙,其中第1、2双尖牙代替第1、2乳磨牙;12岁左右萌出第2磨牙;18岁以后出现第3磨牙(智齿),但也有终身不出此牙者,恒牙一般在20～30岁时出齐。

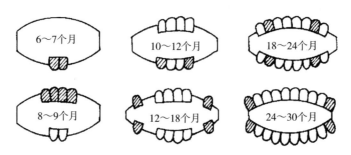

图 7-1-7 乳牙萌出顺序图

出牙为生理现象,但个别小儿可有低热、唾液增多、发生流涎及睡眠不安、烦躁等症状。较严重的营养不良、佝偻病、甲状腺功能减低症、21-三体综合征等患儿可有出牙迟缓、牙质差等情况。

三、生殖系统发育

生殖系统的发育受内分泌系统的下丘脑-垂体-性腺轴(HPGA)的控制调节,从出生到青春前期小儿性腺轴功能处于甚低水平,生殖系统处于静止期,保持幼稚状态;待至 10 岁左右,下丘脑对性激素负反馈作用的敏感度下降,促性腺激素释放激素(GnRH)分泌增加,使垂体分泌的促卵泡激素(FSH)、促黄体生成激素(LH)和生长激素量增多,小儿进入青春期,生殖器官、第二性征和生殖功能开始发育。青春期约持续 6～7 年。青春期发育的年龄与第二性征的出现顺序有很大的个体间差异。

性早熟指女孩在 8 岁以前,男孩在 9 岁以前出现性发育,即青春期提前出现。女孩 14 岁以后,男孩 16 岁以后无第二性征出现为性发育延迟。

第四节　神经心理发育

神经心理发育包括感知、运动、语言、心理功能的发育,是儿童健康成长的一个重要方面,与体格发育相互影响。心理发育是神经系统解剖形态功能成熟与教育学习等外界刺激相互作用的结果。

一、感知、运动、语言的发育

婴幼儿神经心理的发育大量反映在日常生活行为中,此期的发育也称为行为发育;2～3岁以后就出现更多的智能活动。发育儿科学将婴幼儿心理发育分为各有特征的大运动、细运动、语言、个人-社会等能区。

(一)感知的发育

感知是通过各种感觉器官从环境中选择性地取得信息的能力,其发育对其他能区的发育可起重要促进作用。

1. 视感知发育　新生儿已有视觉感应功能,瞳孔有对光反应;新生儿视觉在15～20 cm距离处最清晰,新生儿期后视感知发育迅速,1 个月可凝视光源,开始有头眼协调,头可跟随移动的物体在水平方向转动 90°;3～4 个月时喜看自己的手,头眼协调较好,可随物体水平转动 180°;6～7 个月时目光可随上下移动的物体垂直方向转动,并可改变体位、协调动作,能看到下落的物体,喜红色等鲜艳明亮的颜色;8～9 个月时开始出现视深度感觉,能看到小物体;18 个月时已能区别各种形状;2 岁时可区别垂直线与横线;5 岁时已可区别各种颜色;6 岁时视深度已充分发育。

2. **听感知发育**　听力与儿童的智能和社交能力发育有关,尤与语言发育直接相关。出生时鼓室无空气,听力差;生后 3～7 d 听觉已相当良好;3～4 个月时头可转向声源;7～9 个月时能确定声源,区别语言的意义;13～16 个月时可寻找不同高度的声源,听懂自己的名字;4 岁时听觉发育完善。

在婴幼儿期可用简单的发声工具或听力器进行听力筛查测试;年长儿可用秒表、音叉或测听器测试。脑干听觉诱发电位检测可较精确判断儿童的听觉。

3. **味觉和嗅觉发育**　①味觉:出生时味觉发育已很完善,对甜与酸等不同味道可产生不同的反应;4～5 月龄时对食物的微小改变已很敏感,为味觉发育关键时刻,此期应适时添加各类辅食,使其习惯不同味道的食物。②嗅觉:出生时嗅觉中枢与神经末梢已发育成熟,闻到乳味就会寻找乳头;3～4 月龄时能区别愉快与不愉快的气味。

4. **皮肤感觉的发育**　皮肤感觉包括触觉、痛觉、温度觉和深感觉等。触觉是引起某些反射的基础,新生儿眼、口周、手掌、足底等部位的触觉已很灵敏,触之即有反应,如瞬眼、张口、缩回手足等。新生儿已有痛觉,但较迟钝;第 2 个月起才逐渐改善。出生时温度觉就很灵敏,尤其对冷的反应,如一离开母体环境、温度骤降就啼哭。2～3 岁时能通过接触区分物体的软、硬、冷、热等属性。5～6 岁时能分辨体积相同、重量不同的物体。

(二)运动的发育

运动发育或称神经运动发育,可分为大运动(包括平衡)和细运动两大类。运动的发育既依赖于感知等的参与,又反过来影响其他能区及情绪的发育。

1. **平衡与大运动**　①抬头:新生儿俯卧时能抬头 1～2 s;3 个月时抬头较稳;4 个月时抬头很稳,并能自由转动。②坐:新生儿腰肌无力;至 3 个月扶坐时腰仍呈弧形;6 个月时能双手向前撑住独坐;8 个月时始坐稳,并能左右转身。③匍匐、爬:新生儿俯卧位时已有反射性的匍匐动作;2 个月时俯卧能交替踢腿,这是匍匐的开始;3～4 个月时可用手撑起上身数分钟;7～8 个月时可用手支撑胸腹,使上身离开床面或桌面,有时可在原地转动身体;8～9 个月可用双上肢向前爬;12 个月左右爬时手膝并用;1.5 岁左右可爬上台阶。从小学习爬的动作有助于胸部和臂力的发育,扩大接触周围事物的机会。④站、走、跳:新生儿双下肢直立时稍可负重,可出现踏步反射和立足反射;5～6 月扶立时双下肢可负重,并上下跳动;8 个月时可扶站片刻;10 个月时可扶走,11 个月时可独自站立片刻;15 个月可独自走稳;18 个月时可跑步和倒退行走;24 个月时可双足并跳;30 个月时会独足跳 1～2 次。

2. **细动作**　手指精细运动的发育过程为:新生儿两手紧握拳;3～4 个月时握持反射消失,可自行玩手,看到物体时全身乱动,并企图抓扒;6～7 个月时出现换手与捏、敲等探索性动作;9～10 个月时可用拇、食指拾物,喜撕纸;12～15 个月时学会用匙,乱涂画;18 个月时能叠 2～3 块方积木;2 岁时可叠 6～7 块方积木,会翻书。

(三)语言的发育

语言是人类特有的高级神经活动,是儿童全面发育的标志。语言的发育要经过发音、理解和表达3个阶段。新生儿已会哭叫,以后咿呀发音,逐渐听懂理解别人的话,当婴儿说出第一个有意义的字时,意味着他真正开始用语言与人交往。一般1岁时开始会说单词,以后可组成句子,从会讲简单句到复杂句。

二、心理活动的发展

人的心理活动包括感觉、记忆、思维、想象、情绪、性格等众多方面。初生小儿不具有心理现象,待条件反射形成即标志着心理活动发育的开始,且随年龄的增长,一直处于不断发育的过程中。了解不同年龄小儿心理特征(如表7-1-1所示),对保证小儿心理活动的健康发展十分重要。

表 7-1-1　小儿神经精神发育过程

年龄	粗、细动作	语言	适应周围人物的能力与行为
新生儿	无规律、不协调动作;紧握拳	能哭叫	铃声使全身活动减少
2月龄	直立及俯卧位时能抬头	发出和谐的喉音	能微笑,有面部表情;眼随物转动
3月龄	仰卧位变为侧卧位;用手摸东西	咿呀发音	头可随看到的物品或听到的声音转动180°;注意自己的手
4月龄	扶着腰部时能坐;可在俯卧位时用两手支持抬起胸部;手能握持玩具	笑出声	抓面前物体;自己玩弄手,见食物表示喜悦;较有意识的哭和笑
5月龄	扶腋下能站得直;两手各握一玩具	能喃喃地发出单词音节	伸手取物;能辨别人声;望镜中人笑
6月龄	能独坐一会儿;用手摇玩具		能认识熟人和陌生人;自拉衣服;自握足玩
7月龄	会翻身;自己独坐很久;将玩具从一手换入另一手	能发"爸爸""妈妈"等复音,但无意识	能听懂自己的名字;自握饼干吃
8月龄	会爬;会自己坐起来、躺下去;扶着栏杆站起来;会拍手	会重复大人所发简单音节	注意观察大人的行动;开始认识物体;两手会传递玩具
9月龄	试独站;会从抽屉中取出玩具	能懂几个较复杂的词句,如"再见"等	看见熟人会手伸出来要人抱;或与人合作游戏
10～11月龄	能独站片刻;扶持或推车能走几步;拇、食指对指拿东西	开始用单词,一个单词表示很多意义	能模仿成人的动作;招手"再见";抱奶瓶自食
12月龄	独走;弯腰拾东西;会将圆圈套在耍棍上	能叫出物品的名字,如灯、碗;指出自己的手、眼	对人和事物有喜憎之分;穿衣能合作,用杯喝水
15月龄	走得好;能蹲着玩;能叠一块方木	能说出几个词和自己的名字	能表示同意、不同意
18月龄	能爬台阶;有目标地扔皮球	能认识和指出身体各部分	会表示大小便;懂命令;会自己进食

续表

年龄	粗、细动作	语言	适应周围人物的能力与行为
2 岁	能双脚跳;手的动作更准确;会用勺子吃饭	会说 2～3 个字构成的句子	能完成简单的动作,如拾起地上的物品;能表达喜、怒、怕、懂
3 岁	能跑;会骑三轮车;会洗手、能洗脸;脱、穿简单衣服	唱短歌,数几个数	能认识画上的东西;认识男、女;自称"我";表现自尊心、同情心、害羞
4 岁	能爬梯子;会穿鞋	能唱歌	能画人像;初步思考问题;记忆力强、好发问
5 岁	能单腿跳;会系鞋带	开始识字	能分辨颜色;数 10 个数;知物品用途及性能
6～7 岁	参加简单劳动,如扫地、擦桌子、剪纸、泥塑等	能讲故事;开始写字	能数几十个数;可简单加减;喜独立自主

三、儿童发育行为问题

儿童在发育过程中出现行为问题较为常见,对儿童健康发育的影响很大。儿童行为问题表现在儿童日常生活中,容易被家长忽略,或被过分严重估计。因此,区别正常的和异常的儿童行为非常必要,目前有多种衡量儿童行为的量表可用于帮助区分儿童异常的行为问题。

儿童的行为问题一般可分为:①生物功能行为问题,如遗尿、遗便、多梦、睡眠不安、夜惊、食欲不佳、过分挑剔饮食等;②运动行为问题,如咬指甲、磨牙、吸吮手指、咬或吸衣物、挖鼻孔、咬或吸唇、活动过多等;③社会行为问题,如破坏、偷窃、说谎、攻击等;④性格行为问题,如惊恐、害羞、忧郁、社交退缩、交往不良、违拗、易激动、烦恼、胆怯、过分依赖、要求注意、过分敏感、嫉妒、发脾气、躯体诉述等;⑤语言问题,如口吃等。男孩的行为问题常多于女孩,男孩多表现运动与社会行为问题;女孩多表现性格行为问题。儿童行为问题的发生与父母对子女的期望、管教方式、父母的文化、学习环境等显著相关。多数儿童的行为问题可在发育过程中自行消失。

（林明星）

第二章　儿童保健原则

儿童保健是研究各年龄期小儿的生长发育的规律及其影响因素,以采取有效措施、加强有利条件、防止不利因素来促进和保证儿童身心的健康成长。儿童保健的主要服务对象是0~7岁的儿童,重点是0~3岁婴幼儿。

第一节　儿童保健的具体措施

一、一般护理

对小儿的护理是儿童保健、医疗工作的基础内容。

(一)居室

应阳光充足、通气良好,冬季室内温度尽可能达到18 ℃~20 ℃,湿度为55%~60%;母婴应同室,便于母亲哺乳和料理婴儿生活;避免探望新生儿的来客过多。

(二)衣着(尿布)

应选择浅色、柔软的纯棉织物,宽松而少接缝,以避免摩擦皮肤和便于穿、脱。冬季不宜穿得过多、过厚,以免影响四肢循环和活动;褌裤不应包裹过紧,可让婴儿活动自如、保持双下肢屈曲姿势有利于髋关节的发育;婴儿最好穿连衣裤或背带裤,不用松紧腰裤,以利于胸廓发育;幼儿学会走路、会表达大小便时最好不穿开裆裤。

二、营养(nutrition)

营养是保证儿童生长发育及健康的先决条件,必须及时对家长和有关人员进行有关母乳喂养、断乳期婴儿的辅食添加、幼儿期正确的进食行为的培养、学前及学龄期儿童的膳食安排等内容的宣教和指导。

三、计划免疫(immunization)

计划免疫是根据小儿的免疫特点和传染病发生的情况制定的免疫程序,有计划地使用生物制品进行预防接种,以提高人群的免疫水平,达到控制和消灭传染病的目的。

按照我国卫健委的规定,婴儿必须在1岁内完成卡介苗、脊髓灰质炎三型混合疫苗、百日咳、白喉、破伤风类毒素混合制剂、麻疹减毒活疫苗和乙型肝炎病毒疫苗等5种疫苗的接种(如表7-2-1所示)。此外,根据流行地区和季节进行乙型脑炎疫苗、流行性脑脊髓膜炎疫苗、风疹疫苗、流感疫苗、腮腺炎疫苗、甲型肝炎病毒疫苗等的接种。

表 7-2-1 1 岁以内婴儿各种预防接种程序表

预防病名	结核病	脊髓灰质炎	麻疹	百日咳、白喉、破伤风	乙型肝炎
免疫原	卡介苗(减毒活结核菌混悬液)	脊髓灰质炎三价混合减毒活疫苗	麻疹减毒活疫苗	为百日咳菌液、白喉类毒素、破伤风类毒素的混合制剂	乙肝疫苗
接种方法	皮内注射	口服	皮下注射	皮下注射	肌内注射
接种部位	左上臂三角肌上端	上臂外侧		上臂外侧	上臂三角肌
初种剂量	1	3(间隔 1 个月)	1	3(间隔 4～6 周)	
每次剂量	0.1 mL	每次 1 丸三型混合糖丸疫苗	0.2 mL	0.2～0.5 mL	5 μg
初种年龄	生后 2～3 d 到 2 个月内	2 个月以上 第一次 2 个月 第二次 3 个月 第三次 4 个月	8 个月以上	3 个月以上小儿 第一次 3 个月 第二次 4 个月 第三次 5 个月	第一次出生时 第二次 1 个月 第三次 6 个月
复种	接种后于 7 岁、12 岁进行复查,结核菌素阴性时复种	4 岁时加强口服三型混合糖丸疫苗	7 岁时加强一次	1.5～2 岁、7 岁时各加强一次,用吸附白破二联类毒素	周岁时复查,免疫成功者,3～5 年加强;免疫失败者,重复基础免疫
反应情况及处理	接种后 4～6 周局部有小溃疡,保护创口不受感染。个别腋下或锁骨上淋巴结肿大或化脓时的处理:肿大用热敷;化脓用干针筒抽出脓液;溃破涂 5% 异烟肼软膏或 PAS 软膏	一般无特殊反应,有时可有低热或轻泻	部分小儿接种后 9～12 d,有发热及卡他症状,一般持续 2～3 d,也有个别小儿出现散在皮疹或麻疹黏膜斑	一般无反应,个别轻度发热,局部红肿、疼痛、发痒处理:多饮开水,有硬块时可逐渐吸收	一般无反应,个别局部轻度红肿、疼痛,很快消退
注意点	2 个月以上小儿接种前应做 PPD 试验,阴性才能接种	冷开水送服或含服,服后 1 h 内禁用热开水	接种前 1 个月及接种后 2 周避免用胎盘球蛋白、丙种球蛋白制剂	掌握间隔期,避免无效注射	

免疫接种的禁忌证有:①患自身免疫性疾病、免疫缺陷病者;②有明确过敏史者禁接种百喉类毒素、破伤风类毒素、麻疹疫苗(特别是鸡蛋过敏者)、脊髓灰质炎糖丸疫苗(牛奶或奶制品过敏)、乙肝疫苗(酵母过敏或疫苗中任何成分过敏);③患有结核病、急性传染病、肾炎、心脏病、湿疹及其他皮肤病者不予接种卡介苗;④在接受免疫抑制剂治疗期间,发热、腹泻和急性传染病期忌服脊髓灰质炎疫苗;⑤因百日咳菌苗偶可产生神经系统严重并发症,故本人及其家庭成员患癫痫、神经系统疾病有抽搐史者禁用百日咳菌苗;⑥患有肝炎、急性传染病

或其他严重疾病者不宜进行免疫接种。

四、定期健康检查

0～6岁散居儿童和托幼机构的集体儿童应进行定期的健康检查,系统观察小儿的生长发育、营养状况,及早发现异常,进行指导和采取相应措施。

(一)新生儿访视

由社区妇幼保健人员于新生儿出生28 d内家访3～4次。家访的目的是早期发现问题,及时指导处理,降低和减轻新生儿发病。

(二)儿童保健门诊

应按照各年龄期保健需要,定期到固定的社区儿保单位进行健康检查,通过这种连续的纵向观察可获得个体儿童的生长变化趋势和心理发育的信息,以早期发现问题、正确指导。定期检查内容为:①体格测量及评价,3岁后每年测视力、血压一次;②询问个人史及既往史,包括出生史、喂养史、生长发育史、预防接种、疾病情况、家庭环境与教育等;③全身各系统检查;④常见病的定期实验室检查,如缺铁性贫血、寄生虫病等,对临床可疑佝偻病、微量元素缺乏、发育迟缓等疾病应做相应的筛查试验。

五、体格锻炼

(一)户外活动

一年四季均可进行,可增加儿童对冷空气的适应能力,提高机体免疫力,接受日光照射,防止佝偻病的发生。婴儿出生后应尽早户外活动,到人少、空气新鲜的地方。年长儿除恶劣气候外,应多在户外玩耍。

(二)皮肤锻炼

1. 婴儿皮肤按摩　在婴儿面部、胸部、腹部、背部及四肢有规律地轻揉与捏握。每日早晚进行,每次15 min以上,皮肤按摩不仅给婴儿以愉快的刺激,同时也是父母与婴儿之间最好的交流方式之一。

2. 温水浴　可提高皮肤适应冷热变化的能力,故不仅可保持皮肤清洁,还可促进新陈代谢,增进食欲,有利于睡眠和生长发育,有益于抵抗疾病。新生儿脐带脱落后即可行温水浴,每日1～2次。

3. 擦浴　大于7～8个月的婴儿可进行身体擦浴。擦浴时先用毛巾浸入温水,拧半干,然后在婴儿四肢做向心性擦浴,擦毕再用干毛巾擦至皮肤微红。

4. 淋浴　适用于3岁以上儿童,效果比擦浴更好。每日1次,每次冲淋身体20～40 s,水温35 ℃～36 ℃,浴后用干毛巾擦摩至全身皮肤微红。待儿童适应后,可逐渐将水温降至26 ℃～28 ℃。

5. 游泳　有条件者可从小训练,但注意应有成人在旁照顾、监护。

(三)体育运动

1. 婴儿被动操　由成人给婴儿做四肢伸屈运动,可促进婴儿大运动的发育、改善血循环,使其精神活泼,适于2～6个月的婴儿,每日1～2次。

2. 婴儿主动操　6～12个月婴儿大运动开始发育,可训练婴儿爬、坐、仰卧起身、扶站、扶走、双手取物等动作。

3. 幼儿体操　12～18个月幼儿学走尚不稳时,在成人的扶持下,帮助婴儿进行有节奏的活动;18个月～3岁幼儿可配合音乐,做模仿操。

4. 儿童体操　如广播体操、健美操,以增进动作协调,有益于肌肉骨骼的发育。

5. 游戏、田径与球类　年长儿可利用器械进行锻炼,如木马、滑梯、各种田径活动、球类、舞蹈、跳绳等。

六、意外事故预防

1. 窒息与异物吸入　3个月以内的婴儿应注意防止因被褥、母亲的身体、吐出的奶液等造成的窒息;较大婴幼儿应防止食物、果核、纽扣、硬币等异物吸入气管。

2. 中毒　保证儿童食物的清洁卫生,避免食用有毒的食物,如毒蘑菇、含氰果仁(苦杏仁、桃仁、李仁等)、白果仁(白果二酚)、河豚、鱼苦胆等;药物应放置于儿童拿不到的地方;儿童内、外用药应分开放置,防止误服外用药造成的伤害。

3. 外伤　婴幼儿居室的窗户、楼梯、阳台、睡床等都应置有栏杆,防止坠床或从高处跌落;远离厨房,避免开水、油、汤等烫伤;妥善存放易燃品、易伤品;教育年长儿不可随意玩火柴、煤气等危险物品;室内电器、电源应有防止触电的安全装置。

4. 溺水与交通事故　教育儿童不可独自与小朋友去无安全措施的江河、池塘玩水;教育儿童遵守交通规则。

5. 忽视/虐待儿童　是儿童控制伤害的一个重要内容,婴儿正常的、愉快的情感需要父母的关爱与积极参与,如将婴儿交给其他人抚养也是一种忽视婴儿行为。忽视/虐待儿童的预防重点是教育成人,特别是父母,严禁家庭暴力;教育儿童,特别是学龄前、学龄儿童和青少年,警惕、识别、躲避可能发生的性虐待。

第二节　儿童、青少年期保健

儿童、青少年生长发育不同时期因解剖生理、体格、神经心理发育有不同特点,故保健措施、工作重点有所不同,区别对待才能有效降低发病率、死亡率,促进其健康成长。

一、胎儿期及围生期保健

胎儿期是从精子和卵子结合、新生命的开始,直到小儿出生这一段时期。围生期包括胎儿期的一部分和新生儿期的一部分或全部,国内普遍采用的定义是指胎龄满28周(体重＞1000 g)至生后7足天,这一时期包括了胎儿晚期、分娩过程和新生儿早期,是小儿经历巨大变化、生命遭受最大危险的时期。

(1)预防遗传性疾病,父母婚前应进行遗传咨询,禁止近亲结婚以减少遗传性疾病的可能性。

(2)孕母应尽可能避免接触各类患者以降低孕期病毒感染率;避免接触放射线、烟、酒以及铅、苯、汞、有机磷农药等化学毒物;患有心肾疾病、糖尿病、甲状腺功能亢进、结核病等慢性疾病的孕母应在医生指导下进行治疗,对高危产妇应定期产前检查,必要时终止妊娠。

(3)保证充足营养,妊娠后期应加强铁、锌、钙、维生素D等重要微量营养素的补充。

(4)给予孕母良好的生活环境,注意劳逸结合、减少精神负担,以避免妊娠期发生合并症,预防流产、早产、异常产的发生。

(5)预防产时感染,对早产儿、低体重儿、宫内感染、产时异常等高危儿应予以特殊监护。

(6)预防并及时处理围生期小儿缺氧、窒息、低体温、低血糖、低血钙和颅内出血等疾病。

二、新生儿期保健

自出生后脐带结扎起到刚满 28 d 为止的 4 周称为新生儿期。初生新生儿内外环境发生了剧烈变化,由于其生理调节和适应能力还不够成熟,因此发病率高,死亡率也高(约占婴儿死亡率的 1/2~2/3),尤其以生后第 1 周死亡率最高。小于 1 周的新生儿占新生儿死亡数的 70% 左右。故新生儿保健重点在生后 1 周内。新生儿死亡多数是可以预防的,新生儿期保健特别强调加强护理,如保暖、喂养、消毒隔离、清洁卫生等。

(1)出生时护理:产房室温保持在 25 ℃~28 ℃;新生儿娩出后迅速清理口腔内黏液,保证呼吸道通畅;严格消毒、结扎脐带;记录出生时评分、体温、呼吸、心率、体重与身长;设立新生儿观察室,出生后观察 6 h,正常者进入婴儿室,高危儿送入新生儿重症监护室;母婴同室,尽早喂母奶。

(2)新生儿居家保健:新生儿居室的温度与湿度应随气候温度变化调节,有条件的家庭在冬季应使室内温度保持在 20 ℃~22 ℃左右,湿度以 55% 为宜,无条件时可用热水袋保暖,避免体温不升;夏季应避免室内温度过高。

(3)喂养:指导母亲正确的哺乳方法以维持良好的乳汁分泌,满足新生儿生长所需;母乳确实不足或无法进行母乳喂养的婴儿,应指导母亲使用科学的人工喂养方法。

(4)皮肤护理:新生儿皮肤娇嫩,应每日洗澡保持皮肤清洁,根据室温选择合适的衣服与尿布。

(5)促进感知觉、运动发育:父母应多与婴儿说话,抚摸、摇、抱婴儿以交流感情。

(6)预防感染:每日用具煮沸消毒,成人护理前洗手,居室保持空气新鲜。新生儿期接种卡介苗、乙肝疫苗。

(7)慎用药物:新生儿肝、肾功能不成熟,某些药物体内代谢率低,在体内蓄积发生副作用。

三、婴儿期保健

这是小儿出生后生长发育最迅速的时期,身长在 1 年中增加 50%,体重增加两倍;脑发育也很快,1 周岁时已开始学走,有利于主动接触周围事物,并能听懂一些话和有意识地发几个音。

(1)喂养:体格生长发育在婴儿期最迅速,必须有丰富的易于消化的各种营养素满足需要,但其消化功能尚未成熟,易患消化紊乱、腹泻、营养不良等疾病。后半年因经胎盘所获得的被动免疫力逐渐消失,故易患感染性疾病。因此,应提倡纯母乳喂养至 4~6 个月;部分母乳喂养或人工喂养婴儿则应正确选择奶粉;自 4 个月开始可添加辅食,为断离母乳做准备。

(2)定期进行体格检查,以便于早期发现缺铁性贫血、佝偻病、发育异常等疾病。

(3)坚持户外活动,进行空气浴、日光浴和被动体操。

(4)用带有声、光、色的玩具促进其感知发育。

(5)按计划免疫程序完成基础免疫。

（6）应重视卫生习惯的培养。

四、幼儿期保健

此时小儿生长速度相对减慢但活动范围增大，故智能发育较快，语言、思维和交往能力增强，但对各种危险的识别能力不足，故应注意防止意外伤害和中毒。其膳食也从乳汁转换到饭菜，并逐步向成人饮食过渡，应注意防止营养不良和消化紊乱。由于活动范围增大而自身免疫力尚不够健全，故仍应注意防止传染病。

由于此期儿童心理活动，尤其是自我意识的发展，对周围环境产生好奇心，尤多模仿，但易被成人过分呵护而抑制其独立能力的发展。因此对幼儿除供给丰富的营养素外，应注意训练儿童的自行进食技能；重视与幼儿的语言交流，通过游戏、讲故事、唱歌等促进幼儿语言发育与大运动能力的发展；培养幼儿的自我生活能力，安排规律生活，养成良好的生活习惯，如睡眠、进食、排便、沐浴、游戏、户外活动等；每3～6个月应进行一次体格检查，预防龋齿，筛查听、视力异常；预防疾病与异物吸入、烫伤、跌伤等意外事故。

五、学龄前期保健

小儿在此阶段生长速度较慢，每年体重约增加2 kg，身高约增加5 cm，但智能发育更趋完善，好奇多问，模仿性强。由于该时期的小儿具有较大的可塑性，因此要注意培养其良好的道德品质和生活习惯，为入学做好准备。学龄前儿童防病能力有所增强，但因接触面广，仍可发生传染病和各种意外，并易罹患免疫性疾病，如急性肾炎、风湿热等。

学龄前期儿童智力发展快、独立活动范围扩大，是性格形成的关键时期。因此，加强学龄前期儿童的教育较重要，应注意培养其学习习惯、想象与思维能力，使之具有良好的心理素质；通过游戏、体育活动增强体质，在游戏中学习遵守规则和与人交往。每年应体检1～2次，进行视力、龋齿、缺铁性贫血、寄生虫等常见病的筛查与矫治。保证充足营养，预防外伤、溺水、误服药物以及食物中毒等意外事故。

六、学龄期与青春期保健

学龄期小儿体格生长稳步增长，除生殖系统以外的其他器官发育到本期末已接近成人水平。脑的形态发育基本完成，智能发育进一步成熟，早年掌握的运动功能被发展到用于目的明确的活动，如体育竞赛等；由于求知能力加强，理解、分析、综合能力逐步完善，因此是接受科学文化教育的重要时期。发病率在这个时期有所降低，但要注意防止近视眼和龋齿；端正坐、立、行的姿势；安排有规律的生活、学习和锻炼，保证足够的营养和睡眠；防治精神、情绪和行为等方面的问题。

青春期儿童求知欲强，为体格发育的第2个高峰期。因此，应提供适宜的学习条件，培养良好的学习习惯，加强素质教育；开展体育锻炼，不仅可增强体质同时也培养了儿童的毅力和奋斗精神。合理安排生活，供给充足营养，预防屈光不正、龋齿、缺铁性贫血等常见病的发生；进行法制教育，学习交通规则和意外事故的防范知识，减少伤残的发生。在青春期应进行正确的性教育以使其在生理和心理上有正确健康的认识。

在此阶段中性激素的作用使生长发育速度明显加快、性别差异显著：男性肩宽、肌肉发达、声音变粗、长出胡须，而女性则骨盆变宽、脂肪丰满；到晚期，女孩出现月经，男孩发生遗精。此时由于神经内分泌调节不够稳定,可出现良性甲状腺肿、贫血,女孩出现月经不规则、痛经等。

　　由于与社会接触增多,外界环境对其影响越来越大,常可引起心理、行为、精神等方面的不稳定。在保健方面,除了要保证供给足够的营养以满足生长发育迅速增加所需和加强体格锻炼、注意休息以外,尚应根据其心理特点,加强教育和引导,使之树立正确的人生观和培养优良的道德品质,此时期也是学习文化和科学知识的最好时期,因此必须高度重视青春期卫生保健工作,从而保证青少年的身心健康。

(林明星)

第三章　新生儿与新生儿疾病

第一节　新生儿基本概念及分类

一、新生儿基本概念

新生儿(neonate,newborn)系指从脐带结扎到生后 28 d 内的婴儿。围生期(perinatal-period)是指产前、产时和产后的一段时期,国际上有四种定义。

1. 围生期Ⅰ　自妊娠 28 周(此时胎儿体重约 1 000 g)至生后 7 d。
2. 围生期Ⅱ　自妊娠 20 周(此时胎儿体重约 500 g)至生后 28 d。
3. 围生期Ⅲ　自妊娠 28 周至生后 28 d。
4. 围生期Ⅳ　自胚胎形成至生后 7 d。

我国现在采用围生期Ⅰ的定义。

二、新生儿分类

(一)根据胎龄分类

胎龄(gestational age,GA)是从末次月经第 1 天起到分娩时为止,通常以周表示。

1. 足月儿(term infant)　是指胎龄等于或大于 37 周并小于 42 周(GA 在 259~293 d 之间)的新生儿。
2. 早产儿(premature infant)　是指胎龄小于 37 周的新生儿(GA<259 d)。
3. 过期产儿(postterm infant)　是指胎龄等于或大于 42 周(GA≥294 d)的新生儿。

(二)根据出生体重分类

出生体重(birth weight,BW)指出生 1 h 内的体重。

1. 超低出生体重儿(extremely low birth weight,ELBW)　指出生体重小于 1 000 g 的新生儿。
2. 极低出生体重儿(very low birth weight,VLBW)　指出生体重小于 1 500 g 并等于或大于 1 000 g 的新生儿。
3. 低出生体重儿(low birth weight,LBW)　指出生体重小于 2 500 g 并等于或大于 1 500 g 的新生儿。
4. 正常出生体重儿(normal birth weight,NBW)　指出生体重等于或大于 2 500 g 并等于或小于 4 000 g 的新生儿。
5. 巨大儿(macrosomia)　指出生体重大于 4 000 g 的新生儿。

(三)根据出生体重和胎龄分类

1. 小于胎龄儿(small for gestational age,SGA)　出生体重在同胎龄儿平均体重的第 10 百分位数以下的新生儿。

2. 适于胎龄儿(appropriate for gestational age, AGA)　出生体重在同胎龄儿平均体重的第 10 至第 90 百分位数之间的新生儿。

3. 大于胎龄儿(large for gestational age, LGA)　出生体重在同胎龄儿平均体重的第 90 百分位数以上的新生儿。

(四)根据出生后周龄分类

1. 早期新生儿(early newborn)　生后 1 周以内的新生儿,也属于围生儿。

2. 晚期新生儿(late newborn)　出生后第 2 周开始至第 4 周末的新生儿。

(五)高危儿(high risk infant)

指已经发生或可能发生危重疾病而需要监护的新生儿,常见于以下情况:

(1)母亲有糖尿病史,孕期有阴道流血、感染、吸烟、吸毒或酗酒史,母亲为 Rh 阴性血型,过去有死胎、死产或性传播病史等。

(2)母亲患妊娠高血压综合征、先兆子痫、子痫、羊膜早破、羊水胎粪污染、胎盘早剥、前置胎盘、各种难产、手术产(高位产钳、胎头吸引、臀位产)分娩过程中使用镇静和止痛药物史等。

(3)出生时异常,如新生儿窒息、多胎儿、早产儿、小于胎龄儿、巨大儿、宫内感染、先天畸形等。

第二节　正常足月儿和早产儿的特点

正常足月儿(normal term infant)是指出生时 GA≥37 周且<42 周,BW≥2 500 g 且≤4 000 g,无疾病的活产婴儿。早产儿是未成熟儿,母亲孕期疾病、外伤、生殖器畸形、过度劳累、胎盘异常、多胎及胎儿畸形等均是引起早产的原因。

一、正常足月儿和早产儿外观特点

正常足月儿与早产儿在外观上各具特点,见表 7-3-1。

表 7-3-1　足月儿与早产儿的外观特点

	早产儿	足月儿
皮肤	鲜红发亮,水肿和毳毛多	红润、皮下脂肪多和毳毛少
头发	细、乱而软	分条清楚
耳壳	软、缺乏软骨和耳舟不清楚	软骨发育好、耳舟成形和直挺
指、趾甲	未达到指、趾端	达到或超过指、趾端
跖纹	足底纹理少	足纹遍及整个足底
乳腺	无结节或结节<4 mm	结节>4 mm,平均 7 mm
外生殖器	男婴睾丸未降至阴囊或未全降,阴囊皱纹少 女婴大阴唇不能遮盖小阴唇	男婴睾丸降至阴囊 女婴大阴唇遮盖小阴唇

二、正常足月儿和早产儿生理特点

(一)呼吸系统

胎儿肺内充满液体,足月儿约 30～35 mL/kg,出生时经产道挤压,约 1/3 肺液由口鼻排出,其余在建立呼吸后被肺间质内毛细血管和淋巴管吸收。新生儿呼吸频率较快,约为40~60次/min,因主要靠膈肌运动,故呈腹式呼吸。

早产儿呼吸中枢尚不成熟,呼吸浅表且节律不规整,常出现周期性呼吸及呼吸暂停。所谓周期性呼吸,即呼吸停止<20 s,不伴有心率减慢及发绀。而呼吸暂停则为呼吸停止>20 s,伴心率<100次/min及发绀。早产儿因肺泡表面活性物质少,易发生呼吸窘迫综合征;机械通气时,如长时间应用高压力和(或)高浓度氧易引起早产儿慢性肺疾病。

（二）循环系统

出生后血液循环变化为:①脐带结扎后,胎盘—脐血循环终止;②随着呼吸建立和肺膨胀,肺循环阻力下降,肺血流增加;③从肺静脉回流到左心房的血量显著增加,压力增高,使卵圆孔关闭;④由于PaO_2增高,动脉导管收缩,继而关闭,完成胎儿循环向成人循环的转变。新生儿心率波动范围较大,通常为90~160次/min。足月儿血压平均为70/50 mmHg（9.3/6.7 kPa）。

早产儿心率偏快,血压较低,部分可伴有动脉导管开放。

（三）消化系统

足月儿吞咽功能已经完善,但食管下部括约肌松弛,胃呈水平位,幽门括约肌较发达,易溢乳。肠管壁较薄、通透性高,有利于吸收母乳中的免疫球蛋白,但肠腔内毒素和消化不全产物也容易进入血循环,引起中毒症状。消化道已能充分分泌大部分消化酶,但淀粉酶至生后4个月才达到成人水平,因此不宜过早喂淀粉类食物。生后10~12 h开始排糊状、墨绿色胎便,约2~3 d排完。若生后24 h仍不排胎便,应检查是否有肛门闭锁或其他消化道畸形。因肝内尿苷二磷酸葡萄糖醛酸基转移酶的量及活力不足,多数生后出现生理性黄疸,同时对多种药物处理能力(葡萄糖醛酸化)低下,易发生药物中毒。

早产儿吸吮力差,吞咽反射弱,贲门括约肌松弛,胃容量小,可发生哺乳困难、进奶量少,更易发生溢乳。消化酶含量接近足月儿,但胆酸分泌少,脂肪的消化吸收较差。缺氧或喂养不当等可引起坏死性小肠结肠炎。肝内酶的量及活力比足月儿更低,生理性黄疸较重,持续时间较长。肝脏合成蛋白能力差,常发生低蛋白血症和水肿,白蛋白减少也可使血清游离胆红素增加,易引起核黄疸。糖原储备少,易致低血糖。

（四）泌尿系统

足月儿出生时肾小球滤过功能低下,肾稀释功能虽与成人相似,但其浓缩功能很差,故对浓缩乳或牛乳喂养的新生儿应补足水分。生后24 h内开始排尿,少数在48 h内排尿,如48 h仍不排尿应进一步检查。早产儿肾浓缩功能更差,葡萄糖阈值低,易发生糖尿。由于碳酸氢根阈值和肾小管排酸能力差,加之牛乳中蛋白质含量和酪蛋白比例高使内源性氢离子增加,故牛乳喂养儿易患晚期代谢性酸中毒(late metabolic acidosis),表现为面色苍白、反应差、体重不增和代谢性酸中毒。由于早产儿配方奶粉的广泛应用,现已很少发生。

（五）血液系统

足月儿血容量平均为85 mL/kg。出生时红细胞、网织红细胞和血红蛋白含量较高,血红蛋白中胎儿血红蛋白占70%~80%(成人<2%),5周后降到55%,随后逐渐被成人型血红蛋白取代。白细胞数生后第1天为(15~20)×10⁹/L,3 d后明显下降,5 d后接近婴儿值;分类以中性粒细胞为主,4~6 d与淋巴细胞相近,以后淋巴细胞占优势。出生时早产儿血容量为89~105 mL/kg,周围血有核红细胞较多,白细胞和血小板稍低于足月儿。

维生素 K、铁及维生素 D 储存较足月儿低,因而更易发生出血、贫血及佝偻病。维生素 E 缺乏亦是生后数周发生早产儿贫血的原因之一。

（六）神经系统

足月儿大脑皮层兴奋性低,睡眠时间长,觉醒时间一昼夜仅为 2～3 h。大脑皮层对下级中枢抑制弱,且锥体束、纹状体发育不全,常出现不自主和不协调动作。出生时已具备多种暂时性的原始反射。常用的原始反射如下:

1. 觅食反射(rooting reflex) 用手指触摸新生儿口角周围皮肤,头部转向刺激侧并张口将手指含入。

2. 吸吮反射(sucking reflex) 将乳头或奶嘴放入新生儿口内,出现有力的吸吮动作。

3. 握持反射(grasp reflex) 将物品或手指放入新生儿手心中,立即将其握紧。

4. 拥抱反射(Moro reflex) 新生儿仰卧位,拍打床面后其双臂伸直外展,双手张开,然后上肢屈曲内收,双手握拳呈拥抱状。

上述反射生后数月自然消失,如新生儿期这些反射减弱或消失常提示有神经系统疾病。此外,正常足月儿也可出现年长儿的病理性反射如克氏征（Kernig 征）、巴彬斯基征（Babinski 征）和面神经征（Chvostek 征）等,腹壁和提睾反射不稳定,偶可出现阵发性踝阵挛。由于前囟和颅缝尚未闭合,有颅内病变时脑膜刺激征多不明显。新生儿脑相对大,脊髓相对长,其末端约在第 3、4 腰椎下缘,故腰穿时应在第 4、5 腰椎间隙进针。

早产儿觉醒时间更短,胎龄愈小,原始反射愈难引出或反射不完全,肌张力低。此外,早产儿尤其极低出生体重儿脑室管膜下存在着发达的胚胎生发层组织,易发生脑室管膜下出血及脑室周围白质软化。

（七）体温

足月儿体温调节中枢功能尚不完善,皮下脂肪薄,体表面积相对较大,容易散热。寒冷时主要靠棕色脂肪代偿产热。生后环境温度显著低于宫内温度,散热增加,如不及时保温,可发生低体温、低氧、低血糖和代谢性酸中毒等;如环境温度高、进水少及散热不足,可使体温增高,发生脱水热。适宜的环境温度（中性温度）对新生儿至关重要。中性温度（neutral temperature)是使机体代谢、氧及能量消耗最低并能维持正常体温的环境温度。足月儿包被时为 24 ℃,生后 2 d 内裸体为 33 ℃,以后逐渐降低。适宜的环境湿度为 50%～60%。

早产儿体温调节中枢功能更不完善,皮下脂肪更薄,体表面积相对较大,更易散热,并且胎龄越小,棕色脂肪越少,代偿产热的能力也越差,如环境温度低时,更易发生低体温。因汗腺发育差,如环境温度高时,体温也亦升高。BW 为 1 500～2 500 g 的早产儿,生后 1 个月内其裸体中性温度为 32 ℃～34 ℃。出生体重愈低或日龄愈小,则中性温度愈高。

（八）免疫系统

足月儿非特异性和特异性免疫功能均不成熟。皮肤黏膜薄嫩易擦破;脐部开放,细菌易进入血液。由于 IgA 和 IgM 不能通过胎盘,因此易患细菌感染,同时分泌型 IgA 也缺乏,故易发生呼吸道和消化道感染。

早产儿非特异性和特异性免疫功能更差,免疫球蛋白 IgG 虽可通过胎盘,但胎龄愈小,通过胎盘到达体内的 IgG 含量愈低,故更易患感染性疾病。

（九）能量及体液代谢

足月儿基础热量消耗为 209 kJ/kg(50 kcal/kg),加之活动、食物特殊动力作用、大便丢失和生长需要等,每日共需热量约为 418～502 kJ/kg(100～120 kcal/kg)。体内含水量占体重的 70%～80%,随日龄增加逐渐减少。由于每日经呼吸和皮肤丢失水分(不显性失水),故生后头几天生理需水量为每日 50～100 mL/kg。生后由于体内水分丢失较多,导致体重逐渐下降,约第 5～6 天降到最低点(小于 BW 的 9%),一般 7～10 d 后恢复到出生体重,称为生理性体重下降(physiological loss of body weight)。

早产儿所需热卡基本与足月儿相同,但由于吸吮力弱,消化功能差,常需肠道外营养。体液总量约为体重的 80%,按公斤体重计算所需液量高于足月儿,摄入 418 kJ(100 kcal)热量一般需 100～150 mL 水。

(十)常见的几种特殊生理状态

1. 生理性黄疸　参见本章第四节。

2. “马牙”和“螳螂嘴”　在上腭中线和齿龈部位,由上皮细胞堆积或黏液腺分泌物积留形成黄白色的小颗粒,俗称“马牙”,数周后可自然消退;新生儿两侧颊部各有一隆起的脂肪垫,俗称“螳螂嘴”,有利于吸吮乳汁。不可擦拭及挑破“马牙”和“螳螂嘴”,以免发生感染。

3. 乳腺肿大　由于来自母体的雌激素中断,男女新生儿生后 4～7 d 均可有乳腺增大,如蚕豆或核桃大小,2～3 周消退,切忌挤压,以免感染。

4. 假月经　部分女婴生后 5～7 d 阴道流出少许血性分泌物,可持续 1 周,俗称“假月经”,也是因雌激素中断所致。

5. 新生儿红斑及粟粒疹　生后 1～2 d,在头部、躯干及四肢常出现大小不等的多形红斑称为“新生儿红斑”;也可因皮脂腺堆积形成小米粒大小的黄白色皮疹,称为“新生儿粟粒疹”,几天后自然消失。

第三节　新生儿缺氧缺血性脑病

新生儿缺氧缺血性脑病(neonatal hypoxic ischemic encephalopathy,NHIE)是指围生期窒息导致脑的缺氧缺血性损害,临床出现一系列脑病的表现。HIE 是新生儿死亡和导致神经系统后遗症的重要原因之一,是围生期神经病学中的一个重要问题。足月儿 HIE 的病理和临床表现与早产儿不同,诊断标准也应有所区别,目前尚无早产儿 HIE 的诊断标准。

【病因与病理】

围生期窒息是引起 HIE 的主要原因,病理学改变包括弥漫性脑水肿、皮质梗死、基底节和丘脑部位的坏死。早产儿主要表现为脑室周围白质软化(periventricular leukomalacia,PVL)和脑室内出血。

【发病机制】

(一)脑血流改变

窒息早期,体内血液重新分布,首先保证脑的血供,脑血流量明显增加。当严重缺氧持续存在,心功能受损导致全身血压下降,使脑血流减少。由于脑内血流的自身调节作用,使有限的血液首先保证代谢最旺盛的部位,如脑干、丘脑及小脑的血供。这些部位称为选择性易损区。足月儿的易损区在大脑矢状旁区的脑组织;早产儿的易损区在脑室周围白质区。如缺氧为急性完全性,则上述代偿机制无效,脑损伤则发生在脑干、丘脑等代谢最旺盛的部位。

(二)脑组织代谢改变

葡萄糖是脑组织能量的主要来源,但脑组织中储存的葡萄糖十分有限,因此,脑组织对缺氧缺血十分敏感。缺氧时脑组织的无氧酵解增加,组织中乳酸堆积、ATP 产生减少,细胞膜上钠-钾泵、钙泵功能不足,使 Na^+、Ca^{2+} 与水进入细胞内,使细胞发生水肿。

【临床表现】

临床症状体征:主要表现为意识障碍、肌张力及原始反射改变、惊厥、脑水肿、颅内高压等神经系统症状。惊厥常发生在出生 24 h 内,脑水肿、颅高压在 24～72 h 内最明显。根据临床表现可分为轻、中、重度,见表 7-3-2 所示。

表 7-3-2　HIE 分级

分度	轻度	中度	重度
意识	兴奋抑制交替	嗜睡	昏迷
肌张力	正常或稍增加	减低	松软或间歇性肌张力增高
拥抱反射	活跃	减弱	消失
吸吮反射	正常	减弱	消失
惊厥	无	常有	多见、频繁发作或持续状态
中枢性呼吸衰竭	无	有	明显
瞳孔改变	无	常缩小、对光反射迟钝	不对称或扩大
EEG	正常	低电压痫样放电	爆发抑制,等电压
病程及预后	症状在 72 d 内消失 预后好	症状在 14 d 内消失 可能有后遗症	症状可持续数周,病死率高 存活者多有后遗症

【辅助检查】

(一)实验室检查

血清肌酸激酶(creatine kinase,CK)有 3 种同工酶,即 CK-BB、CK-MB 和 CK-MM。其中 CK-BB 主要存在于脑和神经组织中,脑组织受损时 CK-BB 值升高。神经元特异性烯醇化酶(neuron specific enolase,NSE)主要存在于神经元和神经内分泌细胞中,HIE 时血浆中此酶活性升高(正常值<6 μg/L)。

(二)颅脑影像学检查

B 超　对脑室及周围出血改变有较高的特异性。头颅 CT 检查有助于病变范围及预后的判断,最适检查时间为生后 3～5 d。HIE 的 CT 诊断可分为四级。Ⅰ级:正常。Ⅱ级:区域性局部密度减低,呈斑点状。Ⅲ级:两个以上区域性局部密度减低。Ⅳ级:大脑半球普遍性密度减低,灰白质差别消失,侧脑室变窄。磁共振成像(MRI)对 HIE 病变性质与程度评价方面优于 CT,有条件时可进行检查。

【诊断与鉴别诊断】

主要根据病史和临床表现进行诊断。鉴别诊断需排除宫内感染、先天性神经、呼吸、循环、肌肉等系统疾病,产伤及母亲产前使用麻醉、镇静、止痛剂等可影响 Apgar 评分的情况。需同时具备以下 4 条者可确诊,第 4 条暂时不能确定者可作为拟诊病例。本诊断标准仅适用于足月儿。

（1）有明确的可导致胎儿宫内窒息的异常产科病史，以及严重的胎儿宫内窘迫表现[胎心＜100次，持续5 min以上，和（或）羊水Ⅲ度污染]。

（2）出生时有重度窒息，指Apgar评分1 min≤3分，并延续至5 min时仍≤5分；或者出生时脐动脉血气pH≤7.00。

（3）出生后24 h内出现神经系统表现，如意识改变（过度兴奋、嗜睡、昏迷），肌张力改变（增高或减弱），原始反射异常（吸吮、拥抱反射减弱或消失），惊厥，脑干症状，呼吸节律改变、瞳孔改变、对光反应迟钝或消失和前囟张力增高。

（4）排除低钙血症、低血糖症、感染、产伤和颅内出血等为主要原因引起的抽搐，以及遗传代谢性疾病和其他先天性疾病所引起的神经系统疾患。

【治疗】

治疗原则为早治、足够疗程、综合措施、周密计划和树立信心。

（一）支持疗法

（1）维持良好通气换气功能，保持PaO_2为7.98～10.64 kPa（60～80 mmHg），$PaCO_2$＜5.32 kPa（40 mmHg）。

（2）维持良好循环功能，使心率和血压保持在正常范围，以保证各脏器的血液灌注。可用多巴胺，也可同时加用多巴酚丁胺。

（3）维持血糖在正常高值（4.16～5.55 mmol/L，75～100 mg/L），但也不可过高，因为缺氧脑组织血糖过高所造成的组织酸中毒的危害甚至比低血糖更为严重。

（4）控制输液量，每日液体总量不超过60～80 mL/kg，速度每小时4 mL/kg。

（二）控制惊厥

可选用苯巴比妥和安定。

（三）降低颅内压

首选呋塞米和白蛋白脱水，严重者可用20％甘露醇，一般不主张使用糖皮质激素。

（四）新生儿期后的干预

对HIE的新生儿及早进行智能与体能的康复训练有利于促进脑功能的恢复和减少后遗症。

【预后】

本病预后主要与病情严重程度有关。病情严重，惊厥、意识障碍、脑干症状持续时间超过7 d，血清CK-BB、脑电图和MRI持续异常者预后差。幸存者常留有运动和智力障碍、癫痫等后遗症。

【预防】

积极推广新法复苏，防止围生期窒息。

第四节 新生儿黄疸

新生儿黄疸(neonatal jaundice)是因胆红素在体内积聚引起的皮肤或其他器官黄染。新生儿血中胆红素超过 $5\sim7$ mg/dL(成人超过 2 mg/dL)可出现肉眼可见的黄疸。部分高未结合胆红素血症可引起胆红素脑病(核黄疸),一般多留有后遗症,严重者可死亡。

【新生儿胆红素代谢特点】

1. 胆红素生成过多　新生儿胆红素约 80% 来源于血红蛋白,新生儿每日生成的胆红素明显高于成人,其原因是胎儿血氧分压低,红细胞数量代偿性增加,出生后血氧分压升高,过多的红细胞破坏;新生儿红细胞寿命短(早产儿低于 70 d,足月儿约 80 d,成人为 120 d),且血红蛋白的分解速度是成人的 2 倍;肝脏和其他组织中的血红素及骨髓红细胞前体较多。

2. 血浆白蛋白联结胆红素的能力不足　胆红素进入血循环,与白蛋白联结后,运送到肝脏进行代谢。刚娩出的新生儿常有不同程度的酸中毒,可减少胆红素与白蛋白联结。早产儿胎龄越小,白蛋白含量越低,其联结胆红素的量也越少。

3. 肝细胞处理胆红素能力差　未结合胆红素(unconjugated bilirubin)进入肝细胞后,与 Y、Z 蛋白结合,在光面内质网,主要通过尿苷二磷酸葡萄糖醛酸基转移酶(UDPGT)的催化,形成水溶性、不能透过半透膜的结合胆红素(conjugated bilirubin),经胆汁排泄至肠道。新生儿出生时肝细胞内 Y 蛋白含量极微,UDPGT 含量也低且活性差,因此,生成结合胆红素的量较少;出生时肝细胞将结合胆红素排泄到肠道的能力暂时低下,早产儿更为明显,可出现暂时性肝内胆汁淤积。

4. 肠肝循环(enterohepatic circulation)特点　在成人,肠道内的结合胆红素,被细菌还原成尿胆原及其氧化产物,其中大部分随粪便排除,小部分被结肠吸收后,极少量由肾脏排泄,余下的经门静脉至肝脏重新转变为结合胆红素,再经胆道排泄,即胆红素的"肠肝循环"。出生时,因肠腔内具有 β-葡萄糖醛酸苷酶,可将结合胆红素转变成未结合胆红素,加之肠道内缺乏细菌,导致未结合胆红素的产生和重吸收增加。此外,胎粪约含胆红素 $80\sim180$ mg,如排泄延迟,可使胆红素重吸收增加。

当饥饿、缺氧、脱水、酸中毒、头颅血肿或颅内出血时,更易出现黄疸或使原有黄疸加重。

【新生儿黄疸分类】

(一)生理性黄疸(physiological jaundice)

由于新生儿胆红素代谢特点,约 $50\%\sim60\%$ 的足月儿和 80% 的早产儿出现生理性黄疸,其特点为:

(1)一般情况良好。

(2)足月儿生后 $2\sim3$ d 出现黄疸,$4\sim5$ d 达高峰,$5\sim7$ d 消退,最迟不超过 2 周;早产儿黄疸多于生后 $3\sim5$ d 出现,$5\sim7$ d 达高峰,$7\sim9$ d 消退,最长可延迟到 $3\sim4$ 周。

(3)每日血清胆红素升高 <85 $\mu mol/L$(5 mg/dL)。

既往规定血清胆红素上限值,足月儿为 205 $\mu mol/L$(12 mg/dL),但国内、外的研究均表明此值偏低。国外将血清胆红素足月儿 <221 $\mu mol/L$(12.9 mg/dL)和早产儿 <257 $\mu mol/L$(15 mg/dL)定为生理性黄疸的界限。但有资料表明:亚洲足月儿生理性黄疸

的血清胆红素值高于西方足月儿;也有小早产儿血清胆红素<171 μmol/L(10 mg/dL)发生胆红素脑病(bilirubin encephalopathy)的报道。因此,足月儿和早产儿生理性黄疸的上限值,尚需进一步研究。但是,生理性黄疸始终是一除外性诊断,必须排除病理性黄疸的各种原因后方可确定。

(二)病理性黄疸(pathologic jaundice)

其特点是:①生后 24 h 内出现黄疸;②血清胆红素足月儿>221 μmol/L(12.9 mg/dL)、早产儿>257 μmol/L(15 mg/dL),或每日上升超过 85 μmol/L(5 mg/dL);③黄疸持续时间足月儿>2 周,早产儿>4 周;④黄疸退而复现;⑤血清结合胆红素>34 μmol/L(2 mg/dL)。具备其中任何一项者即可诊断为病理性黄疸。

病理性黄疸根据其发病原因分为三类。

1. 非结合胆红素增高　红细胞破坏增多及肠肝循环增加,使胆红素增多。

(1)红细胞破坏增多:红细胞增多症、血管外溶血(如较大的头颅血肿、颅内出血、肺出血和其他部位出血)、先天性(红细胞酶缺陷、红细胞形态异常血红蛋白病)或后天性溶血(如同族免疫性溶血,见于血型不合如 ABO 或 Rh 血型不合等)。

(2)肝细胞摄取和结合胆红素能力障碍:如 Y、Z 蛋白和(或)葡萄糖醛酸转移酶活力减低,使正常代谢所产生的非结合胆红素不能转化为结合胆红素,引起血中非结合胆红素增高,出现黄疸。如 Gilbert 综合征(即先天性非溶血性未结合胆红素增高症)、Crigler-Najjar 综合征(先天性 UDPGT 缺乏)等,另外窒息和心力衰竭等,也可抑制肝脏 UDPGT 的活性。

(3)肠肝循环增加:先天性肠道闭锁、先天性幽门肥厚、巨结肠、饥饿和喂养延迟等均可使胎粪排泄延迟,使胆红素重吸收增加;母乳性黄疸,可能与母乳中的 β-葡萄糖醛酸苷酶进入患儿肠内,与肠道内未结合胆红素生成增加有关,见于母乳喂养儿,黄疸于生后 3～8 d 出现,1～3 周达高峰,6～12 周消退,停喂母乳 3～5 d,黄疸明显减轻或消退有助于诊断。

(4)药物:某些药物如磺胺、水杨酸盐、维生素 K_3、消炎痛、西地兰等,可与胆红素竞争 Y、Z 蛋白的结合位点。

(5)其他:先天性甲状腺功能低下、脑垂体功能低下和先天愚型等常伴有血胆红素升高或生理性黄疸消退延迟。

2. 结合胆红素增高

主要因为胆汁排泄障碍,肝细胞排泄结合胆红素障碍或胆管受阻,可致高结合胆红素血症。新生儿期阻塞性黄疸的常见原因是胆管阻塞(如先天性胆道闭锁和先天性胆总管囊肿),其肝内或肝外胆管阻塞,结合胆红素排泄障碍。Dubin-Johnson 综合征是由肝细胞分泌和排泄结合胆红素障碍所致。如同时有肝细胞功能受损,也可伴有未结合胆红素增高。

3. 结合与非结合胆红素均增高

肝细胞对胆红素的摄取、结合、排泄功能均受损所致的黄疸,又称为肝细胞性黄疸。见于各种肝病如肝炎、肝硬化、代谢性疾病等。

(1)新生儿肝炎:多由病毒引起的宫内感染所致。常见有乙型肝炎病毒、巨细胞病毒、风疹病毒、单纯疱疹病毒、肠道病毒及 EB 病毒等。

(2)先天性代谢缺陷病:α_1-抗胰蛋白酶缺乏症、半乳糖血症、果糖不耐受症、酪氨酸血症、糖原累积病Ⅳ型及脂质累积病(尼曼匹克病、高雪病)等可有肝细胞损害。

(林明星)

第四章　小儿呼吸系统疾病

第一节　急性上呼吸道感染

急性上呼吸道感染(acute upper respiratory infection，AURI)，简称上感，俗称"感冒"，是小儿最常见的疾病。呼吸系统以气管环状软骨下缘为界分为上、下呼吸道。上呼吸道感染四季均可发病，但冬、春季多见，主要侵犯鼻、鼻咽和咽部。如以上呼吸道某一局部炎症为主，则诊断为该部位炎症，如急性鼻炎、咽炎、喉炎、扁桃体炎等。

【病因】

病毒和细菌均可引起，90％以上由病毒引起，主要有鼻病毒、呼吸道合胞病毒、流感病毒、副流感病毒、腺病毒、冠状病毒等。轻症多为鼻病毒、肠道病毒引起。细菌性上感以溶血性链球菌、肺炎球菌多见，肺炎支原体亦可引起，多为病毒感染后继发或混合感染。

【临床表现】

(一)一般类型上感

随年龄、体质、病原、累及部位及有无并发症而表现不一，年长儿症状较轻，婴幼儿较重。

1. 症状

局部症状：鼻塞、流涕、喷嚏、干咳、咽部不适、咽痛，多于3～4 d内自然痊愈。

全身症状：发热、烦躁不安、头痛、全身不适等，部分患儿可有呕吐、腹痛、腹泻等消化道症状。

婴幼儿起病急，全身症状较重，起病1～2 d内可致高热惊厥。

学龄前和学龄期儿童上呼吸道症状突出而全身症状可较轻，腹痛者较成人多见，与肠痉挛或肠系膜淋巴结炎有关。

2. 体征

咽充血，滤泡增生，扁桃体肿大，颌下淋巴结肿大、触痛；肺部听诊一般正常，肠道病毒所致可见皮疹。

(二)流行性感冒

为流感病毒、副流感病毒所致。有明显流行病学史，上呼吸道卡他症状轻，而全身中毒症状明显，如发热、头痛、咽痛、肌肉酸痛等，病程较长。

(三)两种特殊类型的急性上呼吸道感染

1. 咽结合膜热　由腺病毒3、7、11型引起，春、夏季多见，可在儿童中集体流行，病程1～2周。临床特点为：

(1)起病急、高热、热型不定。

(2)咽炎：咽痛、咽部充血。

(3)结膜炎：睑结膜滤泡增生、充血、水肿。

(4)淋巴结肿大:颈前、颌下、耳后淋巴结肿大。

2.疱疹性咽峡炎　由柯萨奇 A 组病毒引起,夏、秋多见,好发婴幼儿,病程 1 周左右。临床特点为:

(1)起病急、高热。

(2)疱疹性咽炎:咽痛、流涎,咽峡部见灰白色小疱疹,破溃成溃疡。

【并发症】

婴幼儿多见,上感可波及邻近器官或向下蔓延,引起中耳炎、鼻窦炎、咽后壁脓肿、颈淋巴结炎、喉炎、气管炎、肺炎等,年长儿链球菌性上感可引起急性肾炎、风湿热等。

【实验室检查】

病毒感染者血白细胞计数正常或偏低,中性粒细胞减少,淋巴细胞比例增高,病毒分离或病毒抗体检测可明确病原。细菌感染者血白细胞、中性粒细胞升高,咽拭子培养可有病原菌生长,链球菌感染者血 ASO 滴度可增高。

【诊断、鉴别诊断】

诊断不难,为明确病原,可行病毒分离和(或)病毒抗体的检测。但需与下列疾病相鉴别:

1.急性传染病早期　下列传染病的前驱症状类似上感:麻疹、流行性脑脊髓炎、脊髓灰质炎、风疹、幼儿急疹、流行性腮腺炎、百日咳等。依据流行病史、临床表现等注意鉴别。

2.急性阑尾炎　腹痛者应注意与急性阑尾炎鉴别,阑尾炎腹痛先于发热出现,腹痛部位以右下腹为主,持续性,有固定压痛点,可有反跳痛、腹肌紧张等腹膜刺激症状。白细胞及中性粒细胞增高。上感引起腹痛的多为脐周阵发性疼痛,无压痛,如为持续性腹痛,多为并发肠系膜淋巴结炎,一般无腹膜刺激症状。

3.过敏性鼻炎　流涕、打喷嚏症状,持续超过 2 周或反复发作,全身症状较轻,鼻拭子涂片嗜酸性粒细胞增多有助于诊断。

【治疗】

(一)一般治疗

疾病为自限性,注意休息,进食易消化的营养物,保持居室空气清新,注意口、鼻、眼部的清洁护理等。

(二)病因治疗

1.抗病毒药物的应用　主张早期应用,病毒唑 410～15 mg/(kg・d),口服,3～5 d 为一个疗程。若为流感病毒感染,可用磷酸奥司他韦口服。中药板蓝根冲剂、银翘散、午时茶等也有抗病毒作用。

2.抗菌药物的应用　继发细菌感染或存在并发症,可选用抗生素。如为溶血性链球菌感染或既往有风湿热、肾炎病史者应加用青毒素,疗程 10～14 d。

【预防】

加强体格锻炼,提倡母乳喂养,避免被动吸烟,防治佝偻病、营养不良,避免去人多拥挤的场所。

第二节　急性支气管炎

急性支气管炎(acute bronchitis)为支气管黏膜炎症,多继发于上呼吸道感染之后,常以咳嗽和伴有支气管分泌物增多为其临床特征,是儿童常见的呼吸道疾病,婴幼儿多见,且症状较重。

【病因】

常继发于上呼吸道感染及麻疹、百日咳等传染病。凡能引起上呼吸道感染的病原体均可引起支气管炎,而以病毒为主要病因,常在病毒感染的基础上继发细菌感染。常见病毒有呼吸道合胞病毒、流感病毒、副流感病毒、腺病毒、鼻病毒等。

【临床表现】

1. 上呼吸道炎症症状　初为干咳,2~3 d后转为湿性咳嗽,继之咳白色或黄色脓痰,发热高低不一,持续 2~4 d。

2. 呼吸道阻塞症状和体征　婴幼儿喘息性支气管炎可出现发绀、鼻塞、三凹征等。急性支气管炎听诊可以正常,或闻及呼吸音粗糙,或闻及不固定干啰音或粗湿啰音,随体位变动和咳嗽而改变啰音的性质和部位。症状多于 3 周内缓解。

3. 全身症状　婴幼儿可有呕吐、腹泻等消化道症状,年长儿可有胸痛、头痛等症状出现,一般无气促、发绀。

【胸部 X 线检查】

正常或者肺纹理增多、增粗,肺门影增深。

【治疗】

(一)对症处理

1. 一般护理　保持空气新鲜,婴幼儿注意变换体位,拍背促使呼吸道分泌物排出,有缺氧症状予以吸氧,发热患儿予以物理或药物降温。

2. 祛痰止咳　镇咳,镇静剂因其有抑制咳嗽反射、影响分泌物、痰液排出的副作用,所以在小儿支气管炎尽量少用和不用。对刺激性咳嗽者,可用复方甘草合剂、急支糖浆等,痰稠者可用 10% 氯化铵、沐舒坦糖浆等。

3. 止喘药物　对哮喘性支气管炎和伴支气管痉挛、闻及哮鸣音者可予以氨茶碱口服,每次 2~4 mg/kg。博利康尼每次 0.01~0.02 mg/kg,或全乐宁、普米克溶液雾化或雾化吸入糜蛋白酶、庆大霉素、病毒唑等。喘息严重者可短时间使用糖皮质激素。

(二)控制感染

1. 病毒感染　三氮唑核苷(病毒唑)可予以雾化吸入,或按 10~15 mg/(kg·d),肌内注射或静脉滴注,对呼吸道合胞病毒、腺病毒性支气管炎有效。急性期尚可用人 α-干扰素肌内注射。

2. 细菌感染　有发热、痰黄、白细胞增多者,或病毒感染病程较长者,考虑有并发细菌感染时,可适当选用抗生素,一般用 β 内酰胺类抗生素,如果考虑为支原体感染,应予大环内酯类抗生素。

第三节 肺 炎

一、概述

肺炎(pneumonia)系由不同病原体或其他因素所致的肺部炎症,为儿科常见病。以发热、咳嗽、气促、呼吸困难、肺部固定的湿啰音为共同临床表现。

【分类】

(一)病程分类

1. 急性肺炎 1个月以内。

2. 迁延性肺炎 1~3个月。

3. 慢性肺炎 3个月以上。

(二)按解剖部位分类

分为支气管肺炎、大叶性肺炎、间质性肺炎、毛细支气管炎等。

(三)按病因分类

1. 感染性肺炎

(1)病毒性肺炎:最常见为呼吸道合胞病毒,其次为腺病毒3、7、11、21型,甲型流感病毒及副流感病毒1、2、3型,其他还有麻疹病毒、肠病毒、巨细胞病毒等。

(2)细菌性肺炎:常见肺炎链球菌、链球菌、葡萄球菌、革兰氏阴性杆菌、军团菌及厌氧菌等。

(3)其他感染性肺炎:支原体、衣原体、真菌、原虫。

2. 非感染性肺炎 吸入性肺炎、坠积性肺炎、嗜酸细胞性肺炎等。

(四)病情分类

1. 轻症 以呼吸系统症状为主,无全身中毒症状。

2. 重症 除呼吸系统受累外,其他系统也受累,全身中毒症状明显。

临床上如病原体明确,则按病因分类,否则按病理分类或其他办法分类。本节主要介绍支气管肺炎。

二、支气管肺炎

支气管肺炎(bronchopneumonia)是小儿时期最常见的肺炎,累及支气管壁和肺泡的炎症,全年均可发病,以冬、春寒冷季节较多。营养不良、佝偻病、先天性心脏病、低体重儿及免疫缺陷者等更易发生。

【病因】

病原体以细菌和病毒为主,可为呼吸道侵入,也可经血行入肺。发达国家以病毒为主,发展中国家以细菌为主,后者以肺炎链球菌多见,近年肺炎支原体和流感嗜血杆菌亦有增多趋势。

【发病机理】

不同病原引起病理改变不同,细菌性以肺实质受累为主,病毒性以间质受累为主,临床上两者常同时存在。

【临床表现】

(一)轻症肺炎

1. 发热　热型不定,新生儿、重度营养不良者可不发热或体温不升。

2. 咳嗽　初为干咳,后转为咳痰,新生儿、早产儿可表现为口吐白沫。

3. 气促　呼吸加快,达到40~80次/min,出现鼻翼翕动、点头呼吸和三凹征,伴有不同程度的紫绀。

4. 肺部体征　早期不明显或仅呼吸音粗糙,以后可闻及固定的中、细湿啰音,叩诊正常。当病灶融合成大片可有实变体征,语颤增强,叩诊浊音,听诊呼吸音减弱或出现支气管呼吸音。

(二)重症肺炎

除呼吸系统外,尚可出现下列临床表现:

1. 循环系统　心肌炎和心力衰竭。前者表现为面色苍白、心动过速、心音低钝、心律不齐,心电图显示ST段下移、T波低平倒置。

急性心力衰竭的诊断标准是:

(1)呼吸困难、青紫突然加重,安静时呼吸>60次/min。

(2)安静时心率突然加快,婴儿>180次/min,幼儿>160次/min,不能用发热或缺氧解释者。

(3)肝脏短期内增大,或肝大>3 cm以上,不能以横隔下移等原因解释者。

(4)心音明显低钝或有奔马律、颈静脉怒张、心脏扩大。

(5)骤发烦躁不安、明显发绀、面色发灰,不能用原有疾病解释。

(6)尿少或无尿、颜面或下肢水肿,已除外营养不良、肾炎、维生素B_1缺乏等原因所致。

具有前5项者可诊断心衰,重症革兰氏阴性杆菌肺炎可发生微循环衰竭。

2. 神经系统　轻度缺氧者表现烦躁、嗜睡,脑水肿可出现意识障碍、烦躁、球结膜水肿、瞳孔对光反射迟钝或消失,前囟隆起、惊厥、呼吸不规则、脑膜刺激征、昏迷、呼吸节律不整、呼吸心跳解离等。

3. 消化系统　轻症者可有胃纳差、呕吐、腹泻、腹胀。重症者消化道出血、吐咖啡样物、柏油样便、中毒性肠麻痹、肠鸣音消失,腹胀严重时呼吸困难。

4. 抗利尿激素异常分泌综合征　血钠<130 mmol/L,肾脏排钠增加,ADH升高,临床表现类似于缺氧中毒性脑病。

5. DIC　主要表现为休克,循环障碍及出血。

【并发症】

及时诊治,并发症少见。机体抵抗力弱,病原体致病力强或延误诊治可发生下列并发症:

(1)脓胸、脓气胸、肺脓肿:常由葡萄球菌、耐药的肺炎链球菌引起,革兰氏阴性杆菌次之。临床和X线二者均可呈现相应的症状体征。

(2)肺大泡、肺不张:系由金黄色葡萄球菌引起,由于细支气管管腔因炎性肿胀狭窄、渗出物黏稠,形成活瓣性阻塞,空气只能吸入不能呼出,导致肺泡扩大,破裂而形成肺大疱。如形成的阻塞为活瓣性,使空气只能呼出不能吸入则形成肺不张。

（3）败血症、化脓性心包炎等。

【实验室检查】

1. 病原学检查　细菌病原学检查可取气管吸出物、胸水、脓液、肺泡灌洗液、血液等做细菌培养。病毒分离和鉴定费时长,不能及早诊断。近年开展的免疫荧光、免疫酶标、ELISA 法等病原体的特异性抗原检测,早期诊断阳性率高,病原特异性抗体检测、急性期特异性 IgM 增高,有早期诊断价值。后期与恢复期 IgG 增高。

2. 外周血白细胞检查　病毒性肺炎白细胞总数大多正常或降低,细菌性肺炎白细胞总数和中性粒细胞数常增高,并有核左移,胞浆中可见中毒性颗粒。

3. X 线检查　早期见肺纹理增粗,以后出现小斑片状阴影,以双肺下野、中内带、心膈区居多,可伴有肺不张或肺气肿,斑片状阴影亦可以融合成大片,甚至波及肺节段。如果并发脓胸、脓气胸、肺大泡,可见相应 X 线表现。

【诊断与鉴别诊断】

（一）支气管肺炎的诊断

发热,咳嗽,气促,肺部固定性中、细湿啰音。诊断肺炎后应进一步确定病情轻重,病原和有无并发症,以确定相应的治疗。

（二）支气管肺炎的鉴别诊断

1. 急性支气管炎

（1）以咳嗽为主,肺部呼吸音粗或有不固定的干、湿啰音。

（2）X 线表现为肺纹理增粗,而肺炎常可见到斑片状阴影。婴幼儿因气管狭窄,当急性支气管炎时易发生气管痉挛,出现呼吸困难,有时与肺炎不易区分,宜按肺炎处理。

2. 肺结核

（1）常有结核接触史和（或）既往结核病史。

（2）肺部啰音一般不明显。

（3）PPD 试验（OT 试验）呈阳性。

（4）X 线随访示有肺结核改变。

（5）一般抗感染治疗无效,抗结核治疗有效。

3. 支气管异物　小儿吸入异物后可致支气管阻塞导致肺气肿、肺不张,继发感染后引起肺炎。鉴别要点:

（1）询问异物吸入史。

（2）咳嗽为突发性呛咳,常伴一过性或持续的呼吸困难症状。

（3）X 线早期即显示有肺不张或肺气肿征象。

（4）经抗炎治疗后,肺部阴影消退不明显,反复感染后炎症阴影部位固定不变。

（5）必要时可行支气管纤维镜检查确诊。

【治疗】

（一）一般与对症治疗

（1）保持环境安静,空气新鲜、流通,室温 18 ℃～20 ℃,相对湿度 55％～65％,相对隔离。

（2）保持呼吸道通畅:及时消除鼻咽部及气管、支气管内分泌物,如翻身、拍背、吸痰。分泌物干、黏稠,可予以 α-糜蛋白酶雾化吸入,喘憋者可用支气管解痉剂,保证液体摄入量,并用适当的祛痰剂。

(3)高热的处理:物理、药物降温。中毒症状重者可适当应用激素,烦躁者适当应用镇静剂。

(4)氧疗:一般采用鼻前庭给氧,氧流量 0.5～1 L/min,氧浓度不超过 40%,氧气应湿化,缺氧明显者用面罩给氧,氧流量 2～4 L/min,氧浓度 50%～60%,出现呼吸衰竭者,应用人工呼吸器。

(5)营养:进食易消化、富营养的食物,少食多餐。重症患者注意水、电解质平衡。

(二)病原治疗

(1)抗生素:绝大多数重症肺炎由细菌感染引起,或在病毒感染的基础上合并细菌感染。故应选用有效的抗生素。应用原则:①依药物敏感试验选用;②早期治疗;③足量、足疗程;④重症者联合用药;⑤选用下呼吸道药物浓度较高的抗生素。用药期间应持续至体温正常后 5～7 d,临床症状、体征基本消失后 3 d。支原体肺炎至少用药 2～3 周,以免复发,葡萄球菌肺炎易复发,故疗程宜长,一般于体温正常后继续用药 2 周,总疗程需>6 周。

(2)抗病毒治疗:呼吸道合胞病毒、腺病毒肺炎可选用三氮唑核苷(病毒唑)、α-干扰素、聚肌胞,也可滴鼻或雾化吸入治疗。

(3)支原体及衣原体肺炎:首用大环内酯类药物,如红霉素、罗红霉素、交沙霉素、阿奇霉素等。

(4)霉菌性肺炎:选择对病原敏感的抗霉菌药物,如两性霉素 B、氟康唑、氟胞嘧啶等。

(三)重症肺炎的治疗

(1)心力衰竭的治疗:除镇静、给氧、利尿外,应选用速效强心苷,增强心肌收缩力,减慢心率,增加心搏出量。如毒毛旋花子苷 K 0.07 mg/kg,静脉缓注,必要时可在 6～12 h 后重复使用。也可用西地兰,饱和量为 2 岁以下 0.03～0.04 mg/kg,2 岁以上 0.02～0.03 mg/kg,首剂用饱和量的 1/2,余量分两次,4～6 h 给药一次,肌内注射或静脉缓注。一般支气管肺炎所致的心衰不需用维持量,但伴有先天性心脏病者,常需以地高辛维持用药。

(2)中毒性肠麻痹:有低血钾者,应及时补钾。腹胀明显者应禁食、胃肠减压。皮下注射新斯的明,每次 0.04 mg/kg。亦可用酚妥拉明 0.5 mg/kg 及阿拉明 0.25 mg/kg 溶于 10% 葡萄糖液 20～30 mL 内缓慢静脉滴注,2 h 后可重复应用,一般 2～4 次,同时应加强病原治疗。

(3)缺氧中毒性脑病:脱水疗法,改善通气,扩血管,止痉,促进脑细胞恢复。脱水常用甘露醇,0.25～1.0 g/kg,6 h1 次,必要时人工辅助通气,扩血管常用酚妥拉明和山莨菪碱。有惊厥可用地西泮 0.2～0.3 mg/kg,静脉注射。

(4)糖皮质激素的应用:激素可以减少炎性渗出,解除气管痉挛,改善血管通透性,降低颅内压,改善微循环。适应证:①中毒症状重;②严重的喘憋;③脑水肿、感染性休克、呼吸衰竭者;④胸膜渗出。常用地塞米松,每次 2～5 mg,每日 2～3 次,疗程 3～5 d。

(5)抗利尿激素异常分泌综合征治疗:限制水入量,补充高渗盐水。

(四)并存症和并发症治疗

对并存佝偻病、营养不良者,应给予相应治疗。脓胸、脓气胸者,胸腔穿刺抽脓、抽气,每日或隔日 1 次。胸腔闭式引流指征:①年龄小、中毒症状重;②脓液黏稠,经反复穿刺排脓不畅者;③张力性气胸。

（五）其他治疗

（1）中医中药。

（2）物理治疗:病程迁延或慢性肺炎可配合超短波治疗,促进啰音吸收。

三、几种不同病原体所致支气管肺炎的特点

腺病毒肺炎、葡萄球菌肺炎、流感嗜血杆菌肺炎、肺炎支原体肺炎及衣原体肺炎在发病年龄、临床表现及辅助检查等方面有各自不同的特点,在治疗上宜区别对待。详见表7-4-1所示。

表 7-4-1　几种不同肺炎的鉴别诊断

	大叶性肺炎（肺炎球菌）	支气管肺炎（肺炎球菌等）	金黄色葡萄球菌肺炎	腺病毒肺炎	毛细支气管炎	支原体肺炎
多发年龄	较大儿童	婴幼儿	任何年龄	6月龄～2岁	小婴儿	儿童、幼儿
热型	突然起病,稽留高热	不定	弛张热	稽留热或弛张高热	低热或无热,偶高热	不规则
发热日数	2周左右	1～2周	1～3周	1～3周	1～5 d	1周以上
一般病情	较重,可见休克	较轻	中毒症状较重,可见皮疹	中毒症状较重,早期嗜睡	喘息重	频咳
肺部体征	早期体征不明显	弥漫	弥漫	3～5 d后体征方明显	肺气肿,喘鸣,啰音多	较少或局限
X线所见	全叶或节段	多为斑片状	常见脓肿、肺大疱、脓气胸	大片较多,重者有积液	多肺气肿或点片影	单侧斑片影
白细胞数	明显增高	多数增加	增加或下降	多数正常或减少	多数减少或正常	多数正常或偏高
青霉素治疗	有效	可能有效	大剂量可能有效	无效	无效	无效

（陈彩）

第五章 儿科传染病

第一节 传染病概述

一、传染病概念

传染病是指病原微生物感染人体后产生的有传染性的疾病。病原生物包括病原微生物（如朊毒体、病毒、细菌、立克次体、衣原体、真菌和螺旋体等）和人体寄生虫（如蠕虫和原虫等）。

二、传染病流行的基本条件

（一）传染源

传染源是指病原体已在体内生长繁殖并能排出体外的人或动物。传染源主要包括隐性感染者、患者、病原携带者、受感染的动物。

（二）传播途径

病原体离开传染源到达另一个易感者的途径，称为传染途径。常见的传播途径有：①呼吸道传播（空气、飞沫、尘埃）；②消化道传播（水、食物、餐具）；③血液、体液传播（血液制品、分娩、手术、器官移植、性交、吸毒）；④经接触传播（含有病原体的水、土壤、物品）；⑤虫媒传播（蚊子、跳蚤、人虱、恙螨）。

（三）易感人群

对某种传染病缺乏特异性免疫力的人称为易感者。易感者的比例在人群中达到一定水平时，如果遇有传染源和合适的传染途径，传染病的流行很容易发生。

三、传染病的基本条件特征

1. 有特异性的病原体　每一种传染病都由特异的病原体引起，包括微生物和寄生虫。
2. 有传染性　这是传染病与其他感染性疾病的主要区别。
3. 有流行病学特征　有散发性、流行、大流行、暴发流行之分。
4. 有感染后免疫　人体感染病原体后，无论是显性或隐性感染，都能产生针对病原体及其产物（如毒素）的特异性免疫。

四、传染病的分类

（一）管理制度分类

甲类（强制管理）：鼠疫、霍乱。

乙类传染病（严格管理）：传染性非典型肺炎、艾滋病、病毒性肝炎、脊髓灰质炎、人感染高致病性禽流感、麻疹、流行性出血热、狂犬病、流行性乙型脑炎、登革热、炭疽、细菌性和阿米巴性痢疾、肺结核、伤寒和副伤寒、流行性脑脊髓膜炎、百日咳、白喉、新生儿破伤风、猩红热、布鲁氏菌病、淋病、梅毒、钩端螺旋体病、血吸虫病、疟疾。

丙类传染病（监测管理）：流行性感冒、流行性腮腺炎、风疹、急性出血性结膜炎、麻风病、流行性和地方性斑疹伤寒、黑热病、包虫病、丝虫病，除霍乱、细菌性和阿米巴性痢疾、伤寒和副伤寒以外的感染性腹泻病。

管理制定关非一成不变。根据人类对传染性疾病的防治工作取得的成就，传染病疫情的变化和新的传染病疫情的出现，某些传染病在特定时期内的分类及管理制度会有一定变化。

（二）按传播途径分类

呼吸道传播、消化道传播、血液体液传播、虫媒传播等。

五、传染病的治疗

传染病治疗的目的不仅在于促进患者康复，而且还在于控制传染源，防止进一步传播。要坚持综合治疗的原则，即治疗与护理、隔离与消毒并重，一般治疗、对症治疗与病原治疗并重的原则。

六、传染病的预防

（一）管理传染源

患者及时上报，甲类传染病（强制管理），城市须在 2 h 内、农村须在 6 h 内报告；乙类传染病（严格管理），城市须在 6 h 内、农村须在 12 h 内报告；丙类传染病（监测管理）须在 24 h 内报告。对接触者应予以检疫、密切观察、药物预防/预防接种；对病原携带者应予以治疗、教育、调整岗位、随访观察。

（二）切断传播途径

对于消化道传染病、虫媒传染病以及许多寄生虫病来说，切断传播途径通常是起主导作用的预防措施。其中以搞好环境卫生为重点措施。

消毒为切断传播途径的重要措施。消毒有疫源性消毒（包括随时消毒、终末消毒）及预防性消毒两大类。消毒方法有物理消毒和化学消毒两种，根据不同的传染源选择采用。

（三）保护易感人群

提高人群免疫力的措施包括特异性免疫和非特异性免疫两个方面。但起关键作用的还是通过预防接种提高人群的主动（疫苗、菌苗、类毒素）或被动（抗毒素、特异性抗体）特异性免疫力。儿童计划免疫是关键，免疫预防接种对传染病的控制和消灭起着关键性的作用。

第二节　麻　疹

麻疹（measles，rubeola）是麻疹病毒引起的急性呼吸道传染病，是几个世纪以来儿童最常见的急性呼吸道传染病之一。临床上以发热、上呼吸道炎症、结膜炎、麻疹黏膜斑（Koplik斑）和全身斑丘疹为临床特征。世界卫生组织统计 2019 年全球麻疹发患者数为 88.67 万例，死亡人数超过 20 万，主要分布在卫生设施薄弱的低收入国家。我国自 1965 年普遍接种麻疹减毒活疫苗后，发病率已明显下降。

【病因】

麻疹病毒属副黏液病毒科,电镜下呈球形颗粒,直径 100~250 nm,仅一个血清型。

该病毒在体外生活力弱,在日光照射和空气流通环境中半小时即失活,不耐热,对一般消毒剂敏感,但能耐寒及耐干燥。

【流行病学】

(一)传染源

麻疹患者是唯一传染源,麻疹患者的潜伏期末至出疹后 5 d 均具有传染性。如并发肺炎,则传染期延长至出疹后 10 d。

(二)传播途径

主要通过飞沫经呼吸道传播。经被污染的衣物、食物及用具等间接传播较少。

(三)人群易感性

未患过麻疹又未接受麻疹疫苗预防的人为易感者,一旦与麻疹患者接触后 90% 以上发病,病后能获持久免疫力。易感人群主要为 6 月龄~5 岁小儿,好发季节为冬、春季。婴儿可从胎盘得到母体抗体。

(四)流行特征

自疫苗广泛接种以来,发病率下降,周期性流行特征消失。发病年龄有推迟现象,新生儿、婴儿麻疹亦增多。

【发病机制】

当易感者吸入麻疹患者鼻咽部分泌物或含有病毒的飞沫后,麻疹病毒在局部黏膜短期繁殖,同时有少量病毒进入血液到达肝、脾等器官的单核巨噬细胞系统的细胞中,形成第 1 次病毒血症。以后病毒在上述被侵细胞中大量增殖,再次进入血循环,产生第 2 次病毒血症,大约在感染后第 5~7 天出现全身性麻疹病毒感染,此即为临床前驱期。第 2 次病毒血症达高峰后 2~3 d,中和抗体出现,IgM 持续 6 周左右。

在患病过程中,机体免疫反应受到抑制,结核菌素试验结果原属阳性者此时可转为阴性或原有稳定的结核病灶恶化,也较易发生继发性细菌感染。而哮喘、肾病、湿疹在麻疹后可得到缓解。

少数有免疫缺陷的患者,在患麻疹后 2~6 年或更长时间内发生亚急性硬化性全脑炎(SSPE)。最近研究发现 SSPE 患者系脑细胞的 M 蛋白合成过程中翻译受阻所造成。

【病理】

主要病理改变以网状内皮系统和呼吸系统最明显。在淋巴结、扁桃体、肝、脾、胸腺、阑尾可见多核巨细胞。颊黏膜下层的微小分泌腺发炎,其病变内有浆液性渗出及内皮细胞增殖形成 Koplik 斑。麻疹病毒引起的间质性肺炎中有透明膜形成和多核巨细胞出现,重症者称为麻疹巨细胞肺炎。

【临床表现】

(一)典型麻疹

可分为以下四期:

1. 潜伏期 一般为 10~14 d,最长 21 d。接受过被动免疫可延长至 3~4 周。在潜伏期末有精神萎靡,轻度体温上升,烦躁不安等。

2. 前驱期　从发热开始至出疹,一般为 3～4 d,以发热、上呼吸道炎和结膜炎及麻疹黏膜斑为主要表现。

(1)发热,无一定热型,多为中度以上发热,可渐升,也可骤然高热起病,甚至惊厥。

(2)上呼吸道炎:流涕、咳嗽、咽部充血等卡他症状;结膜炎:流泪、畏光、充血、眼睑浮肿。

(3)Koplik 斑,在发疹前 24～48 h 出现,在口颊黏膜靠第一磨牙处可见直径为 0.5～1.0 mm 灰白色斑点,绕以红晕,称麻疹黏膜斑,为早期诊断的重要依据。初起数目少,后逐渐增多或融合,可累及整个颊黏膜并蔓延至唇部黏膜,黏膜斑在皮疹出现后 1～2 d 即迅速消失。

(4)偶见皮疹,有时仅见红斑,有时像荨麻疹,在出现典型皮疹时消失。

(5)部分病例可有一些非特异性症状,如头痛、呕吐、腹泻、食欲减退、精神不振等。

3. 出疹期

(1)发热 3～4 d 后出疹,出疹期一般为 3～5 d。

(2)出疹顺序:面部(第 1 天),然后自上而下急速蔓延到躯干及上肢(第 2 天),第 3 天皮疹累及下肢及足部,最后达手掌和足底,称为"皮疹出齐"。

(3)皮疹特点:皮疹为红色斑丘疹,由稀疏逐渐厚密,可融合成片,但疹间皮肤正常。

(4)出疹期全身症状加重。咳嗽加重,发热可高达 40 ℃ 左右,可有谵妄、激惹或嗜睡,婴幼儿常出现惊厥。咳嗽频繁、声音嘶哑。全身浅表淋巴结肿大,肝、脾轻度肿大。此期肺部有少量湿性啰音,X 线胸片可见肺纹理增多。

4. 恢复期

(1)全身症状减轻:皮疹出齐后,病情缓解,体温 12～24 h 内降至正常,上呼吸道症状减轻,整个病程约 10～14 d。

(2)退疹:出疹后 3～4 d,皮疹开始消退,按出疹先后顺序依次消退。疹退时原出疹部位有糠麸状细微脱屑及棕褐色色素沉着,一般经 1～2 周消失,这对疾病晚期有诊断意义。

(二)其他类型的麻疹

1. 轻型麻疹　多见于在潜伏期内接受过被动免疫、过去接种过麻疹疫苗或 8 个月以下体内尚有母亲抗体的婴儿。特点:潜伏期长(18～28 d),前驱期 Koplik 斑不典型或不出现;出疹期皮疹稀疏、症状轻;恢复期退疹后无脱屑或色素沉着,病程约 1 周,无并发症,但仍有传染性。

2. 重症麻疹

(1)全身中毒症状重:发热达 40 ℃ 以上或体温不升;出现严重的神经系统症状:嗜睡、谵妄、抽搐及昏迷。

(2)出疹不畅,皮疹突然隐退,皮疹稀少,色暗,或皮肤出现瘀斑,皮疹呈出血性,提示有心血管功能不全、循环衰竭、DIC 等。

(3)多并发肺炎、心肌炎和脑炎,病死率很高。

3. 无疹型麻疹　在病程中无典型麻疹黏膜斑和皮疹。此型多见于白血病、恶性肿瘤或应用免疫抑制剂者,此型诊断不易,只有依赖前驱症状和血清中麻疹抗体滴度增高才能确诊。

4. 异型麻疹(非典型麻疹综合征)　是指以往接种过灭活麻疹疫苗的婴儿,数年后当再接触麻疹时,在临床上出现非典型皮疹和较重的临床症候群。其特征是:高热起病,头痛、肌痛,无麻疹黏膜斑,皮疹出现顺序是从四肢远端开始渐向躯干,面部伸展,皮疹呈多形性,常并发肺炎等。国内不用灭活疫苗,故我国此型少见。

【并发症】

(一)肺炎

最常见。占麻疹患儿死因的 90% 以上,由麻疹病毒引起的巨细胞肺炎,多为间质性肺炎,症状多不严重,且随着体温下降和全身皮疹的出齐而消退。若并发细菌性肺炎,病情加重。常见致病菌有肺炎球菌、金黄色葡萄球菌和流感嗜血杆菌等。若治疗不当易并发脓胸、脓气胸。肺炎多见于出疹期。AIDS 患者合并麻疹肺炎,伴有皮疹,常可致命。

(二)喉、气管、支气管炎

麻疹过程中有轻度喉炎,为麻疹的自身症状。继发细菌感染可发生严重的喉炎及支气管炎。临床表现为声嘶,犬吠样咳嗽,呼吸困难,严重者出现面色苍白、发绀、气促、烦躁,甚至窒息死亡。

(三)心肌炎

常见于营养不良和并发肺炎的小儿,轻者仅有心音低钝,心率增快和一过性心电图改变常见,重者可出现心力衰竭、心源性休克。

(四)神经系统

1. 麻疹脑炎　以出疹后 $2\sim5$ d 较多见,发生率 $1\%\sim2\%$,与麻疹轻重无关。其临床表现及脑脊液变化与其他病毒性脑炎相似,病死率高,后遗症多,存活者可有智力障碍、瘫痪、癫痫等。

2. 亚急性硬化性全脑炎　是一种急性感染的迟发性并发症,发率率 $(1\sim4)/100$ 万,为亚急性进行性脑组织退行性病变。潜伏期 $2\sim17$ 年,85% 起病在 $5\sim15$ 岁,起病缓慢,先是智力减退、行为异常,数月后逐渐发展出现对称性、重复的肌阵挛,随疾病进展,肌阵挛消失,出现其他各种运动和神经功能障碍,大部分患者在诊断后 $1\sim3$ 年死亡,个别存活能超过 10 年。患者血清或脑脊液中麻疹病毒 IgG 抗体持续强阳性。

(五)结核病恶化

原有的结核病灶可能趋于活动,甚至病灶液化播散,发生粟粒性肺结核或结核性脑膜炎。

(六)营养不良与维生素 A 缺乏症

与不恰当忌口有关,常见维生素 A 缺乏,可引起干眼症,重者出现视力障碍,角膜穿孔,且发展极迅速,最后导致失明。

【诊断和鉴别诊断】

(一)诊断

1. 流行病学史

(1)麻疹接触史。

(2)预防接种史。

(3)是否易感儿。

2. 临床特点

(1)前驱期:卡他症状、口腔麻疹黏膜斑。

(2)出疹期:出疹时皮疹形态、出疹顺序、出疹与发热关系。

(3)恢复期:皮肤脱屑及色素沉着。

3. 实验室检查 前驱期鼻咽部分泌物涂片检查找到多核巨细胞及尿中检测包涵体细胞对早期诊断有帮助。在出疹1～2 d时用ELISA法即可测出麻疹抗体。

(二)鉴别诊断

本病需与小儿时期出疹性传染病相鉴别,其鉴别要点见表7-5-1。

表7-5-1 小儿出疹性疾病的鉴别诊断

	病原	全身症状及其他特征	皮疹特点	发热与皮疹关系
麻疹	麻疹病毒	呼吸道卡他性炎症、结膜炎,发热2～3 d口腔黏膜斑	红色斑丘疹自头面部→颈部→躯干→四肢,退疹后有色素沉着及细小脱屑	发热3 d,出疹期热更高
风疹	风疹病毒	全身症状轻,耳后、枕后淋巴结肿大并触痛	面部→躯干→四肢,斑丘疹,疹间有正常皮肤,退疹后无色素沉着及脱屑	发热后半天至1 d出疹
幼儿急疹	人疱疹病毒6型	一般情况好,高热时可有惊厥,耳后、枕后淋巴结亦可肿大	红色斑丘疹,颈及躯干部多见,一天出齐,次日消退	高热3～5 d热退疹出
猩红热	2型溶血链球菌	高热,中毒症状重,咽峡炎,杨梅舌,环口苍白圈,扁桃体炎	皮肤弥漫充血,上有密集针尖大小丘疹,持续3～5 d退疹,1周后全身大片脱皮	发热1～2 d出疹,出疹时热高

【治疗】

(一)一般治疗

卧床休息,注意室内清洁、温暖、通风,保持室内空气新鲜;注意保持皮肤、黏膜清洁;饮食宜易消化、富有营养,补充足量水分。通过宣传,纠正麻疹患者"三忌"习惯,防止交叉感染。

(二)对症治疗

高热时用小剂量退热剂;烦躁的患者可适当给予苯巴比妥等镇静剂;咳嗽用祛痰止咳剂;有维生素缺乏者给予相应的维生素,特别是维生素A的补充。一般无继发感染不宜使用抗生素。

(三)并发症的治疗

1. 肺炎 同一般肺炎治疗。

2. 喉炎 根据致病菌选用抗生素,同时可加用氢化可的松或地塞米松;保持呼吸道畅通,如出现严重气道梗阻者,应及时做气管切开手术。

3. 结核病恶化 明确诊断后,按小儿结核病治疗。

4. 麻疹脑炎 与病毒性脑炎治疗原则相同。

【预防】

(一)控制传染源

早发现,早隔离,早治疗。疫情报告。

1. 隔离期 一般隔离至出疹后 5 d,合并肺炎/喉炎者延长至 10 d。

2. 检疫期 接触麻疹易感儿应检疫 3 周,已做被动免疫者应隔离 4 周。

(二)切断传播途径

在麻疹流行期间,尽量避免去人群密集的场所。麻疹患者应隔离,居住处应通风,衣物等用紫外线照射。

(三)增强人群免疫力(保护易感者)

1. 主动免疫 采用麻疹减毒活疫苗是预防麻疹的重要措施,其预防效果可达 90%。5%~15%接种儿可发生轻微反应。国内规定初种年龄为 8 个月。疫苗的免疫期一般为 4~6 年,因此应于 7 周岁时复种。急性结核感染者如需要注射麻疹疫苗应同时进行抗结核治疗。

2. 被动免疫 体弱有病和婴儿接触麻疹患者后,可采用被动免疫以预防发病。接触患者后 3 d 内静脉注射免疫球蛋白 100~400 mg/kg,可免于发病;6 d 后应用被动免疫剂,仅可减轻症状;免疫有效期为 3~8 周,以后应采取主动免疫。

(陈彩)

第六章　维生素 D 缺乏性佝偻病

维生素 D 缺乏性佝偻病(rickets of vitamin D deficiency)是小儿常见病,是由于维生素 D 缺乏导致钙、磷代谢障碍而出现以骨骼改变为特征的慢性营养缺乏症。同时影响心、肌肉、造血、免疫等组织器官功能,多见于 3 岁以下的婴幼儿,虽然不直接危及生命,但因发病缓慢易被忽视,一旦出现症状,机体抵抗力降低,容易并发肺炎、腹泻、贫血等病,因此,是我国儿科重点防治的四病之一。

由于我国国民经济明显转好,人民生活水平显著提高,儿童保健工作的大力开展,家长对小儿营养的重视,重度佝偻病已明显下降。但随着工业的飞速发展,城市空气污染严重,房屋建筑密度下降,轻、中度佝偻病仍较常见,影响小儿的正常生长发育。

【维生素 D 的来源、转化及功能】

(一)来源

1. 内源性　7-脱氢胆固醇(皮肤基底层内贮存),通过阳光紫外线照射转化为胆骨化醇(维生素 D_3),是人体维生素 D 的主要来源。

2. 外源性

(1)动物性食物维生素 D_3 通过消化道吸收。

(2)植物性食物含有的麦角固醇通过紫外线照射转化成麦角骨化醇(维生素 D_2)。

(二)转化

无论是内源性维生素 D_3 或外源性维生素 D_2 和维生素 D_3 均无生物活性,需经体内进一步代谢才能获得很强的抗佝偻病作用。

维生素 D_3 在肝脏通过 25-羟化酶转化为 25-羟胆骨化醇[25-$(OH)D_3$],具有微弱抗佝偻病活性,后在肾脏通过 1-羟化酶形成 1,25-二羟胆骨化醇[1,25-$(OH)_2D_3$]。1,25-$(OH)_2D_3$ 是抗佝偻病的主要活性物质,对 Ca、P 代谢的调节作用比 25-$(OH)D_3$ 高 200 倍,对骨盐的形成作用高 100 倍。维生素 D_2 的代谢过程与维生素 D_3 相同。

(三)功能

1,25-$(OH)_2D_3$ 主要作用于三个靶器官(肠、骨、肾):

(1)促进肠黏膜对钙、磷的吸收,使血钙、血磷浓度上升。

(2)促进旧骨溶解及新骨形成:促进间叶细胞分化成破骨细胞,促进骨质吸收,使旧骨质中的骨盐溶解,血钙、血磷浓度上升。又能直接刺激成骨细胞,促进骨盐沉着。

(3)促进肾小管对钙、磷重吸收,减少尿磷排泄。

(四)维生素 D_3 的调节

甲状旁腺素、降钙素与血钙、血磷水平共同作用于维生素 D_3 的调节。

【病因】

(一)日光照射不足

日光照射不足是维生素 D 缺乏性佝偻病的主要病因。在一般情况下,经常在室外活动就易于获得足够的维生素 D。影响紫外线的作用因素：

（1）紫外线不能通过普通玻璃窗。

（2）城市高大建筑阻挡日光照射。

（3）工矿区烟雾、灰尘可吸收部分紫外线,居室阴暗,因阴雨天气或炎热不常带孩子进行户外活动,均是使小儿易患佝偻病的因素。

（4）北方寒冷季节长,日照时间短,故发病率较南方高。

（二）维生素 D 摄入不足

小儿维生素 D 的需要量为 400 IU/d。天然食物中含维生素 D 少,不能满足需要,牛奶 3～40 IU/L,肝类 15～50 IU/kg,人乳 4～100 IU/L,蛋黄 25 U/个。婴儿从人乳、牛乳、蛋黄、肝类等食物内得到的维生素 D 很少超过 100 IU/d,故应及时添加鱼肝油及富含维生素 D 的辅食。

（三）食物中钙、磷含量过低或比例不当

人乳钙、磷比例为 2:1,钙的吸收率较高。牛乳钙、磷含量虽高于人乳,但钙、磷比例不当(1.2:1),钙的吸收率较低。人工喂养多以米糊、稀饭等淀粉类食物为主,谷类食品含大量植酸和纤维,可与小肠中钙、磷结合成不溶性植素钙,不易于吸收。

（四）维生素 D 的需要量增加

骨骼生长速度与维生素 D 和钙的需要成正比。

（1）早产儿、婴儿因生长速度快且体内储存的维生素 D 不足,需要量大,易患佝偻病。

（2）2 岁以后生长速度减慢,户外活动增多,发病亦明显减少。

（3）重度营养不良患儿因生长迟缓而少患佝偻病。

（五）疾病影响及其他

（1）胃肠道或肝胆疾病影响维生素 D 及钙、磷的吸收和利用。如婴儿肝炎综合征、先天性胆道闭锁、脂肪泻等致肠道脂质吸收障碍,影响维生素 D_3 吸收。

（2）肝、肾疾病使维生素 D_3 羟化障碍,Ca、P 吸收及利用受到影响。

（3）长期服用抗癫痫药物,如苯妥英钠、苯巴比妥,可促进肝氧化酶的作用使维生素 D_3 和 25-$(OH)D_3$ 分解失去活性,干扰维生素 D 代谢。

（4）糖皮质激素能拮抗维生素 D 对钙的转运。

【发病机制】

维生素 D 缺乏,肠道钙、磷吸收下降,血钙、血磷减低;血钙下降,甲状旁腺素分泌增加,溶骨脱钙,维持血钙正常或轻度降低;甲状旁腺素分泌增加,尿磷排出增加,血磷下降;血钙磷乘积下降(<40)。最终骨样组织转化过程发生障碍,成骨细胞代偿增生,局部骨样组织堆积,碱性磷酸酶分泌增加。

【病理】

（一）骨的正常发育

（1）软骨的正常发育:在长骨端进行,使骨变长。

（2）膜性成骨:在骨皮质和扁平骨进行,使骨变粗。

长骨生长主要在骨骺软骨进行,长骨骺的软骨组织从骨骺向骨干,可分为五层:①软骨细胞静止层;②软骨细胞增殖层;③成熟肥大软骨细胞层;④软骨细胞退化层;⑤成骨层。正常情况下,软骨细胞不断分裂,增殖,肥大成熟,排列成行,充以骨基质。在软骨细胞退化层,骨基质进行钙化,即 X 线上所见的临时钙化线,成骨区即新生骨松质区,成骨细胞及其分泌的骨基质构成骨样组织,以后钙化为骨小梁。成骨细胞分泌的 AKP,使周围有机 P 分解释放出无机磷,Ca、P 乘积达到一定水平,即>40,即形成磷酸盐,沉着到骨样组织上,变为新骨。骨质钙化最主要的条件是骨样组织周围 Ca、P 的正常浓度。如 Ca、P 乘积不足,则发生佝偻病。

(二)佝偻病骨骼的病理

(1)骨样组织增生。

(2)骨基质钙化不良。

维生素 D 缺乏,血 Ca、血 P 下降,Ca、P 乘积下降:

①成熟软骨细胞及骨细胞不能钙化而继续增殖,形成骨样组织堆积于骨骺端,造成临时钙化带增厚,骨骺膨大形成肋串珠、手镯、脚镯,骨生长停滞。

②扁骨和长骨皮质骨化障碍,颅骨软化(乒乓头)及颅骨骨样组织堆积成方颅。

③长骨骨化障碍造成骨质稀疏,又在肌肉韧带牵拉和重力作用下而发生弯曲畸形(鸡胸、肋外翻、"O"和"X"形腿),甚至发生病理性骨折。

【临床表现】

主要表现在生长最快的部位的骨骼改变、肌肉松弛、非特异性神经精神症状。年龄不同,临床表现也不同。共分四期,初期、激期、恢复期、后遗症期。初期、激期统称为活动期。

(一)初期

(1)多于 3 个月左右发病,主要表现非特异性神经精神症状:①夜惊:睡眠不安,易啼哭,易醒,睡眠中易惊吓。②多汗:头部易出汗,睡眠时常浸湿头发或枕部,与室温、季节、衣着等无关;由于多汗刺激头皮,婴儿摩擦枕部,使枕部出现环行脱发区,称为枕秃。③烦躁不安:平时易激惹,爱哭闹,失去正常小儿活泼性。

(2)无明显骨改变。

(3)血钙正常或稍低,血磷下降,血钙磷乘积 30～40(稍低)。血碱性磷酸酶升高,血清 1,25-$(OH)_2D_3$ 降低。

(二)激期

主要出现骨骼改变,随年龄而不同。

1. 骨骼系统改变

(1)头部:①颅骨软化(乒乓头),多见于 3～6 个月婴儿,<3 个月婴儿尤其是早产儿颅骨边缘较软,为正常现象;②方颅,多见于 8～9 个月婴儿,重者呈马鞍状、十字形颅。

(2)胸廓:①肋串珠,压迫肺组织易得肺炎;②郝氏沟(肋膈沟);③鸡胸。

(3)四肢:①手镯或脚镯,多见于 6 个月以上;②下肢畸形,下肢弯曲多见于胫骨中下 1/3 处,形成"O"形腿或"X"形腿,但 1 岁以下可有生理性弯曲。

(4)脊柱和骨盆:①脊柱后突或侧突;②骨盆扁平状。

2. 全身肌肉松弛 肌张力低下,韧带松弛,坐、立、站和走均较晚,蛙状腹。

3. 其他 重度佝偻病可致大脑皮层功能异常,条件反射形成缓慢,语言发育落后,免疫力下降,贫血,易感染。

4. 血液生化改变 血钙稍低,血磷明显下降,血钙磷乘积小于 30,血碱性磷酸酶明显升高。

5. X 线片　干骺端临时钙化带模糊不清,呈毛刷状、杯口状,骨质疏松,骨干弯曲或骨折。

(三)恢复期

(1)症状消失,体征减轻或基本恢复。

(2)血钙、血磷恢复正常,血钙磷乘积渐正常,血碱性磷酸酶正常。

(3)X 线:临时钙化带重现,骨密度增加。

(四)后遗症期

(1)多见于 3 岁以上小儿,经治疗或自然恢复。

(2)症状消失,骨骼改变不再进展。

(3)血生化正常,X 线片干骺端病变消失,仅遗留不同程度的骨骼畸形。

【诊断】

(一)诊断根据

(1)日光不足及维生素 D 摄入不足史。

(2)佝偻病症状及体征。

(3)血生化改变,血磷、血钙降低;血钙磷乘积降低;血碱性磷酸酶升高。维生素 D 缺乏性佝偻病各阶段生化改变见表 7-6-1。

表 7-6-1　维生素 D 缺乏性佝偻病各阶段生化改变

	血钙	血磷	钙磷乘积	AKP
初期	正常或稍低	下降	30～40	升高或正常
激期	稍低	明显下降	<30	升高
恢复期	正常	正常	正常	正常

(4)X 线骨改变。

(二)早期诊断指标

25-$(OH)D_3$ 是维生素 D_3 在血浆中的主要存在形式,佝偻病早期即降低,是可靠的诊断指标。目前认为儿童适宜的血清 25-$(OH)D_3$ 水平为 >50 nmol/L(20 ng/mL);37.5～50 nmol/L(15～20 ng/mL)为维生素 D 不足;≤37.5 nmol/L(15 ng/mL)为维生素 D 缺乏;≤12.5 nmol/L(5 ng/mL)为维生素 D 严重缺乏。血清 25-$(OH)D_3$ 水平 >250 nmol/L(100 ng/mL)为维生素 D 过量;而 >375 nmol/L(150 ng/mL)为维生素 D 中毒。

【鉴别诊断】

需与下列疾病相鉴别。

1. 先天性甲状腺功能低下　本病生后 2～3 个月出现症状,生长发育迟滞,前囟大、迟闭,出牙迟,身材矮小等。但智力明显低下,外貌特殊(表情呆滞,两眼眼距增宽,塌鼻梁,唇厚,舌大,常伸出口外,可有黏液水肿),血 Ca、血 P、AKP 均正常。X 线显示骨龄落后而骨钙化带正常,血 T_4、TSH 测定可资鉴别。

2. 软骨发育不良　属先天性软骨细胞发育障碍疾病。本病患儿头大,前额突出,长骨骺端膨出,肋串珠,腹大等。但四肢及手指粗短,五指齐平,而头及躯干发育接近正常。腰椎前凸,臀部后凸。血 Ca、血 P、AKP 正常。X 线干骺端膨大呈杯口状,但轮廓光整。

3. 其他原因所致的佝偻病　低血磷抗维生素 D 佝偻病、远端肾小管酸中毒、维生素 D 依赖性佝偻病、肾性佝偻病、肝性佝偻病等,2～3 岁后病情仍呈活动性改变,常规剂量的维生素 D 治疗常无反应。

【治疗】

早期发现,实施综合措施(营养、日光、药物、防治并发症等),控制病情活动,防止畸形等。

1. 一般治疗　母乳喂养;维生素 D 强化奶粉;及时添加辅食,晒太阳等。

2. 维生素 D 制剂　采用口服法:50～125 μg(2 000～5 000 IU)/d,连服 4～6 周,之后小于 1 岁婴儿改为 400 IU/d,大于 1 岁婴儿改为 600 IU/d。

3. 钙剂　主张从膳食的牛奶、配方奶和豆制品补充钙和磷。

【预防】

(一)卫生宣传、科学喂养、利用日光

(二)药物防治法

1. 胎儿期　孕妇多晒太阳,饮食注意营养,妊娠 7～9 个月补充维生素 D 400～800 IU/d。

2. 婴儿期　生后 2 周即可应用维生素 D 预防。

3. 幼儿期　1 岁以后可采取"夏秋晒太阳,冬春服维生素 D"的预防方法。

(陈慧)

第七章　小儿腹泻

腹泻(diarrhea)是由多种病原体、多种因素引起的以大便次数增多和大便性状改变为特点的消化道综合征。如已知感染的微生物,则以其命名,如轮状病毒性肠炎、致病性大肠杆菌性肠炎等。腹泻是婴幼儿最常见的疾病之一,发病年龄多在 6 个月至 2 岁以内,农村发病率高于城市,夏秋季发病较多。

【病因】

婴幼儿容易患腹泻病,主要与下列易感因素有关。

(1)婴幼儿消化系统发育尚未成熟,胃酸和消化酶分泌少,酶活力偏低,不能适应食物质和量的较大变化。婴幼儿水代谢旺盛,婴儿每日水的交换量为细胞外液的 1/2,而成人仅为1/7,对缺水的耐受力差,一旦失水容易发生体液紊乱。婴儿时期神经、内分泌循环、肝肾功能发育不成熟,容易发生消化道功能紊乱。

(2)生长发育快,所需营养物质相对较多,且婴儿食物以液体为主,入量较多,胃肠道负担重。

(3)机体及肠黏膜免疫功能不完善。

①婴儿胃酸偏少,胃排空较快,对进入胃内的细菌杀灭能力较弱。

②血清免疫球蛋白(尤其是 IgM、IgA)和胃肠道分泌型 IgA(SIgA)均较低,肠黏膜屏障的免疫防御反应及口服耐受(oral tolerance)机制均不完善,既容易罹患肠道感染,又容易发生食物过敏相关的腹泻。

(4)肠道菌群失调。正常肠道菌群(normal intestinal microflora)对入侵的致病微生物有拮抗作用,新生儿出生后尚未建立正常肠道菌群、改变饮食使肠道内环境变化或滥用广谱抗生素等均可使肠道正常菌群平衡失调而患肠道感染。维生素 K 的合成有赖于肠道正常菌群的参与,故小婴儿肠道菌群失调时除易患腹泻外,还可有呕吐物或大便中带血。

(5)人工喂养。母乳中含有大量体液因子(SIgA、乳铁蛋白)、巨噬细胞和粒细胞、溶菌酶、溶酶体,有很强的抗肠道感染作用。家畜乳中虽有某些上述成分,但在加热过程中被破坏,而且人工喂养的食物和食具易受污染,故人工喂养儿肠道感染发生率明显高于母乳喂养儿。

【分类】

小儿腹泻的病因一般可分为感染性和非感染性两大类。

(一)感染因素

肠道内感染可由病毒、细菌、真菌、寄生虫等引起,以前两者多见,尤其是病毒。

1. 病毒感染　寒冷季节的婴幼儿腹泻 80％由病毒感染引起。常见的病毒如轮状病毒、冠状病毒、诺沃克病毒、肠道腺病毒、柯萨奇病毒、埃可病毒等。

2. 细菌感染　常见的细菌有致腹泻大肠埃希菌(致病性、产毒性、侵袭性、出血性、黏附-集聚性等)、空肠弯曲菌、耶尔森菌、鼠伤寒沙门氏菌、克雷伯杆菌等,长期大量应用抗生素导致菌群失调可诱发耐药性金黄色葡萄球菌、绿脓杆菌、变形杆菌、难辨梭状芽孢杆菌等致病。

3. 霉菌感染 致腹泻的真菌有念珠菌、曲霉菌、毛霉菌等,婴儿以白念珠菌性肠炎多见。

4. 寄生虫感染 常见为蓝氏贾第鞭毛虫、阿米巴原虫和隐孢子虫等。

肠道外感染如中耳炎、上呼吸道感染、肺炎、泌尿系感染、皮肤感染、败血症或急性传染病等,可由于发热、感染源释放的毒素;抗生素治疗;直肠局部激惹作用而并发腹泻。有时病原体(主要是病毒)可同时感染肠道。

(二)非感染因素

1. 饮食因素

(1)喂养不当可引起腹泻,多为人工喂养儿,原因为:喂养不定时,饮食量不当,突然改变食物品种或过早喂给大量淀粉或脂肪类食品;果汁,特别是含高果糖或山梨醇的果汁,可产生高渗性腹泻;肠道刺激物(调料、富含纤维素的食物)也可引起腹泻。

(2)过敏性腹泻,如对牛奶或大豆等食物过敏而引起腹泻。

(3)原发性或继发性双糖酶(主要为乳糖酶)缺乏或活性降低,肠道对糖的消化吸收不良而引起腹泻。

2. 气候因素 气候突然变化、腹部受凉使肠蠕动增加;天气过热消化液分泌减少或由于口渴饮奶过多等都可能诱发消化功能紊乱而致腹泻。

【发病机制】

不同原因引起的腹泻其发病机制不相同。①肠腔内存在大量不能吸收的具有渗透活性的物质——渗透性腹泻;②肠腔内电解质分泌过多——分泌性腹泻;③炎症所致的液体大量渗出——渗出性腹泻;④肠道蠕动功能异常——肠道功能异常性腹泻等。临床上很多腹泻并非由某种单一机制引起,而是在多种机制共同作用下发生的。

(一)感染性腹泻

病原体多随食物、水进入消化道,亦可通过污染的用具、手、玩具或带菌者传播。

1. 病毒性肠炎

(1)轮状病毒性肠炎:轮状病毒是似车轮状的双股 RNA 病毒,按其抗原位及 RNA 组成可分为 A~G 7 组。在婴幼儿致病者以 A 组为主。病毒感染后,先侵犯小肠黏膜细胞,由感染处向周围广泛扩散,直至侵及全部小肠。病毒在小肠绒毛顶端的柱状上皮细胞上复制,使细胞发生空泡变性、坏死,其微绒毛肿胀、变短和排列紊乱。受损的肠黏膜上皮细胞脱落,而陷窝上皮细胞迅速增生,自陷窝向外发展,覆盖肠腔表面,新增生的上皮细胞不能很快分化,因而无消化吸收功能,肠液在肠腔内大量积聚而引起腹泻。同时发生病变的肠黏膜细胞分泌双糖酶不足且活性降低,使食物中糖类消化不全而积滞在肠腔内,并被细菌分解为短链有机酸,肠腔内渗透压增高,进一步造成水和电解质丢失。微绒毛破坏亦造成载体减少,上皮细胞钠转运功能障碍,水和电解质进一步丧失。

(2)诺沃克病毒和其他病毒感染,其机制与轮状病毒相似。

2. 细菌性肠炎

(1)肠毒素性肠炎:由各种产生肠毒素的细菌引起,典型的细菌为产毒性大肠杆菌、霍乱弧菌、鼠伤寒杆菌、空肠弯曲菌等。以产毒性大肠杆菌(ETEC)为例,其致病作用有两个步骤:①先在小肠黏膜细胞上黏附,并在其表面定居、繁殖,这个阶段由细菌的特殊菌毛完成。②第二步产生肠毒素,即耐热毒素(ST)和不耐热毒素(LT)。LT 肠毒素与小肠上皮细胞膜上的受体结合后激活腺苷酸环化酶,使 ATP 转变为 cAMP;ST 肠毒素则通过激活鸟苷酸环化酶使三磷酸鸟苷(GTP)转变为环磷酸鸟苷(cGMP)。二者均抑制小肠绒毛上皮细胞吸收 Na^+、Cl^-、水,促进肠腺分泌 Cl^-,使小肠液总量增多,超过结肠吸收限度而发生腹泻(分泌性腹泻)。细菌在肠道上部繁殖也可分解食物引起类似饮食性腹泻过程,并产生中毒症状。

(2)侵袭性肠炎:由各种侵袭性细菌所致,如志贺菌属、沙门菌属、侵袭性大肠杆菌、空肠弯曲菌等。侵袭性细菌引起肠炎时,直接侵入小肠或结肠肠壁,使肠黏膜组织充血、水肿、炎性细胞浸润,引起渗出、溃疡等病变。此时排出含有大量白细胞、红细胞的痢疾样粪便,并出现全身中毒症状。由于结肠病变不能充分吸收小肠进入的液体,且某些细菌还可以产生肠毒素,故可发生水样腹泻。

(二)非感染性腹泻

主要由饮食不当引起。进食过量或食物成分不当,消化过程发生障碍,食物不能充分消化和吸收,积滞于小肠上部,同时酸度减低,有利于下消化道细菌上移、繁殖,并分解食物产生腐败和发酵过程(内源性感染),使消化功能紊乱。食物分解产生短链有机酸(乙酸、乳酸等),使肠道内渗透压增高(渗透性腹泻),同时腐败性毒性产物(如胺类)刺激肠壁,使肠蠕动增加,引起腹泻、脱水和电解质紊乱,由于毒性产物被吸收,产生不同程度的中毒症状。

【临床表现】

不同病因引起的腹泻常各具临床特点和不同临床过程,故临床诊断常包括病程、严重程度及可能的病原。根据腹泻持续的时间可分为急性腹泻(病程<2 周)、迁延性腹泻(病程 2 周至 2 个月)和慢性腹泻(病程>2 个月)三类。

(一)急性腹泻病

1. 轻型腹泻　多为饮食因素或肠道外感染或受热受凉所致。主要为胃肠道症状、呕吐或溢乳,大便次数增多,多在 10 次以内,呈黄色或黄绿色、蛋花汤样或稀糊状便,有酸臭味,常有泡沫及食物残渣,有白色或黄白色奶瓣,大便镜检可见大量脂肪球。无脱水及全身中毒症状,精神尚好,体温正常或有低热,多在数日内痊愈。

2. 重型腹泻　多由肠道内感染所致,除较重的胃肠道症状外,伴有明显的脱水、电解质紊乱及全身感染中毒症状。

(1)胃肠道症状:常有呕吐,严重者吐出咖啡样物。大便频繁,每日 10 余次至数十次,大便量多,呈蛋花汤样或水样,有少量黏液,呈黄色或黄绿色,大便镜检可见脂肪球及少量白细胞。少数患儿也可有少量血便。

(2)脱水:指水和电解质均丢失,由于吐泻和摄入量不足,使体液总量尤其是细胞外液量减少。

脱水程度的判断:根据临床症状、体征及病史综合判断。①轻度(Ⅰ度)脱水:体液的丢失约占体重的 5% 以下。患儿哭有泪,前囟、眼窝稍凹陷。口腔黏膜稍干燥,皮肤弹性稍差,尿量稍减少,末梢循环可。②中度(Ⅱ度)脱水:体液的丢失约占体重的 5%~10%,精神差、烦躁。哭时泪少,前囟、眼窝明显凹陷,口腔黏膜干燥,唾液少,皮肤弹性较差,尿量明显减少,末梢循环稍差。③重度(Ⅲ度)脱水:体液的丢失约占体重的 10% 以上,精神极差或萎靡,哭时无泪,前囟、眼窝深陷,闭目露睛,口腔黏膜极干燥,无唾液,皮肤弹性极差,尿量极少或无尿,常合并周围循环衰竭。

脱水性质的判断:根据水和电解质丢失的比例不同,分为高渗、低渗和等渗性脱水。①

等渗性脱水:水和电解质成比例地丢失,血清钠为 130～150 mmol/L。患儿细胞外液容量和循环量减少,但细胞内液无明显改变,细胞内外渗透压正常,临床表现主要为前述的脱水症状。②低渗性脱水:电解质丢失量的比例大于水分丢失量,血清钠<130 mmol/L,即脱水加低钠血症。细胞外液量减少,由于其渗透压降低,水向细胞内转移,细胞外液量进一步减少,因循环量明显减少,故易发生休克。有脑神经细胞水肿者,可出现烦躁、嗜睡、昏迷或惊厥。③高渗性脱水:系水分丢失的比例大于电解质丢失,即脱水加高钠血症,血清钠>150 mmol/L。细胞外液量减少,由于其渗透压增高,水从细胞内向细胞外转移,细胞外液容量可得到部分补偿,故在失水量相等情况下,脱水征比前两种脱水轻。由于高渗和细胞内脱水,呈现皮肤黏膜干燥、高热、烦渴、肌张力增高甚至惊厥。严重的高渗使神经细胞脱水、皱缩、脑脊液压力降低、脑血管扩张甚至破裂出血,亦可发生脑血栓。

(3)酸中毒:临床以代谢性酸中毒最多见,主要由于 HCO_3^- 丢失所致。根据 CO_2 结合力降低程度,将酸中毒分为三度。①轻度: CO_2 结合力为 18～13mmol/L;②中度: CO_2 结合力为 13～9 mmol/L;③重度: CO_2 结合力<9 mmol/L。

轻度酸中毒者临床症状不明显;较重的酸中毒患儿表现为精神萎靡、恶心、呕吐、口唇樱红、呼吸深快,有时可闻及烂苹果味。小婴儿呼吸节律改变不明显,仅有面色苍白、拒奶、精神萎靡等。

(4)低钾血症:产生原因主要是呕吐、腹泻导致大量钾丢失;进食少,钾的摄入量不足。应注意,在脱水未纠正之前,钾总量虽减少,但由于血液浓缩、酸中毒时钾由细胞内向细胞外转移、尿量减少、钾排出减少等原因,血钾多在正常范围之内。在补液过程中,血钾被稀释,输入的葡萄糖合成糖原需要钾,酸中毒纠正后钾从细胞外回到细胞内,尿量增多,随之排钾增加等因素,使血钾明显降低。

血钾<3.5 mmol/L 时为低钾血症,出现以下症状:四肢无力、腹胀、肠鸣音减弱或消失,腱反射减低或消失,心音低钝,严重者停搏。心电图可见 Q-T 延长、T 波低平、出现 U 波、心律失常、低电压等。

(5)低钙、低镁血症:腹泻时丢失大量钙盐并吸收减少使体内总钙量降低。低钙易发生在补液过程中和酸中毒被纠正以后,因为血液被稀释;酸中毒纠正,结合钙增多,离子钙减少。血清钙<2 mmol/L 时易出现临床症状,如喉痉挛、手足抽搐、惊厥等。

用钙剂治疗无效时,应考虑到低镁血症。血镁<0.6 mmol/L 时,可试用镁剂治疗。

3.几种常见类型肠炎的临床特点

(1)轮状病毒肠炎:是秋、冬季婴幼儿腹泻最常见的病原,故曾被称为秋季腹泻,呈散发或小流行,经粪-口传播,也可通过气溶胶形式经呼吸道感染而致病。潜伏期 1～3 d,多发生在 6～24 个月婴幼儿中,4 岁以上者少见。起病急,常伴发热和上呼吸道感染症状,无明显感染中毒症状,病初 1～2 d 常发生呕吐,随后出现腹泻。大便次数多、量多、水分多,呈黄色水样或蛋花样便,带少量黏液,无腥臭味。常并发脱水、酸中毒及电解质紊乱。近年报道,轮状病毒感染亦可侵犯多个脏器,可产生神经系统症状如惊厥等;有的患儿表现为血清心肌酶谱异常,提示心肌受累。本病为自限性疾病,数日后呕吐渐停,腹泻减轻,不吃乳类的患儿恢复更快,自然病程约 3～8 d,少数较长。大便显微镜检查偶有少量白细胞,感染后 1～3 d 即有大量病毒自大便中排出,最长可达 6 d。血清抗体一般在感染后 3 周上升。病毒较难分离,有条件者可直接用电镜检测病毒,或用 ELISA 法检测病毒抗原和抗体,或 PCR 及核酸探针技术检测病毒抗原。

（2）产毒性细菌引起的肠炎：多发生在夏季。潜伏期1～2 d。起病较急。轻症仅大便次数稍增，性状轻微改变。重症腹泻频繁、量多，呈水样或蛋花样，混有黏液，镜检无白细胞。伴呕吐，常发生脱水、电解质和酸碱平衡紊乱。自限性疾病，自然病程3～7 d，亦可较长。

（3）侵袭性细菌（包括侵袭性大肠杆菌、空肠弯曲菌、耶尔森菌、鼠伤寒杆菌等）引起的肠炎：全年均可发病，多见于夏季。潜伏期长短不等。常引起志贺杆菌性疾病样病变。起病急，高热甚至可以发生高热惊厥。腹泻频繁，大便呈黏液状，带脓血，有腥臭味。常伴恶心、呕吐、腹痛和里急后重，可出现严重的中毒症状，如高热、意识改变，甚至感染性休克。大便显微镜检查有大量白细胞及数量不等的红细胞。粪便细菌培养可找到相应的致病菌。

（4）抗生素诱发的肠炎：①金黄色葡萄球菌肠炎：多继发于使用大量抗生素后，病程与症状常与菌群失调的程度有关，有时继发于慢性疾病的基础上。表现为发热、呕吐、腹泻、不同程度中毒症状、脱水和电解质紊乱，甚至发生休克。典型大便为暗绿色，量多带黏液，少数为血便。大便显微镜检查有大量脓细胞和成簇的革兰氏阳性球菌，培养有葡萄球菌生长，凝固酶阳性。②假膜性小肠结肠炎：由难辨梭状芽孢杆菌引起，除万古霉素和胃肠道外用的氨基糖苷类抗生素外，几乎各种抗生素均可诱发本病。可在用药1周内或迟至停药后4～6周发病。亦见于外科手术后或患有肠梗阻、肠套叠、巨结肠等病的体弱患者，此菌大量繁殖，产生毒素 A（肠毒素）和毒素 B（细胞毒素）致病。表现为腹泻，轻症大便每日数次，停用抗生素后很快痊愈。重症频泻，黄绿色水样便，可有假膜排出，为坏死毒素致肠黏膜坏死所形成的假膜。肠黏膜下出血可引起大便带血，可出现脱水、电解质紊乱和酸中毒。伴有腹痛、腹胀和全身中毒症状，甚至发生休克。对可疑病例可行结肠镜检查。大便厌氧菌培养、免疫荧光、细胞毒素中和试验等方法检测细胞毒素可协助确诊。③真菌性肠炎：多为白色念珠菌所致，2 岁以下婴儿多见。常并发于其他感染，或肠道菌群失调时。病程迁延，常伴鹅口疮。大便次数增多，黄色稀便，泡沫较多，带黏液，有时可见豆腐渣样细块（菌落）。大便显微镜检查有真菌孢子和菌丝，如芽孢数量不多，应进一步做真菌培养确诊。

（二）迁延性和慢性腹泻

病因复杂，感染、食物过敏、酶缺陷、免疫缺陷、药物因素、先天畸形等均可引起。以急性腹泻未彻底治疗或治疗不当、迁延不愈最为常见。营养不良的婴幼儿患病率高，迁延性和慢性腹泻又常伴有营养不良和其他并发症，两者互为因果，形成恶性循环。

【实验室检查】

1. 血常规　白细胞总数升高提示细菌感染，如降低则一般属病毒感染，嗜酸性粒细胞升高，提示寄生虫或过敏性病变。

2. 大便检查　肉眼观察和镜下检查均重要，大便常规检查应2～3次，通常仅见脂肪粒、不消化食物和少量白细胞。大便有红细胞、脓细胞者，可见于侵袭性大肠杆菌感染等。必要时做大便培养，并做药敏试验或做病毒学检查。

3. 生化检查　中度以上脱水者，应测定血清钠、钾及氯化物。血钠可提示脱水的性质。重者应做血气分析或测定尿素氮等。出现惊厥者应查血钙、尿钙及血镁等。

【诊断和鉴别诊断】

根据发病季节、病史（包括喂养史和流行病学资料）、临床表现和大便性状可以做出临床诊断。必须判定有无脱水(程度和性质)、电解质紊乱和酸碱失衡。注意寻找病因。从临床诊断和治疗需要考虑,可先根据大便常规有无白细胞将腹泻分为两组:

(1)大便无或偶见少量白细胞者为侵袭性细菌以外的病因(如病毒、非侵袭性细菌、寄生虫等肠道内、外感染或喂养不当)引起的腹泻,多为水泻,有时伴脱水症状,应与下列疾病鉴别。

①生理性腹泻:多见于 6 个月以内婴儿,外观虚胖,常有湿疹,生后不久即出现腹泻,除大便次数增多外,无其他症状,食欲好,不影响生长发育。近年来发现此类腹泻可能为乳糖不耐受的一种特殊类型,添加辅食后大便即逐渐转为正常。

②导致小肠消化吸收功能障碍的各种疾病:如乳糖酶缺乏、葡萄糖-半乳糖吸收不良、失氯性腹泻、原发性胆酸吸收不良、过敏性腹泻等,可根据各病特点进行粪便酸度、还原酶试验、食物过敏原(特异性免疫球蛋白)等检查方法加以鉴别。

(2)大便有较多的白细胞者表明结肠和回肠末端有侵袭性炎症病变,常由各种侵袭性细菌感染所致,仅凭临床表现难以区别,必要时应进行大便细菌培养、细菌血清型和毒性检测。尚需与下列疾病鉴别。

①细菌性痢疾:常有流行病学史,起病急,全身症状重,大便次数多、量少,排脓血便伴里急后重,大便显微镜检查有较多脓细胞、红细胞和吞噬细胞,大便细菌培养有痢疾杆菌生长可确诊。

②坏死性肠炎:中毒症状较严重,腹痛、腹胀、频繁呕吐、高热,大便暗红色糊状。常出现典型的赤豆汤样血便,常伴休克。腹部立、卧位 X 线摄片呈小肠局限性充气扩张,肠间隙增宽,肠壁积气等。

③食物蛋白过敏相关性直肠结肠炎:发病年龄较小(2 月龄左右),母乳喂养或混合喂养婴儿,轻度腹泻粪便带血(多为血丝),无全身其他器官受累,患儿一般状态好,粪便常规检查可见红细胞增多,潜血阳性,可见白细胞。

【治疗】

治疗原则为调整饮食,预防和纠正脱水,合理用药,加强护理,预防并发症。不同时期的腹泻治疗重点各有侧重,急性腹泻多注意维持水、电解质平衡及抗感染;迁延及慢性腹泻则应注意肠道菌群失调及饮食疗法。

(一)急性腹泻的治疗

1. 饮食疗法　腹泻时进食和吸收减少,而肠黏膜损伤的恢复,发热时代谢旺盛,侵袭性肠炎丢失蛋白等因素使得营养需要量增加,如限制饮食过严或禁食过久常造成营养不良,并发酸中毒,以致病情迁延不愈影响生长发育。故应强调继续饮食满足生理需要,补充疾病消耗,以缩短腹泻后的康复时间。应根据疾病的特殊病理生理状况、个体消化吸收功能和平时饮食习惯进行合理调整,有严重呕吐者可暂时禁食 4～6 h(不禁水),好转后继续喂食,由少至多,由稀到稠。病毒性肠炎多有继发性双糖酶(主要是乳糖酶)缺乏,对疑似病例可暂停乳类喂养,改为豆类、淀粉代乳品,或发酵奶,或去乳糖配方奶粉以减轻腹泻,缩短病程。腹泻停止后逐渐恢复营养丰富的饮食并每日加餐两次,共 2 周。

2. 液体疗法纠正水、电解质紊乱及酸碱失衡

(1)口服补液(ORS):适用于腹泻时脱水的预防,轻度、中度脱水而无明显周围循环障碍的患儿。有明显腹泻、休克、心肾功能不全或其他严重并发症不宜口服补液。在口服补液的过程中,如呕吐频繁或腹泻、脱水加重者应改为静脉补液。

(2)静脉补液:适用于中度以上脱水或吐泻严重、腹胀的患儿。还要注意纠正酸中毒、补充钾和钙。

3.药物治疗

(1)控制感染:①水样腹泻患者(约占70%)多为病毒及非侵袭性细菌所致,一般不用抗生素,应合理使用液体疗法,选用微生态制剂和黏膜保护剂。如伴有明显全身症状不能用脱水解释者,尤其是对重症患儿、新生儿、小婴儿和衰弱患儿(免疫功能低下)应选用抗生素治疗。②黏液、脓血便患者(约占30%)多为侵袭性细菌感染,应根据临床特点,针对病原经验性选用抗菌药物,再根据大便细菌培养和药敏试验结果进行调整。

(2)肠道微生态疗法:有助于恢复肠道正常菌群的生态平衡,抑制病原菌定植和侵袭,控制腹泻。常用双歧杆菌、嗜酸乳杆菌、布拉酵母菌、粪链球菌、地衣芽孢杆菌、枯草芽孢杆菌、蜡样芽孢杆菌等。

(3)肠黏膜保护剂:能吸附病原体和毒素,维持肠细胞的吸收和分泌功能,与肠道黏液糖蛋白相互作用可增强其屏障功能,阻止病原微生物的攻击,如蒙脱石粉。

(4)避免用止泻剂,如洛哌丁胺,因为它有抑制胃肠动力的作用,增加细菌繁殖和毒素的吸收,对于感染性腹泻有时是很危险的。

(5)补锌治疗:世界卫生组织/联合国儿童基金会建议,对于急性腹泻患儿,应每日给予微量元素锌20 mg(>6个月患儿),6个月以下婴儿每日10 mg,疗程10～14 d,可缩短病程。

(二)迁延性和慢性腹泻治疗

因迁延性和慢性腹泻常伴有营养不良和其他并发症,病情较为复杂,必须采取综合治疗措施。积极寻找引起病程迁延的原因,针对病因进行治疗,切忌滥用抗生素,避免顽固的肠道菌群失调。预防和治疗脱水,纠正电解质及酸碱平衡紊乱。此类患儿多有营养障碍,营养支持治疗对促进疾病恢复,如肠黏膜损伤的修复、胰腺功能的恢复、微绒毛上皮细胞双糖酶的产生等是必要的治疗措施。

【预防】

(1)合理喂养,提倡母乳喂养,添加辅食应循序渐进,逐步增加,适时断奶。人工喂养者应根据具体情况选择合适的代乳品。

(2)对于生理性腹泻的婴儿应避免不适当的药物治疗,或者由于婴儿便次多而怀疑其消化能力,进而不按时添加辅食。

(3)养成良好卫生习惯,注意乳品保存和奶具定期消毒。

(4)感染性腹泻患儿,尤其是大肠埃希菌、鼠伤寒沙门菌、诺如病毒肠炎等传染性强,如有流行应积极治疗,做好消毒隔离工作,防止交叉感染。

(5)避免长期滥用抗生素,对于即使没有消化道症状的婴幼儿,在因败血症、肺炎等肠道外感染必须使用抗生素,特别是广谱抗生素时,亦应加用微生态制剂,防止由于肠道菌群失调所致的难治性腹泻。

(6)轮状病毒肠炎流行甚广,接种疫苗为理想预防方法,口服疫苗国内外已有应用,但持久性尚待研究。

(郑灵)

第八章　急性肾小球肾炎

急性肾小球肾炎(acute glomerulonephritis),简称急性肾炎,是指一组病因不一,临床表现为急性起病,多有前驱感染,以血尿为主,伴不同程度蛋白尿,可有水肿、高血压,或肾功能不全等特点的肾小球疾患。急性肾炎近年来发病有下降趋势,尤其是发达国家,我国也有类似倾向,1982年全国105所医院的调查结果为急性肾炎患儿占同期泌尿系统疾病患儿的53.7%,1992年则为37%。本病多见于儿童和青少年,以5～14岁多见,小于2岁少见,男女之比为2:1。

急性肾炎可分为急性链球菌感染后肾小球肾炎(acute poststreptococcal glomerulonephritis,APSGN)和非链球菌感染后肾小球肾炎,本节急性肾炎主要是指前者。

【病因】

1. 细菌　最常见的是A组β溶血性链球菌的某些致肾炎菌株,溶血性链球菌感染后肾炎的发生率一般在0%～20%。其他细菌如草绿色链球菌、肺炎链球菌、金黄色葡萄球菌、伤寒杆菌、流感嗜血杆菌等。

2. 病毒　如柯萨奇病毒B4型、ECHO病毒9型、麻疹病毒、腮腺炎病毒、乙型肝炎病毒、巨细胞病毒、EB病毒、流感病毒等。

3. 其他　如疟原虫、肺炎支原体、白色念珠菌、丝虫、钩虫、血吸虫、弓形虫、梅毒螺旋体、钩端螺旋体等也可导致急性肾炎。

【发病机制】

目前认为急性肾炎主要与A组β溶血性链球菌中的致肾炎菌株感染有关,所有致肾炎菌株均有共同的致肾炎抗原性,包括菌壁上的M蛋白内链球菌素(endostretocin)和肾炎菌株协同蛋白(nephritis strain associated protein,NSAP)。主要发病机制为抗原抗体免疫复合物引起肾小球毛细血管炎症病变,包括循环免疫复合物和原位免疫复合物形成学说。此外,某些链球菌株可通过神经氨酸苷酶的作用或其产物如某些菌株产生的唾液酸酶,与机体的免疫球蛋白(IgG)结合,改变其免疫原性,产生自身抗体和免疫复合物而致病。另有人认为链球菌抗原与肾小球基膜糖蛋白间具有交叉抗原性,可使少数病例呈现抗肾抗体型肾炎。急性链球菌感染后肾炎的发病机制见图7-8-1。

【病理】

疾病早期的典型肾脏病变呈毛细血管增生性肾小球肾炎改变。光镜下肾小球表现为程度不等的弥漫性增生性炎症及渗出性病变。肾小球增大、肿胀,内皮细胞和系膜细胞增生,炎症细胞浸润;毛细血管腔狭窄甚至闭锁、塌陷;肾小球囊内可见红细胞、球囊上皮细胞增生;部分患者中可见到新月体;肾小管病变较轻,呈上皮细胞变性、间质水肿及炎症细胞浸润。电镜检查可见内皮细胞胞浆肿胀呈连拱状改变,使内皮孔消失;电子致密物在上皮细胞下沉积,呈散在的圆顶状驼峰样分布;基膜有局部裂隙或中断。

免疫荧光检查在急性期可见弥漫一致性纤细或粗颗粒状的IgG、C3和备解素沉积,主

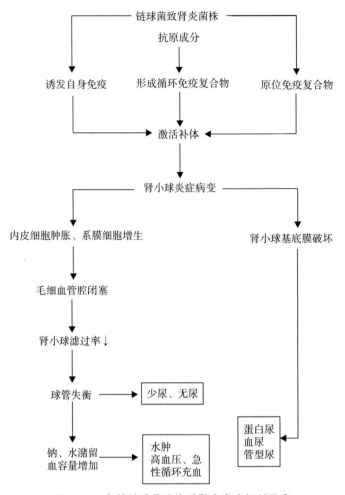

图 7-8-1　急性链球菌感染后肾炎发病机制示意

要分布于肾小球毛细血管袢和系膜区,也可见到 IgM 和 IgA 沉积。系膜区或肾小球囊腔内可见纤维蛋白原和纤维蛋白沉积。

【临床表现】

急性肾炎临床表现轻重悬殊,轻者全无临床症状仅发现镜下血尿,重者可呈急进性过程,于短期内出现肾功能不全。

（一）前驱感染

90％的病例有链球菌的前驱感染,以呼吸道及皮肤感染为主。在前驱感染后经过 1～3 周无症状间歇期而急性起病。

（二）典型表现

1. 浮肿、少尿　浮肿表现为晨起眼睑及面部浮肿,重者 2～3 d 内遍及全身,呈非凹陷性。原因与体内钠、水潴留有关。多数小儿水肿时尿量明显减少,持续 1～2 周,随尿量增加浮肿渐消退。

2. 血尿　起病时几乎都有血尿,多为镜下血尿,肉眼血尿发生率为 50％～70％,为洗肉水样或烟蒂水样,多数 1～2 周转为镜下血尿。镜下血尿可持续数月。

3. 高血压　大约 30％～80％病例发病后头数天有高血压,常为轻度至中度增高。年长儿可诉头晕、头痛。其发生与钠、水潴留有关。持续 1～2 周后随尿量增多血压可渐下降至正常。

4. 蛋白尿　程度不等,有 20％可达肾病水平。蛋白尿患者病理上常呈严重系膜增生。

(三)严重表现

少数患儿在疾病早期(2 周之内)可出现下列严重症状:

1. 严重循环充血　常发生在起病 1 周内,由于水、钠潴留,血浆容量增加而出现循环充血。当肾炎患儿出现呼吸急促和肺部有湿啰音时,应警惕循环充血的可能性,严重者可出现呼吸困难、端坐呼吸、颈静脉怒张、频咳、吐粉红色泡沫痰、两肺满布湿啰音、心脏扩大甚至出现奔马律、肝大而硬、水肿加剧。少数可突然发生病情急剧恶化。

2. 高血压脑病　由于脑血管痉挛,导致缺血、缺氧、血管渗透性增高而发生脑水肿,也有认为是由脑血管扩张所致。常发生在疾病早期,血压突然上升之后,血压往往在(150～160)/(100～110) mmHg。年长儿会主诉剧烈头痛、呕吐、复视或一过性失明,严重者突然出现惊厥、昏迷。

3. 急性肾功能不全　常发生于疾病初期,出现尿少、尿闭等症状,引起暂时性氮质血症、电解质紊乱和代谢性酸中毒,一般持续 3～5 d,不超过 10 d。

(四)非典型表现

1. 无症状性急性肾炎　为亚临床病例,患儿仅有显微镜下血尿或仅有血 C3 降低而无其他临床表现。

2. 肾外症状性急性肾炎　有的患儿水肿、高血压明显,甚至有严重循环充血及高血压脑病,但尿改变轻微或尿常规检查正常,可有链球菌前驱感染和血 C3 水平明显降低。

3. 以肾病综合征表现的急性肾炎　少数患儿以急性肾炎起病,但水肿和蛋白尿突出,伴轻度高胆固醇血症和低白蛋白血症,临床表现似肾病综合征。

【实验室检查】

尿蛋白可在＋～＋＋＋之间,且与血尿的程度相平行,尿显微镜下检查除多少不等的红细胞外,可有透明、颗粒或红细胞管型,疾病早期可见较多的白细胞和上皮细胞,并非感染。外周血白细胞一般轻度升高或正常,血沉加快。前驱期为咽炎病例抗链球菌溶血素 O(ASO)往往升高,10～14 d 开始升高,3～5 周时达高峰,3～6 个月后恢复正常。80％～90％的患者血清 C3 下降,至第 8 周 94％的病例恢复正常。明显少尿时血尿素氮和肌酐可升高。肾小管功能正常。持续少尿、无尿者,血肌酐升高,内生肌酐清除率降低,尿浓缩功能也受损。

【诊断及鉴别诊断】

往往有前期链球菌感染史,急性起病,具备血尿、蛋白尿和管型尿、水肿及高血压等特点,急性期血清 ASO 滴度升高,C3 浓度降低,则可临床诊断急性肾炎,做出 APSGN 诊断多不困难。肾穿刺活体组织检查只在考虑有急进性肾炎或临床、化验不典型或病情迁延者才进行以确定诊断。

急性肾炎必须注意和以下疾病鉴别:

1. 其他病原体感染后的肾小球肾炎　多种病原体可引起急性肾炎,可从原发感染灶及各自临床特点相区别。

2. IgA 肾病　以血尿为主要症状,表现为反复发作性肉眼血尿,多在上呼吸道感染后 24～48 h 出现血尿,多无水肿、高血压,血清 C3 正常。确诊靠肾活体组织检查免疫病理诊断。

3. 慢性肾炎急性发作　既往肾炎史不详,无明显前期感染,除有肾炎症状外,常有贫血、肾功能异常、低比重尿或固定低比重尿,尿改变以蛋白增多为主。

4. 原发性肾病综合征　具有肾病综合征表现的急性肾炎需与原发性肾病综合征鉴别。若患儿呈急性起病,有明确的链球菌感染的证据,血清 C3 降低,肾活体组织检查病理为毛细血管内增生性肾炎者有助于急性肾炎的诊断。

5. 其他　还应与急进性肾炎或其他系统性疾病引起的肾炎如紫癜性肾炎、狼疮性肾炎等相鉴别。

【治疗】

本病无特异治疗。

(一)休息

急性期需卧床 2～3 周,直到肉眼血尿消失,水肿减退,血压正常,即可下床做轻微活动。血沉正常可上学,但应避免重体力活动。尿沉渣细胞绝对计数正常后方可恢复体力活动。

(二)饮食

以低盐饮食为好[<1 g/d 或<60 mg/(kg·d)],严重水肿或高血压者应无盐饮食。水分一般不限。有氮质血症者应限蛋白,可给优质动物蛋白[0.5 g/(kg·d)]。

(三)抗感染

有感染灶时用青霉素 10～14 d。

(四)对症治疗

1. 利尿　经控制水、盐摄入量后仍水肿、少尿者可用氢氯噻嗪 1～2 mg/(kg·d),分 2～3 次口服;或呋塞米,口服剂量为 2～5 mg/(kg·d),注射剂量 1～2 mg/(kg·次),每日 1～2 次。

2. 降血压　凡经休息,控制水、盐摄入,利尿而血压仍高者均应给予降血压药,如钙通道阻滞剂硝苯地平、血管紧张素转换酶抑制剂卡托普利,两者交替使用降压效果更佳。

(五)严重循环充血的治疗

(1)使用呋塞米纠正水、钠潴留,恢复正常血容量。

(2)表现有肺水肿者除一般对症治疗外可加用硝普钠。

(3)对难治病例可采用连续血液净化或透析治疗。

(六)高血压脑病的治疗

选用降血压效力强而迅速的药物。首选硝普钠,有惊厥者应及时止痉。

(七)急性肾功能衰竭治疗

利尿、限水、透析治疗等。

【预后和预防】

急性肾炎急性期预后好。95% APSGN 病例能完全恢复,小于 5% 的病例可有持续尿异常,死亡病例在 1% 以下,主要死因是急性肾衰竭。

防治感染是预防急性肾炎的根本。减少呼吸道及皮肤感染,对急性扁桃体炎、猩红热及脓疱疮患儿应尽早、彻底地用青霉素或其他敏感抗生素治疗。A 组溶血性链球菌感染后 1~3 周内应定期检查尿常规,及时发现和治疗本病。

(郑灵)

第九章　化脓性脑膜炎

化脓性脑膜炎（purulent meningitis，以下简称化脑）是小儿尤其婴幼儿时期常见的中枢神经系统感染性疾病。临床上以急性发热、惊厥、意识障碍、颅内压增高和脑膜刺激征以及脑脊液脓性改变为特征。随着脑膜炎球菌及流感嗜血杆菌疫苗的接种和诊断、治疗水平的不断发展，本病发病率和病死率明显下降。约1/3幸存者遗留各种神经系统后遗症，5个月以下幼婴患本病预后更为严重。

【致病菌和入侵途径】

许多化脓性细菌都能引起本病，但2/3以上患儿是由脑膜炎球菌、肺炎链球菌和流感嗜血杆菌三种细菌引起。2个月以下幼婴和新生儿以及原发性或继发性免疫缺陷病者，易发生肠道革兰氏阴性杆菌和金黄色葡萄球菌脑膜炎，前者以大肠杆菌最多见，其次如变形杆菌、绿脓杆菌或产气杆菌等。然而与国外不同，我国很少发生B组β溶血性链球菌颅内感染。由脑膜炎球菌引起的脑膜炎呈流行性。

致病菌可通过多种途径侵入脑膜：

（1）最常见的途径是通过血流，即菌血症抵达脑膜微血管。当小儿免疫防御功能降低时，细菌通过血脑屏障到达脑膜。致病菌大多由上呼吸道入侵血流，新生儿的皮肤、胃肠道黏膜或脐部也常是感染的侵入门户。

（2）邻近组织器官感染，如中耳炎、乳突炎等扩散波及脑膜。

（3）与颅腔存在直接通道，如颅骨骨折、皮肤窦道或脑脊膜膨出，细菌可由此直接进入蛛网膜下腔。

【临床表现】

90%的化脑患儿为5岁以下儿童，1岁以下是患病高峰年龄，流感嗜血杆菌引起的化脑多集中在3个月至3岁儿童。一年四季均有化脑发生，但肺炎链球菌以冬、春季多见，而脑膜炎球菌和流感嗜血杆菌引起的化脑分别以春、秋季发病多。大多急性起病。部分患儿病前有数日上呼吸道或胃肠道感染病史。

典型临床表现可简单概括为三个方面：

（1）感染中毒及急性脑功能障碍症状：包括发热、烦躁不安和进行性加重的意识障碍。随病情加重，患儿逐渐从精神萎靡、嗜睡、昏睡、昏迷到深度昏迷。30%以上的患儿有反复的全身或局限性惊厥发作。脑膜炎双球菌感染常有瘀点、瘀斑和休克。

（2）颅内压增高表现：包括头痛、呕吐，婴儿则有前囟饱满与张力增高、头围增大等。合并脑疝时，则有呼吸不规则、突然意识障碍加重及瞳孔不等大等体征。

（3）脑膜刺激征以颈项强直最常见，其他如Kernig征和Brudzinski征阳性。

年龄小于3个月的幼婴和新生儿化脑表现多不典型，主要差异在：①体温可高可低或不发热，甚至体温不升；②颅内压增高表现可不明显，幼婴不会诉头痛，可能仅有吐奶、尖叫或颅缝分离；③惊厥可不典型，如仅见面部、肢体局灶或多灶性抽动，局部或全身性肌阵挛，或呈眨眼、呼吸不规则、屏气等各种不显性发作;④脑膜刺激征不明显,与婴儿肌肉不发达、肌力弱和反应低下有关。

【实验室检查】

(一)脑脊液检查

脑脊液检查是确诊本病的重要依据,参见表 7-9-1。典型病例表现为压力增高,外观混浊似米汤样,白细胞总数显著增多,$\geqslant 1\,000\times 10^6$/L,但有 20% 的病例可能在 250×10^6/L 以下,分类以中性粒细胞为主。糖含量常有明显降低,蛋白质显著增高。

表 7-9-1 各种情况的脑脊液改变

情况	压力(kPa)	外观	潘氏试验	白细胞数/(10⁶/L)	蛋白/(g/L)	糖/(mmol/L)	氯化物	其他
正常	0.69~1.96	清	—	0~5	0.2~0.4	2.2~4.4		
化脑	高	混浊	++~+++	数百至数万,常数千,多形核为主	明显增加	减低	正常或减低	涂片培养可发现细菌
结脑	常升高,阻塞时低	不太清毛玻璃样	+~+++	数十至数百,淋巴为主	增高,阻塞时明显增高	减低	减低	涂片可发现抗酸杆菌
病毒脑	正常或升高	多数清	±~++	正常至数百,淋巴为主	正常或稍高	正常	正常	病毒抗体阳性
真菌性脑膜炎	高	不太清	+~+++	数十至数百,淋巴为主	增高	减低	减低	墨汁涂片染色可见隐球菌
中毒性脑病	较高	清	—~+	正常	正常或稍高	正常	正常	
高热惊厥	正常或稍高	清	—	正常	正常	正常		

确认致病菌对明确诊断和指导治疗均有重要意义,涂片革兰氏染色检查致病菌简便易行,检出阳性率甚至较细菌培养高。细菌培养阳性者应做药物敏感试验。

(二)其他

1. 血培养 对所有疑似化脑的病例均应做血培养,以帮助寻找致病菌。

2. 皮肤瘀点、瘀斑涂片 是发现脑膜炎双球菌重要而简便的方法。

3. 外周血象 白细胞总数大多明显增高,以中性粒细胞为主。但对于感染严重或不规则治疗者,有可能出现白细胞总数减少。

【并发症和后遗症】

(一)硬脑膜下积液

(1)治疗中体温不退或退而复升。

(2)病程中前囟进行性饱满或转为正常后又开始隆起、颅缝分离、头围增大、叩诊破壶音。

(3)症状好转又重新出现惊厥者。

(4)硬膜下积液增多,蛋白含量增加,少数呈脓性,涂片可找到细菌。

(5)颅透光检查阳性、颅脑 CT 有助于诊断。

（二）抗利尿激素异常分泌综合征

炎症刺激神经垂体致抗利尿激素过量分泌，引起低钠血症和血浆低渗透压，可能加剧脑水肿，致惊厥和意识障碍加重，或直接因低钠血症引起惊厥发作。

（三）脑室管膜炎

（1）多见于诊治不及时的革兰氏阴性杆菌所致的婴儿脑膜炎患者。

（2）发热不退，惊厥频繁，前囟饱满。

（3）脑室穿刺液检查 WBC$>50\times10^6$/L，糖<1.6 mmol/L，或蛋白质>400 mg/L。

（4）颅脑 CT 见脑室扩大。

（四）脑积水

炎症渗出物粘连堵塞脑室内脑脊液流出通道，如导水管、第Ⅳ脑室侧孔或正中孔等狭窄处，引起非交通性脑积水；也可因炎症破坏蛛网膜颗粒，或颅内静脉窦栓塞致脑脊液重吸收障碍，造成交通性脑积水。

特点：头颅增大，骨缝分离，前囟扩大及饱满，头皮静脉扩张，破壶音。至疾病晚期，持续的颅内高压使大脑皮质退行性萎缩，患儿出现进行性智力减退和其他神经功能倒退。

（五）其他

颅神经受累，脑实质病变所致耳聋、失明、继发性癫痫、智力障碍等。

【诊断】

早期诊断是保证患儿获得早期治疗的前提。凡急性发热起病，并伴有反复惊厥、意识障碍或颅内压增高表现的婴幼儿，均应注意本病的可能性，应进一步依靠脑脊液检查确立诊断。然而，对有明显颅内压增高者，应先适当降低颅内压后再行腰椎穿刺，以防腰椎穿刺后发生脑疝。

婴幼儿患者和经不规则治疗者临床表现常不典型，后者的脑脊液改变也可不明显，病原学检查往往阴性，诊断时应仔细询问病史和详细进行体格检查，结合脑脊液中病原的特异性免疫学检查及治疗后病情转变，综合分析后确立诊断。

【鉴别诊断】

除化脓性细菌外，结核杆菌、病毒、真菌等都可引起脑膜炎，并出现与化脑相似的临床表现而需注意鉴别。脑脊液检查，尤其病原学检查是鉴别诊断的关键，参见表7-9-1。

1. 结核性脑膜炎 需与不规则治疗的化脑鉴别。结核性脑膜炎呈亚急性起病，不规则发热1～2周后才出现脑膜刺激征、惊厥或意识障碍等表现，或于昏迷前先有脑神经或肢体麻痹。具有结核接触史、PPD试验阳性或肺部等其他部位结核病灶者支持结核性脑膜炎诊断。脑脊液外观呈毛玻璃样，白细胞数多$<500\times10^6$/L，分类以单核细胞为主，薄膜涂片抗酸染色和结核菌培养可帮助确立诊断。

2. 病毒性脑膜炎 临床表现与化脑相似，感染中毒及神经系统症状均较化脑轻，病程自限，大多不超过2周。脑脊液较清亮，白细胞数（0～数百）$\times10^6$/L，分类以淋巴细胞为主，糖含量正常，脑脊液中特异性抗体和病毒分离有助于诊断。

3. 隐球菌性脑膜炎 临床和脑脊液改变与结核性脑膜炎相似，但病情进展可能更缓慢，头痛等颅内压增高表现更持续和严重。诊断有赖于脑脊液涂片墨汁染色和培养找到致病真菌。

【治疗】

（一）抗生素治疗

（1）用药原则：化脑预后严重，应力求用药 24 h 内杀灭脑脊液中的致病菌，故应选择对病原菌敏感且能较高浓度透过血脑屏障的药物。急性期要静脉用药，做到用药早、剂量足和疗程够。

（2）病原菌明确前的抗生素选择：主要选择能快速在患者脑脊液中达到有效灭菌浓度的抗生素，如头孢噻肟、头孢曲松、万古霉素等。

（3）病原菌明确后的抗生素选择：可参照药敏结果选药。

（4）抗生素疗程：严格掌握停药指征，即在完成疗程时，症状消失，退热 1 周以上，脑脊液完全恢复正常。一般认为流感嗜血杆菌和肺炎链球菌脑膜炎疗程为 2～3 周，脑膜炎双球菌脑膜炎疗程为 7～10 d，大肠杆菌和金黄色葡萄球菌脑膜炎疗程应达 3～4 周以上。

（二）肾上腺皮质激素的应用

肾上腺皮质激素可抑制多种炎症因子的产生，降低血管通透性，减轻脑水肿和颅内高压。但激素有稳定血脑屏障的作用，可减少脑脊液中抗生素的浓度，故强调在首剂抗生素应用时同时使用，常以地塞米松连续用 2～3 d，每日 0.2～0.6 mg/kg，分次静脉注射。

（三）并发症的治疗

（1）硬脑膜下积液：少量积液无须处理，如积液量较大应做硬脑膜下穿刺放出积液。

（2）脑室管膜炎：进行侧脑室穿刺引流以缓解症状。

（3）脑积水：主要依赖于手术治疗。

（四）对症和支持治疗

（1）严密监测生命体征，观察患儿意识、瞳孔和呼吸节律改变，并及时处理颅内高压，预防脑疝发生。

（2）及时控制惊厥发作。

（3）监测并维持体内水、电解质、血浆渗透压和酸碱平衡。对有抗利尿激素异常分泌综合征表现者，适当限制液体摄入量，对低钠血症症状严重者酌情补充钠盐。

（陈慧）

参考文献

[1] 葛均波,徐永健,王辰. 内科学(第9版)[M]. 北京:人民卫生出版社,2018.

[2] GOLDMAN L,SCHAFER AI. Cecil Medicine(25th ed)[M]. New York:Elsevier Saunders,2016.

[3] 林果为,王吉耀,葛均波. 实用内科学(第15版)[M]. 北京:人民卫生出版社,2017.

[4] 于皆平,沈志祥,罗和生. 实用消化病学(第3版)[M]. 北京:科学出版社,2017.

[5] 钱家鸣,张澍田. 消化内科学(第3版)[M]. 北京:人民卫生出版社,2021.

[6] 中华医学会消化病学分会幽门螺杆菌和消化性溃疡学组. 第五次全国幽门螺杆菌感染处理共识报告[J]. 胃肠病学,2017,22(6):346-360.

[7] 国家卫生健康委办公厅. 原发性肝癌诊疗指南(2022年版)[J]. 临床肝胆病杂志,2022,38(2):288-303.

[8] 中华医学会感染病学分会,中华医学会肝病学分会. 慢性乙型肝炎防治指南(2019版)[J]. 肝脏,2019,24(12):1335-1356.

[9] 方秀才,侯晓华. 罗马IV:功能性胃肠病(中文翻译版)[M]. 北京:科学出版社,2016.

[10] 王海燕,赵明辉. 肾脏病学(第4版)[M]. 北京:人民卫生出版社,2020.

[11] MELMED S,POLONSKY K S,LARSEN P R,et al. Williams textbook of endocrinology (13th ed)[M]. ELSEVIER,2015.

[12] PORTER R. 默克诊疗手册(上册)(第3版)[M]. 王卫平,译. 北京:人民卫生出版社,2014.

[13] G S FIRESTEIN,R C BUDD,S E GABRIEL,et al. Firestein & Kelley's Textbook of Rheumatology (11th ed)[M]. Elsivier,2021.

[14] 朱依谆,殷明. 药理学(第8版)[M]. 北京:人民卫生出版社,2016.

[15] 姜远英,文爱东. 临床药物治疗学(第4版)[M]. 北京:人民卫生出版社,2016.

[16] 万学红,卢雪峰. 诊断学(第9版)[M]. 北京:人民卫生出版社,2018.

[17] 尚红,王毓三,申子瑜. 全国临床检验操作规程(第4版)[M]. 北京:人民卫生出版社,2015.

[18] 王建祥. 血液系统疾病诊疗规范(第2版)[M]. 北京:中国协和医科大学出版社,2020.

[19] 常致德,张明良,孙永华等. 烧伤创面修复与全身治疗[M]. 北京:北京出版社,1993.

[20] 黄跃生. 烧伤科特色治疗技术[M]. 北京:科学技术文献出版社,2004.

[21] 郭振荣. 烧伤学临床新视野——烧伤休克、感染、营养、修复与整复[M]. 北京:清华大学出版社,2005.

[22] 潘锋. 新版《中国临床肿瘤学会乳腺癌诊疗指南》发布[J]. 中国当代医药,2022(15).

[23] 王颀,宁平,马祥君. 中国哺乳期乳腺炎诊治指南[J]. 中华乳腺病杂志(电子版),2020,14(1):10-14.

[24] 中国抗癌协会乳腺癌专业委员会. 中国乳腺癌筛查与早期诊断指南[J]. 中国癌症杂志,2022,32(4):363-372.

[25] 中国抗癌协会乳腺癌专业委员会. 中国抗癌协会乳腺癌诊治指南与规范(2021年版)[J]. 中国癌症杂志,2021,31(10):954-1040.

[26] 孙颖浩. 实用泌尿外科手册[M]. 北京:科学出版社,2016.

[27] 黄健. 中国泌尿外科和男科疾病诊断治疗指南(2019版)[M]. 北京:科学出版社,2020.

[28] 谢幸,孔北华,段涛等. 妇产科学(第9版)[M]. 北京:人民卫生出版社,2019.

[29] 王卫平,孙锟,常立文. 儿科学(第8版)[M]. 北京:人民卫生出版社,2018.

[30] 江载芳,申昆玲,沈颖. 诸福棠实用儿科学(下)(第8版)[M]. 北京:人民卫生出版社,2015.